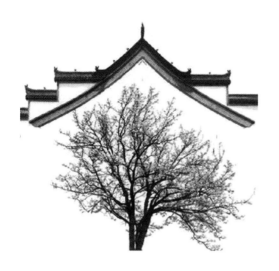

燕京韦氏眼科

学术传承与临床实践

主 编　韦企平　孙艳红

副主编　周　剑

　　　　王慧博

人民卫生出版社

图书在版编目（CIP）数据

燕京韦氏眼科学术传承与临床实践/韦企平,孙艳红主编.
—北京：人民卫生出版社,2018

ISBN 978-7-117-26081-7

Ⅰ.①燕…　Ⅱ.①韦…②孙…　Ⅲ.①眼病-中医临床-经验-中国-现代　Ⅳ.①R276.7

中国版本图书馆 CIP 数据核字（2018）第 022804 号

人卫智网	www.ipmph.com	医学教育、学术、考试、健康，购书智慧智能综合服务平台
人卫官网	www.pmph.com	人卫官方资讯发布平台

燕京韦氏眼科学术传承与临床实践

主　　编：韦企平　孙艳红
出版发行：人民卫生出版社（中继线 010-59780011）
地　　址：北京市朝阳区潘家园南里 19 号
邮　　编：100021
E - mail：pmph @ pmph.com
购书热线：010-59787592　010-59787584　010-65264830
印　　刷：北京汇林印务有限公司
经　　销：新华书店
开　　本：710×1000　1/16　印张：24　插页：8
字　　数：431 千字
版　　次：2018 年 3 月第 1 版　2018 年 3 月第 1 版第 1 次印刷
标准书号：ISBN 978-7-117-26081-7/R·26082
定　　价：82.00 元

打击盗版举报电话：010-59787491　E-mail：WQ @ pmph.com
（凡属印装质量问题请与本社市场营销中心联系退换）

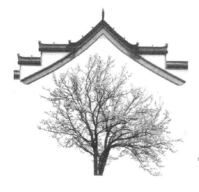

编 委 （按姓氏笔画为序）

王　哲（北京中医药大学第四附属医院）

王慧博（北京市宣武中医医院）

韦企平（北京中医药大学东方医院）

孙艳红（北京中医药大学东方医院）

李蔚为（北京市鼓楼中医医院）

杨　薇（中国中医科学院眼科医院）

苏　艳（北京中医药大学东方医院）

吴鲁华（北京中医药大学第三附属医院）

陈　艳（长春中医药大学第一附属医院）

林秋霞（新加坡中华医院）

尚姗姗（北京中医药大学第三附属医院）

周　剑（北京中医药大学东方医院）

赵　峪（中国中医科学院广安门医院）

赵　斌（浙江省嘉兴市中医医院）

郝美玲（北京中医药大学东方医院）

胡素英（浙江省东阳市中医院）

夏燕婷（北京中医药大学东方医院）

曹京源（北京中医药大学东方医院）

颉瑞萍（甘肃中医药大学附属医院）

廖　良（北京中医药大学东方医院）

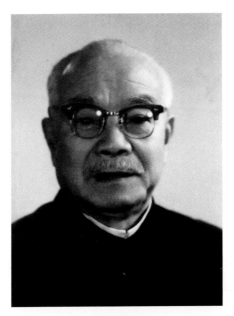

韦文贵先生

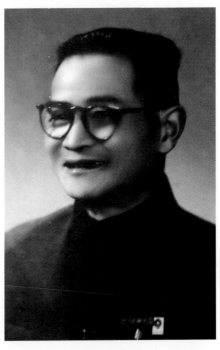

韦文轩先生

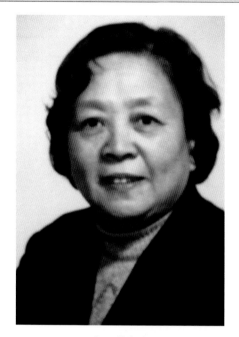

韦玉英先生

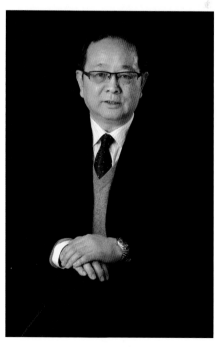

韦企平先生

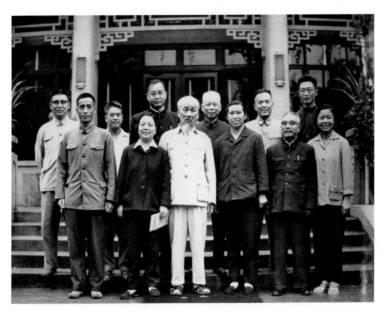

1963 年 5 月韦氏两代医家共同为原越南国家主席胡志明诊疗眼病

（前排左 3 是胡主席，右 2 是韦文贵，左 2 是韦玉英）

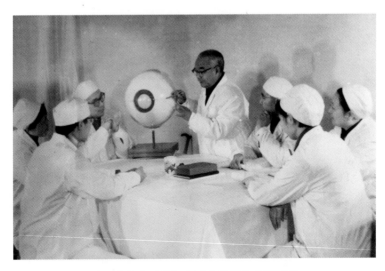

韦文贵老中医演示韦氏金针拨白内障手法

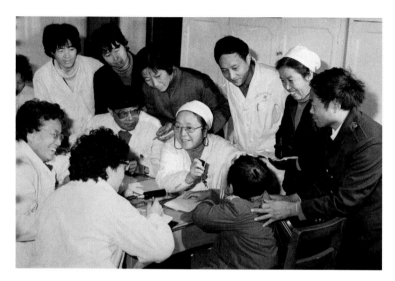

韦玉英为视神经疾病儿童诊疗

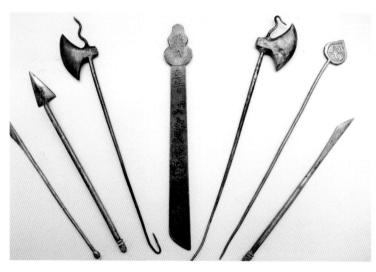

韦氏眼科三代医家 1955 年前用过的金针拨障器件

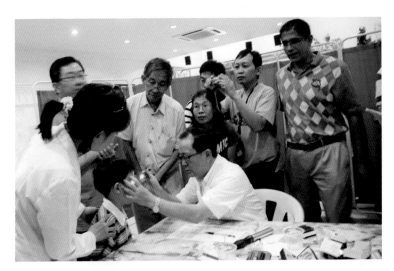

韦企平在马来西亚槟城带教当地中医师

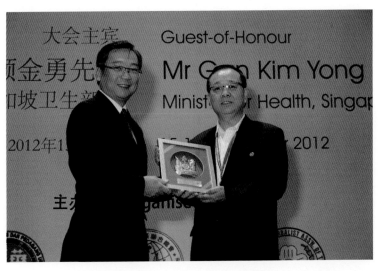

2012 年 12 月亚细安中医药高层论坛会上，新加坡卫生部部长
为特邀嘉宾韦企平教授颁发奖状

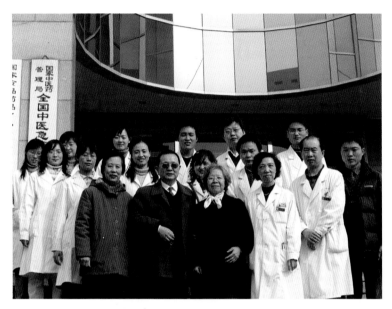

韦企平和张承芬老师及李金田、俞兴源、周剑教授等眼科同道合影

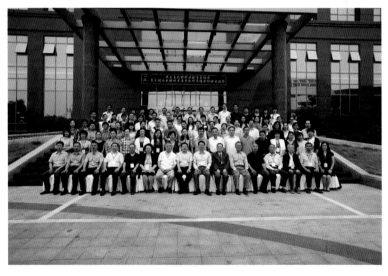

2015 年 9 月在韦氏眼科源流地浙江东阳，各地专家和医师代表合影

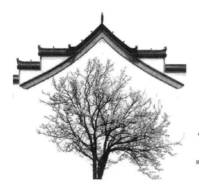

序

　　中医学术流派是在长期的学术传承过程中逐渐形成的，是凝聚数代医家的学术思想和临证特点的结晶。"燕京韦氏眼科学术流派传承工作室"是2013年国家中医药管理局批准成立的北京中医药大学首批两家中医学术流派传承工作室之一。近闻韦企平教授和孙艳红教授主编的《燕京韦氏眼科学术传承与临床实践》即将由人民卫生出版社出版，并被邀请作序，我欣然接受。

　　韦氏眼科四代历经100多年传承，从民国年间到解放初期在杭州行医，直至韦文贵、韦玉英父女两代被卫生部聘请到中国中医研究院任职。韦氏采用的包括针拨白内障在内的各种外治法和内治法，曾使众多低视力者和"盲人"重见光明，深受广大眼病患者信任和好评，在学术界也获得广泛敬重。该书主编韦企平教授是韦氏眼科的第四代传人，2000年1月经大学审批后，作为新成立的北京中医药大学东方医院首位人才引进，调入医院任眼科主任，组建眼科。韦教授医术精湛，医德好，为人宽厚包容，在担任科主任期间，团结全科医护人员，在业务、科研、教学诸方面均取得很好的成绩，使眼科在短期内成为国家中医药管理局重点学科，并成为首批全国两家中医眼科学术流派传承工作室之一。

　　韦企平教授牵头主编的这本书凝聚了全体参编医师的辛勤汗水，尤其是韦教授本人，不但亲自编写了全书近1/3内容，而且从编写提纲、组织策划内容章节、稿件审修等，都倾注了大量心血，从而确保本书的质量和可读性。我相信，本书的出版对于承前启后，丰富和促进中医眼科学术传承将有推动作用，对于启迪、激励广大青年中医师挖掘、继承、弘扬中医眼科的学术精华有促进作用。

北京中医药大学校长　徐安龙

2017 年 7 月 6 日

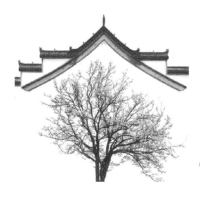

编写说明

　　《国家中长期科学和技术发展规划纲要》（2006—2020）为中医药确定的优先主题是中医药传承与创新发展。2013年国家中医药管理局批准成立的"燕京韦氏眼科学术流派传承工作室"，是全国首批两家中医眼科学术流派传承工作室之一。作为韦氏眼科学术流派的主要传承人，我们既深感肩负重任，又感到义不容辞。

　　由于韦氏眼科迄今传承5代，历经100余年，时代的变迁和历史的风云，加上有的当事人不幸早逝，使韦氏眼科长期医疗实践中积累收集的许多珍贵医学资料和相关医学文物未能全部保留下来，留下缺憾。有幸的是，在北京中医药大学领导和医疗管理处，以及东方医院各级领导的大力支持和韦氏眼科三代医家的学术继承医师的共同努力下，《燕京韦氏眼科学术传承与临床实践》这一凝聚着五代医家心血的学术著作得以出版。为确保韦氏中医眼科流派传承的连续性，本书有选择性地保留和充实了既往已出版的韦氏几代医家专著中的重要专业内容，如由韦玉英主要执笔，高健生、沈德础等参加整理编写的《韦文贵临床经验选》（1980年由人民卫生出版社出版）中的"眼科临证经验"部分（本书改列为专病论治），并对原书稿中个别眼病的中医和西医对应的病名混淆进行了纠正。在专病论治中则尽量体现现代眼科诊疗新进展和新理念。全书以燕京韦氏眼科学术流派传承工作室人员为主共同编写，其中韦企平医家传承前辈学术思想等相关内容由其本人亲自撰写，其余由学术传承人孙艳红教授牵头的团队集体合作完成。

　　应该提出的是，编写本书过程中许多曾和韦氏眼科三代医师共事过的同道和领导；或是有师承、师生关系或亲炙、私淑相关的各级医师；尤其是名老中医高培质、高健生、庄曾渊、沙凤桐、卢丙辰、祁宝玉及王忠丽等，都不顾工作忙碌、高龄或体弱，积极回忆撰写和韦氏眼科相关的文章，或提供历史照片等，以不同方式给予热情支持和帮助，促使我们如实努力完成编撰工作，在此一并致以诚挚的谢意。全书完稿后，北京中医药大学徐安龙校长在百忙中亲自为本书作序,使我们深受鼓励和感动。由于全书工作是在繁忙的工作之余完成,加上现代眼科基础研究和诊疗技术日新月异的发展,以及本书主要编写医师有限的知识和学术水平,全书总结整理的内容难免疏漏或以偏概全,敬请广大读者谅解并指正。

韦企平　孙艳红

2017 年 8 月 6 日

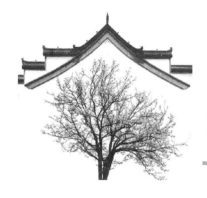

目 录

上 编

下　编

附篇：眼科同道和后学回忆或讲述韦氏眼科

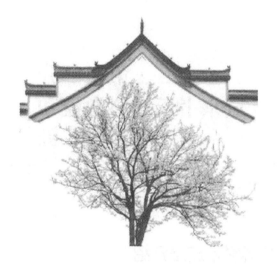

上编

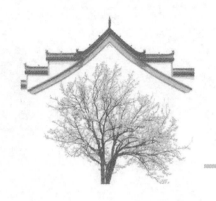

第一部分
燕京韦氏眼科源流和
岐黄生涯

燕京韦氏眼科学术流派介绍

一、燕京韦氏眼科学术流派形成的社会背景

江浙素有"天堂"之称。浙江山清水秀，地杰人灵，自古名医辈出，如出生于浙江义乌的金元四大家之一的朱丹溪，浙江绍兴（古称会稽）的明代医家张景岳等。而从明末清初到光绪的 200 年中，以张卿子为开山祖的钱塘医派（今杭州），其杰出医家众多，为中国医学史上历代学术流派所罕见。故钱塘医派在讲学、研经、临床和传承诸方面为祖国中医药学发展做出了较大贡献。韦氏中医眼科虽然是相对独立的中医专科，但受江南地域文化和时代背景的影响，其承上启下的中医传授风格，尊医经、重整体的临证特点离不开钱塘医派的医论医理。同时，明、清大量医家学术著作，尤其是诸多中医眼科著作奠定了韦氏眼科学术思想形成的基础。清朝后期到民国动荡的时代变化和战乱，使众多害眼病的贫苦百姓因得不到及时救治而失明。当时的社会现状促使韦氏几代医家勤学苦练基本功，娴熟地掌握内治和外治结合治疗眼病的技术，从而也有了立足社会的生存本领。

二、燕京韦氏眼科学术流派形成的历史源流和传承脉络

燕京韦氏眼科起源于浙江东阳白火墙村，先祖韦德生及其子韦尚林先生擅长内治外治结合治疗各种眼病，韦尚林清朝任职苏州太医局十余年，侍医于清宫贵胄。民国前后韦尚林携家眷到杭州市中山中路 676 号自开"文明眼科医院"。其治疗多种眼病的独特学术专长和高超的"金针拨障"技术使众多濒临失明的眼病患者重见光明，声誉名扬江南。韦文轩和韦文贵兄弟分别于 1913

年和 1914 年随父到杭州，其父安排他们边念书边侍诊左右干些杂活，体验学医的艰难。1922 年，21 岁的韦文轩在杭州里仁坊开设"老文明眼科医局"。1924 年，韦文贵独立挂牌应诊，期间先租用原老义大参店开设眼科诊所，后在该店对面自立"复明眼科医院"。兄弟两人开设的医院都各建有 6~8 张简易病房，并在杭州报刊上通告"为顾念远道病者往来不便，一宿二餐不取分文"，以解决江浙县、乡重病人暂住，这在当时私家行医是极罕见的。后因抗战爆发，杭州沦陷，韦文轩和韦文贵分别将医局和诊所迁至绍兴和东阳继续行医。韦文贵在东阳期间，长女韦玉英高中毕业后（1941 年）随父学医，白天见习抄方、观摩病例，业余空闲跟随当地知名秀才韦保茂叔公学习古文 3 年，于 1944 年 8 月在东阳南乡韦氏眼科诊所开始独立行医。1946 年抗战胜利，兄弟两人又先后举家回迁到杭州市内不同地段分别挂牌成立"老文明眼科医局"和"复明眼科医院"，独立行医，为江南眼病患者服务至全国解放初期。直到 1955 年 11 月应卫生部聘请，韦文贵和韦玉英父女同时调到北京中医研究院眼科任职。

三、韦氏眼科和针拨白内障

清朝后期到民国期间，动荡的社会现状和战乱使各地老百姓生活清贫，因白内障失明的大量"盲人"不可能通过手术复明。虽然 1834 年美国派传教医生 Peter Parker 到广州并开设眼科医院后，国内极少数西医师开始学做白内障手术，但受时代所限，近 70 多年间，全国有机会得到手术复明的白内障患者实属凤毛麟角，绝大多数因白内障"失明"者仍生活在茫茫黑暗中。早在唐朝（618—907）已有印度医师将针拨白内障技术带到中国。此后这一手术技术从公元 752 年王焘所著的《外台秘要》到宋元、明、清各代医籍都有记载。尤其是清代黄庭镜所著的《目经大成》和张璐所著的《张氏医通》等书，对针拨白内障手术的适应证、每一步操作方法和技巧、术中并发症处理及针具的制造和消毒都有明确记载。据初步考证和现存的韦氏所用手术器件及新中国成立初报刊最早的报道，在民间用该手术使白内障"盲人"复明的中医眼科医师，新中国成立前及初期主要是韦氏眼科两位医家，并在当时已引起浙江眼科界的关注和省卫生厅的重视。如 1956 年 8 月 10 日杭州日报专题报道《患白内障眼疾的人的福音——省卫生厅接受中央卫生部委托总结韦氏眼科金针拨障疗法》。报道中提到：由省、市西医眼科专家姜辛曼、俞德葆、缪天荣等组成的疗效检查小组对韦文轩、韦文贵采用金针拨白内障手术治疗的 2000 多个病例的疗效进行了总结、追踪复查，结果认为"韦氏施行金针拨白内障手术有一定的医疗价值。这种手术简便，住院日少，手术并发症少。但这种拨障手术还不能达到使晶体完全下沉，患者的视力还不能全部矫正到正常，故还需继续做临床观察，并争取做病理切片检查"。此后，1956 年 9 月 30 日杭州日报又专题报道："著名眼科中医师韦文轩采用金针拨障术成功治愈 7 例因白内障失明的患者"。

在此，引用 1913 年元月韦文轩先生有关韦氏眼科传承的大体脉络和初涉医门的浅识作为结语。先生言："家父勤求医术，而内外大小科不中其或，独习眼科。当时行医有妇十年失明之症，以金针拨法，立见拨云见日之效，远近来者均称妙手。予文轩欣学术而从小十二岁跟父亲韦尚林独司眼科，初时行医本市，男性老年圆翳内障失明之症，用金针拨法，当即见青天。问其术从何来，系相传十三四代的眼科专门歌诀一卷，展阅之，校诸书，祖传采集而成，颇为详晰，正求术之关键，不惟简便易于揣摩，方知上代祖传之手录也，乃父亲尚林清朝任苏州太医局十余年功夫，一卷始成。理应付梓以启后学，父亲谦逊为怀，不敢行世，今授子弟，经予缮抄，鄙性多怪，正犹韦氏将现代。君声揭必期剀剀无遗，自是以后可扬上代祖号之宏功，抑且可显予家父之勤学矣，因缀数言以记之"。

（韦企平　整理）

韦氏三代四位医家小传

韦文贵医家小传

韦文贵（1902—1980），字霭堂，浙江东阳人，轩岐世家。其父韦尚林，乳名丁法，曾侍医于清宫贵胄，得真传"金针拨障术"绝技，以"御医韦尚林"名扬江南，其兄长韦文达、韦文轩皆继父业而精眼科，以文贵先生最负盛名。先生 12 岁随父到杭州，16 岁跟父学医，白天侍诊左右，晚上灯下苦读。从启蒙的《医学三字经》《药性赋》等，直至历代有代表性的医学名著，都必求精读熟记，融会贯通。对眼科专书更精读细琢，重点章节必背诵或抄录，使先生在青年时代就打下坚实的中医理论基础。父亲韦尚林对先生要求很严，凡复诊病人，要求背诵病人姓名、年龄、病情及初诊时辨证用药情况和复诊后用药反应，然后提出自己对复诊用药的看法。在炮制中药、调剂配方、制做成药或点眼外用药时，操作手法都遵循祖训，一丝不苟；尤其是"金针拨白内障"手术，其父亲亲手指导和严格把关，先生反复实际观察，熟悉手术过程，从布制眼球模型，动物眼球的手法操作，直至为病人干脆利落完成手术，务求精确无误，先生在当时历史条件下用"金针拨障术"使众多因白内障失明者喜获光明，为广大劳动人民的治盲脱盲作出贡献。

先生从事中医眼科六十余年，积有丰富的临床经验，无论诊断、治法、处方用药及"金针拨障术"等外治法均有其独到特点。早年悬壶于杭州西子湖畔，由于精勤医术，疗效显著，故声望日重，远近因目疾就诊者踵趾相接。先生宅心仁厚，耿直正义，怜悯贫穷患者目疾之苦，常施诊赠药，有"脆与为怀"之心。

先生在学术上从不保守，目的是振兴中医眼科，使之后继有人。1954年，在党的中医政策感召下，他在浙江省第一个毫无保留地献出家传经验方，带头公开"金针拨障术"。浙江医学院和杭州各大医院均派代表参观学习，浙江杭州医院还数次派专职西医眼科医师到先生的医院临床见习。20世纪50年代末到80年代初，公开出版的《中医眼科学讲义》及许多中医和西医眼科专著中，论及治疗眼病的方药，凡方名冠以"经验方"的，大多出自先生所献良方。1955年11月，应中央卫生部邀请，先生毅然弃其私业来京，首任中医研究院外科研究所（后改称中国中医研究院广安门医院）眼科主任，专事中医眼科临床研究。1957年起被聘为全国中华眼科学会常务委员，中医研究院学术委员会委员，1959年被评为研究员，同年在全国医药卫生技术革新交流大会上，获得卫生部颁发的"技术革命先锋"的金质奖章和奖状，并光荣地加入了中国共产党。

先生一贯尊重西医专家，并注意汲取现代医学知识，充实丰富中医眼科内容。来京后，他先后和中国医学科学院协和医院眼科主任罗宗贤教授、同仁医院张晓楼教授等多位专家切磋医技。他谦虚、诚恳和实事求是的治学作风，获得西医眼科专家的赞许和尊重。

先生一直担负中央领导同志的保健和诊疗任务，曾先后成功地为中国人民的老朋友——越南民主共和国主席胡志明、阿尔巴尼亚部长会议主席穆罕默德·谢胡，及国内多位中央首长诊疗眼疾。除繁忙的临床工作外，先生对培养后学训勉备至，常申不学无术，庸医杀人之戒，使后学者受益甚深，至今桃李遍医林，先生培养的研究生、进修生、西学中医师现已大多成为中医眼科界专家、学者，或担任各级卫生行政部门领导。

先生虽秉承家技而不拘于一家之说，其临证广征博采，收集各家之长，并力排门户之见，主张一徒多师，博采众长，认为学术上故步自封是医家大戒，只有汇集群言，知所选择，才能继承有余，发展有力。他身体力行，大力支持其长女韦玉英医师向著名上海中医眼科前辈姚和清老中医学习，嘱其"要尊敬师长，谦虚谨慎"。对本院中西医后学及来自北京和全国各地的西学中各级医师都一视同仁，强调互相学习。晚年体弱有病，仍兢兢业业，诊余带病为研究生或西医同道讲课录音，直至后来病重住院，在病榻上还给身边的研究生传授经验，为中医眼科的继承发展竭尽全力。

先生一生忙于应诊，诊余空闲或精选医案，或自己口述后由学生笔录整理，为后人留下珍贵的中医眼科学术遗产，其主要著作有《韦文贵眼科临床经验选》《前房积脓性角膜溃疡的中医治疗》《中医治疗视神经萎缩简介》《中医治疗沙眼的经验介绍》《金针拨白内障简介》及《医话医论荟要·韦文贵医话》等。

（韦玉英 整理）

韦文轩医家小传

韦文轩先生（1901—1969），浙江东阳人，出生于轩岐世家。5 岁在东阳私塾读书，12 岁（1913 年）随父到杭州并学习眼科，21 岁在杭州里仁坊开设文明眼科医局，开始独立行医。抗日战争爆发，杭州沦陷后，眼科医局迁至浙江绍兴。1946 年随抗战胜利，医局又迁回至杭州中山北路贯桥，改称"老文明眼科医局"继续行医。1956 年 7 月受省卫生厅聘请任省中医药研究所眼科室主任，并经卫生厅在光明日报上公告为眼科专家，1962 年被浙江省卫生厅评为首批"省十大名医"之一。

先生 1955 年加入中国农工民主党，1956 年后连续三届被评为杭州市人民代表，1962 年后又连任三届杭州市政协委员，并兼任中华眼科学会杭州分会常务委员，杭州市中医学会理事等职。

先生业医五十余载，在长期的医疗实践中，效法先贤，秉承家学，勤读经典，并结合本人丰富的临床经验，构思古训，自编眼科金针方诀，为后世留下了宝贵的医学遗产，是我国 20 世纪 60 年代中期中医眼科界学术造诣颇深的专家之一。

先生早年思想偏于保守，医术上传子不传女，当时家中子女尚年幼，长女虽成人也不传授。1956 年在党的教育和中医政策感召下，先生解放思想，先后接受了来自地方和部队的多位西学中眼科进修医师，并亲自传授医技医道。又在 1962 年受杭州市卫生局委托，接受王忠丽、周丽群两位中医学徒。当时浙江医学院眼科教研组、杭州市第一医院、广兴医院及驻军部队医院等常有眼科医生到先生所设医院进修或短期学习，先生在繁忙诊务中对眼科同道或后学热情耐心、互动交流、身传言教、毫无保留，对所收两位开门弟子更是学业上严格要求，生活中像慈父般关怀。先生还和浙江省、杭州市几所医院多次互相配合，治愈了多种疑难眼疾，发表了数篇学术论文，并在原浙江省人民医院眼科主任唐国藩教授的支持协作下，积极总结金针拨障手术操作技巧，改进手术器械，提高手术成功率（该项研究当时正式列入浙江省科技规划内）。

先生医道医德清廉仁慈。在其开设的杭州老文明医局的登报通告上专门强调"为顾念远道病者往来不便，一宿二餐不取分文"。对贫困眼疾患者，先生宽厚博爱，常慷慨解囊，热心救治。20世纪40年代，一位白内障失明者在路边乞讨为生，经了解系因目盲丧失劳力而家破流浪，先生亲自把患者接回家，安排在医局病房，管吃管住，并换掉褴褛衣服，不收分文，还免费为其行双眼金针拨障术，使其恢复了视力，出院后重新找到工作，夫妻破镜重圆，患者视先生为重生父母。先生送医送药、免费为贫困百姓治病的事例时有发生，在江浙地区受到群众广泛好评。

1966年6月后，"文革"开始，先生正值医术精炼，思维活跃，精力仍旺的从医鼎盛时期，但动乱年代先生被打成"反动学术权威"，被剥夺行医权利并惨遭迫害，身心受到严重摧残，不幸于1969年7月含冤而死，终年69岁。浙江省卫生厅于1979年召开大会为先生平反昭雪。

韦文轩先生在五十余年的医疗实践中，形成了自己独特的学术专长和理论体系，并在生前手录留下相传十三四代的眼科专门方诀一卷，已于2009年整理出版，以供中医和中西医结合眼科医师参考。

（韦企平　王忠丽　整理）

韦玉英医家小传

韦玉英（1925—2004），浙江省杭州市人，出身于中医眼科世家。少年时代先后在浙江东阳永和小学及宁波迁至东阳的战地中学念书至高中毕业，受岐黄之术影响，她自幼立志学医，早在中学时代，就边读书边利用余暇随当地知名秀才——韦保茂叔公学习古文共计三年，打下扎实的古文学功底，为今后研习历代医籍创造了条件。

中学毕业后，她16岁开始随父学医，依靠早年的古文基础，从中医《内经》《伤寒杂病论》等经典著作，到《医学三字经》《药性赋》《本草备要》《汤头歌诀》《眼科百问》，及家藏内、外、妇、儿各类医著，无一不涉猎广览。对历代有代表性的眼科专著和《证治准绳》类名著中的眼科章节，则备加喜读。特别是元·倪维德的《原机启微》、明·傅仁宇的《审视瑶函》、清·吴谦的《医宗金鉴·眼科心法要诀》及刘耀先所撰《眼科金镜》等书更是卷不释手，重点章节或精辟之论必背诵或抄录摘卡，或旁注学习心得，文中深奥难点则求教于父辈高明，日积月累，学识渐丰，为深入钻研和临床实践中医眼科奠定了厚实的理论基础。

韦玉英助医诊病于先父韦文贵左右多年，常在诊疗间隙或外出会诊及茶余饭后提出疑问，探讨病案，论证谈方；并旁听先父为各地同道讲授医理，分论病机，耳闻目染，长期熏陶，加上个人用心强志，勤学不辍，故而对父辈的诊病风格，学术特长，用药心得和"金针拨障"手法技巧无一不心领而纤患无遗。这从她主要执笔的《韦文贵眼科临床经验选》中可窥见一斑。

韦玉英从事中医眼科 60 年，其学术思想和用药风格除幼承庭训，继承父辈经验外，受明清两代中医眼科大家影响较深。崇尚易水学派，临证重视脏腑调理，倡导通补结合，实践中能承先启后，推陈出新，积极提倡中西医结合，辨病辨证合参。20 世纪 50 年代曾参加杭州市第二期中医进修班学习，并在浙江省立杭州医院专修西医眼科。1956 年受聘到北京卫生部中医研究院眼科工作。1957 年受组织委派，在父亲的支持下，又专心从师上海眼科前辈、名老中医姚和清先生学习 1 年，受益匪浅。在京期间，她先后在中国医学科学院协和医院及同仁医院眼科，和两院专家共同临床协作达 6 年，开展儿童视神经疾病的中医中药临床研究。在这两所著名的西医医院眼科，她虚心讨教于数位造诣颇深的眼科专家，熟练掌握了各项西医诊疗技术，为更好地开展中西医结合诊疗眼病创造了条件。

韦玉英在长期的医疗实践中积累了丰富的临床经验，擅长治疗多种内障和外障眼病，尤其对儿童视神经萎缩和外伤性视神经病变等疑难眼病疗效较佳，对外眼病审证用药亦有独到见解。由于临证经验丰富，前来求治眼病者众多，且许多是来自全国各地及国外患者。她以其医术精湛，医德高尚，深受国内外患者的信赖和赞誉，曾数次应邀到泰国、美国等为国际友人诊病。1997 年 2 月，越南民主共和国卫生部为感谢曾为已故越南国家主席诊疗眼病的中国医学专家，特邀请中国卫生部国际合作司何首仁司长，北京医院林钧才院长及韦玉英教授一行访问越南。同年 11 月，台湾金菠萝文化出版事业有限公司出版《八方神医会北京》一书中专章介绍了韦玉英的行医事迹。

韦玉英长年担任北京多所大医院及解放军系统医院眼科疑难重症的会诊、出诊工作，并先后被聘为中华中医药学会眼科专业委员会副主任委员，北京中医学会理事兼外科学会副主任委员，中国中医眼科杂志及中西医结合眼科杂志编委、顾问等职。自 1978 年以来，她先后招收培养 5 名硕士研究生，带教来自全国各地的多名中医和中西医结合眼科进修生，担任医科院、解放军系统、铁路系统的西医学习中医眼科医生学习班的讲课任务，为中医眼科教育工作呕心沥血，义无反顾。她积极主持或参加多项临床科研工作，取得累累硕果。1965 年，针拨白内障通过部级鉴定后，她参加的"针拨白内障研究"获卫生部科技成果奖；主持的"明目逍遥汤治疗血虚肝郁型儿童视神经萎缩的临床研究"，获 1985 年卫生部科技成果甲等奖；明目逍遥冲剂获 1990 年中国文化博览会金奖；1996 年，由她主持的"中医治疗外伤性视神经萎缩的临床及实验研究"，取得阶段性成果，并获得局级中医药科技二等奖。她研制的外伤复明胶囊服用方便、有效，为许多外伤性视神经病变的患者带来福音。

耕耘临床 60 年，韦玉英学术成果丰硕，由她主要执笔，高健生、沈德础等医生参加整理编写的《韦文贵眼科临床经验选》深受广大中医及中西医眼科同道的青睐，人民卫生出版社再版 1 万 3 千册，仍供不应求。她参加编审、编写了《中医症状鉴别诊断学》《医论医话荟要》《名老中医谈养生》等多部医学专著，在国内外期刊及国际国内学术会议发表、宣读论文 30 余篇。由于在医疗、教学、科研工作中的突出成绩，被国务院人事部授予有突出贡献专家称号，享受国务院颁发的政府特殊津贴。1990 年经卫生部、人事部、国家中医药管理局联合认定，被入选全国首批名老中医药专家之列。

退休后已过古稀之年的韦玉英主任医师虽身患冠心病、糖尿病等多种疾病，仍每周坚持两次专家特诊和一次高干保健会诊，她常为各地慕名求医者自顾不暇，抱饥延诊，再忙再累也从不草率行事。她铭心不忘先父在世时的教诲："医生要有医德，要用医家之心宽慰病人之忧急，以尽治病救人之责。"

（韦企平 整理）

韦企平医家小传

韦企平，浙江杭州人。1968 年 12 月高中毕业后响应党的号召到山西夏县下乡务农。1969 年底韦企平在母亲的建议下，在农闲回家期间除自学中医和针灸理论外，又到针灸研究所魏如恕教授家中，由魏教授讲解中医及针灸基础，并跟随广安门医院针灸名家李志明主任医师临床见习。回到山西后，韦企平在繁重的农活之余，利用所学针灸技术为老乡解除头痛、腰酸、腹痛等疾病。其中 1 例久治不愈的双下肢顽固性湿疹患者在韦企平为其坚持针刺治疗数月后痊愈，这也成为韦企平从医道路的开始。

1972 年韦企平被推荐入山西运城卫校医士班上学，1974 年 10 月毕业后连续 3 年半在北医人民医院、北京协和医院及中医研究院广安门医院、同仁医院等专修眼科，先后跟随我国著名的眼病理专家费佩芬教授、眼底病专家张承芬教授、神经眼科专家劳远琇教授及眼底外科专家胡伟芳教授等学习。前辈们严谨认真的诊疗眼病过程使其终生受益。中医眼科则主要跟随母亲韦玉英学习，并受益于唐由之、高培质、刘孝书、高健生、庄曾渊等多位前辈和师长的教诲及技术指导。

1984 年韦企平考入北京中医学院中医系学习，全面系统的学院式教育使他拓宽了视野。由于在职攻读，常常要提前一天从远郊的燕山石化总医院赶到学校上课，第二天凌晨 5 点坐火车赶回医院为病人做手术。勤奋的学习和实践使他的中西医基础知识都很扎实。1989 年 10 月他调入中国中医研究院，在唐由之和高健生院长的领导下筹建我国第一所中医眼科专科医院。次年 9 月，广安门医院支援山东招远县中医院眼科发展，当时正值中秋和国庆节前，为了尽早做临床，韦企平主动要求前往山东招远中医院技术支援。在招远，韦大夫勤奋的工作和优质的服务深受当地广大患者欢迎。为此，该医院秦院长亲自写信给广安门医院领导，恳请继续留下韦大夫工作 3 个月。

1991 年韦企平作为国务院两部一局批准的全国首批名老中医学术经验继承人拜母亲韦玉英为师。学习期间，他非常珍惜这来之不易的深造机会。白天临床实践，晚上阅读典籍、整理病历，三年中发表论文 11 篇，整理了老师 1000 多份病案，完成专著 1 部。毕业后他回到中医研究院眼科医院任二病区主任，从收治该医院第一位住院病人到调离，脚踏实地地做临床，并发表了多篇专业论文。1999 年底，他作为人才引进被聘请到北京中医药大学东方医院眼科担任科主任组建眼科。

在东方医院，韦企平和李金田副主任及现任的周剑主任带领全科医护人员团结协作，积极开展中西医结合诊疗多种眼病，并牵头成立国内中医系统首家视神经疾病诊疗中心。仅 10 余年已使东方医院眼科成为国家中医药管理局系统重点学科，并有多项科研成果或学术著作获奖，其中主要参与的"Leber 遗传病研究"项目获得国家科技进步二等奖。鉴于我国神经眼科相对滞后于国际上主流国家，而拥有 13 亿人口的中国又有大量神经眼科疾病患者需要从基础和临床多方面深入探讨病因病机和规范诊疗过程。韦企平主动和同仁医院宋维贤、解放军总医院魏世辉及协和医院钟勇教授合作，创办神经眼科沙龙，定期进行学术交流和争鸣，连续 4 年余不间断；他本人也每年数次应邀在西医和中医眼科学术会上做普及神经眼科讲座，为我国中华眼科分会神经眼科学组的成立做了许多有益的前期工作，受到国内神经眼科同道的尊敬和信任。2017 年 7 月 15 日在解放军总医院召开的全国第六届神经眼科学术会上，韦企平被授予中国神经眼科杰出贡献奖。

韦企平近14年来还为中医眼科走向国际做了许多努力。早年有东南亚各国中医师来北京等地专程学习针灸治疗眼病。韦企平在和多位国外中医师的交流中深感到他们的求知欲很强，也很刻苦好学，但由于缺少更多途径获知中医眼科的基本知识和诊疗方法，加上少数媒体在网络上夸大其词的所称"仅用中药或针灸就能治好各种疑难眼病"，及"不需开刀手术就能治愈白内障、青光眼"等不实宣传，误导部分国外中医师认为治疗任何眼病均可以用针灸或中药解决。为此，韦大夫在周主任和全科医师支持下，每年接受和安排多位马来西亚和新加坡中医师，及来自其他国家如美国、英国、挪威、丹麦和韩国等医师来东方医院眼科学习交流。退休后，他又连续4年分别应邀到马来西亚和新加坡举办的中医眼科学习班讲授中医眼科，传播博大精深的中医文化，并结合病例带教演示，使该两国中医师对如何采用中医治疗眼病有了全新的理解。由于多年来对新加坡中医眼科发展的贡献，韦企平长期被聘请为新加坡中华医院眼科顾问，2016年被聘为新加坡中医师公会顾问。2017年5月，韦企平再次到马来西亚讲学期间，又被新组建的马来西亚中医眼科专业学会聘请为学术顾问。

韦企平曾为第五批和2018年第六批全国名老中医学术继承指导老师；已先后培养博士、硕士研究生20余名，带教指导中医传承医师及各省遴选的全国优秀中医临床人才10余名；曾连任三届中华中医药学会眼科分会副主任委员，北京中医药学会眼科专业委员会主任委员；现兼任世界中医药学会眼科分会副会长及国内外多个中医或中医眼科专业委员会名誉主任委员或顾问；中国中医眼科杂志副主编，中华眼视光学与视觉科学杂志、中国实用眼科杂志及中医眼耳鼻喉杂志编委；国家自然科学基金会生命科学部评审专家及国家食品药品监督局新药评审专家；以第一作者或通讯作者发表专业论文120余篇，主编和参编学术专著13部。和解放军总医院魏世辉教授共同主编出版了国内第一部《视神经疾病中西医结合诊疗》专著，和梁丽娜教授及美国Andy Rosenfarb博士共同主编出版了国内第一部专门向海外发行的英文版《中医眼科学》。

整理韦企平的成长和行医过程，由于时代原因，他的求学道路和从医经历曲折坎坷，但在各种困难挫折面前从无怨言，积极进取求索，努力培养后学，团结中西医同道，共同为眼科事业发展献策尽力，不图名利地位。44年来坚守眼科事业，加之家学渊源，又得多位中西医名师、前辈言传身教和中医院校系统教育，成为现代中医眼科名家之一。

（孙艳红　王慧博　整理）

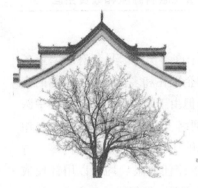

第二部分
韦氏中医眼科学术思想和临床经验

韦文贵学术思想和临床经验

韦文贵眼科学术思想和临床经验

一、认识眼疾强调统一整体观

韦老认为眼科诸病，虽然疾患表现于目，但其根本是因全身脏腑经络气血失调所致，治眼病断不可对全身情况置于不顾而单纯治眼，认识目疾，不能单以两眼的局部症状为依据，必须结合全身症状表现，综合分析，审证求因，溯本求源，运用辨证方法，抓住事物的本质，才能施治无误，这一观点在他的学术思想和医疗实践活动中处处可以体现出来。

人体是一个有机的统一整体，各脏腑之间有着相互依赖、相互制约的密切联系。在正常状态下，以气血运动的形式维持其相互间的联系，眼睛之所以能视万物、辨五色，全赖五脏六腑精气上行灌输营养。《灵枢·大惑论》说："五脏六腑之精气皆上注于目而为之精，精之窠为眼，骨之精为瞳子，筋之精为黑眼，血之精为络。其窠气之精为白眼，肌肉之精为约束，裹撷筋骨血气之精而与脉并为系，上属于脑，后出于项中。"又说："目者，五脏六腑之精也。"说明双眼正常的视功能和五脏六腑的正常运行息息相关。肝主藏血，开窍于目，目依肝血之养而能视；心主血脉，血脉疏通，血气才能循经至目；脾主肌肉，为后天之本，生化之源，清阳之气生生不息，使目得其煦养；肺主一身之气，气为血之帅，气行则血行，血气运行全赖气机推动；肾主藏精，为先天之本，是涵养瞳神的重要物质基础。脏腑之中，肝与眼的关系尤为密切，《灵枢》《素问》中曾多次论及，如"五脏常内阅于上七窍也……肝气通于目，

12

肝和则目能辨五色矣"（《灵枢·脉度》）；"肝受血而能视"（《素问·五脏生成》）；"东方色青，入通于肝，开窍于目"（《素问·金匮真言论》）。

从经络循行与眼的关系分析，也可以得出同样的结论。《灵枢·邪气脏腑病行》说："十二经脉三百六十五络，其血气皆上于面而走空窍，其精阳气上走于目而为睛。"《灵枢·口问》也说："目者，宗脉之所聚也。"十二经脉中，有八条经脉的循行与眼直接或间接有关。

人体的气血津液循经络运行转输，上注以养目，脏腑经络的病变也必然影响双眼，所以眼疾往往是内在的脏腑经络气血病变的外在反映。

二、辨证求因尊"五轮学说"而灵活机动

辨治眼病重视脏腑定位，是韦文贵老中医的临床特色之一。眼病多为脏腑病变、气血失调、经络阻滞、阴阳失调、外邪侵袭等因所致，其中脏腑病变是病因病机的关键。只有找出脏腑失调的症结所在，才能从根本上治疗眼疾。临证中根据眼的局部症状，结合全身情况及详细分析病史，审证求因，定位于脏腑，定性于寒热虚实，才能做到"治病求本"。

中医眼科的五轮学说认为：角膜、虹膜为黑睛，属风轮，在脏属肝，肝胆相表里，故黑睛病变多与肝胆有关；球结膜及巩膜的前部为白睛，属气轮，在脏属肺，肺与大肠相表里，故白睛病变多与肺、大肠有关；上下眼睑、睑结膜及睑板腺、轮匝肌等为胞睑，属肉轮，在脏属脾，脾胃相表里，故胞睑疾患多与脾、胃有关；内外眦及附近结膜和巩膜浅层血管、泪器等为血轮，在脏属心，心与小肠相表里，故血轮病变多与心、小肠有关；瞳孔、晶体、玻璃体、视网膜等属瞳神，为水轮，在脏属肾，肾与膀胱相表里，故瞳神疾患多与肾、膀胱有关。韦老认为："尽管五轮学说对于眼病的脏腑定位给人们提示了一个普遍规律，说明了眼与脏腑的密切联系，在很多情况下能解释眼的生理病理现象，对临床有一定指导意义。但应用时不能拘泥于五轮。"主张"在临床中对眼病的脏腑定位尊重五轮学说而非执一不变，墨守成规。"因为千变万化的临床现象既包括了普遍规律，又有特殊规律的存在。例如"角膜翳"的病变部位在黑睛，属风轮病变，按五轮学说应当定位于肝，但证见视物疲劳，眼睫无力，全身有肢体疲倦，不思饮食，便溏，脉细无力等，是为脾胃虚弱，中气不足之过，当以益气健脾和胃之法为治。又如中心性浆液性视网膜脉络膜病变，病变部位主要在黄斑区，黄斑位于瞳神内，从内而蔽，外不见证，属"内障"范畴，病在水轮，但若证见病程已久，视物模糊，视惑，视力迟迟不恢复，眼底黄斑水肿，渗出明显，全身兼见神疲气短，少言懒动，或纳少便溏，头痛绵

绵，面色萎黄或稍有浮肿，舌淡胖，边有齿痕，脉沉细或虚大无力，上述情况韦老则按脾虚气弱论治，而不拘于"水轮属肾"之说。"

总之，韦老在临证中对眼病的脏腑定位，审证求因是根据眼部的症状，结合全身情况及现代医疗器械的检查结果，灵活机动地运用五轮学说，具体问题，具体分析，通过综合分析定于某脏某腑。这种辨证方法切病实际，条理清楚，重点突出，而且给确定治疗大法提供了有力的依据。

三、眼局部症状诊要

韦老根据古人经验，结合自己长期临床实践中的观察体会，再通过对眼病局部症状的观察和了解，为辨证论治积累了丰富的经验，现分述如下：

1. 白珠病变

白珠红赤，凡见赤脉粗大而鲜红，用手隔眼睑压之可暂退，充血以球结膜周边为主（结膜充血），多为外感风热之实证；若赤脉细小密集，色暗略紫，环绕黑睛一圈，以手压之不易退色者（睫状充血）为"抱轮红"，多属肝肺郁热所致；白睛一片紫红，略高起球结膜平面而痛甚者，多为肺肝火郁而兼气血瘀滞所致；不痛不痒，无泪无眵，白睛一片胭脂样血红者，多属络脉损伤或血为邪滞，凝而不行所致；白睛淡红一片，多属阴虚火旺之症。

2. 眼睑肿胀

眼部肿胀，状若鱼胞，为肺火炽热；肿胀发于睑胞，红硬壅肿，属脾胃实热；"胞虚如球"肿软而不红者，属脾虚气弱；红肿糜烂，为脾胃湿热。

3. 眼痒

眼痒发于内眦多为泪窍病变；睑缘发痒兼赤烂肿痛为湿热蕴蒸；痒如虫行，年年复发为风邪上攻；刺热灼热为风热壅盛；诸痒并重乃血虚生风之象。

4. 泪眵情况

热泪如汤为风热；冷泪长流属肾虚，眵多痂结为实热，眵多微黄稀薄为虚热，眵多白黏为湿甚。

5. 疼痛情况

双目隐隐而痛时作时止，为阴虚火亢；痛如针刺持续无间属实火上炽；眼干涩而痛为肝肾阴亏，精血不足之变；双眼痛，经期尤甚者是为血虚；久视劳倦，眼无力兼前额隐痛者是为气虚。赤痛而多眵多泪为风热壅盛；目淡赤而隐痛，少眵泪，二便通利者，为虚火上越；目赤而痛，二便不利为实火内蕴；眼痛欲脱，头痛呕吐，多为肝火上炽。

6. 视力变化

能近怯远，属心气不足；能远怯近，多为肾气亏损。视瞻昏渺，逐渐失明者为青盲，以虚证居多，常为肝肾不足，气虚血少所致；突然丧失视力，甚至失明者为暴盲，以实证居多，常为肝胆实火，血溢络外，气滞血凝或络脉受阻所致。

7. 视觉形色异

云雾移睛，眼前黑花飞蝇，为肝肾阴虚或肝胆炽热；视正反斜，视大反小，视直为曲，多为阴虚血少或脾运失健，湿浊上泛，痰火上扰之症。

8. 瞳仁形态

瞳仁干缺，瞳仁紧小属肝胆郁热，或肾水亏乏；瞳神散大，不伴眼珠红痛者为肝肾不足；伴目珠红痛者为肝火内炽；瞳仁内发白，阳看则小，阴看则大（圆翳内障），多为肝肾两虚或气血不足之症。

上述症状的判断，须参考眼部其他症状并结合全身情况综合分析，才能得出全面客观的结论。

四、治法特点

1. 治外眼病以祛邪为先导，治内眼病以补肝肾为要务

韦老认为，起病急剧的外障眼病，多为风火痰湿，血瘀等实邪所致，治疗必须以祛除邪气为先，乘病初起正气未衰，利在速战，开门逐盗，驱邪外出，方能邪去正安，以解病厄。《审视瑶函》中说："与其闭门捉贼，不若开门待去之一法也。"又说："设或群盗猖獗，又不若开门逐之为愈也；资财虽损，竭力经营，尤可补其损也，若一闭门，必有激变焚杀之势。"形象地比喻说明了治外眼病祛邪的重要性。治法上常采用泻下通腑、清热解毒、祛风疏络、行气活血等法，主张在治疗中除邪务尽，不留后患。如对于天行赤眼症的治疗，采用泻火通腑为主，祛风清热为辅之法，方用大承气汤结合退红良方化裁加减；对暴风客热症，以散风清热为主，选加泻火通腑之品，方用泻火解毒方加减。又如火疳症、白睛具青症，轻者为心肺火郁而滞结，重者是肺肝实火上蒸，络脉瘀滞所致，治疗的关键是早期泻火除邪，如果拖延，可使病情加重。或因日久正衰，邪气深入滞留不去，造成反复发作。对本病的治疗原则是清热泻火（或平肝泻火），活血祛淤为主，辅以祛风止痛。再如花翳白陷或凝脂翳，若白睛抱轮暗赤，畏光疼痛，热泪如汤兼见溲赤便干，舌红苔黄，脉数有力者，是属肝肺风热壅盛，移热大肠，急宜釜底抽薪，使热邪下泻，而达上病下治之目的。以上各例都说明了韦老治外眼病以祛邪为先导的特点。

特别提出，对于火热之邪充斥内外所致的外眼病，因其发病急、来势猛、变化快，韦老认为单纯用清热解毒或清热祛风法治之，犹如杯水车薪，扬汤止沸，药不胜病。惟用釜底抽薪之法，方能使火灭风熄，病机转化。应用时必须注意"适可而止"。即所谓"大毒治病，衰其半而已"，用此法为先导，中病即止，继而酌情调改治法，以缓剂图功。若过量或久用峻泻之法则使正气受损，邪气留恶而病久不去。

起病较缓的内障眼病，多为肝肾不足所致，所以《银海精微·序》中说："肝肾之气充，则精采光明，肝肾之气乏，则昏蒙眩晕。"内眼病，病于瞳神之内，属水轮范围，内应于肾。而肝属木，主藏血，开窍于目；肾属水，主藏精，二者联系密切，故有"乙癸同源"之说。治疗当以补益肝肾为主，以逐渐充养精血，缓取疗效。韦老治疗内障眼病，首重肝肾二脏症状，通过辨证，定为肝肾不足者以补肝肾为治自不必论，即使属其他证型者，往往也在处方中加用杞子、女贞子、二地等养血填精，固本培元之品。他认为补益肝肾既可以使精血充沛，上荣于眼，起到直接治疗内眼病的作用，又可以通过补益正气，调动机体的能动性，达到扶正驱邪的治疗目的，对于缩短疗程，提高疗效极为有利。应用中当注意，凡有实邪者，如血溢络外，瘀血滞留，气机阻滞，痰湿不化等均不宜早补或单纯补，以免滞腻敛邪。脾胃虚弱，纳谷不佳者，当佐以理气健胃消食之品。

以上是韦老治疗外眼及内眼病的常法，是普遍规律。韦老常谓："治疗眼疾，必须有常有变，知常才能达变。"也就是说，不能对所有的外眼病均治以祛邪之法，对所有的内眼病均治以补肝肾之法，如对外障眼病的凝脂翳（角膜溃疡），若久病不愈，全身兼见阴亏虚火旺证候者，虽为外障眼病，但应以补益肝肾，滋阴降火为治。又如内障眼病中的视网膜静脉周围炎性眼底出血，属久瘀不化者；视神经炎属肝火痰夹者；视神经萎缩属肝经风热、肝气郁结者；均应以祛邪为治，而不能混于治内眼病以补肝肾为要务之说。临床中应以"证"为依据，治则治法治方，既要掌握普遍规律，又要随时不忘具体问题具体分析，这样才能做到"知常而达变"。

2．重视调理脾胃，采取多种形式

韦老治疗眼病一贯重视调理脾胃，他说："脾为后天之本，诸阴之首，万物之母，脾伤则五脏失资，不能运精归明于目，因脏腑之精华皆禀受于脾土而上贯于目，脾虚则五脏之精气皆失所司，不能归明于目。"在辨证时每多注重脾胃功能情况，作为拟定治法的参考。属脾胃失常的患者，则调治脾胃无疑。一些眼病，虽其病机主要矛盾不在脾胃，但在治疗过程中，根据不同情况也辅以调理脾胃，因为脾胃之气旺，气血充盛，升降有序，脏腑和谐，有利于眼病的恢复。他常强调：病久而长服中药者，药性的寒热温凉走窜、滋腻之偏难免损及脾胃，故治慢性眼病不知顾及脾胃者，是治之失著。他调理脾胃的形式多种多样，以治中土为主者，补脾健胃、益气升阳、温中健脾、利湿化痰、补脾摄血等多种治法，酌情选择；属兼顾中土者，或将调脾胃之品佐于组方之中，或另开丸药辅佐汤剂，或分阶段暂停用他药而专事调理脾胃于一时，或病后收功，专门调理脾胃，以巩固疗效，总之重视后天之本，并采取多种形式调理脾胃，以适应病情，这是韦老在治法上的特点之一。

五、制方用药特点及经验

1. 以轻灵见长

韦老制方用药，以轻灵见长，他对"轻可去实"有自己的独特见解和经验，认为眼为清灵之府，精微机巧，嫩弱娇脆，若过用峻烈砍伐之品，必致上窍受损。所以主张用药以缓和为宗，不尚矜奇炫弄，擅长以平淡无奇之品取得良好的效果。韦老制方用药轻灵主要表现在以下几个方面：

（1）用药量轻：这是韦老用药特点之一，羌活、细辛、蝉衣、薄荷、黄连、桔梗、砂仁、沉香、肉桂等药1~3g，荆芥、防风、白芷、辛夷、牛蒡子、桑叶、豆豉、栀子、黄芩、黄柏、胆草等品也只在3~6g之间，用甘菊、木瓜、草决明、青葙子、蔓荆子等品多用9g左右。

（2）药性轻扬：从韦老自制的验方可以看出，药性属宣解发散、清扬上浮、透泄疏通等升浮轻扬之品占重要地位。使用轻扬发散宣透药多，和眼科的特点有关，韦老认为，目为上窍，欲治其病，必以升浮轻扬之品，才能在上窍奏效。取吴鞠通《温病条辨》中"治上焦如羽，非轻不举"之意。

（3）组方精悍：制方短小精悍，从不庞杂。可用可不用的药尽量不用。分析韦老自制57个验方，14味药以上的2首，13味药者2首，12味者6首，10~11味者22首，7~9味者15首，6味以下者10首。其中偏正头痛方药仅6味（防风5g，荆芥穗5g，木瓜3g，苏叶5g，蝉蜕3g，炙甘草5g），但对青光眼头痛及顽固偏正头痛均有很好的止痛疗效。菊栀散热饮药仅7味（甘菊6g，焦栀子6g，蒙花9g，黄芩6g，连翘6g，桑叶6g，草决明10g），但有良好的清热降火，凉肝平肝作用，对于急性结膜炎、巩膜炎、角膜炎等均有较好的疗效。逍遥散验方，由11味药组成（归身9g，焦白术6g，甘草3g，柴胡6g，丹皮6g，茯苓12g，焦山栀6g，白菊6g，白芍9g，枸杞9g，石菖蒲10g），药物虽属平淡一般，但对眼科疑难症的视神经萎缩、视神经视网膜炎、皮质盲及急性球后视神经炎等眼底诸疾属肝郁血虚、玄府郁闭者，均可加减应用，经韦老二十余年的临床验证，有显著疗效，上述诸项，可谓古人"轻可去实"之说在眼科的具体体现。韦老认为"用药之道，贵在切病"，所谓切病，既要求辨证的准确，又要求对药性有透彻的了解，而且要按照法规把药物组成方剂，这样才能做到用药切病。

用药轻灵，制方简洁，不等于不敢用药，遇病甚邪盛者，辨清寒热虚实之后，虽芩、连、知、柏不畏其寒，桂、附、理中之属不畏其热，参、芪、胶、地不嫌其补，硝、黄不恶其泻，如果缩手缩脚，不敢用药，不但隔靴搔痒，于事无补，而且药不达病所，姑息养患。

2. 眼科用药心得

韦老在临证中，既重视整体观指导下的辨证施治，又不忽视眼科专用药的作用，通过长期摸索筛选，逐步形成自己的用药规律，分述如下：

治疗角膜炎、角膜溃疡时，若见眵多泪少者选加银花、连翘、公英、地丁、野菊花等，兼便秘者选加大黄、元明粉、番泻叶。泪多眵少者选加防风、荆芥、细辛、羌活等。头顶痛加藁本，偏头痛加羌活、荆芥、木瓜、细辛，眉棱骨痛加白芷，眼眶眼球痛并牵及齿痛及不定位头痛者，常加生蔓荆子，前额压痛加川芎，后脑疼痛加葛根。另外，赤石脂、石决明二药，是韦老治疗角膜病的常用之品，通过临床观察，二药合用对角膜溃疡有减轻炎性渗出、促进溃疡愈合和消退角膜翳作用。

对早期白内障常选用桑麻丸、石决明、磁石、五味子、首乌、菟丝子、杞子、黄精、朱砂、凤凰衣、蛇退等，以助滋阴益肾，退翳明目之力。使用中因磁石、石决明、朱砂等均为镇降质重难化之品，多服常有损脾碍胃之弊，用之当佐以神曲、香附、炒麦芽、炒山楂等品，脾胃虚弱者不宜久用，朱砂久服过量可致头晕、牙龈肿痛等症，于年老体弱、下元亏损者，更当慎用。

眼底出血病人，每每加用槐花，本品有清热凉血止血之功，尤对老年高血压患者更宜。现代药理研究，本品用于高血压患者，有降压和改善毛细血管脆性和通透性的作用，动物实验证明槐花煎剂有暂时而明显的降压作用，能缩短出凝血时间，炒炭后作用更加明显，年轻的出血患者，常用白及止血，多研末冲服，寒热虚实之证，均可应用。阴虚火旺导致出血者常加生地、元参；血热妄行，出血甚者常选用丹皮、三七粉。对于止血药中的各种炭药，韦老认为适用于早期大量出血或反复出血不止的病人，每次应用炭药不必堆集过多，亦不宜久服，因炭药虽有止血之功，但其性燥，久服易伤阴化火，或致后期瘀血难去，反而引起反复出血。反复出血者多为久病正虚，常重用党参、黄芪以益气摄血。积血迟迟不能吸收者，选加丹参、三七、莪术，破血消积，并以桃仁、红花、归尾、赤芍、茺蔚子，鸡血藤活血行瘀。眼底出血属实证者，常加火麻仁缓下大便，他认为通下可以解其上危，因其气血菀于上，破络脉而妄行，缓下可以使上盛之气血得以平缓。对出血的治疗极为有利。

眼底黄斑部水肿的治疗常选用车前子、茯苓、赤小豆、木通、泽泻、通草、地肤子等品，兼气虚证者配以党参、生黄芪；脾虚湿盛者常选用苡仁、芡实、苍白术；硬性渗出久不吸收者，常加海藻、昆布、三棱、莪术以软坚消积。

3. 对补药及泻药的应用经验

应用补阴药时，常伍以理气开胃之品，以免碍胃损脾，生湿敛邪，如熟地配枳壳，炒枣仁配沉香，生地配神曲等，特别是补阴药与眼科常用的一些轻清宣扬之品协同应用，既可标本同治，又可防止滋腻碍胃敛邪。如炙鳖甲、龟板配桑叶（养阴平肝止痛方），何首乌、冬虫夏草配以蔓荆子（平肝息风降压方），熟地、当归配羌活、防风（养阴清热明目方）等均是。对于补阳药，特别是一些峻补壮阳之品，如鹿茸、附子、肉桂、巴戟天、淫羊藿、全鹿丸、参茸卫生丸等，一般慎用。因为火性炎上，实热邪火可循经上扰于目，以致罹患目疾。阴虚火亢，虚火上炎，亦多导致目疾，故古人有"目为火户"之说，综观临床眼证，从寒热的角度分析，其中，以热证居多，寒证虽有，但毕竟为少数，故补阳之品，必须慎用。在用药方面，主张在照顾脾胃的前提下，滋阴养血、益精明目的补阴药可以适当重用，温里助火壮阳药应当轻用慎用，因阴为物质基础，是有形之质，欲补其虚，没有一定的数量就不能引起质的改变；阳为功能表现，是无形之用，补阳应取其巧，在补阴的基础上略加补阳之品，剂量宜小不宜大，使其起到启开发机的作用，才能达到补阳而不动邪火的目的。若妄用壮阳峻补之品，非但不能补阳，反因补阳而引动相火，既有伤灼耗精之害，又有肾关不固，真精受损之危。在治疗小儿眼疾时，助阳之品更为慎用，对于十二岁以下儿童慎用炙黄芪，因小儿为纯阳之体，黄芪性温补气，有助火之弊，易导致鼻血。

具体方法上，应用补益药如人参、黄芪、熟地、阿胶、女贞子、肉桂等，剂量均从轻到重，逐渐加量，因为病者体质虚弱，虚不受补，徒不受药，纵然重用，于病无益，甚至因补阴而滋腻碍胃，因助阳而引动相火。剂量从小到大可循序诱导，待正气渐起，吸收运化功能恢复，再重施补品，才能达到益气补阳、养血填精的治疗目的。应用泻药（包括泻火解毒药），如大黄、元明粉、番泻叶、黄连、竹叶等使用剂量是从重到轻，初用重剂，一二剂后酌情而减。

因为实证初起，邪盛而正尚未虚，只要辨证准确，必须当机立断，刹住邪气猖獗之势，方能逆流挽舟，缩短病程，泻火清热攻邪，正是扶正的具体措施，若因循坐误，必遭邪盛伤正之虞。泻后邪盛之势遂减，若再猛攻峻下，则药过病所，必伤于正气，所以应该逐步减量，而致平和。

六、对部分眼病的临床治疗经验举例

1. 巩膜炎

本病多因"火""热""瘀""风"而发，以实证居多。治疗多从泻火、清热、通瘀、祛风四个环节入手，其中泻火清热之品初起可以稍重应用，若白睛紫暗而痛，是络脉瘀阻之故，选方常以洗心散或红肿痛方为主，兼以活血破瘀合入桃红四物汤为治，有较好的退赤止痛之效；热泪如汤，畏光涩痛，为风热二邪相杂，兼用偏正头痛方，有止痛止泪的良效；兼见小便短赤涩痛，是为热移下焦，合入导赤散导热下行；热病伤阴，阴虚火动而致白睛淡赤者，可施用养阴清肺或滋阴清肝养血之法，方用养阴清肺汤。若病久不愈，邪气尚盛，正气已衰，治宜扶正祛邪，标本兼顾，辅以养阴益气，润肺生津之品，如用适量冰糖炖银耳，每日3g，连服2周，对本病的治疗和防止复发有辅助作用。

病案举例

黄某，男，37岁，病历号：3250。

左眼红肿畏光，流泪难睁，视物模糊，伴左侧偏头痛已有月余，5年及2年前均曾患过类似眼病，但发作较本次为轻。检查：视力右1.0，左0.6，左眼睫状充血显著，巩膜近角膜缘11~12点处有局限性扁平结节隆起，色紫暗，压痛明显。角膜相应位置有灰白色舌状浸润，周围角膜雾样混浊，表面无光泽。舌绛暗，苔微黄而薄腻，脉象弦数。诊断为左眼火疳。辨证属肝肺郁热，肺络瘀滞，又复感风邪，遂用清肝泻火、破瘀导滞为主，祛风滋阴、明目为辅。投以红肿痛方加减：柴胡6g，黄芩6g，薄荷5g，赤芍6g，川芎9g，夏枯草6g，生锦纹12g，枳壳9g，木贼草9g，白菊9g，蝉衣9g，生地15g，7剂，水煎服。并点犀黄散每日3次。二诊：左侧头痛已减轻，左眼睫状充血稍减，脉弦数，舌红且暗，苔薄白，证属郁热尚盛，瘀滞未解。治宜祛风清热，滋阴活血，退翳明目，用红肿翳障方，7剂，水煎服，犀黄散继续点患眼。三诊：根据左眼症状改用祛风清热、活血破瘀之法。方药：连翘9g，蒙花9g，白芷9g，石决明15g（先煎），生地12g，当归尾9g，赤芍9g，白菊花9g，5剂，水煎服。至五诊时左视力进步，眼痛已消，脉弦细，舌质淡红，苔薄白，按风热未尽施治，改为平肝清热，祛风明目法治疗。方药：石决明25g，黄芩6g，连翘 6g，青葙子 10g，蝉蜕 3g，荆芥穗 6g，蒙花 10g，苏叶 2g，14 剂，水煎服。末诊：偏头痛及眼痛已消，全身无不适。先后共复诊五次，治疗 2 个半月余。末诊检查：视力右 1.0，左 1.2，双眼近视力 Jr1。左眼睫状充血全部消退，结节已消，无压痛，角膜 11～12 点处可见少许瓷白色陈旧混浊。仍以原方为主，去青葙子、苏叶，加决明子继续服 14 剂，以巩固疗效，停止治疗。

2. 角膜病

角膜病临床上的共同特点是白睛混赤，或抱轮红赤，睛珠疼痛，目涩难睁，畏光头痛，脉多弦数等。按其病位五轮所属，黑睛属肝，白睛属肺，证属肝肺风热壅盛，治疗当以祛风清热为主，佐以滋阴活血，退翳明目之法，常用红肿翳障方或羌活胜风汤加减。如眵多泪少，眉棱骨痛，口苦溲赤，舌苔黄，脉弦数，为肝胆火炽兼风邪外袭，风火交炽上乘目窍，治以泻肝清热为主，方用红肿痛方，或龙胆泻肝汤加减。若热毒壅盛，畏光涩痛剧烈，大便燥结，急宜釜底抽薪，折其邪毒猖獗之势，使热毒下泄，方用泻火解毒汤。若热毒内攻化火，三焦实火上灼风轮，神水混浊，化而成脓，发为"黄液上冲"（前房积脓），急用眼珠灌脓方。热毒已减，白睛红赤转淡，证见口干舌红脉细，是属正邪俱虚，或阴虚而余热尚存，法当滋阴降火，平补肝肾，方用知柏地黄汤或明目地黄汤加谷精草、木贼草、蝉衣、蒙花等清肝明目退翳之品为治，若白睛红赤迟迟不退，是为肺经余邪未尽兼有瘀滞，当破瘀退赤，方用破赤丝红筋方。后期热减风熄而黑睛遗留翳障，治法改为退翳明目，方用新老障方或四物退翳汤等。成药明目蒺藜丸、拨云退翳丸等亦可并用。因本病多为实热风证，邪热易伤津耗液，加之治疗过程中应用辛燥风热药较多，故应防止伤阴，韦老常用生地、元参养阴生津，阴虚火动者可加知母、黄柏以滋阴清热降火。白睛红赤，头痛目胀，是为瘀滞，常加归尾、桃仁、赤芍、红花、川芎、丹皮、茺蔚子等。久病体虚，年老体弱者，当顾及脾胃，培补后天，注意调养。治疗中韦老常嘱病人避免急躁、急怒及房室过度等，饮食方面当忌酒、椒、蒜、葱等生热化火刺激之品及鸡鸭鱼蟹类发物，这对缩短疗程和预后有很大益处。

病案举例

甄某，女，27 岁，门诊号：65202。

双目红赤已有 2 个月，畏光疼痛流泪，晨起眵多，经治不效。近日诸证加剧，并伴有眉棱骨痛，舌红，尖有刺，苔黄，脉弦数。检查，视力右 0.9，左 1.2，近视力均为 Jr1，双眼球结膜高度混合充血，右眼角膜 3～7 点，左眼角膜 3～6 点处各有溃疡，荧光素染色（+）。诊断为双眼花翳白陷（角膜溃疡），先以泻火解毒之法结冻其邪,继以祛风清热,滋阴活血之法退翳明目。方药:①泻火解毒汤一剂。②红肿翳障方三剂。③犀黄散一瓶,点双眼一日三次。二诊:药后诸症减轻,畏光仍重,右眼角膜溃疡范围缩小,左眼同前,舌红苔薄黄,脉细数。属邪热之势已减,治则清肝泻火,滋阴退翳明目,方用退红良方加减:龙胆草6g,生地15g,蒙花6g,连翘6g,甘菊花16g,山栀6g,夏枯草5g,黄连3g,水煎服5剂。三诊:眼部症状基本消失,已无不适感。检查:双眼视力1.2。双眼角膜溃疡已愈,荧光素染色(-)。再以上方继服5剂,以巩固疗效。药后停止治疗。

3. 视网膜静脉周围炎

韦老对本病根据眼底表现,结合全身症状,多以血证论治。本病除视力减退或暴盲外,若兼见目赤口苦,心烦易怒,胁胀,溲赤,脉弦数等,是为肝经实热,迫血妄行,溢于络外,治以清肝泻火,凉血止血,方用瘀血灌睛方。偏于肝郁者,可选用丹栀逍遥散加减。若兼见潮热盗汗,心烦失眠,舌尖红,脉细数等,是属阴虚火旺,虚火妄动,血不归经之故,治以滋阴降火,清心凉血,方用滋阴降火四物汤。反复出血,病程已久,多属气阴两虚,宜滋阴益气兼以活血,方用眼底出血三方,或坠血明目饮。肾阴不足,相火妄动者,酌用知柏地黄丸或六味地黄丸加减。若平素脾胃虚弱,食少便溏,乏力气短,脉细或虚大等是属中土不足,脾不统血,血溢络外,治以补脾摄血,方用柴胡参术汤加减。眼底出血日久,舌质紫暗或有瘀斑,脉涩不利等,是属瘀血积久难化,治以活血化瘀,养血滋阴,方用血府逐瘀汤或桃红四物汤加减。积久不化,反复出血,则用滋阴平肝,活血破瘀,辅以益气之法,方用眼底出血二方或眼底出血三方。

病案举例

兰某,男,34岁,门诊号:15195。

主证:右眼七年前曾眼底出血,视力一度失明,经服用中药后好转,自后眼前有蚊蝇状黑影浮动。四个月前视力明显减退,眼前一片云雾遮睛,眼胀,舌淡稍暗,苔薄白,脉弦细稍迟。检查:视力右0.3^{+2},左1.2。眼底:右眼玻璃体混浊,视乳头边清色正,静脉怒张迂曲,末梢静脉有白线伴随,沿中周边静脉径路有大片火焰状出血,波及后极部,色暗红,黄斑中心窝反射未见。左眼底正常。诊断:右眼云雾移睛(右眼视网膜静脉周围炎,右眼玻璃体出血)。证属阴虚火旺,肝热血瘀。眼底出血日久,难以吸收,治以滋阴平肝,活血破瘀,益气明目。方用坠血明目饮:生地15g,川芎6g,赤芍6g,当归尾10g,牛膝6g,山药6g,生石决明15g,白蒺藜10g,防风6g,细辛3g,知母

6g, 党参 10g, 五味子 3g, 水煎服 20 剂。二诊：药后视力进步，舌淡红，略紫，脉弦细。余如前。检查：右眼视力 0.5, 右眼底出血部分吸收。患病日久，积血经久不化，防其正虚，治以滋阴益气，平肝明目，方用眼底出血三方。服 14 剂后，因睡眠不好，原方去三七粉，加炒枣仁 10g、夜交藤 15g，再服 7 剂。三诊：视力进步，但仍双眼胀痛，睡眠好，口干神烦，舌红少苔，脉细而数。检查：右眼视力 0.9^{-2}, 近视力 Jr2。右眼底出血已全部吸收，周边部分末梢静脉血管尚有白鞘。证属阴虚火旺，治以滋阴降火，清肝明目为主，佐以凉血止血，以善其后，防其复发。方用知柏地黄汤加味：炒知柏各 6g, 熟地 20g, 山萸肉 10g, 淮山药 10g, 茯苓 10g, 丹皮 10g, 泽泻 10g, 青葙子 10g, 水煎服 15~20 剂。药后眼胀已消，全身自觉无不适，停止治疗。

4. 儿童视神经萎缩

韦老认为，儿童视神经萎缩的病因病机与成人有别，儿童因情志不舒致肝气郁结者虽少，但患儿郁热内闭，阴血被耗，气机阻滞，可使肝气疏泄失常，玄府闭塞，目失涵养而致本病。

发于急性热病之后，风热之象未解，证见双目青盲而上视，瞳神散大，身热神烦，肢体强直或屈伸不利，或项强口噤，手足震颤，舌红苔薄黄，脉细数，指纹青紫。为风热未熄，扰动肝风之象，治以熄风平肝，清热解毒之法，方用钩藤熄风饮加减。热甚神昏者，佐以开窍之法，合用安宫牛黄丸或局方至宝丹。项强抽搐，寒热往来，低热不退者，为邪在少阳，热动肝风，宜和解清透熄风，方用小柴胡汤加钩藤、僵蚕、全蝎。

虽发于热病后，但风热之象已解，证见双眼青盲或视瞻昏渺，瞳神散大，神烦，肢体震颤或偏瘫，时见患儿用手打头，舌红苔薄，脉弦细或细数。属余邪未尽郁于肝经，玄府郁闭目失所养所致。治以舒肝解郁，养血明目之法，方用逍遥散验方为主。肢体震颤或偏瘫是为肝肾不足，常加杜仲、怀牛膝、桑寄生、伸筋草等，亦可酌情选健步虎潜丸、石斛夜光丸、杞菊地黄丸等并用。

若无明显热病史，或病程已久，平素脾胃虚弱，证见青盲或视瞻昏渺，眼睑无力或睑废，面色萎黄，毛发不华，少气懒动，食少便溏，舌胖而淡，脉细弱或指纹色淡。是属脾虚气弱，中土不足，治以补益中气，方用补中益气汤或益气聪明汤加石菖蒲。睑废者重用党参、黄芪，目偏视选全蝎、僵蚕、伸筋草等。

热病后日久，风热已熄而见双目青盲或视瞻昏渺，双眼干涩，手足震颤，步迟齿迟，智力差，脉细无力或指纹色淡，为热病伤阴，肝肾不足，治以补益肝肾养血活血，方用四物五子汤、明目地黄汤、杞菊地黄汤等加减。

头部外伤之后，昏厥或眼部出血，清醒后患儿视力减退，甚至青盲，常兼偏头痛、食欲不振、神情呆滞、肢体不灵等，为髓海受损，玄府郁滞，目无所养之故，治以舒肝养血、补益肝肾、活血化瘀之法，方用逍遥散验方加丹参、熟地。外伤后经久不愈，兼见脑积水者，治以益肾活血利水，方用四物五子汤加丹参、丹皮、党参、泽泻、白蒺藜等。体弱气虚，神疲乏力者，治以益气升阳，滋阴补肾，方用补中益气汤加五味子、怀牛膝、石决明等。韦老认为小儿肾气未充，脑为髓海，肾精化髓，脑与肾关系密切，"肝开窍于目"，辨治此类外伤疾病不可忽视补益肝肾，这是与一般外伤的治法不同之处，故临证治疗中多以补益肝肾为主（眼底有出血者除外），以活血化瘀为辅，往往取得满意的效果。

病案例举

巴某，男，3岁，病历号：45458。

患者2个月前开始发烧，精神烦躁，夜卧不安，纳差呕吐。继而痉挛抽搐，昏迷不醒，后经治好转。1个月前发现患儿双目失明，经某医院确诊为"双眼球后视神经炎，双眼早期视神经萎缩，右眼内斜"。刻下双眼视力黑蒙，瞳孔散大，对光反射消失。双手颤抖，项强，下肢瘫痪，时有寒热往来，舌红苔白，脉弦细。眼底检查：双视乳头颞侧色浅，动脉稍细。证属高烧热病后余热未尽，热留经络，玄府郁闭，以致清窍失养；肝肾阴虚，经脉失养，故有肝风内动之象。随以清透少阳，平肝熄风定惊之法。方用小柴胡汤加减：柴胡6g，黄芩3g，党参2g，甘草2g，茯苓2g，石决明12g，白僵蚕6g，全蝎3g，木瓜3g，麦冬2g，水煎服9剂。并服紫金锭每日2次，每次1g。二诊：药后神烦已减，项强手颤大减，已稍能站立，余同前。检查：双眼光感不确，瞳孔中等度大，对光反射迟钝。证属少阳已透，肝风已减，但余热未尽，热留经络，玄府郁闭，以致青盲。治以疏肝解郁，平肝熄风，健筋活络之法，方用丹栀逍遥散加减：柴胡3g，当归3g，白芍3g，茯苓2g，白术3g，甘草2g，焦栀子4g，薄荷2g，丹皮3g，白僵蚕3g，牛膝4g，全蝎2g，木瓜3g，石决明12g，水煎服7剂。继服紫金锭，每日2次，每次1g。三诊：药后视力明显进步，可以辨认母亲，手已不震颤，扶着能走路，但腿发抖，脉数苔净，检查：双眼瞳孔已正常，对光反应灵敏，能见较大的物体。仍宗前法治疗，原方去全蝎、僵蚕，加杞子6g，夜明砂9g，伸筋草5g，牛膝改用6g，服7剂。成药继用。末诊：药后视力进步，能拣取桌上2mm×2mm大的白色纸片。近日下午腹泻，有时易惊，下肢较软略抖，舌淡苔薄白，脉细数。检查：眼底双视乳头色泽正常，黄斑中心反光可见，周边部未见异常。仍以原法进取，方用丹栀逍遥散加减：柴胡 3g，当归 3g，白芍 3g，茯苓 2g，炒白术 3g，甘草 2g，丹皮 3g，川断 3g，牛膝 6g，木瓜 3g，桑枝 7g，炒麦芽 9g。上方服 14 剂后双眼视力恢复正常，能拣取芝麻大的纸屑，面色正，形态活泼，行动自如，停止治疗。十年后随访，孩子视力正常，已上学，智力佳，平时活泼淘气。

（沙凤桐　整理）

韦文贵眼科学术思想初探

韦文贵先生世代习医，临床上内治、外用，治疗不少疑难重症眼疾，为眼病留下不少验方和医话，先师平时临证用药，审时度方有独特见解，本文就此试作探讨。

1. "风""火"立论

先师治疗眼疾，对于外障，究其病因，以"风""火"为主。由于机体受外邪侵袭，六淫和时气所伤；而"风"为阳邪，百病之长，巅顶之会，风邪所致，上先受之，常为外眼疾患之先导。它可袭于肌表，留于腠理，肉轮、气轮、风轮、血轮均因风邪夹兼其他而见红赤肿胀，溢泪羞明等症状。

先师认为："眼病初起，不分内外，总有风邪作祟，目为肝窍，常先受之，治应祛风散邪究病之归属，防其传变"。平时用药按病审因，选药入方，荆芥、防风发散风邪不伤阴分，荆芥又散血分之热。对泪多眵少，抱轮红赤，首选蝉衣、菊花疏散风热，退障明目，常用于风轮疾患。蔓荆子不同于青葙子、决明子之降，唯它独升，可升散开窍，合细辛散风热头痛。羌活、白芷祛风胜湿，疗目赤肿痛。先师认为内障初起，风邪亦为先导，故不论因热、因火或气机郁滞、肝肾亏损等病因，亦应加入疏散宣导药。如瘀血灌睛方治血灌瞳仁，方中有荆芥、白芷；正如坠血明目饮中有白蒺藜、防风、细辛。先师以此类方药治疗初发玻璃体出血常常奏效。

对于风药应用，作用有三："肾肝之病同一治，非风药引至不可也"，寓补中有流道宣导，舟楫之用，载阴精而达脏腑，同时配苦寒之剂以升降并行，起相反相成，相互制约，如消炎退障方中大黄、黄芩、枳壳合薄荷、牛蒡、白芷。如风药配以甘温之剂，有升提之功，合东垣之意。

"火"有虚实之分，六淫时邪，疠气时疫，侵犯肌表，经卫、气、营、血而入里可以化火；或内伤七情，气郁化火，两者均为实火；而阴虚血少，肾阴不足，相火偏炽则为虚火。外风易引内风，虚火易召风邪，目病亦多火，目为火之门户，目不因火则不病。故临床常以犀黄散清热镇痛，退赤消肿。在凝脂翳医案中，泻火解毒方用硝黄导热下行，再加祛风清热，退翳明目之品。对偏

25

头痛、大小雷头风，以风火痰湿论治，本虚标实，病发急骤初以龙胆泻肝汤加硝、黄，继则阴虚不足，肝肾阴亏常用青光眼三方清肝泻肝，疏风止痛，方中用黄芩、生地、石决明、羌活、防风、白芷。因感受时邪，疫疠之气而患小儿青盲症，认为风邪余热未清，热留经络，脉络壅遏，以钩藤熄风饮清热养阴，平肝熄风。这些均为"风""火"之辨证关系。

2. 理血为要

人受五谷之养，经脾胃而运化精微。"中焦受气取汁，变化而赤，是谓血"，"五脏六腑之精气皆受禀于脾，上贯于目"，"肝开窍于目"，"目得血而能视"。肝和则能辨五色，故眼能发挥其正常生理功能。而目能视万物，辨五色全赖心血充足，肝血畅达，脾之统摄生化。邪正相争必然发生气血变化，而十二经脉，三百六十五络脉，其血气皆上面而走空窍，一旦经络内气血郁滞不畅，必致目病发生；营行脉中，卫行脉外，若气滞血瘀，应理气化瘀活血为先。先师平时以四物汤化裁应用得心应手，外障眼病，邪热壅盛，风火热毒，除首用祛风清热，泻火解毒外，必加凉血之品方可。如红肿痛方治疗火疳，肝肺郁热，方中有生地、川芎、赤芍；天行赤眼中重用生地、大黄，佐以荆芥、连翘疏风清热理血；凝脂翳为风邪热毒上攻，以石决明、蒙花、夏枯草、赤石脂，配予生地、川芎、赤芍，曾见一例，为深层角膜炎伴角膜溃疡，经治不愈，先生以此方7剂获效。

风轮疾患有寒凉太过易留翳障之虑，先生先以峻下攻逐，釜底抽薪，后以平肝凉血，使营血流通，经络壅滞得以疏散，起到活血退翳功效。

不通则痛，因气血郁滞，目珠疼痛，虽外观如常，检之无明显异样，常以四物加羌活、防风、白芷、龙胆草泻肝经实火之疼，加石决明合生地治肝经虚火之疼。

因出血所致暴盲，更以四物汤活血化瘀进行组合配伍；肝经郁热适宜清热泻火，凉血止血；因阴虚心血亏损而反复出血则养阴平肝，凉血止血；因脾虚气弱血不循经以滋阴益气，和营止血；肾阴不足，相火偏亢以和营止血，滋阴补肾。因发病早晚不同，先师理血之法，早期以清泻，中期以滋阴和营，晚期瘀阻较久，旨在化瘀软坚，认为重用凉血有留瘀之弊端，当以流通为贵。

治小儿青盲肝经郁滞、玄府闭塞的验方逍遥汤亦不失理血之旨，重在调肝。

3. 通玄府，治沉疴

小儿青盲（儿童视神经萎缩）大多为热病后转变所致，现代医学认为极难治疗，虽有一些方法，疗效甚微。先师自1955年来院后治疗不少患儿，应用验方逍遥汤治疗儿童视神经萎缩获得奇效，为中西医界所推崇。

先师立论，热病伤阴，热留经络，壅闭玄府，精华不能上升于目。

历代医家，对玄府一词有各种解读：《素问·调经论》："上焦不通利……玄府不通，卫气不得泄越，故外热。"经文之意玄府即汗孔，鬼门也。《审视瑶函·青盲症》："此症目内外并无翳障气色等病，只自不见爾，仍是玄府幽深之源郁遏，不得发此灵明耳……若伤于七情，则伤于神，若伤于精血，则损于胆，皆不易治。"《眼科金镜》："小儿青盲，此证极危，盖因病后热留经络，壅闭玄府，精华不能上升荣养之故。"按此文所述，玄府有别于"鬼门"，眼科之玄府，通于肝胆，若伤精血，损于肝胆。

先师认为玄府郁闭为小儿青盲重要病机，提出了疏通调达玄府郁滞，又兼养血补肝肾，用验方逍遥汤（归身、白术、甘草、柴胡、丹皮、茯苓、山栀、白菊、白芍、杞子、石菖蒲）用之临床，儿童视神经萎缩血虚肝郁型有效率达92%以上，便是明证。

古人论病，皆推崇脾胃。李东垣首创脾胃论，"脾胃之气既伤，而元气亦不能充，而诸病之所由生也"，"脾……不及，则令人九窍不通"，"胃气一虚，耳、目、口鼻为之病"。先师平时注意摄护脾胃，常常告诫，"药石易伤胃气，小儿尤当注意，无胃纳脾输，药物之所治亦成空话。"认为脾胃后天之本，生育营卫生津调布，一有所病，九窍不利，中气一旺，百病可减，脾气一虚，清阳不升，目窍闭塞，脾胃虚，则百脉不充，目无所养。

临证善理气色，强调食不可太精，偏食尤为所忌。临证用药，中病即止，用承气汤时常嘱病人多喝稀粥，儿童用药常选木香、山楂、炒谷芽、炒麦芽，推崇七味白术散，虽然平时善用六味地黄汤化裁治内障诸病，但常投流通之品防滞防腻，避免损伤脾胃。

在病的转化上，认为初病易治；病延日久，伤及肝肾，如又累及脾胃，元气虚弱，则病属难治之例。

先师毕生临床实践，忙于应诊，留给后人诸多临证经验和选方用药心得，笔者有幸名列门下，谨以此文，缅怀老师昔日教诲。

（沈德础　整理）

遣方用药，自树一帜

韦文贵老中医继承先贤，学术有源，但尊古而不泥古，自成一家风格。不论对病的辨证或处方用药，均有其难能可贵的独到之处。

如他认为，外障眼病实邪为多，故常用峻下、清热、疏风、活血等法，以祛邪气为急。对火热邪毒充斥内外的外障，必须釜底抽薪。内障病发较缓，主张养血填精，固本培元，寓祛邪于扶正之中。而对虚中夹实为患者，又强调当扶正祛邪兼顾。又如对青光眼的治疗指出，首辨缓急虚实，认为发病急，疼痛剧者多属实证，当疏风清热，平肝活血。反之为虚证，但切忌纯补，可在滋补肝肾的同时，佐祛痰除湿，活血行气、和胃止呕之品，以提高疗效。

韦老遣药制方更有如下几个特点：

1. 方简量轻

在其自制 57 个经验方中，用药 14 味以上者仅 2 首，12 味 6 首。还有 10 方均不足六味药，而疗效似灿然可观。这种不求广原猎兔，但求单刀直入的组方思想值得重视。韦老对叶桂所云："诸香皆泄气"；"香气如云烟，先升后降"的观点颇有同感，故对轻扬芳散诸如蝉、薄、羌、细等药及辛温沉降的砂仁、沉香、肉桂等品的用量极轻，仅投 1～3g，而荆、防、蒡、芷、辛夷、桑叶亦仅 3～6g。对苦寒之品如栀、连、黄柏、胆草等，亦很少超过 5～9g。

2. 喜投辛散

因目为上窍，用药非轻则难直达病所，辛散之品多轻扬上浮，故其极喜投之。在 57 个经验方和 69 个常用的前贤方中，有 30 方用防风，16～22 方用羌活、荆芥、柴胡；11 方用了细辛、白芷。这样广泛选用风药，除因"诸风药，升发阳气，以滋肝胆之用……使火发散于阳分而令走九窍也"（《脾胃论》）之外，还为了避免苦寒伤胃之嫌，且与苦寒降逆之品，共收升降转枢中州气机的作用。东垣曾赞当归为"和血之圣药"（《兰室秘藏》），韦老虽亦取其养血安神，活血通脉之功，而作为治眼疾良药，考虑到川芎升发清阳和引经报使作用尤胜当归，故在 43 方中均选用了。韦老对某些病的治疗，完全以辛散药为主，如治青光眼急性发作期的偏正头风方、风热头痛方、退红方、和胃止呕方、青光眼三方、慢性青光眼方（亦治急性发作），几乎无一例外地均用了荆、防、蝉、芷、藁、羌、柴、细、桑、菊等辛散疏风解表药。这种独辟蹊径的用药法，我们须推而广之。

3. 精研配伍

韦老因对药性了如指掌，故在制方时能结合临床经验，精究药物的配伍，如他根据《三家注》所云："……石脂具湿土质，而有燥金之用"及《本草汇言》云赤石脂可"去湿气，敛疮口"之理，将他人很少用治眼疾的赤石脂与细辛相伍，取其一沉一浮，一合一开，一敛一散，相反相成，配制在自订的红肿翳障方中用治角膜溃疡，确别具一格。

另细辛虽前贤亦用治眼疾，但多作为祛风药而用于外障眼病。韦老却从

《别录》云其可"安五脏、益肝胆、通精气"，《药性论》"止眼风泪下，明目"及《药品化义》"入芎辛汤，疗目痛后羞明畏日，隐涩难开"等悟出，如适当配伍亦可用治内障眼病。在治青光眼的 13 方中，有 3 方均用了细辛。尤其是和补气药白术相伍的青光眼三方，以及与养阴药生地、石斛相伍的慢性青光眼方，均用治眼压较低的慢性单纯性青光眼，为该药在眼科的运用开拓了新路。再如由大柴胡汤化裁出的红肿痛经验方（柴、芩、枳、芍、芎、薄、生军、生地、夏枯草），取柴胡配黄芩和解枢机、薄荷伍枳壳，行上导下以理气，川芎合生军行上导下而调血，可谓精巧别致，尤妙者，在大剂用量轻的祛邪药中，独用生地 20g 以滋阴扶正，深得标本同治之奥。

（摘自《贵阳中医学院学报》，1986 年 4 期）

韦文贵治疗青光眼十三方分析

韦文贵老中医治疗青光眼有其独特经验和用药规律。现将其治疗青光眼的十三首方介绍和分析如下：

1. 偏正头风方

防风、荆芥穗、苏叶、甘草各 5g，蝉蜕、木瓜各 3g。主治急性充血性青光眼或慢性单纯性青光眼眼压明显增高，兼见全身风寒外感症状明显者。

2. 湿热头痛方

淡豆豉、桑叶、茯苓各 10g，防风、浙贝母各 5g，荆芥、甘草各 3g，杏仁 9g，金沸草（包）、元参各 6g，地栗 5 个。主治慢性单纯性青光眼，兼见全身湿热症状明显者。

3. 风热头痛方

蔓荆子、桑叶各 10g，木瓜、川芎、蝉蜕、细辛各 3g，荆芥、防风、苏叶各 5g，藁本、白芷各 6g，升麻 1g，钩藤 12g。主治同偏正头风方，兼见风热表证者。

4. 退红良方

生地 15g，龙胆草、连翘、桑叶、菊花、焦栀子、密蒙花各 6g，夏枯草 5g，黄芩 3g，草决明 10g。主治急性充血性青光眼里热盛者。

5. 治暑湿头痛方

藿香、佩兰、滑石、白蒺藜各 9g，木贼草 6g，陈皮、黄芩、菊花各 5g，生熟苡仁各 12g。主治慢性单纯性青光眼，暑天用之尤宜。

6. 和胃止呕方

柴胡、黄芩各 5g，姜半夏、淡豆豉各 10g，川朴 6g。主治急性充血性青光眼或慢性单纯性青光眼眼压明显增高，恶心呕吐症状明显者。

7. 青光眼三方

石决明24g，白蒺藜、白术各10g，决明子15g，防风、羌活、蝉蜕、密蒙花、白芷各6g，细辛3g，生地20g。主治慢性单纯性青光眼，眼压在35mmHg以下者。

8. 慢性青光眼方

防风、羌活、川芎、菊花各5g，细辛、蝉蜕各3g，石决明24g，生地15g，石斛、密蒙花各9g，僵蚕6g。主治慢性单纯性青光眼。

9. 养阴平肝止痛方

炙鳖甲、炙龟板（盐水炒）、沙苑蒺藜、制女贞各10g。主治慢性单纯性青光眼，头痛较甚者。

10. 平肝熄风降压方

生地、制首乌各15g，女贞子9g，明天麻、钩藤、川芎各5g，潼蒺藜、蔓荆子各10g，冬虫夏草、僵蚕各6g，决明子、神曲各12g。主治慢性单纯性青光眼，兼血压高、头晕、头痛明显者。

11. 青盲方

制首乌12g，制女贞、当归、茺蔚子、天麦冬、蔓荆子各9g，桑叶6g，龟板15g，天麻、藁本、荆芥、山萸肉各5g，熟地24g，菊花、杜仲各5g。主治慢性单纯性青光眼，兼有阴虚内热，视力减退者。

12. 犀角地黄丸

犀角（水牛角代，下同）、川芎各100g，当归、熟地、菊花、山药、远志、白蒺藜、白芍、茺蔚子、菟丝子、石菖蒲、黄柏、青葙子、巴戟天、蝉衣、知母各60g，石决明、女贞子各240g，杞子200g，五味子、肉苁蓉、青盐各30g，研细，蜜丸，每丸重10g，辰砂为衣，每日服2次，每服1丸。主治慢性单纯性青光眼，视功能严重受损者。

13. 明目还睛丸

生熟地各500g，枳壳、石斛、防风、杏仁、牛膝、川芎、夜明砂、青葙子、女贞子各250g，石决明、茯苓各300g，研细末，炼蜜为丸，辰砂为衣，日服3次，每次6g，可长期服用。主治慢性单纯性青光眼兼肝肾阴虚者。

方义分析：青光眼是眼内压间断或持续升高，对视功能危害较大的一种常见眼病。祖国医学属于五风内障、瞳神散大、雷头风、偏头风等范围。其发病原因：一是外感风邪，闭塞玄府，体内郁火不能外发，上攻头目而成；二是内伤脏腑，肝肾精气亏损，不能上注于目，渐成本病。现代医学将青光眼大致分为急性充血性和慢性单纯性两大类：前者多属实证，后者虚实互见。韦氏十三方中用于急性发作期共六方（即一、三、四、六、七、八号方），从方药组成分析：疏风解表药如防风、荆芥、苏叶、蝉衣、羌活、藁本、白芷、细辛、升麻、柴胡、豆豉、桑叶、菊花等每方均列；平肝药如天麻、石决明、白蒺藜等三方中用之；清热药如龙胆草、山栀、夏枯草、黄连、黄芩、连翘、生地、决明子、密蒙花等则四方中用之，而治慢性单纯性青光眼共七方（即二、五、九、十、十一、十二、十三号方）以补益药占首位，如鳖甲、龟板、生熟地、白芍、杞子、石斛、苁蓉、菟丝子、五味子、潼蒺藜、首乌、女贞子等，同时参用平肝清热、疏风解表之品。以上不难分析，不论急性充血性或慢性单纯性青光眼眼压明显增高期，韦老以疏风清热为主，平肝活血为辅。若慢性单纯性青光眼，则侧重补益肝肾以养正，适当照顾治标祛邪。

通过上述十三方的分析，可以看出韦老对于青光眼的治疗首辨缓急虚实。凡发病急速，疼痛明显者多属实证；病程缓慢，疼痛不明显者多属虚证。在正确辨证的前提下，灵活用药。除实证用疏风清热，平肝活血；虚证用标本兼治的大法以外，还可根据具体情况，佐以祛痰除湿，活血行气，和胃止呕之品，以提高疗效。

充血性青光眼急性发作，其临床表现多伴见头痛剧烈，目珠胀痛，痛引头额眼眶，眼球坚硬如石，抱轮红赤，瞳仁散大，视力下降，兼见恶心呕吐，尿黄便干，舌红少苔，脉弦劲有力等症。其病因病机，多由风邪闭塞腠理，内火郁结而上攻。"火郁发之"，张景岳谓："因其势而解之、散之、升之、扬之，如开其窗，如揭其被，皆谓之发"。疏风解表使腠理开，郁火泄，病情得以缓解。复加清肝泻热药表里同治，其效益著。如不注意疏风，全用大剂苦寒直折，则火邪被抑，内郁更盛，《罗氏会约医镜·论眼目》说："火邪既客于目，从内出外，若外用寒凉以阻之，则火内郁，不得散矣。"是知韦老治眼病的用药法则，多从古人医理结合其本人临床实践锤炼而得，确有独到之处。

至于慢性单纯性青光眼，眼疲劳较明显，常因久视失眠或劳累过度所致，此外有头昏痛，眼胀不适，视力下降，视野逐渐缩小，瞳仁散大，并伴有耳鸣、腰膝疲软等全身症状。病由脏腑内伤，精血耗损，不能上注于目，正虚则邪凑，风亦客之，故发为本病。《审视瑶函·青风障症》说："此症专言视瞳神内有气色昏朦，如青笼淡烟也，然自视尚见，但比平时光华则昏朦日进，急宜治之……阴虚血少之人及竭劳心思，忧郁忿恚，用意太过者，每有此患。"《罗氏会约医镜·论眼目》也说："昏弱不欲视物，内障见黑花，瞳仁散大，皆里也，由血少神劳，肾虚也，宜养血，补水，安肾以调之。"若虚风内动，宜平肝熄风；风热外扰，宜疏风散邪，治疗时应作全面考虑。

（邱德文　沙凤桐　卢丙辰　整理）

编者按：①本文发表于1980年9月号浙江中医杂志，故原发性青光眼按传统分类法。②该文是从中医整体调理角度对韦文贵先生所用青光眼十三方进行分析和讨论。虽然全文未提及眼压，但实际临床诊疗中，眼压始终是必须考虑的、不应忽视的首要因素。进一步说，在采用中医治疗过程中自始至终要关注眼压及视功能（包括视力、视野、视盘形态及盘周神经纤维层厚度变化等）的情况，概括而言，应尽量把眼压控制在不再使视功能继续受损的水平，即目标眼压或称靶眼压水平。再依据患者中医四诊所见进行辨证论治。

韦文贵治疗眼底出血九方评析

眼底出血既属中医血证范畴，又是专科特有的眼底血证。借助现代眼科检测手段和全身检查，眼底血证是指各种眼局部疾病（主要是眼底血管性病变）和全身疾病所导致或促发的眼内出血性病理改变的总称。眼底血证是当前中医和西医眼科都关注的热点和难点。韦文贵先生60余年中继承前贤，积累临证心得，所自创的治疗眼底出血九个方剂治疗不同证型的眼底出血性疾病每有良效。现根据先生常用于治疗眼内出血性疾病的九个中药验方组成及笔者的学习心得评析如下。

1. 眼底出血九方简介

（1）眼底出血四方

组成：石决明24g，决明子10g，益母草10g，归尾10g，赤芍6g，滁菊5g，柴胡5g，五味子3g，天冬6g，山药10g，茯苓10g。

功用：活血破瘀，平肝清热为主；佐以滋阴明目。

主治：肝火上逆所引起的各种眼底出血，如视网膜静脉周围炎、血管炎、视网膜静脉血栓形成、高血压性及糖尿病性眼底出血等。

（2）瘀血灌睛方

组成：生地20g，焦栀子10g，归尾10g，赤芍10g，炒荆芥3g，龙胆草3g，黄芩5g，黄连3g，炙甘草3g，白芷5g，槐花10g。

功用：清肝泻火，凉血止血，活血破瘀。

主治：肝胆火盛引起前房出血、高血压性眼底出血等。

（3）活血芩连汤

组成：生地15g，赤芍6g，丹皮5g，归尾6g，黄芩5g，黄连3g，木通5g，焦栀6g，甘草梢3g。

功用：清热泻火，活血破瘀。

主治：肝胆火旺的抱轮红赤，赤丝虬脉。韦老医生常用本方治疗巩膜炎、角膜炎、角膜溃疡之睫状充血久而不退者。

（4）丹栀四物汤

组成：丹皮 9g，炒栀子 9g，生地 15g，赤白芍各 15g，当归 9g，川芎 6g。

功用：凉血活血，清热降火。

主治：阴虚肝旺，迫血妄行之眼底出血早期，如中心性渗出性脉络膜视网膜炎、老年黄斑变性及高度近视眼底出血。

（5）滋阴降火汤

组成：生熟地各 15g，白芍 10g，当归 10g，川芎 6g，炒知柏各 10g，麦冬 10g，黄芩 6g，柴胡 6g，甘草梢 5g。

功用：滋阴降火，养血活血。

主治：阴虚火旺，血热妄行之眼底出血，如前方所列眼病。

（6）滋阴降火四物汤

组成：炒知柏各 9g，玄参 15g，丹参 10g，黄芩 9g，生地 15g，赤芍 10g，全当归 9g，川芎 6g，淡竹叶 5g，木通 5g。

功用：滋阴降火，活血散瘀，养血明目。

主治：阴虚火动，迫血妄行，脉络受阻，血瘀气滞之眼底出血兼有口干，小便赤涩。

（7）眼底出血二方

组成：生地 15g，三七粉 3g（另包分吞），党参 12g，白术 10g，茺蔚子 10g，玄参 10g，车前子 9g（包煎），炒火麻仁 10g，五味子 6g，淡竹叶 6g。

功用：活血化瘀，凉血止血，滋阴降火。

主治：积血不化，久瘀生热化火，眼底出血未能控制者。

（8）眼底出血三方

组成：炒荆芥 9g，三七粉 3g（另包分吞），茺蔚子 9g，珍珠母 25g，生地 15g，焦白术 9g，玄参 12g，薄荷 5g，青葙子 9g，党参 12g，白蒺藜 10g，火麻仁 15g。

功用：活血行瘀，滋阴益气，平肝明目。

主治：气虚血瘀，阴虚肝旺，眼底反复出血者。

（9）养阴清热明目方

组成：熟地 30g，生地 15g，归身 9g，熟川军 9g，羌活 6g，黄芩 3g，木通 3g，防风 3g，玄参 6g，木贼草 6g，炙甘草 3g，谷精草 15g。

功用：滋阴养血，清热祛风，平肝明目。

主治：各种白内障手术后或其他内眼术后前房出血或玻璃体出血者。

2. 方剂评析

分析以上九个方剂，有四方面特长：

（1）九个处方中确有止血功效的中药仅有三七粉和槐花两味，三七粉又仅出现在眼底出血二方和三方中，而槐花仅在瘀血灌睛方中应用。表明先生见血而非直接止血，必求其证，寻其本，投其方。这是先生治疗眼底血证，主张"治病必求其本"的学术思想之一。

（2）纵览九方，发现前三个方剂都以清肝火，泻心火，平肝热和凉肝血为先。清泻心、肝之火用黄芩、黄连、栀子及龙胆草，平肝热用石决明、决明子和菊花，凉心肝之血用栀子、丹皮和生地。因火热是出血的重要原因之一，"血本阴精，多由火而动，火热盛则迫血妄行"，无论肝胆火旺，心火上炎，还是肝郁化火，肝火上逆，都可导致热伤脉络血溢或血不循经溢出脉外，故此时当务之急是降其火势，凉其血热，消其热源以达血静而止。同时，该三方中还不同程度加了五味子、天冬，或重用生地以养阴而防阴伤血动。

（3）从第四方到第六方及第九个方剂，该四个处方则强调在滋阴的基础上再清热凉血。阴虚可生内热，阴虚火旺亦可迫血妄行；火热复伤阴血，一旦邪盛正伤，可再致出血或循环往复，血出益甚。具体分析，笔者认为丹栀四物汤更适用于热邪未解，阴伤不重的患者，其他三个处方在重用清热凉血药的基础上又加强了滋阴药的应用，更适用于病程较长或病情反复，热邪仍重，阴液已伤的眼底血证患者，从而起到"壮水之主以制阳光"的功效，达到养阴补水以制火，滋阴养血以止血的作用。

（4）第七方和第八方的共同特点是方中都加了党参、白术类益气健脾类药，意在对病程迁延，反复出血难以控制的血证可通过益气健脾，以固摄无形之气，防止气虚血脱。

先生在其行医年代虽自制了以上验方，但眼内出血病因繁杂，病情变化多，证型转变快，故具体应用中先生并不拘泥该九个方剂，更不限定于某证选某方。临证多据证变通方剂，加减方药。又鉴于眼底出血属内障范畴，部分患者可能全身证候不明显，尤其是先生在新中国成立初期通过和浙江医学院西医眼科医师交流互访，认识到借助西方引进的眼底镜和裂隙灯能对自古习称为"从内而蔽，外不见症"的内障延伸和扩展望诊，看到许多以往未知的眼内疾病。因此，先生治疗眼内血证，既遵循中医辨证论治基本原则，还根据不同病程并参考眼底检查确定治法方药，实际应用又酌情或一证一方，原方化裁；或随证圆通，另选方剂；或分期论治。如治疗视网膜静脉周围炎，先生通常分五个证型论治，但在本病全身证候不明显时，先生结合现代眼底望诊直接分三期论治（具体分型和分期论治可查阅专病论治——视网膜静脉周围炎）。

3. 治疗评析

从视网膜静脉周围炎的辨证分型治疗和分期论治表明：

（1）先生治疗眼底血证并不限于前述九方，而是据证变通定方选药，审因论治，血热者凉血，血瘀者化瘀，血虚者养血，气虚者补气，火旺者折其火，即不直接投止血之剂而其血自止。

（2）先生治疗血证虽然重视理法方药，但在主方确认后具体选用止血或活血中药方面有其特点，并在用药中贯穿其学术思想。对于早期大量出血的病人，临床证候不明显，眼底出血色泽鲜红，不主张单纯凉血止血，因"血得温则行，遇寒则凝"，服凉药太过有留瘀之弊，一般采用凉血止血、滋阴清热为主，适加活血行瘀理气之品，或清肝泻火、凉血止血为主，活血化瘀为辅。但是活血之药不宜过多，活血太过可以促进出血。在凉血止血药中，常用槐花清热凉血止血，本药适合毛细血管脆性增强或高血压性动脉硬化所致眼底出血，以及视网膜静脉周围炎的眼底出血。白及能补肺止血，适合青年人眼底出血，并认为白及煎汁内服不如研末吞服吸收好、收效快，所以无论寒热，经常用白及。滋阴清热凉血止血常用生地、玄参，因本病多数由于"血热妄行"或"热迫血溢"所致；血热妄行、瘀血灌睛者，经常选用三七，因三七有活血散瘀，止血定痛之功，同时三七止血而无留瘀之弊，对大量出血和反复出血的病人，均为适宜，可研粉每日吞服或冲服 2 次，3 克以上最好装胶囊内吞服。

先生认为止血药中各种炭类，适合早期大量出血的病人或反复出血不能控制的病人，但药味不宜过多，亦不宜久服，因炭药性燥，久服大量炭药易生燥伤阴化火，引起反复出血，同时强调"善理血者调其气"，本病气滞与血瘀每多同时存在，治疗上除活血破瘀外，同时要行气化滞，故应适当加理气之品，气畅则郁解，气行则血行。眼底出血二方和眼底出血三方均有润肠通便的炒火麻仁，眼底出血概括其因是"血逆气上"，如腑气不畅，能加重出血，火麻仁能使腑气通畅，又无滑泄之弊。腑气通畅，则百脉和顺，有助于凉血止血之力，对于邪气方盛、正气已衰、肠燥津枯之患者较为适宜。

但火麻仁泻下之功逊于硝黄，但润肠之效又非硝黄所能及，故脾虚便溏者忌用，这是上病下治在眼科的灵活运用。

4. 验案举例及评析

邢某，男，38 岁，门诊号：57455。初诊日期：1963 年 5 月 6 日。

主诉：双眼前蝇蝶状黑影飘浮伴左眼视力下降已 2 年多。

病史：1960 年 3 月双眼出现很多黑影，如蝇如蝶，仰视则下、俯视则上，即去北京某医院求治，诊断为双眼玻璃体出血，治疗后好转。1961 年又反复出血 3 次，今年四月第 5 次出血，左眼视力很差，因经常出血未能控制，请中医治疗。

检查：右眼视力 1.2，近视力 Jr1；左眼视力 0.07，近视力 Jr7。右眼玻璃体轻度混浊，视乳头色正，边缘清楚，颞侧静脉迂曲，粗细不匀呈串珠状，自后极部至赤道部上下均有大片灰白色机化物，静脉分支有白鞘伴随，黄斑中心窝反射未见。左眼玻璃体呈大片云絮状混浊，屈光间质模糊不清，呈红色反光，隐约可见静脉怒张、迂曲，且有白鞘伴随，颞侧有大片出血，伴有大片灰白色机化物，其他看不清。脉细稍迟，舌质淡胖而边有齿痕。

诊断：双眼云雾移睛（双眼视网膜静脉周围炎）。

辨证：气阴两虚，肝肾不足，气虚血瘀。

治法：滋阴益气，活血行瘀，平肝明目。

方药：眼底出血三方加黑芝麻 12g、桑叶 10g、槐花 10g，14 剂。

二诊：6 月 3 日。药后视力进步，黑影减少，近日尿黄。检查右眼视力 1.5，近视力 Jr1；左眼视力 0.6^{+3}，近视力 JrJr3^{-1}。脉弦细而数，舌苔厚腻。证属湿热内蕴。治疗仍守前法，选加清热利湿之品。方药：原方加六一散 3g（包煎），7 剂。

末诊：1963 年 8 月 2 日。服上方 3 剂后，小便已清。7 剂后眼前黑影减少，视力进步。右眼视力 1.5，近视力 Jr1；左眼视力 0.8，近视力 Jr3。右眼玻璃体轻度混浊，视乳头色正，颞侧静脉稍充盈，静脉分支白鞘仍有，黄斑中心窝反射已可见。左眼玻璃体絮状混浊，静脉稍充盈，出血已全部吸收，颞侧有大片机化物，黄斑部可见大片灰白色机化物和黄白色硬性渗出，中心窝反射隐约可见。脉细稍数，舌质淡赤，苔薄腻。

病情稳定，出血已消，再服原方 7 剂，巩固疗效。自后未再复诊。

评析：本例是先生 1960 年治疗的病案，当时眼科界仍无眼底荧光造影及激光等现代诊疗设备，故对视网膜静脉周围炎的眼底微血管病变和病理发展过程还缺乏深入的认识。该例中药治疗好转，又反复出血 5 次，推测是眼底新生血管导致反复出血又增殖瘢痕化有关。尽管治疗后眼底出血吸收，视力明显改善，但病程仅随访 3 年余，失访后病情是否再反复？遗憾的是没有更远期的资料。笔者 1985 年 7 月曾治疗 1 例男性，53 岁，某钢铁公司领导，右眼底颞下支视网膜静脉阻塞伴黄斑部水肿 2 个月，视力仅 0.2。经用中药连续治疗 2.5 个月，又间断用药 3 个月后，右眼视力提高到 0.8，眼底出血仅残留颞下周边稀疏斑点。病人很满意，笔者也很高兴，认为治疗可以结束，不必复诊。以后病人又因为工作忙等一直没有来随访。1987 年 10 月某天，病人突然来诊，自述右眼突然失明，检查右视力仅光感，眼底无红光反射，诊断右眼玻璃体出血，再用中药治疗连续 3 个月无效。现在认识到可能是静脉阻塞久导致阻塞区无灌注区的促新生血管生长因子产生新生血管而出血。所幸当前许多中医院眼科早已引进了各种先进的检查仪及新的治疗技术（包括眼底荧光造影、激光、光动力治疗及眼内抗 VEGF 药物注射等），采用中西医结合疗法的新思路可使各种眼底出血得到有效控制和进一步改善视力，并消除后患。近日拜读郑燕林主编的《王明芳眼科诊疗经验集》，其中王教授根据眼底望诊将临床上最常见的视网膜静脉阻塞、年龄相关性黄斑变性及糖尿病视网膜病变分别按病审因辨证论治，既强调"急则治其标"的治血原则，更注重不同眼底血证的全身辨治，治病求其本，总观全文所用方药均非止血为重或治血专方。王教授这一治血的学术思想和韦文贵先生审因选方有异曲同工之处，值得后学思考和探讨。

（韦企平　孙艳红　整理）

韦文轩眼科学术思想和临床经验

韦文轩常用眼科外用药

　　中医眼科外用药的历史源远流长，历代医家对其都十分重视，它是治疗眼科疾病不可缺少的重要方法之一。诚如《审视瑶函》所说："内病既成，外症又见，必须内外并治，故宜点服俱行。"又说"至于外症有翳，单服药而不点，如病初起，浮嫩不定之翳，服药亦或可退，若翳已结成，服药虽不发不长，但恐不点，翳必难除，必须内外兼治，两尽其妙，庶病可愈矣。"说明在外症已见的情况下，一定要结合外用药的治疗，才能获得更好的疗效。

　　先师韦文轩，在业医五十余载中，效法先贤，秉承家学，充分认识到外用药在治疗眼疾中的重要作用，十分重视对外用药的研究，造诣颇深。他积前人之经验与自己的长期临床实践，研制了多种外用眼药。他对外用药的应用和炮制，有独到之处。鉴于目前中医在治疗眼科疾病中，多偏于内服药而忽视了外用药。为引起同道重视和应用，今就先生几种常用外用眼药的制作和应用简介如下：

1. 消炎还光眼药

组成：制甘石30g，冰片6g，麝香1g，珍珠6g。

制法：制甘石用童便浸三天，再用清水漂净，晒干研细末。珍珠用人乳浸一天，用豆腐一块，将珍珠放入豆腐内，一颗珍珠放入一个洞，以文火煮两个小时后取出珍珠晒干研细末（以下列举珍珠制法同）。冰片、麝香分别研末，在研冰片时，加入野地力粉少许。地力具有清热退翳明目作用，与冰片共研，使冰片不易结块，易成细末。

以上各药研至无声，手捻如面为度，然后和匀，瓷瓶收贮备用。

功用：清热消肿、退赤还光。

主治：针眼、急慢性结膜炎。

用法：点眼，每日三次，每次似粟米粒大，点后闭眼数分钟。

2. 琼液膏

组成：熊胆4g，川连9g，牛黄3g，龙脑3g，夜明砂6g，蕤仁霜9g，制甘石9g，蜂蜜90g。

制法：以上各药分别研细末，至无声手捻如面为度。熬蜂蜜待溶化过滤，然后加入上药粉末，捣匀成膏。熊胆越陈越好。破熊胆时间最好在伏天与寒冬冰冷季节，蕤仁应去壳、去衣、去油。

功用：清热解毒、镇痛止痒。

主治：溃疡性睑缘炎。

用法：先用茶水洗净患处，再涂琼液膏。一日三次。

3. 珠黄散

组成：珍珠9g，犀黄2.5g，麝香0.5g，制月石9g，野地力粉30g，冰片4.5g。

制法：制月石先磨成粉，文火炒至微松，手一捻即成粉末即可。然后装入瓷罐，封好，埋入地里七天以去火气。地力粉即地力挤汁取淀粉，以野地力为佳（野地力清热、退赤、祛翳障较家种地力为优）。以上各药分别研极细末至无声，手捻如面和匀，瓷瓶收贮备用。

功用：清热止痛、退翳明目。

主治：角膜炎、角膜溃疡。小儿眼疾最为相宜。

用法：点眼，一日三次，每次似粟米粒大小，点后闭眼数分钟。

4. 九制止泪散

组成：制甘石 9g，海螵蛸 3g，地力粉 15g，青鱼胆 4 个，蕤仁霜 9g，制月石 3g，梅片 7.5g，珍珠 3g，麝香 0.45g。

制法：海螵蛸用童便浸七天，清水漂净，晒干去皮壳研粉。青鱼胆取出后晾干，不可见火，见火则失效。鱼胆越陈越好，时间久者点眼不痛。以上各药细研和贮备同上。

功用：通窍止泪、清热明目。

主治：沙眼、慢性结膜炎、泪腺分泌过多等之流泪或迎风流泪等症。

用法：点眼，方法同上。

5. 退翳散

组成：犀黄 6g，野地力粉 15g，熊胆 7.5g，珍珠 6g，梅片 15g，制甘石 15g，玛瑙 15g，麝香 0.9g，人中白 54g，白丁香 4.5g，石蟹 15g。

制法：玛瑙、石蟹均用醋煅七次，清水漂净，晒干研极细末。人中白用水漂或清水浸数日，火煅，煅火时要烧透心，研碎水漂，经三次漂后晒干研细末。白丁香用水漂净，取浮去沉，再用甘草水浸 24 小时晒干研碎水漂，浮的留用，沉的无效。丁香要用雄的（雌雄之别是竖的为雄丁香，横倒的为雌子）。以上各药细研贮备同上。

功用：退翳明目

主治：日久之角膜云翳、斑翳。

用法：点眼，方法同上。

6. 卷翳八宝眼药

组成：珍珠粉 9g，犀黄 1.5g，玛瑙 15g，珊瑚 15g，大梅片 9g，麝香 3g，制石燕 15g，制石蟹 15g，熊胆 9g，制甘石 15g。

制法：珊瑚、石燕、玛瑙、石蟹，均以醋煅七次，水漂晒干研细末，余药分别研末至无声手捻如面为度，和匀收贮备用。

功用：退翳明目。

主法：早期之角膜云翳、斑翳。

用法：点眼，方法同上。

7. 嗊（xiu）鼻碧雾散

组成：谷精草 9g，参三七 9g，鹅不食草 7.5g，蝉衣 6g，煅龙衣 6g，山甲片 6g，人指甲 9g。

制法：上药分别研粉至无声为度，和匀收贮备用。

主治：视网膜静脉周围炎、玻璃体积血、前房积血。

用法：嗤鼻，右眼疾患将药嗤入左侧鼻孔，左眼疾患药嗤入右鼻孔内。

按：韦老在眼科临床上常用的外用药有散剂、洗剂、熏剂、膏剂、嗤鼻剂等。其中以散剂最为突出，深受病家欢迎。先师配制眼药的特点：①选药严格，多采用道地药材，认为道地药材药纯质高，功效显著。②炮制精心，操作严谨，每料药制成后每每自己先试，了解该药点眼后无异物刺激感，而后才给病人使用。粉剂眼药按药典要求过200目筛即可，事实上过200目筛的粉剂眼药点入眼中不少病人仍有机械性刺激而接受不了。先师靠人工、研钵制出的粉剂眼药远比过200目筛的还细，用于病人无任何刺激，这是他长期精研和丰富的临床经验的结晶。

以嗤鼻散治疗眼疾古书也早有记载。嗤鼻法一般可分粉剂、烟剂、蒸吸三种，多数用粉剂，临床上多用于上焦病，用药后使患者打嚏达到通窍，使腠理松而解肌，并具有理气宽胸的作用，这就是病在上从上而出。然先师配制嗤鼻碧雾散，是治疗出血性眼疾。眼出血患者喷嚏多则容易引起出血，为之所忌，而碧雾散气味芳香，有通窍之功而无打嚏之弊，且具有活血散瘀，促进积血早日吸收之功能。临床上内服药同碧雾散同用，比单用内服药疗效好，可缩短病程。

以上制药过程中，麝香系芳香窜散之品，药性易失，故在研制时宜最后加工，待研细后即与他药和匀贮藏备用，以免挥发失效。

中医眼科的外用药，对解除眼病患者的疾苦与内治法一样作出了重要的贡献，而且局部用药，直达病所，是治疗眼病的重要方法之一。鉴于种种原因，目前对中医眼科外用药的使用研究很少，必须引起重视。

转载于《浙江中医学院学报》1986年，5期，王忠丽整理

韦文轩治疗凝脂翳的经验

韦文轩先生从事中医眼科临床五十余年，积有丰富的经验。今将先生治疗凝脂翳的经验简介于下。

凝脂翳为疾最急，《审视瑶函》说："起在风轮上……所变不一为祸则同……能大而色黄，善变而速长者，即此症也"，"甚则为窟为漏，为蟹睛……外为枯凸，或气极有声，爆出稠水而破者。"本病在发展过程中可出现前房积脓，古代称之为"黄液上冲"。本病与现代医学的匐行性角膜溃疡相同。

韦老认为凝脂翳大多是由肝胆火灼、风热壅盛、风热相搏上攻于黑睛。也可因黑睛上皮擦伤，风热毒邪乘虚而入，花翳白陷等演变而来。

1. 辨证论治

（1）风热偏盛：眼痛头疼，怕光流泪，视力下降，抱轮红赤，黑睛混浊且呈凹陷，舌红苔薄白或微黄，脉浮数，治宜祛风清热，用驱风散热饮子（《审视瑶函》方）：羌活、防风、当归尾、苏薄荷、赤芍药、川芎、山栀、连翘、大黄、牛蒡子、生甘草。风胜者倍羌活、防风；大便不秘者可去大黄。

（2）肝脾实热：眼痛头疼较重，怕光流泪，视力显著障碍，口苦咽干，白睛混赤，黑睛混浊，上有薄脂，舌红苔黄，脉弦数者，治宜泻肝清热明目，用柴胡黄芩汤（韦氏经验方）治之：软柴胡、黄芩、赤芍药、焦山栀、夏枯草、鲜生地、苏薄荷、生锦纹、枳壳、胆草、白菊花、生甘草，大便通畅者去生锦纹、牛蒡子。

（3）脏腑热毒壅盛：头、眼疼痛，羞明流泪，眼睑红肿，白睛混赤浮肿，黑睛大片混浊，凝脂较厚，黄液上冲，口干而渴，大便秘结，舌红苔黄，脉弦数，治宜泻火解毒，通降明目，用睛珠灌脓方（韦氏经验方）主治：生石膏、生大黄、枳壳、银花、焦山栀、瓜蒌仁、黄芩、夏枯草、天花粉、元明粉、淡竹叶。

（4）气虚邪留：眼病日久，黑睛中央混浊，凹陷难愈，舌淡脉细弱，治宜扶正祛邪，退翳明目，用羌活退翳散主治（《审视瑶函》方）：羌活、五味子、黄连、当归、升麻、胆草、黄柏、炙甘草、黄芩、赤芍药、柴胡、黄芪、防风、煅石膏。

（5）阴虚火旺：眼病日久，黑睛凹陷难收，口干咽燥，舌红少苔，脉细数，治宜养阴清热、平肝明目。用生地赤芍蒙花汤（韦氏经验方）主治：生地、赤芍药、蒙花、白芷、石决明、木贼草、赤石脂、焦冬术、蝉衣、生甘草、元参、麦冬。

2. 病例简介

例一：李某，男，62岁。1963年1月8日初诊：左眼红痛一周，近日来加剧，头痛较甚。视力：右1.0，左0.1。左眼抱轮红赤明显，黑睛外侧有溃疡，约3mm×5mm大小，前房较浅，瞳仁较小，对光反应迟钝，此为风热偏盛，宜祛风清热明目：防风6g，木瓜6g，荆芥6g，川芎6g，薄荷6g，赤芍9g，焦山栀9g，连翘9g，牛蒡子9g，生甘草3g，加梧桐叶1张。14剂。左眼局部用清热解毒之珠黄散点眼，每日3次。

1963年1月29日复诊：头、眼疼痛减轻，视力：左0.5，黑睛溃疡明显缩小，抱轮红赤，仍以原法化裁方药：防风6g，木瓜6g，川芎6g，赤芍6g，蒙花12g，蝉衣6g，木贼9g，石决明（先煎）30g，赤石脂12g，焦冬术9g，生甘草 3g，加梧桐叶一张。21 剂。左眼珠黄散（见前述）点眼，每日 3 次。

本例共服中药 35 剂后，视力：右 1.2，左 0.9，左眼抱轮红赤消失，黑睛混浊，有新生血管伸入。给予卷翳八宝眼药（见前述）点左眼，一日三次，以退翳明目。

例二：严某，男，30 岁。1962 年 12 月 23 日初诊，左眼发红肿痛已五天。曾因铁屑入目而发，异物取出后用氯霉素点眼，而眼疼仍加重，视力障碍。右 1.5，左手动/20 厘米。右眼上睑红肿，白睛混赤显著，黑睛中央大片混浊，大小约 7 毫米×8 毫米，中央凹陷，荧光素染色阳性，黑睛下方透明区可见黄色脓液，黄仁、瞳神、睛珠均无法看清。为脏腑热毒壅盛，宜泻火解毒明目：生大黄 18g，生枳壳 9g，元明粉 12g，夏枯草 9g，瓜蒌仁 12g，生石膏 30g，淡黄芩 6g，淡竹叶 12g，土茯苓 18g，赤芍 9g，14 剂。左眼点珠黄散眼药粉，每日 3 次，1%阿托品散瞳，每日 2 次。

1963 年 1 月 6 日复诊：黑睛溃疡范围明显缩小，荧光素染色阳性，前房积脓吸收，治以平肝清热、退翳明目：柴胡 3g，黄芩 1.6g，赤芍 6g，焦山栀 6g，夏枯草 9g，鲜生地 18g，苏薄荷 6g，牛蒡子 9g，枳壳 3g，胆草 3g，蝉衣 6g，天花粉 9g，7 剂。左眼珠黄散点眼，每日 3 次，1%阿托品点眼，每日 2 次。

1963 年 1 月 12 日复诊：黑睛荧光素染色阴性，治以养阴清热、退翳明目：生地 12g，玄参 6g，麦冬 9g，石决明（先煎）30g，木贼草 9g，赤芍药 6g，赤石脂 12g，密蒙花 12g，焦术 12g，蝉衣 6g，白芷 4.5g，炙甘草 4.5g，7 剂。右眼卷翳八宝眼药点眼，每日 3 次，1%阿托品点眼，每日 1 次。

本例共服中药 28 剂，左眼视力增进为 0.1，黑睛遗有瘢痕，但不很厚，瞳仁散大，5 点处可见黄仁细小前粘连，继以卷翳八宝眼药点眼，一日三次。

3. 小结

韦文轩老中医治疗凝脂翳，先了解发病时间的长短，同时又要看前房有否积脓。如发病时间较短，眼痛头胀明显，前房未积脓，多为风热偏胜，以祛风清热为主。黑睛疾病的发生与风邪有密切的关系，而风邪又往往与他邪兼夹，"风为百病之长，善行而速变"。因此要控制疾病的发展首先要祛风。如果失去了这个治疗阶段，疾病就要发生变化，以致表邪入里化热。如前房未积脓，刺激症状加重，白睛混赤等，投以清肝胆实热之柴胡黄芩汤每获良效。如前房积脓，韦老认为是脏腑热毒所致，这时虽有其他许多症状同时存在，而前房积脓为主要矛盾，急泻脏腑热毒。在前房积脓消失，改用稍缓之柴胡黄芩汤继清热邪。而韦老根据黑睛属五轮中的风轮，内应的脏腑为肝胆，认为黑睛疾病的发生与素体肝胆火炽有关，在治疗中投以平肝清热之剂。在病变好转，角膜疮口清洁难愈，就按病人的不同体质进行调治。黑睛疾病与热邪有密切的关系，热极伤阴，久病则更易伤阴，临床上碰到久病不愈的病例，就要采用养阴清热、退翳明目的方法。

（王忠丽　整理）

韦文轩诊疗眼病经验举例

1. 擅长金针拨白内障术

金针拨白内障术，古著已有记载，具体应用却是鲜见。韦家以其术见长，传至韦文轩这代，技术更臻完善，他以娴熟的手法使许多老年性白内障致盲患者重见光明。进入中医研究所工作后，承担了卫生厅针拨术的课题，为开展和改进针拨术作出贡献。

2. 精于眼科外用药的炮制与配制

先生在制药方面具有独特的经验，他继承和发扬了眼科外用药的配制方法，在炮制工艺与质量上均属上乘，在临床上取得较好的治疗效果。其配制的外用药有治睑弦赤烂的"琼玉膏"；治天行赤眼的"消炎还光眼药"；治花翳白陷、凝脂翳的"珠黄散"；治冰瑕翳、云翳的"推方八宝眼药"，"捲翳八宝眼药"；治园翳内障的"龙凤八宝眼药"，治流泪症的"九制止泪散"；治血灌瞳仁的"嗜鼻碧雾散"等等。先生精工研制的外用药，病家用之感觉良好，深受欢迎。先生配制的外用药品种全，应用的病种多，在全国同行中也是屈指可数。

3. 重视眼与肝的关系

眼之能视，有赖五脏六腑之精气，但在对眼病的诊治中，先生偏重于眼和肝的关系。因"肝开窍于目"，"肝气通于目，肝和则目能辨五色"，"足厥阴肝脉上连目系"，"肝藏血而能视"，"目者，肝之外候"等等。所以先生认为肝与目的关系至关重要，肝和则目安，肝不和则目疾横生。在临床上可见较多之眼疾因肝脏功能失调所致，如肝火旺常可致凝脂翳，瞳仁紧小等；肝血虚，肝阳亏则可见园翳内障、视瞻昏渺、青盲等；肝气郁结则可发生青风内障、绿风内障、暴盲等。而在治肝各法中临床上最常用的是"疏、清、泻、养"四法，其代表方有："丹栀逍遥散""柴胡黄芩汤""龙胆泻肝汤""生热地黄汤"等。许多目疾因此而平息。

4. 擅长诊治疑难眼病

先生认为疑难病多为虚实相见，在治疗中根据病情或以攻辅补，或以补佐攻，或攻补兼施，内外兼治。所用方药，凡有效者不轻易更方，待病情基本稳定，再逐渐更方。而几种病情交杂出现时，要先抓住主要矛盾，解决一症，更改一法，灵活应变，又绝不可固执一方。兹介绍两例典型的疑难病例。

例一：钱某，女，24岁。1956年9月6日初诊，一年来两眼视力逐渐减退，近两个月来增剧，行动困难，曾在其他医院治疗，不愿手术，要求中药治疗。检查视力：右眼光感消失，左眼前手动，双眼外部无异常，两侧瞳仁等大，对光反应存在。眼底所见视乳头苍白，边缘清，血管较细，黄斑中心凹反射不明显，视野无法查。体检一般正常。血、大小便常规检正常，血康华反应阳性，脑脊液检查阳性，X线摄片蝶鞍部有肿瘤，面容迟钝，情志抑郁不安，苔薄、舌边尖红，脉弦细。诊为双侧原发性视神经萎缩。辨证：肝郁气滞，肾精亏损、积滞为瘤。治法：疏肝解郁、培元补肾、消瘤明目。方药：丹栀逍遥散加减：当归、白术、茯苓各9g，冬术、丹皮、山栀、生草各6g，柴胡、薄荷各3g；加服珍珠还睛补肾丸，每晨空腹服9g，淡盐开水送服。经上药治疗1个月后视力开始好转，以后患者每日复诊一次，均以原方治疗。右眼由无光感至手动，左眼由手动至0.5。1957年2月左眼视力0.7，视野呈向心缩小5°以内，眼底无改变。同年8月左眼视力增至1.0，耶格氏1，视野上方扩大至50°，下方20°，内外侧均为30°，右眼视力同前。观察半年后，视力、视野、眼底均同前，X线摄片比较显示颅内压增高的间接征象更趋恢复，但蝶鞍部破坏及扩大未见变化。

例二：孙某，男，10个月，1959年12月11日初诊。母述，患儿出身后左眼瞳孔有黄白色反光，近日发现左眼较右眼大，红痛流泪，不愿手术，要求中药治疗。检查：左眼结膜轻度充血，睫状充血，角膜较大，呈弥漫性混浊，前房深，瞳孔中度扩大，瞳孔区呈黄红色，眼压90mmHg以上，眼底不能窥。诊断：左眼视网膜母细胞瘤（青光眼期）。辨证：肝胆火炽，上攻于目，治法：清肝火，止目痛。方药：柴胡黄芩汤加减。柴胡、枳壳、赤芍、薄荷各3g，夏枯草、木贼、山栀各6g，黄芩4.5g，雪里青、生锦纹各9g，鲜生地、蒲公英各12g，3剂。二诊：肝胆之火已平，眼痛减，眼检同前，拟养血活血，清热消瘤，以羌活退翳汤加减：熟地、寒水石各12g，丹皮、柴胡、丹参、川芎、黄柏、黄芩、防己各3g，当归、羌活、知母各6g，5剂。三诊：左眼球变小，前房几乎消失，宜健脾养血，清热消瘤，救睛汤治之，苍术、当归、木贼、白菊各3g，绿茶叶1.5g，5剂。眼球继续变小，拟养阳、清热、消瘤，泻脑汤加减：木通、玄明粉、炒黄芩各3g，茯苓9g，制大黄、玄参、茺蔚子、怀牛膝、川贝各6g，桔梗、郁金各4.5g，7剂。半年后随访检查，左眼球已呈萎缩状态，未见瘢痕和溃口，至此外观征象平息，停药观察。

5. 内服外治结合应用

韦老对眼病的诊治根据《审视瑶函》"内病既成，外证又见，必须内外兼治，故宜点服俱行……两尽其妙，庶病可愈矣"的观点，所以在临床中常内服与外治相结合。先生认为病之初发和病情进展时，总因阴阳失调，这时应服汤剂，利用汤剂吸收快、作用速、加减灵活的特点，尽快调节机体，促使阴阳平衡。待病情得以好转与稳定，可改服丸药图治，以进一步巩固和提高疗效。如有外证，同时给予外治，标本同治，相辅相成。服药虽能使病情得以控制或好转，但在外证已见的情况下，单纯内治效果欠佳，内外兼治则可提高疗效，这是先生治疗眼疾的用药特点。如在临床上遇上玻璃体积血的患者一边内服汤药，一边外用活血化瘀、通窍明目的"嗜鼻碧雾散"，既提高疗效，又缩短病程。先生对此非常重视，诚如《审视瑶函》所说："治内失外是为愚，治外失内是为凝，内外兼治是良医。"

在临床中，先生将前贤和家传与自己多年的临床经验相结合，灵活化裁，创造出一些内服、外治的经验方，这些方药在治疗中都有较好的疗效，如治疗前房积脓的"睛珠灌脓方"就被选入中医院校中医眼科学教材之中。

转载于《中医教育》1996 年 2 期

韦文轩内外兼治年龄相关性白内障经验介绍

韦文轩先生对老年性白内障的治疗，既擅长金针拨障术，对药物治疗白内障也积有可贵的经验。对暂不适宜手术的常以内服与点眼药结合应用，每获良效。

今将先师对老年性白内障的诊治作一介绍。

一、内调阴阳、外退翳障

老年性白内障，其因不一，大多因年老体弱，脾气虚弱，或肝肾亏损，或夹肝热，或为情志抑郁等所致。因此在治疗中必须辨证审因而后确立治法。

本病多为双眼病，可先从一眼为患而后相牵俱损。在病之初发与病情进展时，应先服用汤剂，因汤剂有吸收快、作用速，且加减灵活的特点，尽快地调节机体，促使阴阳平衡。待病情稳定与好转，改服丸剂图治，以巩固疗效。在内治的同时给以外点眼药。服药虽能使病情得以控制或好转，但在外证已见晶珠混浊的情况下，不点眼药，翳障难退。内外兼治的疗效要比单纯内治或单纯外点眼药来得显著，这是先师治疗白内障的特点。

白内障虽由多种因素所致，但其内治法，是先师在长期的临床实践中，归结为健脾益气和补肝益肾为主的两大治法，兼以清热、解郁、养血、生津明目。具体运用如下：

1. 健脾益气、开障明目法

内障初起，不痛不痒，视物微昏，眼前多见黑花，睹一为二，晶珠混浊，面色无华，纳少懒言，舌淡脉虚，为脾虚气弱，运化失职，以致气血生化不足，精气不能上荣于目，而障成目昏。治宜健脾益气、开障明目，用《原机启微》冲和养胃汤加减：柴胡、潞党参、当归、五味子、白芍药、白茯苓、羌活、炙草、防风、黄芪、白术、升麻、葛根、干生姜、黄芩、黄连。在临床上遇到以上这类病人，先生首选此方。本方正如倪维得所云："逆攻、从顺、反异、正宜俱备。"在配伍上严谨得当，是治脾虚气弱兼肝木不平夹有心火的良方。

如因脾阳不振引起的耳鸣、耳聋，则以《东垣十书》的益气聪明汤加减：黄芪、党参、甘草、升麻、葛根、蔓荆子、白芍药、黄柏。

外点韦氏自制验方"珍珠八宝眼药"：珍珠 6g，玛瑙 6g，琥珀 3g，麝香 2g，熊胆 3g，珊瑚 3g，大梅片 6g，地力粉 6g，研至极细粉末，以无声为度。点眼，一日三次。量以粟米粒大，点眼后闭眼数分钟。

待症情消除或减轻后，改服丸剂缓治。用"珍珠还睛丸"（韦氏经验方）：珍珠粉 30g，白茯苓 250g，潞党参 150g，淮山药 250g，白术 150g，甘草 90g，当归 250g，白蒺藜 150g，茺蔚子 250g，枸杞子 250g，元精石 500g，木香 90g，牛膝 150g，鳖甲 250g，夏枯草 150g，防风 150g，白蜜 500g 为丸，如梧桐子大，每服 6g，一日三次。同时继用"珍珠八宝眼药"点眼。

2. 补益肝肾、消障明目法

视物昏蒙，如行雾中，并见黑花，或视一成二，视力渐降，晶珠混浊，精神疲惫，头昏耳鸣，腰膝酸痛，苔薄脉细。为年老体弱，肝肾不足，精血亏损，目失所养，晶珠失荣所致。治以补肝益肾、消障明目，用《审视瑶函》三仁五子丸加减：柏子仁、薏仁、酸枣仁、车前子、苁蓉、枸杞子、菟丝子、覆盆子、五味子、当归、熟地、沉香。

在临床上，可见肾阴虚累及肾阳虚，肾阳虚也会伤及肾阴亏损，成为阴损及阳，阳伤及阴的阴阳两虚症状，先师遇此类病证，首推三仁五子汤以阴阳兼顾为治。

如若阴虚火旺，出现目涩、咽干、舌红、脉细带数，则应滋阴降火。用《原机启微》的滋阴地黄丸加减：归身、黄芩、熟地、枳壳、天门冬、柴胡、五味子、甘草、生地黄、黄连、地骨皮、党参。

如血虚不能养睛，而出现睛珠作痛，羞明，则应重用养血之品或酌加阿胶、何首乌、桑椹子等养血明目。

如津液不足，目失滋养，症见泪少，目睛干涩，口干咽燥，则应重用养阴之品，用鲜石斛、北沙参、枸杞子，以养阴生津明目。

如肝郁气滞，症见胁痛胸闷，口苦咽干，宜加柴胡、薄荷、陈皮，以疏肝、理气、解郁。

外点"珍珠八宝眼药"，一日三次。

症情减轻或消除后改服"三奇蕤仁丸"缓治（韦氏经验方）：蕤仁霜1370g，元精石750g，车前子650g，净蝉衣650g，天冬去心650g，川黄连1370g，归身650g，熟地650g，石决明2000g，夜明砂650g，青木香200g，木贼草1500g，射干370g，杞子650g，覆盆子650g，潼蒺藜650g，猪肝7500g（用竹刀破除筋膜，切片，用新瓦焙干，忌铁器），白蜜2500g为丸，如梧桐子大，每次服6g，一日三次。

服丸剂时仍继用"珍珠八宝眼药"点眼，一日三次。

二、玉翳青白，金针拨之

老年性白内障，发展到不辨人物，唯睹三光，瞳仁端正，阳看则小，阴看则大，玉翳青白的阶段，即老年性白内障近成熟期或成熟期，此时已不是药物所能及。先师则以金针拨障之手术疗法来解决问题，使患者恢复视力，重见光明，每获病家的称颂与好评。

三、结语

1. 脾胃肝肾相互关联，治宜兼顾

老年性白内障病因复杂，在其复杂的病因中，先师分析归纳为脾胃虚弱、肝肾亏损两大类型。年老体弱者，脾胃虚弱，后天生化之源受阻，不能源源供养先天之精气，可致肾气亏损。同样，肾阳不足也可以影响脾的运化，它们在疾病的发展和治疗中有密切的关联。

白内障属水轮病变，水轮为瞳仁，瞳仁内应于肾，而肾与肝又不可分割，"肝肾同源"，"精血同源"，肝藏血，肾藏精，肝血有赖于肾精的滋养，肾精靠肝血所生化的精血的供养，肝肾精血互为资生，盛则同盛，衰则同衰，它们之间是相互关联的。在治疗中，先师首先抓住主要的病因，根据脾胃肝肾之相互关系，确立健脾益气，补益肝肾的治法，然后兼顾其他，以达到治本之

目的。

2. 遵古不泥古，制定验方

韦文轩先生在治法确立后，在临床上经常选用先贤的古方，但又不拘泥古方，根据病情的需要和临床经验，反复在临床中实践，不断改进，不断提高，最后确定为自己的验方。上面介绍的两种丸剂与点剂，均是先生长期临床经验之结晶。

3. 内外兼治，提高疗效

白内障的发生与脏腑功能的盛衰有关，通过内治来调理脏腑的功能。老年性白内障，在其外证已见的情况下，应外点、服药，内外结合，表里兼顾，以提高疗效。

（王忠丽　整理）

韦文轩治疗脑炎后视神经炎及视神经萎缩的经验

现把韦文轩老师治疗脑炎后球后视神经炎及视神经萎缩的有关医案整理介绍如下。

球后视神经炎或视神经萎缩是脑炎（包括流行性脑脊髓膜炎和乙型脑炎）的常见眼部并发病，临床上以儿童为多见。原因是由于脑部炎症下行蔓延，经过视神经鞘而波及视神经。起初为视神经炎，而后导致视神经萎缩。一般由于脑炎所致的此类病变，临床表现多属急性。

1. 医案资料选摘

案一：陈某，女性，3岁，病历号：541850。

患者于1964年7月13日突然烦躁不安，翌晨即发热至38℃，下午升高至39℃。此后每日体温均为上午较低，下午升高，持续10天。至7月19日突然发生四肢痉挛性抽搐，眼球强直性上转，头后仰，项强直，持续1小时，嗣后约每隔1小时左右即发作一次，至第3天发作清醒后唯不能言语。某医院诊断为乙型脑炎，经治疗数天后上述症状基本消失。而至8月3日发现两眼右斜，瞳孔散大（5.5毫米），对光反应极迟钝。眼底检查：发现视盘色泽较苍白，边界清楚，视网膜静脉有轻度淤血现象，余无特殊可见。诊断为脑炎引起的球后视神经炎。经用维生素 B_1 等及针灸治疗，无甚进步。于1964年8月12日采用中药治疗。当时患儿除上述眼部症状外，无视物能力，舌红无苔，脉数无力，食欲不佳。方用柴胡参术汤加减：全当归9g，酒白芍6g，白茯苓9g，焦白术6g，熟地9g，党参9g，丹皮6g，焦山栀6g，柴胡3g，甘草3g，红枣8枚，水煎服，每日1剂（服药期间不用西药）。服10剂后，患儿瞳孔逐渐收缩

（4.5 毫米），对光反应也随着增强。原方继服 5 剂，即能在 2 米距离注视细小目标（如玻璃棒等）。当时检查双眼底瞳孔，已基本恢复正常，视神经乳头恢复为红色。

案二：卢某，女性，4 岁，病历号：151170。

患儿于 1964 年 5 月 3 日发热，抽搐而昏迷，即在某医院治疗，诊断为化脓性脑膜炎。经治疗后，体温下降，抽搐停止，神志清醒，而在同月 6 日发现双眼失明。经眼科会诊，诊断为急性球后视神经炎。曾用维生素 B_1 及 B_{12} 等治疗，而无明显效果。于 1964 年 5 月 21 日来本所门诊部治疗。检查患儿双眼瞳孔散大（5 毫米），大小两眼相称，对光反应迟钝，对电光无注视表情，眼球转动不灵活，面色无华，舌红少津，脉象细弱（眼底检查与案一同）。方用逍遥散与柴胡参术汤参合应用：全当归 9g、党参 6g、白术 9g、白茯苓 6g、柴胡 2.4g、川芎 1.8g、白芍 6g、熟地 9g、牡丹皮 9g、生甘草 3g，水煎服，每日 1 剂（服中药期间同时用维生素 B_1 及 B_{12} 治疗）。服至 15 剂后，瞳孔略见缩小，对光反应亦见增强，并有注视物体的表情。服至 30 剂，眼部症状显著好转，特别表现在双眼能灵活地注视眼前的较大物体（如手电筒等）。原方共服 40 剂，双眼瞳孔大小恢复正常，对光反应亦正常，并能在 3 米远处看到地上的细小物体（如黄豆等），且能前往拣起，视神经乳头亦转为正常色泽。

案三：金某，女性，4 岁，病历号：462410。

患儿于 1963 年 10 月中旬突然发热，并有嗜睡、呕吐等症，随后转入半昏迷，即至某医院诊治，诊断为流行性脑脊髓膜炎并发脑积水及蛛网膜粘连。经施行颅脑手术等治疗后，至 11 月中旬病情逐渐好转，神志恢复清醒，而发现双眼失明。当时光觉尚存在，瞳孔轻度散大，对光反应迟钝，眼底检查：除视盘色泽苍白外，余无异常可见。诊断为双眼视神经萎缩（早期性）。经用维生素 B_{12} 等治疗半月余，效果不甚显著，于同年 12 月 14 日采用中药治疗。当时患儿除上述眼部症状外，面色苍白，两眼转动不灵活，舌红少津，脉象细弱。方用逍遥散加减（药品与案三相同，亦不用西药），每日 1 剂。服药 15 剂后，瞳孔大小逐渐正常（波动在 4 毫米左右），并能在 1 米远外注视明显的物体，两眼转动亦日趋灵活。原方共服 30 剂，即能看到并前往拣起在 2 米远地上的细小物体（如玻璃弹子等），瞳孔缩小至 4 毫米以内，对光反应正常，视神经乳头转为正常之色泽。

2. 讨论与体会

由脑炎所引起的球后视神经炎或视神经萎缩，大都属于急性。由于视力丧失很快，在祖国医学中都属于"暴盲"的范围。《审视瑶函》中论述暴盲症时说："此症谓目平素别无他症，外不伤于轮廓，内不损乎瞳神，倏然盲而不见也。"这很简要地概括了暴盲症的特征。根据这一特征，包括很多眼底及视路的急性病变。除本文列举的病例以外，诸如视网膜中央动脉栓塞、视网膜大量出血，特别是黄斑部出血，以及视路的急性损害等，都属于暴盲的范畴，而急性球后视神经炎，继而发生视神经萎缩则在临床上较为多见。

关于暴盲症的病因病机比较复杂。在祖国医学中根据历代医家的实践经验，归纳为三大类型，即"阴孤""阳寡""神离"。而这三者有一个总的转归，就是都可形成气血、经络闭塞不通，所以古代医家指为"关格闭塞之病"。

本文所列举的案例，根据原发病与当时症状，属于"阳寡"这一类。古代眼科文献中指出，久患热病可发为暴盲，这符合本文列举之案例。因脑炎一般均持续发热，根据祖国医学的病理学说，久热必然损耗津液，津液属阴，津液不足，则阳气失其所依，这就是所谓的"阳寡"。相对而言即属于"阴亏"。一方面因阴阳失去平衡，另一方面由于津液损耗，经脉失养，乃导致"关格闭塞不通"。韦老师主要根据这一机制，并结合具体症状来进行辨证论治的。总的法则是采取滋阴养血疏肝的原则，以逍遥散合柴胡参术汤（《审视瑶函》方）加减治疗。该两方均为养血疏肝之剂，其中当归、党参、熟地、白芍益血养阴；川芎理血活血，白术、茯苓、甘草补益脾胃；栀子、丹皮等清热凉血；柴胡、白芍疏肝养肝。本文介绍的案例，除例 2 同时使用维生素 B_1 及 B_{12} 等治疗外，其余 2 例均不用西药。这说明中药的疗效是比较明显的。虽然由脑炎所致的球后视神经炎，少数病例在脑炎治愈后可逐渐自行恢复，但本文介绍的病例在脑炎治愈后，从发现眼部症状时起已经过 10~15 天，在此期间曾用西药治疗，而视力无甚进步。在用中药治疗后，视力即逐渐增进，最后恢复了视力，检查眼底视神经乳头恢复了正常，说明中药对该类病症有较好的疗效。

在疗程与疗效方面，有 2 例球后视神经炎的视力丧失程度和全身症状及病程基本相同，而例 1 仅服药 15 剂即恢复视力，例 2 则服 40 剂才恢复视力。虽然方药有所不同，但出入不大，是否与原发病有关（例 1 为乙型脑炎，例 2 为化脓性脑膜炎），尚待分析。

转载于《辽宁中医杂志》，1980 年 3 期

韦玉英眼科学术思想和临床经验

韦玉英治疗眼病方药浅析

诊余收集韦玉英老师五年中治疗各种眼病的中医处方 600 张，其中外障病处方 121 张，内障病 479 张，涉及各类方剂近百首，中药 143 味。结合随师临证所得和医案整理，试述韦氏治疗眼病遣方用药特点。

一、外障风火为先

目为七窍之宗，目窍至高近巅顶，角膜、结膜又直接暴露于外，易受六淫外邪伤害，尤以风火为先为重。故外障目病，组方多以祛风药和清热药为主，再依据症情、病程，兼施凉血、散瘀、止痛、滋阴、益气之品。代表方有羌活胜风汤（《原机启微》）、退红良方、偏正头风方、菊栀散热饮（《韦文贵眼科临床经验选》）及部分自拟方剂，如四物解毒汤（生四物汤加银花、连翘、元参、防风），清热消脓方（银花、野菊花、黄芩、夏枯草、天花粉、防风、生石膏、生大黄、全瓜蒌、赤石脂）等。随证选药，风邪偏重多用防风、羌活、白芷、荆芥、苏叶、蔓荆子、蝉衣、薄荷等轻灵宣散之品；火热为主则用柴胡、栀子、菊花、夏枯草、草决明、谷精草、密蒙花、青葙子等寒凉清肝之品。并常在祛风清热基础上适加丹皮、赤芍、紫草类凉血活血药，凉血有助于热清火消，活血则利于邪散表解。对病情重、病程长的结膜炎、睑缘炎可以内外结合，汤药煎后先熏后服，或外洗内服并用。若确属火毒壅盛，体壮便实的外眼炎性疾患，则用釜底抽薪，上病下治，荡涤实邪使热毒从大便而走。

病案举例： 刘某，女，43 岁，门诊号：216920，1992 年 10 月 27 日初诊。自诉左眼被玉米叶划伤后流泪疼痛，视物不清 15 天。左视力仅 1 尺指数，结膜混合充血重，角膜正中 4mm×4mm 大溃疡凹面，前房积脓 2mm 高。诊断：左前房积脓性角膜溃疡。经辨证后以祛风清热，泻火通腑立法，用生地、赤芍、蒙花、白芷、银花、菊花、紫花地丁、生大黄、元明粉各 10g，炒枳壳 6g，水煎剂内服，外点散瞳剂和 10%目宁眼药水。服五剂后自觉症状缓解，角膜溃疡部分愈合，前房积脓消退。原方基础上加减后再服 10 剂。11 月 12 日复诊，左视力增至 0.6，角膜溃疡愈合，残留云翳，瞳孔仍药物性散大。

对角膜溃疡病程迁延、久不愈合或反复发病时，除强调结合现代医学技术尽量明确病因病源外，中药可加党参、黄芪、太子参益气扶正，或加生地、麦冬、北沙参滋阴生津。韦氏认为，邪去大半，在继续祛邪的基础上，补益药应适时早用，既防久病伤正，又可扶正祛除余毒，增强机体抗邪外出和促进病损组织修复。所谓"邪以正为本，欲攻其邪，必顾其正"。这对久治难愈的角膜溃疡是十分适宜的。当然，外邪未尽不可过补，病情非虚不可滥补。倘若外风日久，引发内风，加之素体阴亏者，可加石决明、钩藤、白芍、阿胶类平肝养阴药，以遏阻风动。若纯系内伤虚火所致外障，其表现为溃疡虽有，眼部刺激症状相对较轻，自当扶正为先，祛邪其次。对后期角膜以残留斑翳、云翳为主者，又以退翳明目为重，常用四物退翳汤（生四物汤加木贼草、谷精草、白蒺藜、蒙花、青葙子）。风热未尽之角膜翳则用消翳汤（《眼科纂要》）。所用退翳药又大致可分：①清肝退翳药：菊花、蒙花、谷精草、木贼草、青葙子、夏枯草、决明子。②平肝退翳药：珍珠母、石决明、白蒺藜。③疏肝退翳药：柴胡、青皮、川楝子。④活血退翳药：赤芍、川芎、丹皮、丹参、红花。⑤滋阴退翳药：生地、麦冬、石斛、元参。⑥祛风退翳药：防风、荆芥、羌活、蔓荆子。

对白睛疾患如巩膜炎，中医称"火疳"。韦氏认为本病发生主要是肺、肝、心三经火邪，夹风、夹瘀、兼虚为患，早期宜祛风清热，平肝泻火为主，凉血散瘀为辅。心火重者用导赤散（生地、木通、淡竹叶、生甘草梢）加防风、荆芥、赤芍；肺火重者用桑白皮汤（《审视瑶函》）；肝火重者用红肿痛方（生地、赤芍、川芎、柴胡、黄芩、夏枯草、生大黄、木贼草、枳壳、薄荷）；病久灼伤阴津，阴虚火动，白睛赤痛或紫暗瘀肿久不消退，则宜养阴清肺，凉血活血，方用养阴清肺汤化裁（生地、麦冬、生甘草、元参、丹皮、赤芍、贝母、薄荷、红花、桑白皮、地骨皮）。

病案举例：程某，女性，34岁，1998年3月外院会诊病历。双眼结节性表层巩膜炎反复发病4年余，长期眼部或全身用激素及消炎痛类药。患者烦躁口干，胸闷纳呆，月经不调。双眼白睛均有2~3个紫红隆起结节，触痛明显。经辨证后给以疏肝解郁，清热养阴，活血化瘀治疗，用柴胡、赤芍、当归、黄芩、丹皮各10g，生地、麦冬各15g，元参、丹参、桑白皮各12g。14剂后症状缓解。此后随诊化裁原方，坚持治疗3个月，不仅充血紫肿消退，全身症状亦得到改善。

总之，韦氏治疗外障目疾着重风火二邪，又不唯独风火。风为百病之长，寒、湿、燥、热诸邪皆可依附于风害目，而外感实火生风动血，耗气伤津，亦可造成虚风内动、血热血瘀、气损阴亏。故外障治疗祛风清热为先导，随证灵活调整方药，适应主治，方为妥当。

二、内障重补兼通

内障病杂，顽固难愈，初患虽有血热妄行、气滞血瘀或痰湿阻遏等实证表现，但病久总以虚证多见。归纳韦氏所治病例，以既往久治不愈或病程缠绵偏长的慢性退行性眼底病为主，其479张处方中，常以补益药加活血理气药为基本组方形式，适加平肝、凉血、利湿、清热、解表、软坚、开窍之品。分析方药，除眼底或玻璃体出血初期针对出血病机以止血为重外，组方用药中补则各有所偏，通则贯彻始终。可简言为健脾、补肾、调肝、活血八个字。概括所用方药，出现频度最高的四类，多有重补兼通之效。①逍遥散类调肝为主。除逍遥散、丹栀逍遥散外，韦氏常用明目逍遥汤（柴胡、茯苓、白芍、当归、白术、甘草、菊花、丹皮、栀子、薄荷、枸杞子、石菖蒲）和柴胡参术汤（八珍汤去茯苓，加柴胡、青皮）治疗肝郁血虚或肝郁气滞、气阴两虚的视神经疾病。笔者以该方异病同治，治疗小儿皮质盲13例全部有效，显效率92.3%〔北京中医学院学报，1993，（5）：40〕②六味地黄汤类补肾为主。基本方中三补三泻，以补为重，适用于肾虚为主的各种内眼病。阴虚火旺加知母、黄柏；平肝明目加枸杞子、菊花、珍珠母；温补肾阳加附子、肉桂；疏肝养血，缩瞳增视加柴胡、当归、五味子。韦氏常用自拟降压明目汤（杞菊地黄汤加蔓荆子、车前子、石决明）治疗开角型青光眼，既可增视，又有轻缓降压作用。如1993年春，韦氏在泰国曾以本方为基础治疗3例开角型青光眼，均获较好疗效。③补中益气汤类健脾为主。多用益气聪明汤（党参、黄芪、蔓荆子、黄柏、白芍、炙甘草、升麻、葛根）治疗脾虚气陷、清窍失养的视神经萎缩、视网膜脱离术后或全视网膜光凝术后眼底退行性变；用自拟夜视复明汤（黄芪、党参、升麻、柴胡、葛根、鸡血藤、白芍、菟丝子、覆盆子、紫河车、石决明、夜明砂）治疗脾胃虚弱兼肾阳不足的视网膜色素变性。其他如调中益气汤（《脾胃论》）、人参补胃汤（《原机启微》）、神效黄芪汤（《审视瑶函》）等也是喜用之方。④四物汤加味类活血养血为主。当归养荣汤（四物汤加防风、羌活、白芷）专治久视伤血，用眼过度，血不养睛的目珠隐痛；产后或外伤后亡血过多，双眼涩痛则用四物汤加制香附、夏枯草、炙甘草；四物五子汤（四物汤加枸杞子、菟丝子、覆盆子、车前子、地肤子）可适宜于肝血不足，肾精亏损的多种眼底病，其中四物生用、熟用或加酒制，药量轻重不等，均影响其主治功效，五子则更不必拘泥原方，取其巧用，子类药多少随症而定。又如自拟方药活血通络方（熟四物加鸡血藤、丝瓜络、路路通、女贞子、太子参、红花、炒枳壳）及外伤复明汤（当归、桃仁、红花、丹参、川芎等）更体现一通一补，以通助补的用药特色，前方用于缺血性视神经病变、眼底血管阻塞性病变后期及青光眼性视神经萎缩，后方更适宜尚有一定基础视力的外伤性视神经挫伤。

所举方药，说明韦氏补虚首重脾肾两途，先天后天之本，脾健肾强，气血自旺。而肝以通为补，血以活为用，气畅血行，补有所图。韦氏用药，多取平补缓补。她认为，内障补虚不可徒然重补，应缓补慢调，以求远效，必要时可逐渐增量。补药剂量少则 3~6g，多则 10~15g。唯熟地、黄芪、太子参可用至 20~30g，但要注意配伍鸡内金、炒谷麦芽、陈皮、焦三仙等消食化滞理气之品。无论健脾补肾，注意养护胃气是补中求通的用方原则，否则胃气一败，百食不纳，百药难施，眼病难除。韦氏补肾，常取多子并用，选用性味甘平，主入肝肾之经的枸杞子、女贞子、菟丝子、桑椹子、楮实子、覆盆子等。配伍时则兼顾阴阳合用，刚柔相济，如枸杞子配菟丝子，女贞子配覆盆子；精亏瞳散，肾虚不固则加金樱子、五味子收涩缩瞳，肝热便燥加决明子清肝通便。

内障久病多虚多郁，久病入络还可致瘀，疾病顽固难去。韦氏习惯于补剂中适加丹参、丝瓜络、牛膝类活血通络药，以求发挥补药更大作用。目系疾患治疗中更主张条达肝气，故通利玄府之药不应忽视，力求以通助补，以通祛邪之效。如柴胡为肝经要药，畅达肝气必用之，若加香附、郁金可疏肝解郁，加川芎、当归疏肝活血，加熟地、白芍疏肝养血，加白术、茯苓疏肝健脾，加枳壳、陈皮疏肝理气，加丹皮、栀子疏肝清热，加夏枯草、连翘疏肝散结，加决明子、女贞子疏肝明目。应用之广，据证化裁，始终不离疏肝二字。

（韦企平　整理）

韦玉英专病论治特色

一、视神经萎缩

1. 儿童视神经萎缩重在治肝

儿童视神经萎缩是眼科疑难病之一，属中医"小儿青盲"范畴。韦玉英老师自 1956 年开始，随其父韦文贵，与协和医院、同仁医院有关专家共同研究本病，通过门诊、住院对 12 岁以下患儿进行了长期系统的临床治疗观察。在不断总结中发现，各类脑炎、肺炎、中毒性痢疾、流感重症等急性温热病后发生本病较多。对本病错综复杂的临床现象进行了去粗存精，去伪存真，由表及里的分析、归纳，抓住病因病机中的主要矛盾和矛盾的主要方面，并密切结合患儿具体症情，大胆化裁前贤方药，灵活取舍，取得了十分满意的疗效，基本掌握了本病传变过程的治疗规律。并把本病归纳为四种证型，6个主方。

本病以肝经风热型疗效最好，本型多为急性温热病后期风热未解，病程短，病情急，兼症多。主证见双目青盲，瞳神散大，目多偏视，烦躁不安，兼有项强口噤，双耳失聪，肢体强直或屈伸不利，咬牙踢足，抽搐痉厥，脉弦数或数实有力，3岁以下患儿指纹青紫透现风关或气关，舌绛或红，苔微黄薄腻。这是温热病后，风热未熄，扰动肝风所致。《素问·至真要大论》言："诸风掉眩，皆属于肝"，"诸暴强直，皆属于风"。肝风属于内风，外邪引动内风，形成原因很多，历代医家多侧重肝脏本身的病变和五脏生克乘侮关系的失调，致使经络受阻，气血不通，筋脉失养的病机理论。老师认为，本型治疗关键是抓住引发风动的病因病机和肝风这一对主要矛盾。肝气郁滞，肝失疏泄，郁久化热可致阳升风动；肝肾阴虚，虚阳上扰可致虚风内动。而本型余热扰动肝风或热极生风为矛盾的主要方面。根据热解风自灭的中医理论，治疗应清余热，平肝风。肝风平，热邪尽，则脏腑阴阳平衡，玄府通利，目得濡养而复光明。这样既治疗眼病，又顾及全身，标本兼施，一举两得。老师用自制的钩藤熄风饮加减，治以平肝熄风，清热解毒，芳香开窍。并可酌情选服紫金锭、安宫牛黄丸或散、局方至宝丹等。如有低烧，寒热往来，伴项强口噤抽搐者，属邪在少阳，热极生风，治宜清透少阳，和解为主，方用小柴胡汤加全蝎、僵蚕、钩藤等熄风定惊之品。本型患儿还可在主方中加入1~2味养血活血药，取其"治风先治血，血行风自灭"之意。临证若见痰多，选加天竺黄、制胆星、制半夏、化红；3岁以下顽痰不化者，加全瓜蒌通便排痰；夜卧不宁加茯神、灯心草、炙远志、柏子仁等；便秘加炒火麻仁、决明子；肢体屈伸不利或痿软，选加伸筋草、桑寄生、牛膝、木瓜。有的患儿平卧则安，抱起哭喊，这是气血凝滞于筋骨，不通则痛，故肢体触痛明显，可加丹参养血活血通络以解其痛，重用白芍养血柔肝止痛。待上述症状缓解或消失，病程稍久，证见烦躁不安，肢体不灵，手足颤抖，神烦瞳散，脉弦细或细数，舌质红苔薄白时，病情已转为血虚肝郁型。此型临床最为常见，多为治疗失当或不及时，使热留经络，玄府郁闭，脏腑精华不能上升荣目所致。目为肝窍，玄府是联系肝与二目的门户，《证治准绳·杂病篇》言："玄府者……乃气出入升降之道路门户也，人之眼耳鼻舌身意神识，能为用者，皆升降出入之通利也，有所闭塞者，不能为用也……"又提出："目主气血，盛则玄府得利，出入升降而明，虚则玄府无以出入升降而昏。"均说明了玄府通闭和目主明暗直接有关，通利玄府是治疗本型的关键。受前人用丹栀逍遥散治疗怒气伤肝，血少目暗症的启发和其父擅长用逍遥散验方治疗各种视神经病变的影响，老师仍以丹栀逍遥散为基本方，去生姜之辛散，加菊花、石菖蒲等，组成明目逍遥汤，全方宗旨是解肝郁、通玄府、清余热、补气血。因本型多有虚实互见之证，故方中可加枸杞子、女贞子养肝补肾明目。若仍见抽搐足软等症，可参照肝经风热型加减用药。瞳神散大者可以白芍重用，再加五味子、山萸肉收敛缩瞳；表邪已解，低烧消退，可去薄荷；药后便溏，去栀子，加党参或炒白术健脾补中。韦氏以本方为主治疗血虚肝郁型小儿青盲，疗效显著，她认为，只要辨证有肝郁气滞，气血不足，或热病后余邪尚存，络脉受损，玄府郁闭的各种眼病，均可用本方异病同治取效。为方便患儿用药，韦氏还积极创造条件，将本方汤剂改进为散剂冲服，深受广大患儿及家长的欢迎。

病程日久，若出现脾虚气弱，中气不足之证，多表现有眼睑无力，睛珠隐痛，头痛绵绵，面色萎黄，食少懒言，便溏量多，舌淡体胖，脉沉细，可用补中益气汤为主益气升阳，调理脾胃；伴双耳失聪，则以益气聪明汤为主。当病久视力不增，双眼干涩，虚烦少寐，腰酸足软，舌红少津，脉细数，证属肝肾阴虚者，可用明目地黄汤或四物五子汤补养肝肾，并适当加用活血通络之品。若见小便频数，加补骨脂、覆盆子或水陆二仙丹益肾缩尿；热病伤阴或久病津亏，"无水行舟"所致大便困难，可加肉苁蓉、火麻仁、决明子润肠通便。

总之，韦氏治疗小儿青盲，以治肝为重，依据病情缓急轻重，病程远近，体质强弱，早期风热为主，正盛邪旺，治以平肝熄风，清热解毒；中期肝郁血虚，虚实并存，治以通补兼施，疏肝养血；晚期脾虚肝弱，正虚为主，治以健脾养肝，健脾勿忘理气，养肝首当补肾，母实子壮，精血泉源不竭，则目有所养。玄府通利可使升降出入之气畅通不滞，邪有出路；荣养脏腑之精血输布有序，补有所入。故本病治疗开通玄府应贯彻各期始终。小儿稚阳未充，卫外之力弱而易于感邪；稚阴未长，五脏之藏精少而易于内伤，发病容易，传变迅速，易虚易实，易寒易热。了解这些小儿生理病理特点，不但可提醒医家对小儿青盲的诊治应随时密切观察病情变化，组方用药应慎用苦寒、燥热、辛散等药，更可启迪后学，应重视患儿病后护理调养，谨防冷热饥饱失度，以助病体康复。医生从预防角度出发，还应主动加强卫生宣传，避免病从口入和虫蚊叮咬，按时疫苗接种，杜绝种种急性热病和传染病的发生，这才是"防患于未然"，减少本病发生的根本措施。

韦氏专攻本病30余年，理论联系实际，临床结合科研，所论本病诊治经验对于指导今后进一步深入开展临床和基础研究，使更多盲童重见光明，具有宝贵的学术价值。

2. 外伤性视神经萎缩化瘀为先

外伤性视神经萎缩是颅脑或眼部创伤后引起的下行性视神经萎缩，相当于中医的撞击暴盲、撞击青盲、亡血目病等症。早在公元992年的《太平圣惠方》中，就有用琥珀散治疗眼被物撞打后白睛瘀血不散的记载，元代倪维德所著《原机启微》的"为物所伤"篇中提出："目为血所养，今伤则血病……"主张用四物汤加祛风药组成的除风益损汤治疗。

韦氏结合临床实际，抒发己见，认为本病早期病机的重点在于一个"瘀"字。患者受突然强烈的外伤刺激，易使精神惊恐，气机逆乱，升降失常，气滞脉络，血行失度，瘀血内阻；亦可脉络受挤压扭伤后破损，血溢脉外，离经成瘀。瘀血留积体内，妨碍血液化生及运行，其害有三：新血不生，再次出血，压迫目系。该期病急势重，往往短期内视力丧失殆尽。韦氏主张应以中西医结合救急为妥，更应把握治疗时机，当断则断，必要时应手术治疗。中医治则应收涩止血，活血化瘀消肿。尚有个别颅眶伤情严重者，因视神经重度挫伤或被骨折片直接损伤，伤后立即失明不见三光，预后不良。伤后两周内早期病例多因颅脑挫伤等全身情况重笃，以抢救生命为主，忽视眼部情况。或者伤者大多先就诊于西医医院。中医门诊常难以遇到，故治疗经验尚少。

外伤两周后多属中期（2~8周）或晚期（8周以上），这类患者意外受伤，视力骤减，往往求医心切，治疗经过也很复杂。韦氏常常要详审病史，旁及各项检查后，再辨证论治，通过感性和理性认识的不断深入，她从中逐步观察到，中期病例大多以瘀为主，瘀中夹虚，伤后局部离经之血未能及时排出体外或化瘀消散不利，瘀血存留，加之多数患者伤后口、鼻诸窍出血，部分病人又接受开颅开眶手术，造成再度出血。反复失血，血少气亦亏，还可导致阴亏。病人多有局部胞睑肿胀或白睛瘀血，头痛或伤眼刺痛不移，睛珠转动不灵，神疲乏力，口咽干燥，舌质偏淡或见瘀斑，脉象细涩或细数无力，由于瘀血后血流迟缓，血运障碍，或血肿等有形病理产物压迫视网膜、视神经，加之气血偏虚，均可导致目窍失养，目系失用，目昏不明，眼底则以视乳头色浅或苍白，血管变细为主要表现。该期瘀血未消，正气渐亏，气虚则瘀更难除，故治疗除继续活血化瘀外，应施以补气行血法，补气不但可增强机体抵抗力，有利于损伤的视神经修复，更可作为活血化瘀之动力，使气旺血生，气助血行。可用补阳还五汤为主加减，或以血府逐瘀汤加用黄芪、党参、茯苓等益气健脾之品。如1989年春治疗患儿姜某，男，8岁，右眼石块伤后视力下降13天就诊，视力0.4不能矫正，眼底视乳头色泽尚红，舌脉如常，证属目系受损，气滞血瘀，目窍闭塞而视瞻昏渺，施以活血化瘀，行气通络之法，适加益气养阴之品，方用二地、枸杞子各 10g，当归、赤芍、桃仁、红花、路路通、太子参、伸筋草、僵蚕各 6g，柴胡、牛膝各 3g，服药 20 天后，右视力恢复至 1.0。又如 1991 年初治疗患儿张某，男，11 岁，右眼外伤后 1 个月余，视力 0.4，验光无助提高，视乳头淡白，黄斑颞侧有脉络膜破裂后残留的弧形灰白萎缩条，患儿伤后纳少，面黄少言，脉细舌淡，韦氏以补益气血为主，兼用化瘀滋阴之法，选用四物汤加生黄芪、太子参、五味子、鸡血藤、菟丝子、茯苓、石菖蒲等，坚持服药 1 个月后视力逐日上升，病后 40 天就诊，右视力已达 1.2。

韦氏提出，伤后病程迁延日久已属晚期，虽有久病入络，因虚致瘀，造成虚实互见之证，但总以补虚为要，根据辨证，或八珍汤平补气血，或四物五子汤、驻景丸等补益肝肾，为防补药滋腻和呆补不行，活血化瘀理气之品仍不可少。并从实践中积累大量病例，积极探索其治疗规律，反思其中经验教训，初步总结出本病临床上以气滞血瘀和气虚血瘀者多见，自创通用验方外伤复明汤，以此方为基础，治疗全过程要抓住一个"瘀"字，以瘀化通，邪实可去，以通助补，补可防滞，化瘀药常选用桃仁、红花、丝瓜络，而水蛭、虻虫、三棱、莪术等破血逐瘀，搜剔络道之邪的峻烈之品则不轻易用，以防过伤正气。

此外，病程超过半年，视力恢复甚慢或停止不前者，韦氏仍按补虚化瘀原则，但以丸剂为主，或汤丸交替服用，常用明目地黄丸加补中益气丸益气升阳，补肾明目，用活血通脉片或丹七片活血化瘀通脉，一补一活，各收其功，以达提高视力，巩固疗效的目的。

3. 视神经萎缩治疗九法

（1）疏肝解郁法：郁怒伤肝，可使气机失调，阻遏脉道，玄府不通，神光不得发越而视物昏渺或盲无所见。症见忧郁烦躁，头晕目胀，口苦胁痛，妇女月经不调，舌红苔微黄，脉弦。证属肝郁气滞，"郁者达之"，故选丹栀逍遥散治之。若兼见气阴两虚者，可用本方加党参、枸杞子，或用柴胡参术汤（八珍汤去茯苓，加柴胡、青皮）。

（2）行气活血法：血行脉中，环行不息，宜通流不应瘀滞。一旦外伤、邪气或七情所致气机逆乱，则血行失度，瘀血阻络，脉道不畅，目系缺血失养，目暗不明。症见视物模糊，头目刺痛不移，胸痞闷，舌质暗红或见瘀斑，脉细涩。证属气血瘀滞，方选桃红四物汤加制香附、陈皮等理气化滞之品；如纯属外伤造成者，可用自拟外伤复明汤（桃仁、红花、川芎、生地、丹参、石菖蒲等）。

（3）清热平肝法：各类脑炎、肺炎、中毒性痢疾、重症流感等急性热病后期，风热未解，热邪偏盛，扰动肝风或热极生风，风热循经攻目，灼伤目系，通光失灵。症见双目青盲，瞳孔散大，目多偏视，烦躁不安；兼见项强口噤，双耳失聪，肢体强直或屈伸不利，舌绛或红、苔微黄薄腻，脉弦数或数实有力，3岁以下患儿指纹青紫透现风关或气关。证属肝经风热。本型多见于小儿，特点是病程短，病情急，兼症多。治宜清热解毒，平肝熄风，芳香开窍。投以自创钩藤熄风饮（银花、连翘、钩藤、白僵蚕、全蝎、薄荷、蝉蜕、生地、石菖蒲）。

（4）补气活血法："眼通五脏，气贯五轮"。若劳役过度，久病耗损或撞击伤目，瘀血未消，正气渐衰，气虚无力行血，瘀血难除，目失血荣。症见视物昏花，头晕耳鸣，少气懒言，舌质红或有瘀点，脉细涩。证属气虚血瘀，施以补气活血法。补气既可增强机体抵抗力，又可作为活血化瘀之动力，使气旺血生，气助血行，祛瘀不伤正。可用补阳还五汤为主，或选血府逐瘀汤加党参、黄芪等益气之品。

（5）疏肝养血法：多用于小儿青盲，证属血虚肝郁者。每因温热病后治疗失当或不及时，热留经络，玄府闭塞，目窍失养；加之余热留久，难免损气耗血伤阴。症见双眼青盲，目紧上视，瞳神散大，神烦不安，舌质偏红、苔稍黄或薄白。用自创验方明目逍遥汤（柴胡、茯苓、白芍、当归、白术、甘草、甘菊花、丹皮、焦栀子、薄荷、枸杞子、石菖蒲）。

（6）养血和营法：五脏六腑之精液气血依赖经络为之运输贯通养目，心、肝两经之脉又直接连属目系，一旦心神过劳，暗耗阴血；脾胃虚弱，生化不足；或外伤、吐血、衄血、产后失血等亡血过多，造成阴血亏损，肝无所藏，心无所主，目无所养，目系萎缩。症见眩晕眼花，睛珠隐痛，失眠少寐，面白舌淡，脉细无力。证属营血不足。若兼见心悸、健忘等心血虚偏重，可用归脾汤或当归养荣汤（白芍、熟地、当归、川芎、羌活、防风、白芷）化裁；若见两目干涩，手足麻木或筋脉拘急等肝血虚为主，可用四物补肝汤（熟地、香附、川芎、白芍、当归、夏枯草、甘草）加伸筋草、鸡血藤舒筋通络养血之品。出现气短懒言、乏力自汗等气血两亏证时，应气血双补，选八珍汤或人参养荣汤加减。

（7）健脾益气法：禀赋素虚，饮食失调或劳倦失度等，使脾胃之气渐亏，气血乏源，运化失健，清阳之气和精血不能上注于目。出现眼睑无力，头眼昏花，面色萎黄，懒言少动，食少便溏，舌淡胖有齿痕，脉细。证属脾虚气弱，宜用补中益气汤、调中益气汤或益气聪明汤加减。

（8）滋补肝肾法：常用于本病后期，久病失治或过服温燥劫阴之药，或房劳不节及年老精亏等，耗伤肝肾之阴，精亏血少，目窍失充，神光衰退，甚至泯灭。症见双眼干涩，头晕耳鸣，健忘失眠，五心烦热，腰膝酸软，舌红少苔，脉细数。证属肝肾阴虚，可投六味地黄汤为基础随证圆通，或用四物五子汤、驻景丸加减方。若相火亢盛，阴虚火旺，虚火灼烁目系者，可用知柏地黄汤滋阴降火。

（9）温肾健脾法：素体阳虚或年高肾亏，加之久病中土失健或纵欲无度，易使脾肾阳虚，精血不足，玄府渐闭，神光遂衰。常有脾虚气弱症状及形寒肢冷，面色苍白，便溏或五更泄，舌淡苔白，脉沉细无力，尺脉微弱。可投以附桂八味丸或右归丸加减。

老师认为，本病病理变化无非郁、瘀、热、虚四个字，病位虽可涉及五脏六腑、气血、经络，但治疗重在调肝、健脾、补肾和通补气血。本病病程迁延，眼底多见视乳头色淡或苍白，视网膜血管普遍变细等退行性变化；加之久病全身虚象多见，虚则补之，故治疗视神经萎缩采用以补为主，补重肝、脾、肾三脏和气血两途，实为不应忽视之基本原则。老师强调，为防蛮补、呆补，方药中调理气机、畅通玄府之药应贯彻始终。玄府作为联系肝与二目的门户，又是气出入升降之道路，一旦郁闭，脏腑精华不能上注养目。故无论病初邪实或病久正虚，玄府畅达可使升降出入之气行而不滞，邪有出路。尤其小儿青盲，突出治肝，早期平肝，中期疏肝，晚期补肝。因肝主疏泄，性喜条达，各期治疗务使肝气畅，玄府通，才能药达病所，目养有源，提高疗效。

小儿青盲血虚肝郁型，除用明目逍遥汤疏肝养血外，在表邪已解，低烧消退后，可去薄荷；大便溏稀者可去山栀，加党参或生黄芪；瞳神散大加五味子、山萸肉，或另服磁朱丸；肢体萎软加杜仲、牛膝、桑寄生；肢体屈伸不利加伸筋草、丹参；下肢萎软久不恢复加服健步虎潜丸。

如脑瘤手术后或缺血所致者，可加鸡血藤、丹参、茺蔚子、当归等养血活血药物及丝瓜络、路路通等活血通络药；青光眼性视神经萎缩应适当加用钩藤、珍珠母类平肝熄风药；若眼压偏高，车前子、茯苓、薏苡仁类利水渗湿药可选用；外伤所致者早期重剂活血化瘀兼扶正，晚期补气活血兼养血，部分病例血液流变学检查，血液黏稠度偏高，瘀证较重的，根据中医"津血同源"，津和血都属于阴，养阴生津，津足血润等理论，适当加用熟地、麦冬、枸杞子、女贞子等有利化瘀助通，又可益精明目。小儿患者脏腑娇嫩，肝常有余，脾常不足，胃气易伤，方中慎用大苦大寒，燥热、辛散之品，老师对长期服药的患儿，常配伍1~2味健脾消食导滞药，如炒谷麦芽、鸡内金、焦神曲等。

凡有条件配合针灸的来诊患者，老师常主张针药并用或先针后药。她多年实践形成的针刺特色为：①喜用眼四周经外奇穴和足太阳膀胱经的睛明一穴。②以深刺取效，达一定深度后可轻度捻转或轻弹针柄加强刺激，避免提插以防出血。③常用透穴，如四白透下睛明，攒竹透上睛明，太阳透瞳子髎。④借用药物穴位注射，多用维生素 B_1、维生素 B_{12}、硝酸士的宁、丹参注射液、葛根素等。

4. 病例介绍

牛某，男，2岁半，1974年2月19日初诊。代诉：患儿38天前高烧、抽风，继则昏迷。经医院抢救好转后，发现双眼失明。检查：双眼视力光感，瞳孔对光反应迟缓，双视乳头色淡白，目偏视，摇头咬牙，烦躁，握力差，不能站立。辨证属高热伤阴，阴伤则血伤，肝无所藏，目无所养，余邪未尽，玄府郁闭而不能视物。用明目逍遥汤加钩藤、白僵蚕各6g，全蝎3g，以疏肝清热，养血明目，熄风开窍。7剂后复诊，患儿已能辨认父母，烦躁减轻，纳差，有时抽搐，舌质稍红，指纹紫略现风关，仍守原方14剂。三诊时患儿能自取1尺远桌上钢笔，走路欠稳，原方加牛膝6g、桑寄生6g，再服14剂。4月28日，双视力单独分试已能主动捡桌子上1尺远仅1毫米直径彩珠。1983年11月14日随访复查，患儿智力一般，四肢活动灵活，语言欠清，视力双眼0.9，矫正双眼1.2。眼底视乳头色泽近苍白，筛板可见，动脉细，双黄斑中心凹反光可见。

二、眼底血证宜分型论治

眼底血证根据病变程度可包括在中医的"暴盲""云雾移睛""视瞻昏渺"等病症范畴，现代眼底病诊断已明确，视网膜静脉阻塞，视网膜静脉周围炎，视盘血管炎，高度近视，老年性黄斑盘状变性，眼外伤及高血压动脉硬化，糖尿病视网膜病变，血液病等多种局部或全身病变，均可造成眼底血证。中医认为，凡血不循经而溢于脉外谓之出血，出血不能消散而瘀滞于某一处或血流不畅，运行受阻则称瘀血，出血瘀血，互为因果，同属血证，不可断然分开。但论及眼底，总以出血为先，瘀血在后，病理变化主要和肝、脾、心、肾四脏关系最为密切，因血液生成靠脾肾，正常运行又与心气的推动、脾气的统摄、肝气的贮藏和调节息息相关。一旦脏腑功能失调，阴阳气血偏盛偏衰，即可诱发眼底出血。概括出血形成病机，不外四方面：迫血妄行、气不摄血、瘀血内阻、外伤损络。归纳出血原因为：因气（气滞、气虚），因火（虚火、实火），因外伤，亦可在一定条件下，几种病因互相影响起作用。另有因痰湿、寒邪等所致，但临床相对少见。治疗应审证求因，辨证分型，韦氏多按六型施治：

1. 肝郁气滞，瘀血内阻

常为情志所伤，气机不利，木郁失宣，气滞血瘀，血溢脉外。治宜疏肝解郁，理气化瘀，可用丹栀逍遥散加减。

2. 肝郁化火，肝火上炎

多因郁怒过极，火热内生，气火上逆，血随气涌，迫血妄行，治宜清肝泻火，凉血止血为主，活血化瘀为辅，方选瘀血灌睛方（《经验选》）。

3. 肾阴不足，虚火上炎

可由年老体衰，劳倦过度，长期心情紧张或恐惧不安等造成肾精亏损，阴不制阳，肝阳上亢，阴虚火旺，迫血妄行。治宜滋阴平肝潜阳，凉血化瘀明目。应投天麻钩藤饮或杞菊地黄汤化裁加减。

4. 心阴亏损，虚火妄动

多为劳心过度，阴虚火动，热迫血溢所致，治宜凉血养血，滋阴降火。方用滋阴降火四物汤（《经验选》），若火热复伤阴津，反复出血，可用眼底出血三方（《经验选》），滋阴益气，活血化瘀，清心明目。

5. 脾虚不摄，血溢脉外

常因思虑、劳倦、伤食太过，中土受损，脾气虚弱，血失统摄，血不循经所致，治宜健脾益气，养血止血，可投归脾汤加味；若属气血双亏，可用八珍汤加味，气血双补，祛瘀生新。

6. 外伤损络，血流脉外

可投除风益损汤化裁，养血祛风，凉血止血化瘀。

眼底出血在全身症状不明显时也可依据病程长短、发病缓急、出血程度，分期论治。因出血原因复杂，又多涉及全身疾病，故眼底血症局部辨病明确后，应详询细察，注意全身情况，结合体质、年龄等指导用药，切忌一孔之见，见血止血，忽视全身。如糖尿病性眼底出血，益气养阴药常不应忽视；有高血压病者，平肝潜阳药不可不加。唐容川在《血证论》"吐血"一节中提出的通治血证之大纲：先止血，次消瘀，继宁血，终补血等四个步骤，可供临床参考。具体用药，韦氏主张早期以清热凉血止血为主，适加活血理气消瘀之品，以防有留瘀之弊，应避免过早投用活血峻品，否则旧血不消，新血复出，反会欲速不达。若初期出血量大势猛，应急治其标，塞其流，遏其势，可加强炭类药的应用，取其出血"见黑则止"。并应尽量减少体力活动，静养双目，静则生阴，动则扰阳，阳动则血行不安，止血不易。韦氏特别指出，炭类药不宜过多，更不宜久服，因炭类药性燥，大量久服易生燥伤阴化火，反会灼伤脉络，引起反复出血。病至中期，眼底积血未消，瘀血未去，新血不生，血脉不通可致再度出血，故治疗总以活血化瘀为主。后期出血已止，若瘀血积久不化，多属日久气亏血虚，气为血帅，血为气母，母病及子可致气虚，气虚帅血无力，又致瘀血不易消散。治疗应扶正祛邪，益气活血，通补并用，做到化瘀不伤正，扶正助瘀消。韦氏认为瘀血久留尚可干着难消，阴血亏损又使脉道失血不润，故适当加用地黄、阿胶、麦冬等滋阴濡润之品有利瘀化。

韦玉英在血证选药方面大多继承了韦文贵先生用药经验（请见"韦文贵治疗眼底出血九方评析"），在此不再赘述。总之，无论分型定主方，还是分期立法方药，临床不可囿于一法一方，应法随证变，方随法调，有方有药。此正是中医辨证论治的精华所在。1963 年 5 月初，韦玉英随韦文贵先生代表中医眼科界，参加越南原国家主席的眼病会诊，经韦氏两代医家和西医眼科医家共同的精心治疗调理，主席的视力恢复至 0.8，眼底出血全部吸收（详见本书内专题报告）。

三、角膜溃疡应明辨虚实

韦玉英认为角膜溃疡主要是由于风热无制所引起，而阴虚火旺，虚火上炎亦可发生本病。白睛属肺，黑睛属肝，如肝肺有热，风邪外侵，风热毒邪相搏，上乘于目，则为"花翳白陷"；热毒深入，风热壅盛，肝胃实火上攻，而成"凝脂翳"；若肝胆实热，郁而化火，上灼风轮，神水混浊，则为"黄膜上冲"。凡人愤懑不平，或受六淫之邪，气不宣畅，均能传变及肝，使黑睛凝脂白陷。对于异物入睛，韦氏强调切不可揉擦，否则一有破损，邪毒内攻，若变"凝脂"和"黄膜上冲"，则较难治。

证属风热壅盛，法当祛风清热为主，滋阴活血，退翳明目为辅。常用经验方红肿翳障方（生地 15g，石决明 25g，赤石脂、炒白术、赤芍、夏枯草、黄芩、密蒙花各 9g，白芷、川芎各 6g，细辛、甘草各 3g）或羌活胜风汤加减；眵多泪少，眉棱骨痛为肝胆火炽，风邪热毒上窜，应以泻火解毒，清肝活血为主，常用红肿痛经验方（柴胡、黄芩、枳壳各 6g，生地 20g，赤芍、夏枯草各 10g，川芎 5g，薄荷 4.5g，生大黄 9g）或龙胆泻肝汤加减；热从火化，畏光，涩痛加重，大便燥结，急宜通腑，使热毒下行，方用泻火解毒方（生大黄 12g，玄明粉 9g，炒枳壳 4.5g）。热毒已解，口干舌红，脉细而数，证属阴虚火旺，法当滋阴降火，平补肝肾，常用知柏地黄汤（丸）。后期，风熄热退，或风热基本已退，黑睛留有翳障，改用退翳明目，或兼活血，选用新老翳障经验方（密蒙花、当归、刺蒺藜、地骨皮、瓜蒌仁各 9g，蝉衣、薄荷、川芎各 3g，木贼草、川楝子各 6g，石决明 25g，生地 15g，白菊花、羌活各 4.5g），四物退翳汤或明目蒺藜丸。

总之，韦老师认为，本病多数属实证，对于病急势猛，必须上病下治，用釜底抽薪法，泻其热毒，以利病机转化。眼病以热盛为多。加之常用风药辛燥，二者均易导致伤阴，故须适当选加生地、玄参以滋阴。久病正虚，或久服苦寒而伤中气，或年老体弱，热毒方盛，正气已衰，溃疡久不愈合者，加用党参、白术、黄芪等扶正祛邪之品。

（韦企平　整理）

韦企平眼科学术思想和临床经验

韦企平学术思想初探

1. 衷中参西、病证结合、与时俱进

随着西医眼科检查手段和治疗措施的飞速发展，对现代中医眼科医师的要求不断提高，也为我们提供了有益的补充。熟练地掌握中、西医临床技能，客观地认识其各自的优势和不足，取长补短，方能取得最佳的临床疗效。韦企平教授将许多西医的检查如检眼镜、裂隙灯、眼底荧光血管造影（FFA）、光学相干断层扫描（OCT）等作为"望诊的延伸"；将病理生理机制作为审证求因的线索，如轴浆流阻滞产生的棉绒斑为一种瘀阻的表现，获得更为全面的证候信息，通过眼底辨证，据其虚、痰、瘀、火等论治组方，并充分考虑西药对中医证型的影响，如对于糖皮质激素治疗后的视神经炎以中医药预防和减轻激素、免疫抑制剂等的毒副作用，并辅助这些药物的减量和停用；全视网膜光凝术后，使用中药清热利湿法减轻热损伤等。

由于中医眼科病名，尤其是瞳神疾病，有很多界限不清楚，诊断内涵不规范；且辨证过程中的主症、次症多与内科类同，从全身症状、体征入手，缺乏眼科特色证候诊断标准，既无眼部症状，更无法吸纳现代检测结果，这些都对辨证用药和临床研究等造成了一定的困难。因此韦教授认为现代中医眼科应采用以病理生理为基础的西医辨病和以病机为核心的中医辨证相结合的"病证结合"诊疗模式，应首先确定疾病的西医诊断和临床分期，了解其症状、体征的病理基础；再根据疾病的特异性临床表现（主症），或以全身辨证为主，或以眼部辨证（包括外障辨证、眼底辨证）为重，或借助五轮辨证分析疾病的病机，包括病因、病位、病性、病势，确立证型；而后分证论治，辨证和治

疗中还要考虑和权衡西医治疗对证型的影响。

又如中医眼科界既往对遗传性眼病的认识有限，韦教授自 20 世纪 80 年代中期诊疗第 1 例 Leber 遗传性视神经病变（LHON）患者以来，一直跟踪国外该领域研究进展，收集了大量诊断或疑诊为 LHON 的临床病例，并先后主动和国内首先开展分子遗传学基因诊断的中山眼科中心、温州医学院眼视光中心及同仁医院眼科研究所合作开展研究，带领东方医院眼科的团队多次到外省进行家系调查，在国内眼科界首先发表数篇从临床到基础对 LHON 有较深认识的学术论文，其研究成果得到了中西医眼科同仁的关注和认同。近年来，韦教授还带领弟子利用数据挖掘技术，对韦氏眼科诸位医家的用药规律、治疗经验进行研究分析，通过现代技术将这些经验规范和系统化，为相关科研提供临床研究基础。

2. "局部→双眼→全身→心理→社会"诊疗思维模式

眼科疾病中仅发于单眼者不在少数，这就造成了不少医生和患者容易将关注集中于患眼。但韦教授强调诊疗眼病要重视"双眼观念"，双眼对比检查对于很多疾病的诊断有重要意义。如突发性玻璃体积血可由视网膜裂孔、视网膜血管性疾病、视网膜脉络膜变性、炎症或肿瘤、湿性年龄相关性黄斑变性、玻璃体后脱离、视网膜劈裂症等造成，再生障碍性贫血、白血病等一些血液系统疾病，甚至眼内肿瘤，也可导致玻璃体积血。在出血较多的情况下，患眼不能窥见眼底，无法明确病因，此时检查健眼的眼底既可以帮助排除许多全身性原发病，又可能提示患眼的疾病性质。又如无既往资料、且原因不明的单眼视力下降，对比双眼屈光状态，可排除患眼原有弱视的可能。对比双眼的视乳头色泽、形态，视杯大小、深浅、形态，对于许多视神经疾病的诊断亦有重要意义。

韦教授还特别提出，视觉的起点是物像，健康完美的视光系统是确保清晰成像的基础，但能感知和看清物像是由大脑完成的，即视觉的终点在大脑皮质。因此，诊疗眼病要兼顾全身状况、心理状态及环境因素。如对于青光眼的治疗，除考虑患者病情、年龄、性格、所处地区等多方面因素外，作为终生为患的眼病，在漫长的治疗过程中要关注其情绪波动和心理变化对眼压的影响，可采用中药调理。而对于偏远地区的患者，要强调监测眼压和视野的重要性，以免其不能及时随诊贻误病情；对于已有较严重视功能损伤的患者，尤其是年轻患者，不是简单地告知病家"要把眼压降得低些"一句话，而是要不厌其烦，用实际病案结合形象的比喻，反复解释把眼压降到靶眼压或称目标眼压的必要性，争取病家在正常生命周期内维持足够的视功能；尤其对于典型的

"青光眼性格"患者，要把解释病情和疏导情志相结合，避免其形成"心理负担—病情加重"的恶性循环。一些眼病患者在经过韦教授用药治疗和调理全身后，不仅视功能维持良好，其失眠、焦虑等全身症候均得到很大改善。如患者张某，急闭青光眼已导致一眼失明，另一只眼因轻信某种针刺疗法能治愈青光眼，连续针刺3个月余，直至视野明显缩小至管状，来诊时眼压48mmHg，没用任何抗青光眼药，韦教授接诊后很痛心，在安排手术尽快降低眼压后，又精心制定了长期治疗方案，并长期随诊调整用药，迄今已14年，患者视功能一直稳定。另一位工程师李某，已随诊近30年，因青光眼造成的视功能损害，一直未再明显发展。

3. 目病不专重诊脉

临床上许多眼病患者，尤其是内障眼病患者，常常以局部表现为主，或仅有眼部症状、体征外，全身无症可查，无证可辨，脉象亦不典型。因此，《审视瑶函》中有"目病不专重诊脉"专篇强调辨查局部的重要性："……即方脉之专重乎脉者，尤望闻问居其先，而切脉居于后。盖切而知之，仅谓之巧耳"。强调不能仅靠"诊其脉而治其病"，"必于诊脉之外，更加详视，始不至有误矣"。

韦教授认为现代眼科的多种检查实际均属"望诊的延伸"，并据此指导临床实践：如裂隙灯下所见角膜后壁沉着物、房水中浮游物细小如粉尘者属湿，较大如羊脂状者属痰，在治疗虹膜睫状体炎，尤其是反复发作、经久不愈者时，予以祛湿化痰散结；眼底检查见视乳头色淡或苍白、视网膜血管变细者，认为其乃气血不足，不能濡养目系，治宜益气养血；视乳头充血水肿或为热毒内结，或属肝郁脾虚，也有阳虚水泛导致者；视网膜水肿责之于湿，硬性渗出责之于痰，棉絮斑（轴浆流阻滞）则从瘀滞论治；黄斑部居于注视中心，在五行属土，且其色黄亦与土相应，故治疗黄斑部疾患，除传统内障治肝肾外，常从脾胃论治，再据其薄变、出血、渗出、水肿等，分别予以或补益、或止血散瘀、或祛痰化湿、或利水消肿。

4. "目不因火不病"与"外障是寒"思辨

传统上眼科有"目不因火不病"之说，故长久以来眼科医家常用寒凉治目。然清代佚名所著《眼科奇书》（卢丙辰等点校）中则认为"外障是寒"，以四味、八味大发散等辛温发散治疗外障眼病，其观点独树一帜。

《审视瑶函》对"用药寒热"亦有专篇论述，一方面傅氏承认寒药是"救火之方"，而眼目又是"至高之窍"，最易被"性喜炎上"的火热之邪所攻犯，在治疗许多因热而生的病例时大量使用苦寒泻火之品，并创"四顺清凉饮子"

等清热泻火名方。但同时他认为"目病非热不发，非寒不止"，只能代表一般或大多数情况，若不辨寒热虚实、气血盛衰，但见目病，即投寒凉之品治之，必会导致中阳受损、血脉凝滞，邪不尽而正为所伤，徒生变证。此外，其对温热药的使用也十分谨慎，必须在确认为虚寒之症，方可以温和之品治之，否则必致药助邪势而病不解。

韦教授认为后学对于医籍中不同的医学观点，应具体分析其所处的时代背景，再结合现代的气候、环境、卫生条件、饮食习惯以及患者体质，"谅人禀受之浓薄，年力之盛衰，受病之轻重，年月之远近"，辨证立法。如确因火热实邪而起，必以苦寒之品泻之，但要视其病情、体质，不可过用，必要时还于邪尽后以柔剂调和正气，恢复脏腑功能。而对于寒证，尤其是内障眼病中证属虚寒者，不可一味以温热药，助阳补火，损伤津血，而应"善治阳者，必以阴中求阳"，与补阴药合用，刚柔相济。以免单用阳药，壮火食气，不唯损及阴分，更能耗伤正气。

总之，韦教授强调，临床中必因人因时因地制宜、脉证并重，知病证之虚实阴阳、识经络之通塞、辨情势之进退；临证之后，更要善于归纳总结，结合实践反思理论，"熟读而深详、潜思而博览"。

（王慧博　孙艳红　整理）

韦企平治疗单疱病毒性角膜炎临证经验

韦企平教授行医之际，不忘家乡父老，多年来利用周日休息远赴浙江东阳传道授业，桃李遍江浙。笔者有幸自 2006 年拜师学习，受益良多，现将随师心得整理如下，与同道共研。

一、早期疏风清热，勿忘养阴生津

单纯疱疹病毒性角膜炎是由单纯疱疹病毒Ⅰ型所致，是难治、易复发和危害视力的常见眼表疾病之一，发病率居角膜病的首位，归属中医的"黑睛生翳"范畴，临床表现类似"聚星障"，若治疗不及时则可发展为"花翳白陷""凝脂翳"等。

目为七窍之宗，位居至高，黑睛晶莹清澈，娇嫩无比，直接暴露于外，易受风热毒邪的侵袭。同时风性轻扬，易犯上窍，风邪常为外眼疾患的先导。又目为火之门户，张从正有"目不因火则不病"之论，火热同性，皆为阳邪，其性升腾炎上，容易上冲头目，风与热常合邪为病，引起眼疾。吾师认为，在单纯疱疹病毒性角膜炎中，以风热侵袭黑睛致病最为多见。风热上犯，留滞风轮致黑睛骤生灰白色星点翳障、羞明流泪、磣涩刺痛、抱轮红赤，治宜疏散风热、清热解毒祛邪为先，使病邪除之于早期，从外而解。风邪偏重，选用防风、菊花、桑叶、薄荷、蝉蜕等轻灵宣散之品，疏风散热、退翳明目。《古今医统》曰："防风，散风邪明目。"功善疗风，退翳明目。在疏散风热的基础上兼清热解毒，选用秦艽、秦皮、野菊花、大青叶、板蓝根、鱼腥草等。秦艽、秦皮合用有抑制 HSV-Ⅰ型引起的细胞病变的作用，保护加强角膜上皮屏障，减少病毒在细胞内繁殖。鱼腥草、大青叶、板蓝根都有明显的抗单纯疱疹病毒作用。另外，吾师认为在本病治疗过程中，养阴、治血、退翳要贯穿始终，在组方选药中，选用养阴清热生津之品，生地、天花粉、玄参之类。《银海指南》指出："目之黑睛肝也，燥则翳障模糊。"因风热之邪易伤津耗液，加之治疗过程中应用风药辛燥，配伍养阴清热药，可防止进一步耗伤阴津。若风热壅盛，脉络瘀滞，白睛混赤或抱轮红赤、头目胀痛，当选配凉血散瘀之品如生地、赤芍、丹皮、丹参、当归等药，以利于清血分邪热、疏通经络、减轻热势，取其"治风先治血，血行风自灭"，"行血为治目之纲"之意。若病情日久，迁延不愈，日久伤阴，阴虚无力抗邪，邪气久留不解，致眼内干涩、黑睛星翳稀疏、口燥咽干、舌红少津，治宜养阴清热、退翳明目，减少角膜翳膜形成，药用生玉竹、石斛、沙参、天花粉、生地、菊花、密蒙花、蝉蜕等。

二、病久扶正为本，重视调理脾胃

眼为五官之首，是机体的一个重要组成部分。眼通过经络与脏腑、气血及其他组织器官保持着有机的联系，共同维持着人体的生命活动。眼之所以能视万物，明秋毫，辨颜色，是赖五脏六腑精气的濡养。《灵枢·大惑论》指出："五脏六腑之精气，皆上注于目为之精。"如果脏腑功能失调，精气不能充足流畅地上注于目，就会影响眼的功能，发生眼疾。故诊治眼疾，除应重视眼部病变之外，必须有整体观念。又《兰室秘藏》云："夫五脏六腑之精气，皆禀受于脾，上贯于目。脾者，诸阴之首也，目者血脉之宗也，故脾虚则五脏之精气皆失所司，不能归明于目矣。"因此五脏功能的盛衰，首当责之于脾胃。脾胃是后天之本，气血化生之源，脏腑经络之根，是人体赖以生存的仓廪。同时脾胃又有保卫机体、抗邪防病之功，在疾病的预防和治疗上起着重要的作用。有实验证实，单纯疱疹病毒Ⅰ型在角膜感染以后，若不给予积极治疗，病毒可以在一定程度上抑制机体的免疫功能，进而形成病程迁延、恶化及多次反复发作，不利于疾病的恢复。近代研究证实，复发性单纯疱疹病毒性角膜炎病人血清中细胞免疫功能低下，复发的病例尤为明显。而该类病人发病或复发多在感冒、发热、过度疲劳或妇女月经期或久病正虚、久服苦寒中药而伤正气时发作。《灵枢·百病始生篇》指出："风雨寒热不得虚，邪不能独伤人。卒然逢疾风暴雨而不病者，盖无虚，故邪不能独伤人。此必因虚邪之风，与其身形，两虚相得，乃客其形。"疾病的发生与否，正气的强弱是关键。而正气源于水谷精气，与脾胃的功能强弱密切相关。脾胃健旺则正气充盛，脾胃虚弱则正气不足。由于机体的正气虚弱，防御作用减弱，外邪易乘虚袭之，"邪之所凑，其气必虚，"机体正气虚弱，不能祛邪外出，正不胜邪则邪愈盛，病邪久稽又进一步导致正虚。"病久易虚"，从而使病情迁延不愈，反复发作。吾师认为本病病机为正虚邪恋，以脾胃气虚为本，风热证为标。"邪以正为本，欲攻其邪，必顾其正。"治疗宜健脾益气以治本，祛风清热退翳以治标，方用四君子汤加黄芪健脾益气扶正为主，配以桑叶、菊花、秦艽、秦皮、蝉蜕以祛邪。方中党参、白术、黄芪补脾益气，黄芪具有增强机体免疫功能，提高机体抗病毒和清除潜伏病毒能力，降低疾病复发，茯苓健脾渗湿，炙甘草甘温益气、补脾调胃。方中桑叶、菊花、秦艽、秦皮、蝉蜕清热解毒、祛风退翳。全方合用益气健脾、扶正祛邪，使正气来复而清除余邪，促进机体的异常免疫恢复到正常水平，使疾病得以治愈。另外，在治疗眼疾的过程中，应时时处处注重扶助胃气，只有胃气强，谷气旺，脾气盛，运化健，气血旺盛，化源充足，正气充盈，才能缩短疗程，提高治愈率。《医宗必读·医论图说》指出："饷道一绝，万众立散；胃气一败，百药难施。一有此身，必资谷气，谷入于胃，洒陈于六腑而气至，和调于五脏而血生，而人资之以为生者也。"胃气的重要性可见一斑。因此在选用苦寒清热祛邪之药时，应中病即止，避免过用寒凉克伐，以免损伤脾胃之气。对于病延日久而长服中药者，药性的寒热温凉走窜，滋腻之偏容易损及脾胃，应配伍鸡内金、炒谷芽、陈皮、焦三仙等消食化滞理气之品，防滞防腻，注意养护胃气。只有脾胃健旺，气血生化之源充足，五脏和调，六腑润泽，正气充盛，才能抗邪能力强劲，邪气难以向纵深发展，才能彻底清除余邪。"正气存内，邪不可干"，才能使人体质健旺、防止疾病的复发。

三、病案举例

王某，女性，30 岁，2012 年 7 月 8 日初诊。患者左眼黑睛骤生星翳，沙涩疼痛，羞明流泪 30 天。患者 30 天前有感冒发热病史，其后左眼沙涩不适，羞明流泪，抱轮红赤，视物模糊，在当地医院诊断为"左眼单纯疱疹病毒性角膜炎，"住院治疗半个月，因左眼视物模糊进一步加剧，眼痛沙涩，羞明难睁，热泪频流，病情未能进一步控制而来院求治。眼部检查：左眼视力0.06，黑睛星翳联缀溃陷，肿胀增厚，形如圆盘，白睛混赤，体倦便溏，舌淡脉细，证属肝经郁热，风热上攻，病久损伤正气，正虚无力抗邪，治宜祛风清热为主，扶正祛邪为辅。药用：秦皮10g，秦艽10g，鱼腥草15g，野菊花10g，大青叶10g，板蓝根15g，蒲公英10g，天花粉15g，生地15g，党参15g，炒白术15g，生黄芪30g，炙甘草10g，水煎服15剂，日一剂，口服。7月23日复诊，左眼眼痛沙涩、羞明难睁症状减轻，视力增进。眼部检查：左眼视力0.4，抱轮微红，黑睛翳陷尚未完全平复，体倦乏力，舌淡苔薄，脉细，证属肝经风热未尽，正气待复，治宜祛风清热，益气活血退翳。药用：生地15g，当归10g，赤芍10g，防风10g，谷精草10g，木贼草10g，密蒙花10g，蝉蜕6g，决明子15g，党参15g，生黄芪40g，炒白术15g，炙甘草6g，水煎服15剂，继服。8月20日复诊，左眼视力0.5，眼无赤痛，角膜中央遗留云翳，表面光滑，边界清楚，体倦乏力已消，遂停止服药。

　　按：韦老师认为外障眼病首重风火二邪，又不唯独风火。在单纯疱疹病毒性角膜炎中，以风热侵袭黑睛致病最为多见。治疗上以疏散风热、清热解毒祛邪为先，使病邪除之于早期，邪去正安，以解病厄，选用秦艽、秦皮、鱼腥草、野菊花、大青叶、板蓝根、蒲公英，疏散风热、清热解毒，同时勿忘养阴生津。养阴是由于本病早期为实热风证，邪热易伤津耗液，加之治疗过程中应用苦寒辛燥之药，故在方中宜选用生地、天花粉养阴生津，防止进一步耗伤阴津。该患者病情日久，迁延不愈，又服用较多苦寒泻下之中药，机体的正气已虚，正虚邪乘，治疗宜扶正祛邪，攻补兼施，以期祛邪不伤正，扶正不留邪。方中党参、炒白术、炙甘草益气健脾、扶正祛邪，防苦寒之药伤及中气，又顾及脾胃，培补后天，使生化之源充足，有利于缩短疗程，提高疗效。病人服药半月后，病情显著好转。继之以经验方四物退翳汤合四君子汤益气活血，清肝退翳明目，以巩固疗效，进一步提高视力，调治半月，诸症皆消。

（胡素英　整理）

黄斑水肿从痰瘀论治

　　黄斑水肿是多种眼病均可出现的眼底征象，不仅常见的黄斑本身疾病如中心性浆液性脉络膜视网膜病变及年龄相关性黄斑变性可有明显的黄斑水肿；葡萄膜炎，部分视神经疾病，眼外伤，内眼手术后，炎性或特发性黄斑前膜，甚至药物中毒后均可出现黄斑水肿；尤其是临床上日渐增多的视网膜血管性病变如糖尿病视网膜病变，视网膜静脉阻塞，视网膜血管炎等，其导致视力严重下降的最常见并发症就是黄斑水肿。对待黄斑水肿，除针对其促发水肿的原发眼病积极防治外，如何减轻和尽早消除黄斑水肿是当前眼科界普遍关注并研究的热点。近年国际上流行的主要针对眼底血管性疾病或／和并发黄斑水肿的药物，如抗血管内皮生长因子（VEGF）贝伐单抗（Avastin）、兰尼单抗（Lucentis）、雷珠单抗和国内研制的康柏西普等。这些眼内注射剂治疗后增效快，能短期内消除新生血管和缓解黄斑水肿，但通常需要间断性重复用药，且药价昂贵，国内短期内，尤其在基层医院仍无法推广应用。激光光凝，经瞳孔温热疗法（TTT）、光动力疗法（PDT）、曲安奈德（TA）玻璃体内注射及依据不同病情结合抗 VEGF 的不同方法优选联合应用等均有临床研究的文献报告，但不同疗法各受其适应证及患者条件所限，且大多治疗仅能短期减轻黄斑水肿，缓解病情，仍需重复治疗。曾接诊数例因视网膜血管病变导致黄斑水肿的患者，均在不同医院多次重复眼内或眼周注射抗 VEGF 药或 TA，治疗不久后黄斑水肿又加重。近些年，韦老师根据中医理论和临诊心得，借助现代仪器 OCT 等延伸眼底望诊的客观评价，对黄斑水肿试从痰瘀理论治疗，辅助益气和调理气机中药，取得较好疗效。现介绍如下。

一、中医有关水肿的基本认识

中医认为水肿是由于脏腑对水液宣化输布功能失调，导致体内水湿停留，泛滥肌肤，引起头面、四肢、腹部，甚至全身的浮肿。多与肺（通调水道）、脾（运化水湿）、肾（气化蒸腾）三脏功能失常，三焦水道不利有关。水湿停滞主要表现为痰、饮、水肿等，临床常将痰饮相提并论，痰饮合称作为病名始见于《金匮要略》，是指脏腑津液代谢失常，水液流走停蓄于体内某一局部所导致的病症。广义的痰饮可分痰饮（水饮走胃肠）、悬饮（水饮留胁下）、溢饮（水饮归四肢）及支饮（水饮聚胸膈）；从形质上稀薄和稠黏来分，又有所谓"水聚为饮，饮凝为痰"之说。

二、西医眼科对黄斑水肿的认识

现代医学已认识到，作为水液代谢障碍引起的局部病理产物同样可能停蓄于黄斑区。黄斑水肿是许多疾病导致血-视网膜屏障破坏后的共同病理过程和临床征象，即液体在视网膜细胞间积聚，可起因于代谢的改变、缺血、局部流体力学或机械力的改变、炎症、药物毒性或以上因素的联合作用。因此，黄斑水肿作为有形之液体渗漏积聚可以等同于痰饮之患。鉴于临床所见，黄斑水肿大多由糖尿病视网膜病变或视网膜静脉阻塞引起，前者是终生为患；后者自然病程至少要半年（视网膜分支静脉阻塞）或1年（视网膜中央静脉阻塞），且部分水肿可伴随不同程度出血，从而使水肿更难消退。如无任何干预治疗，黄斑水肿可随自然病程长期存在，通常要1~3年后才逐渐缓解。而临床观察，黄斑水肿持续3个月后即可对中心凹区的光感受器产生不可逆性损伤，从而丧失中心视力。说明黄斑水肿是个病程长，病情顽固，又需早治，坚持治的难治性病症，我们在临床上见到许多视网膜静脉阻塞疾病经适宜的综合用药和激光治疗，甚或多次抗VEGF药物眼内注射，虽眼底出血完全吸收，也避免了新生血管性青光眼类更危重的并发症，但终因黄斑水肿导致黄斑囊样变性使视力丧失，实属遗憾。

三、黄斑水肿从痰瘀论治的理论基础

临床上所见的黄斑水肿，有不伴随出血的单纯性水肿，如中心性浆液性脉络膜视网膜病变、慢性葡萄膜炎及内眼术后黄斑水肿（偶尔也可有出血）等；也有可并存或随后出血的黄斑水肿，如高度近视、糖尿病视网膜病变、视网膜静脉阻塞等。无论何种黄斑水肿，从痰瘀论治是不可忽视的基本治则。这是因为：其一，从广义上讲，黄斑水肿是痰饮在眼内的特征性表现，可视为"水聚为饮，饮凝为痰"。而黄斑出血可视为离经之血，即瘀血。痰水和瘀血是阴精为病的两种表现形式，痰源于津，瘀成于血。"痰瘀相关"是基于中医学"津血同源"这一基本理论而产生的。医家所言"血不利则为水""血结亦病水""水结亦病血"，故水肿和出血既可互为因果，又可并存互结而难消难散。治疗应标本兼顾，痰瘀同治方能取效。其二，黄斑水肿具有顽固难消的特点，这除了和引发其水肿的原发眼病（如视网膜静脉阻塞、脉络膜新生血管等）未有效控制外，历代医家也早已提到"久病多瘀""顽病多痰"，痰瘀互结，相兼为患的病症多病程缠绵，难有速效，更难以治愈，黄斑水肿即属于该类顽固难愈之患。叶桂在《临证指南医案》中将痹证、积聚、癥瘕及痛证等疑难、幽深、久耽之疾称为络病，其中又以"痰凝血瘀"者居多，论治多从化痰祛瘀通络着手。唐宗海在《血证论》中提出："血瘀积久，亦能化为痰水"。而早在东汉张仲景即首先在《伤寒杂病论》中将痰瘀同治之法运用于临床，书中所载治疗胸痹心痛的瓜蒌薤白白酒汤、瓜蒌薤白半夏汤及枳实薤白桂枝汤等无不体现其化痰祛瘀，温通血脉同治顽症的立法。故韦老师认为黄斑水肿应从痰瘀论治，并要痰瘀同治，以克顽症。此外，治疗黄斑水肿，除祛痰化瘀消肿法应贯穿始终外，还应注意调理脾肺肾三脏和气血两途，现代名中医陈达夫先生在其《内眼组织与脏腑经络相属》中指出：视网膜黄斑区属足太阴脾经，同时应兼顾视网膜所属的足厥阴肝经。内经《素问》病机十九条有"诸湿肿满，皆属于脾"之言。迄今临床上大多医家治疗黄斑水肿也多从健脾利湿着手。"脾为生痰之源，肺为贮痰之器"，脾气虚或脾阳不足，则水谷不化，不能升清降浊，聚湿生痰成饮。肺主宣发、肃降、通调水道，若"肺气虚，则不能水精四布，而浊瘀凝聚"。肾主水液，作为水火之宅，肾的阴阳协调，开阖适度，能确保水液的正常代谢和平衡，反之则水液输布排泄紊乱，出现痰饮、水肿。朱震亨在《丹溪心法·痰》中首次提出"痰夹瘀血，遂成窠囊"，其治病多以气、血、痰为重。因气滞可致痰瘀，气虚亦可造成血瘀和水停，故该书中指出："善治痰者，不治痰而治气，气顺则一身津液亦随之而顺矣"。气能行津，鉴于气、血、津液间相互生成和转化的关系，自古有"气行水亦行"（《血证论》），"气行乃血流"（《素问·五脏生成论》）之言。故临证用药应酌情加用调理气机和补益中气的药物，有助于病情恢复。

四、临证组方用药心得

从前述中医理论，结合自己多年临床实践并借助 OCT、FFA 等现代眼底微观望诊，韦老师提出无论哪种病因所致黄斑水肿，从眼底审因辨证角度看，祛痰化瘀，利水消肿为其基本治则，可首选加味苓桂术甘汤（陈皮 15g，泽兰、茯苓各 12g，桂枝 9g，白术、炙甘草各 6g）或参芪五苓散。苓桂术甘汤是《金匮要略》所载温阳化饮的代表方。方中重用茯苓健脾渗湿，祛痰化饮为主药；桂枝既可温阳化饮，化气以利水，又能调和营卫，温经通脉，还兼平冲降逆，与茯苓相配，作为辅药既有温化渗利消黄斑水肿之功，又作为佐药有助于泽兰活血化瘀通络；再佐以白术健脾燥湿，脾运健旺，水湿易除；泽兰活血化瘀有利痰消，又兼行水消肿；陈皮虽属佐药，但重用 15g，辛开苦降，温通脾肺两经，意在理气通降，使气顺痰消；炙甘草补脾益气，润肺和中，兼可调和诸药，虽为使药，但不可或缺。全方功在温化痰饮，利湿消肿，仅六味常用中药，且药性平和，对顽固难消的黄斑水肿可长期服用。若黄斑水肿隆起明显，可重用茯苓和白术 25~30g，再加生黄芪补气升阳，利水消肿，黄芪量可用到60g，再加薏苡仁淡渗利湿消肿。或直接选用参芪五苓散。如黄斑区出血，渗出多，应重用白茅根 20~30g 凉血止血，利尿消肿；三七粉止血散瘀又消肿。如已有黄斑囊样水肿和/或黄斑劈裂，或水肿虽减轻，但视力低下或反而又下降，说明已有黄斑区感光细胞的损害变性，应在处方中加用女贞子、枸杞子、楮实子及决明子类补益肝肾，明目开窍药。当黄斑水肿同时有出血和渗出时，无论是痰凝血瘀，还是痰瘀互结，都应在健脾利湿的基础上化痰散瘀并治。若渗出广泛且密集，则用二陈汤加瓜蒌、浙贝母、枳实，重在燥湿消痰散结；若伴随出血较多，应辨清全身寒热征象，属寒凝血瘀的应采用温通化瘀法，在用当归、川芎、桃仁、红花等活血化瘀药的基础上再加炮姜、桂枝及黄酒为引，以温通血脉化瘀；若热象偏重，可用桃红四物汤加连翘、白茅根、丹皮、紫草及茜草等凉血散瘀为主。若积血厚重难消，可加大黄和失笑散（生蒲黄、五灵脂），并倍用三七粉 12 克入药同煎，以强化散血化瘀作用，但临床应根据患者体质加减药量和决定用药时间长短。在中医调治中，若出现严重危害视力的并发症如黄斑牵拉性前膜，黄斑新生血管时，应中西医协同配合治疗，优选抗 VEGF 药物治疗、激光或必要的外科处治，以争取最好的视力预后。按前述中医治疗思路，韦老师曾先后治疗多例不同病因所致顽固性黄斑水肿或黄斑囊样水肿，均有不同程度疗效。

五、病案举例

例 1：程某，女性，36 岁，2009 年 5 月 12 日初诊。左眼复发性葡萄膜炎并发黄斑囊样水肿 3 个月。视力仅 0.2，不能矫正，在积极控制好色素膜炎症基础上，先以加味苓桂术甘汤加浙贝母、丹参化痰散瘀，消除水肿，随证加减治疗 2 个月，水肿明显减轻后，再继续散瘀消肿并加用车前子、五味子、枸杞子和楮实子类明目开窍药，又 2 个月后视力恢复到 0.6。

例 2：郭某，女性，57 岁，2013 年 6 月 6 日初诊。左眼于 1.5 个月前在某医院行白内障超声乳化加人工晶体植入术，手术顺利。术后一周发现左眼视力下降（自 0.8 降到 0.2）伴视物变形。眼底及 OCT 检查证实是黄斑水肿，经对症治疗无明显疗效，故转我院治疗。检查：左眼视力 0.15，人工晶体位正透明，左眼底黄斑有花瓣状囊样水肿。再查 FFA 及 OCT 证实本病。患者平素身体健康，仅近期失眠多梦。故以眼底辨证为主，用加味苓桂术甘汤：白术 25g，炒薏仁 25g，茯苓 15g，泽泻 10g，桂枝 10g，生黄芪 30g，丹参 10g，当归 10g，枳壳 10g，酸枣仁 30g。以后随诊化裁方药，患者坚持服药到 7 月 28 日复诊，左视力 0.8，眼底黄斑水肿明显消退。在前述方药基础上，加枸杞子、女贞子和决明子类补肾清肝明目药。9 月 11 日复诊检查左眼视力 0.8，视物已不变形，眼底和复查 OCT 均证实黄斑水肿消退，但中心凹反光消失，色素轻度不均。2014 年 1 月 7 日随访左眼视力维持在 0.8。

（王慧博 孙艳红 整理）

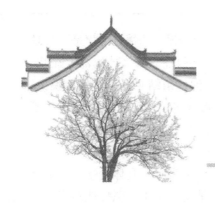

第三部分
专病论治

睑 缘 炎

一、概述

睑缘炎是睑缘表面、睫毛毛囊及其腺体组织的亚急性或慢性炎症。通常双眼发病，呈慢性复发性临床过程。病因主要包括睑缘微生物感染、睑板腺脂质分泌异常及免疫反应等。常见症状包括：异物感、流泪、眼痒、眼干、睑缘有鳞屑、睫毛黏结或有脱落、畏光、瞬目增多及不能耐受角膜接触镜等。既往根据病变形态和发病位置分三型，即鳞屑性睑缘炎、溃疡性睑缘炎和眦部睑缘炎。近年比较公认的分类法是按解剖部位分类与病因分类。

病因分类包括感染性（细菌、病毒、真菌或寄生虫感染）和非感染性（脂溢性、睑板腺功能障碍、过敏或皮肤病相关如酒渣鼻）睑腺炎。

目前推荐的按解剖部位所分的临床诊断标准是：

（1）前睑缘炎（炎症主要累及睫毛根部和毛囊）：①双眼发病，反复发作或迁延性病史。②睑缘充血或毛细血管扩张和睫毛根部鳞屑、结痂或溃疡等。

（2）后睑缘炎（炎症主要累及睑板腺及其腺口，最常见原因是睑板腺功能障碍）：①双眼发病，反复发作或迁延性病史。②睑缘充血或毛细血管扩张和睑缘形态（包括睑板腺开口）改变，或睑脂质和量改变。

（3）混合性睑缘炎：符合前睑缘炎和后睑缘炎诊断标准。病史中若有睑板腺炎或睑板腺囊肿、眼部带状疱疹、系统性病史（如过敏性疾病、脂溢性皮炎等），以及促使病变加重的诱因（如抽烟、饮酒、戴接触镜、刺激性食物和眼部化妆等），有助于诊断本病。

另有近年报告的睑缘炎相关角结膜病（BKC），是指继发于睑缘炎（尤其是反复发作的后部和混合型睑缘炎）的一系列结膜和角膜病变。常双眼发病，成年人多见，女性多于男性。临床表现与睑缘炎的病程、病情、治疗是否合理等有关。除有睑缘炎相关症状外，还会出现眼红、眼痛、畏光、流泪等症状。检查可见结膜充血、结膜乳头增生和滤泡形成、泡性角结膜炎、丝状角膜炎、点状角膜上皮糜烂、角膜溃疡和角膜新生血管形成等。因治疗原则和用药不同，该病应注意和单疱病毒性角膜炎及细菌/真菌性角膜溃疡等鉴别。

　　睑缘炎治疗原则包括去除诱因和避免刺激因素、抑制细菌繁殖、眼局部抗炎治疗、改善睑板腺脂质代谢与分泌以及积极处理并发症。具体治疗以局部物理疗法和局部用药为主，对中重度睑缘炎和伴有脂溢性皮炎、免疫性疾病等全身疾病的可能需要增加全身药物治疗。

　　中医称睑缘炎为"睑弦赤烂""风弦赤烂"及"胎风赤烂"等。其病因病机多为风热合邪结于睑弦，伤津化燥；或风湿热邪相搏上攻睑弦；或心火上炎，灼伤睑眦。睑缘炎多因脾胃湿热，外受风邪，风湿热三邪攻于睑弦而致。风盛则痒，湿胜则烂，热盛则赤，总由风、湿、热三邪为病。虽然皆由外风引动，但由于内邪不同而病机各异。内有脾胃蕴热，受风则易化燥；内有湿热，受风后湿热更盛而致溃疡；内有心火，受风邪后循经灼伤睑眦而眼眦红赤糜烂。鳞屑型：睑弦潮红刺痒，睫毛根部有糠皮样白屑，频喜揉擦。溃疡型：睑弦溃烂，生脓结痂，睫毛乱生或脱落，痛痒并作，羞明流泪，眵泪胶黏者。眦部型：两眦红赤糜烂，且灼热奇痒。

二、验案

例 1　韦玉英验案（《中国百年百名中医临床家丛书·韦文贵 韦玉英》）
乔某，女，34 岁。初诊日期：1991 年 3 月 21 日。

主诉：双眼皮刺痒灼热，皮屑脱落已 3 个月。

病史：3 个月来双眼皮先后发痒发热，并有灰白痂皮脱落，曾在某医院按眼睑皮肤过敏、睑缘炎治疗，用过抗过敏药口服及硫酸锌眼药水、黄降汞眼膏，但病情时缓时发，近两周因加班后更觉眼皮痒热难忍，故转我院治疗。患者在某机关从事食堂炊事工作。现感焦虑不安，眼干口干。

检查：视力双眼均 1.2，双上眼睑皮肤潮红粗糙，双上下睑缘红赤干烂，睫毛根部有白色糠皮状脱屑，内眦角有干黏分泌物，球结膜轻度充血，角膜清，眼底正常。舌质偏红少津，舌苔薄白，脉浮弦。

诊断：双睑弦赤烂（双鳞屑性睑缘炎）。

辨证：风热搏结，化燥伤阴，血虚津亏。

治法：祛风清热，养阴润燥。

方药：加减柴胡散：柴胡 10g，防风 10g，荆芥 10g，羌活 6g，赤芍 10g，生地 15g，当归 10g，玄参 10g，天花粉 10g，甘草 6g，7 剂，水煎服，每日 2 次。暂停外用眼药。

二诊：1991 年 3 月 28 日。自觉刺痒症状好转，仍感眼干、口干。检查双眼睑缘赤红减轻，屑片稀少。以原方去羌活，加麦冬 10g，加强养阴增液之效，再 7 剂，水煎服，每日 2 次。

三诊：1991 年 4 月 6 日。自诉痒涩症状明显减轻，口已不干，揉眼时仍有屑皮脱落。检查：双睑缘稍红，睫毛根部稀疏鳞屑附着，舌质淡红，苔薄白，脉弦细。证属风热已减，阴虚燥热尚待渐消。治以滋阴润燥为主，辅以清热凉血。方药：生地 15g，玄参 10g，麦冬 10g，天花粉 10g，石斛 10g，防风 10g，荆芥 10g，丹皮 10g，赤芍 10g，陈皮 10g，10 剂，水煎服，隔日 1 剂，并嘱每晚用淡盐水轻洗双眼睑缘。

末诊：因工作脱不开，1 个月后复诊见双眼睑皮已不红，偶见鳞屑，患者无自觉不适，嘱每周守方服药 2 剂，连服 2~3 周，以巩固疗效。

例 2 韦企平验案

谢某，男，45 岁。初诊日期：2013 年 9 月 16 日。

主诉：双眼皮边缘灼痒、涩痛 4 个半月。

病史：近 4 个半月开始双眼交替涩痛发痒，时轻时重，并有分泌物在眼边，曾在北京朝阳区某医院先后按结膜炎、睑缘炎给予抗生素眼液及眼膏治疗。因经常在外出差，未坚持复诊和治疗。近两周上述症状加重，并在擦眼时偶有睫毛脱落。看电脑稍久即感眼干、灼痛，口苦发黏，纳眠可，二便调。

检查：视力（戴自配眼镜均为 - 4.50S）右 1.0，左 0.8；眼压右 15.6mmHg，左 14.8mmHg。双眼睑缘潮红稍肿，裂隙灯显微镜下可见睑缘处红赤，有轻度溃烂和切迹形成，睑板腺开口有脂栓和结痂，上睑缘睫毛有少数成束状，角膜清。眼底（-）。舌质偏红，舌苔黄腻，脉滑数。

诊断：双睑弦赤烂（双溃疡型睑缘炎）。

辨证：脾胃湿热蕴久，复受风邪，风湿热毒循经上攻睑缘。

治法：泻火解毒，清热燥湿，祛风止痒。

方药：加味三黄汤：黄芩 10g，黄连 6g，大黄 6g，黄柏 10g，银花 10g，连翘 10g，炒苍白术各 10g，焦栀子 10g，紫花地丁 10g，炙甘草 6g，荆芥 10g，防风 10g，7 剂，水煎服，每日 2 次。并点普拉洛芬滴眼液，每日 4 次；每晚涂抗生素眼膏 1 次。嘱每日用稍温的淡盐水轻洗双眼睑缘两遍，忌食辛辣、生葱蒜。

二诊：2013 年 9 月 23 日。前述症状稍缓解，但感眼痒明显，大便较稀。舌脉如前。前方去大黄、焦栀子，加地肤子 10g，白鲜皮 10g，继续服 21 剂。余外治法如前。因有睑板腺功能障碍，安排每周睑板腺按摩 2 次。

三诊：2013 年 10 月 21 日。因期间出差 5 天停药未服，来诊前 1 天才服完药，但一直坚持用温水洗双眼睑。自觉眼睑不适症状明显好转。检查双眼睑仍轻度潮红，睑板腺开口脂栓和痂皮已清除。纳眠可，二便调。舌质偏红，舌苔薄白，脉弦偏数。治法改为健脾利湿，清热祛风。方药：党参 15g，炒白术 10g，茯苓 10g，黄芩 10g，银花 10g，连翘 10g，紫花地丁 10g，荆芥 10g，防风 10g，炙甘草 6g，21 剂，水煎服，每日 2 次，先连服 7 日后，再隔日 1 剂。外用药继续用。

四诊：2013 年 11 月 28 日。自觉症状和眼睑检查均比初诊明显改善。嘱三诊所开处方坚持每周服两剂，出差应生活规律，少食辛辣、烧烤、火锅食品和尽量避免烟酒。

三、评析

例 1 鳞屑性睑缘炎常因风沙、烟尘等理化因素长期刺激，导致睑缘轻度感染而发病，如本例患者从事炊事工作，经常烟熏蒸烤诱发本病。中医属风燥型睑弦赤烂，韦氏选《审视瑶函》中的柴胡散为主治疗，并随证守方化裁。另有热毒型（溃疡性睑缘炎），可用加味三黄汤（黄芩 10g，黄连 6g，大黄 3g，黄柏 10g，银花 10g，连翘 10g，炒苍白术ᵃ 10g，焦栀子 6g，紫花地丁 6g，炙甘草 6g），泻火解毒，清热燥湿。风火型（眦部睑缘炎）宜疏风清热，泻心导赤。宜用退眼角红方合导赤散化裁加减。对风湿型（湿疹性睑缘炎）则以祛风利湿为主，选《眼科纂要》中的除湿汤。

韦氏强调，本病施治应养护结合，养成良好卫生习惯，不要用手指揉眼睛，注意不熬夜，戒烟酒，勿过食辛温香燥之品，以免湿热内生，同时要戒烟酒。及时矫正屈光不正，增强体质。避免风沙、烟尘刺激。

例 2 患者因经常出差，应酬多，起居饮食不规律，导致脾胃失调，湿热蕴积，复感外风发病后又不能及时就诊或坚持遵医治疗，故风湿热互结，热毒偏重，非黄芩、黄连、大黄、黄柏及栀子等泻火解毒重剂不能除其毒热，无首方所列清热燥湿药合用不能消其湿热留滞顽症。但多味苦寒清泻之品不可久用，故病情有缓解后适当减去部分苦寒药，再随证变化加地肤子、白鲜皮，既清热燥湿，又祛风止痒，该两药尚可单独水煎后清洗眼睑。

睑 腺 炎

一、概述

睑腺炎又称麦粒肿，是眼睑腺体的感染性病变。眼睑皮脂腺（Zeiss 腺）或汗腺（Moll 腺）感染称外睑腺炎，睑板腺（Meibom 腺）感染则称为内睑腺炎。本病大多为葡萄球菌感染引起。本病初起有眼睑红、肿、热、痛的急性炎症表现。外睑腺炎发病初红肿范围弥漫，疼痛明显，轻触眼睑有压痛性硬结，随后 3~5 天向皮肤面发展，硬结软化形成黄白脓点，可自行溃破溢出脓液；内睑腺炎有局限的肿胀硬结及压痛，多数向睑结膜面发展并向结膜囊内溃破，少数患者向皮肤面溃破。治疗主要是用抗生素眼液滴眼及眼膏涂结膜囊内。病初时可频用冷敷，硬结仍有时改用湿热敷。本病切忌在急性炎症期用手挤压，以防细菌进入血管引起海绵窦血栓或败血症，导致生命危险。

本病中医称"针眼""偷针""土疳"等。《目经大成》名"土疡"。本病部分患者常反复发作，此愈彼起，经久难消。中医眼科学从整体观念出发，"治病必求于本"，标本兼顾，内治结合外治。使脾胃正气充实，消除复发的内在因素。

二、验案

例 韦企平验案

宗某，男，8 岁。初诊日期：2011 年 10 月 20 日。

病史：患儿近期双眼交替反复肿痛，现左胞睑局部轻度红肿，略有压痛，纳差，便溏，睡眠尚可。

检查：视力右 1.2，左 1.0；眼压右 18.5mmHg，左 19.6mmHg。左眼上睑皮肤微红肿，局部有压痛并触及约绿豆大硬结，结膜充血（＋），角膜清。眼底（－）。舌淡红有齿痕，苔薄黄，脉滑数。

诊断：左针眼（左反复发作的外睑腺炎）。

辨证：脾胃伏热。

治法：清解脾胃伏热，扶正祛邪。

方药：化坚二陈汤加减：白僵蚕 6g，黄连 3g，陈皮 6g，姜半夏 6g，茯苓 6g，炙甘草 6g，夏枯草 6g，丹皮 6g，鸡内金 10g，金银花 6g，野菊花 6g，14 剂，水煎服，每日 2 次。

二诊：2011 年 11 月 3 日。上述症状基本缓解，原硬结变小；继服 7 剂后左眼睑硬结消除。

三、评析

胞睑在脏属脾，胞睑红肿痒痛，多属脾经风热，胞睑红肿不甚，反复发生针眼者，多属脾虚，余热未尽。韦企平教授提出，脾胃是后天之本，气血化生之源，脏腑经络之根，是人体赖以生存的仓廪。同时脾胃又有保卫机体、抗邪防病之功，在疾病的预防和治疗上起着重要的作用。治疗过程中，应时时注重扶助胃气，只有胃气强，谷气旺，脾气盛，运化健，气血旺盛，化源充足，正气充盈，才能缩短疗程，提高治愈率。方中黄连清脾胃积热；夏枯草清肝散结；金银花、野菊花清热解毒；丹皮凉血并散血分瘀热；陈皮、半夏、茯苓、甘草、鸡内金健脾化痰，理气和中。诸药合用，共收清解脾胃伏热，扶正祛邪之功。韦教授认为，睑腺炎虽看似小病，但确有双眼反复发病，此起彼落，有的虽经多次手术仍有复发，幼童发病常难以配合治疗，尤其反复手术，家长也着急心疼。故提出两点：①对睑腺炎患者，尤其小儿，应注意养护脾胃，饮食以富有营养、多样化、易消化为主；并养成良好的卫生习惯。②对反复发病的睑腺炎，许多老中医的治疗经验值得学习。如庞赞襄对小儿反复发作的双眼麦粒肿，多辨证为脾胃积食化热，毒邪蕴结日久，上犯于目，用清热解毒，化食导滞，散结通络法取效。陆南山对积脓未溃，热毒上攻的成人麦粒肿，则用清热解毒，托毒排脓法获效。祁宝玉自拟霰散通用方（山楂，神曲，莱菔子，鸡内金，连翘，防风，清半夏），虽主治霰粒肿，但对多发、反复发作的儿童麦粒肿也可适用。

急性卡他性结膜炎

一、概述

本病为细菌感染引起的一种常见传染性眼病，又称细菌性结膜炎。多见于春秋季节，具有流行性，常见致病菌为肺炎双球菌、Morax-Axenfeld 双杆菌、金黄色葡萄球菌等。本病起病急，发病后 3~4 天，病情即达高潮，随即逐渐减轻，约 7~10 日可痊愈。本病常双眼同时或相隔 1~2 日发病，预后良好。患眼自觉疼痛，异物感，灼热感，分泌物多，常将上下睑睫毛粘连住。严重时有流泪，畏光等。西医治疗以抗生素类眼药水和冲洗结膜囊为主。

本病属于中医"暴风客热"范围，是指外感风热，猝然发病，以白睛红赤，眵多黏稠，痛痒交作为主要特征的眼病。又名暴风、暴风客热外障，俗称

"暴发火眼"。该病名首载于《银海精微·卷之上》，但对本病症状记载较详的当是《秘传眼科龙木论·暴风客热外障》，书中说："此眼初患之时，忽然白睛胀起，都覆乌睛和瞳仁，或痒或痛，泪出难开"。本病病因为骤感风热之邪，风热相搏，客留肺经，上犯白睛而发；若素有肺经蕴热则病症更甚。内治大多以祛风清热为基本治则，外治则应滴用清热解毒眼药水和冲洗结膜囊。

二、验案

例 韦文贵验案（《中国百年百名中医临床家丛书·韦文贵 韦玉英》）

张某，女，7岁。初诊日期：1958年9月6日。

代诉：双眼红痛，眵多黏结，不能睁眼已一天。

病史：患者2天前开始双眼异物感、灼热感，昨天双眼红痛、羞明、眵多泪少、晨起眵多干结而不能睁眼、大便偏干。三天前和邻居红眼病患儿有接触史。

检查：双眼睑中度红肿，球结膜高度充血，角膜附有黏液脓性分泌物，失去正常光泽，用棉签擦净后显现清亮。舌质红，舌苔微黄，弦细而滑数。

诊断：双暴风客热（双急性卡他性结膜炎）。

辨证：脾肺实热，复感时气邪毒，上犯目窍。

治法：泻火解毒，疏风清热。

方药：①退红良方加减：生大黄10g，炒栀子6g，白菊花6g，密蒙花10g，连翘10g，草决明10g，3剂，水煎服，每日2次。②犀黄散一瓶，点双眼，一日3次，点后闭眼五分钟。

二诊：1958年9月10日。服药3剂后，睑球结膜充血消失，自觉症状消退，停止服药。犀黄散点完为止，巩固疗效。

三、评析

上述病例是脾肺实热，感受时气邪毒，内外合邪，上攻目窍，因其眵多泪少，故称暴风客热。治疗上根据急则治标的原则，重点是泻火解毒通腑为主，疏风清热为辅。例1已7岁，虽邪气盛，但正气足，治疗及时，在退红良方加减中，生大黄重达10g，服药3剂，并点犀黄散眼药而愈。方中重用生大黄泻火通腑而达釜底抽薪之目的。

对于急性炎症的病人，韦老常用生大黄适量，这是"上病下治"在眼科临床的运用。此外，对眼部刺激症状重的病人，经常用三棱针耳后静脉放血3~5滴，这对减轻症状，缩短疗程有一定的作用。因耳后是足少阳胆经所走的部位，胆经"起于目锐眦，上抵头角，下耳后"。放血的目的是通经活络，消炎止痛。

病毒性结膜炎

一、概述

病毒性结膜炎是病毒感染所致的一种常见传染性强的眼病，俗称"红眼病"。多见于春秋季节，起病急，双眼同时或先后发病，能迅速传染并流行。但因病毒种类的不同，临床症状轻重略有差别。急性发病的又分流行性角结膜炎（以腺病毒 8 型为主），流行性出血性结膜炎（肠道病毒 70 型感染为主）。临床表现为畏光、流泪、眼睑红肿、结膜高度充血水肿以及睑结膜大量滤泡。分泌物多为水样，耳前或颌下淋巴结肿大，角膜上皮和浅层基质层点状浸润。另外，前者重症者睑结膜面灰白色伪膜覆盖，而后者睑球结膜上有点、片状出血。

中医认为本病属于"天行赤眼""天行赤眼暴翳"范畴，是指外感疫疠之气，白睛暴发红赤，点片溢血，常累及双眼，可在周围人群中广泛流行。又名"天行赤目""天行赤热""天行气运"。元代危亦林所著《世医得效方·天行赤目》说："目忽赤肿，晨昏痛涩，长幼相似，此天行时疾。"清代刘耀先所著《眼科金镜·天行赤眼症》中记载："天行赤眼者，谓天地流行毒气，能传染于人，一人害眼传于一家，不论大小皆传一遍"。

二、验案

例　韦企平验案

石某，男，38 岁。初诊日期：2016 年 7 月 8 日。

主诉：左眼红肿磨痛伴流泪、畏光和视物模糊近 2 个月。

病史：2016 年 5 月 10 日开始左眼涩痛发红，有水样分泌物。因忙于工作，直至 13 日才到某合同医院眼科就诊，按结膜炎给予抗生素眼液。因业务重，未按医嘱用药。发病 2 周后左眼磨痛红肿更重，且怕光、流泪不止。再次就诊于眼科，仍给予抗生素眼液并加激素类眼液治疗，症状稍有缓解后又未坚持治疗。近 1 周因左眼灼热磨痛难忍，经朋友介绍来我科就诊。患者平日性格较急躁，纳可，寐不安，口苦咽干，大便干。

检查：视力右 1.2，左 0.6，不能矫正；指测眼压 Tn。左眼睑明显肿胀，球结膜弥漫充血伴有斑片状出血，上下睑结膜均布满一层灰白伪膜。裂隙灯下可见双眼角膜上皮 2% 荧光素钠弥漫浅层染色，角膜后壁 KP（-），瞳孔对光反应灵敏，眼底正常。耳前淋巴结肿大。舌质红，舌苔黄腻，脉弦偏数。

诊断：双天行赤眼（双流行性角结膜炎）。

辨证：素体肝火偏盛，复感时气邪毒，内外合邪，上攻于目。

治法：清肝泻火，滋阴退翳。

方药：退红良方（原方药量加大）加味：龙胆草 10g，野菊花 10g，生地 15g，炒栀子 10g，蒙花 6g，夏枯草 10g，黄芩 10g，连翘 10g，桑叶 10g，草决明 15g，柴胡 15g，秦皮 10g，秦艽 10g，5 剂，颗粒剂冲服，每日 2 次。

外治法：嘱患者每日就诊，撕去伪膜后大量无菌生理盐水冲洗结膜囊，连续 3 天，回家后再以抗病毒眼液为主每日 6 次滴眼，并加抗生素眼液每日 3 次滴眼以防继发感染。并嘱避免辛辣刺激食品，注意休息。

二诊：2016 年 7 月 13 日。自觉红肿流泪减轻，双眼仍有灼热磨痛，裂隙灯下双眼结膜充血明显，伪膜未见再生，角膜荧光素点状染色密度减轻。全身症状仍有。仍守原方内服 7 剂，并点原眼药水。

三诊：2016 年 7 月 20 日。自觉双眼稍有磨痛和畏光，检查结膜轻度充血，角膜荧光素散在点状着色。全身无不适，原耳前淋巴结肿大已消退。舌质红，舌苔薄偏黄，脉弦。故改为清肝养阴，退翳明目法。原方减龙胆草、炒栀子、夏枯草，加生黄芪 20g、生白术 20g、蝉衣 6g，7 剂，水煎服，每日 2 剂。

四诊：此后因忙于工作，自行连服前方 2 周。8 月 3 日复诊，仅转动眼球时有些磨感。检查视力均为 1.0，结膜轻度充血，角膜仅稀疏点状着色。停用中药，仅继续点抗病毒眼药水每日 3 次。

随访：电话回访，患者双眼已无不适，并在就近医院复查，谓恢复正常。

三、评析

该例病情重，又因忙于工作，使病程迁延，除角结膜均有感染外，睑结膜形成较厚伪膜。治疗必须内治配合外治。患者被疠气侵袭肺经，加上平日肝火偏盛，外邪引动肝火，内外合邪，上攻于目而突发"红眼"。故以清肝泻火为主立法，选用韦氏退红良方，方中龙胆草味苦，性寒，归肝、胆、膀胱经，可泻肝火，清湿热；夏枯草清肝火，散郁结；炒栀子苦寒清降，能清心、肺、三焦之火而利小便，并有缓泻之功，共为主药。柴胡清热兼舒肝力强；黄芩、连翘清肝解毒；草决明、蒙花清肝退翳明目；桑叶疏散风热，清肺润燥；生地滋阴凉血，防火邪伤阴；以上同为辅助药。原方甘菊花改用野菊花，又加秦皮、秦艽，三药合用有辛开苦降、疗风除湿之效；且该三种药现代药理研究均有抗病毒作用。该例后期，药到病缓，除局部外用眼药仍应坚持滴眼外，中药应扶正祛邪为重，适当减少苦寒清热药，加用黄芪、白术甘温之品益气扶正，蝉衣甘寒清热，宣散余毒兼退翳明目。

春季卡他性结膜炎

一、概述

春季卡他性结膜炎是以双眼奇痒为特征的过敏性结膜病，有明显的季节性，常在春夏季发病，多见于男性儿童，发病年龄在 6~20 岁之间，其病程可延绵数年至十余年，随年龄增长而逐年减缓或痊愈。一般治疗为尽量避开致敏源、佩戴保护眼镜，如有条件，可行异地疗法。根据本病病变部位和特点分为睑结膜型、球结膜型、混合型。睑结膜型：主要为眼部极痒难忍，分泌物为黏丝状，上睑结膜发生很多硬而扁平石块状肥大的乳头，状似剥皮的石榴，或者呈多角形，或者呈龟板状形，乳头之间的缝隙常被覆一层乳白色假膜。球结膜型：主要为眼部奇痒，伴羞明流泪，角膜缘处可见一个或数个黄灰色胶样隆起结节，甚至完全围绕角膜缘呈堤岸状的胶样隆起，球结膜充血呈秽红色。混合型：二者兼有之。药物治疗常用色甘酸钠、吡嘧司特钾、复方奈唑啉、0.1%肾上腺素等眼药水点眼，重者可选用皮质类固醇眼药水点眼，但要警惕长期用药引起的皮质类固醇性青光眼及诱发单疱病毒性角膜炎等。

中医称之为"时复症""时复目痒""奇痒难忍症"，可见本病发病时目痒难忍，白睛红赤，至期而发，呈周期性反复发作。《眼科菁华录·时复之病》描述本病："类似赤热，不治自愈，及期而发，过期不愈，如花如潮，久而不治，遂成其害。"总之，本病的周期性发病及目痒之症成为本病最典型、最突出的特点。

二、验案

例　韦企平验案

宋某，女，45 岁。初诊日期：2011 年 9 月 1 日。

主诉：双眼间断发作痒红、不适已 3 年。

病史：患者双眼痒红不适，间断发作 3 年，每当春夏交季前后发作。曾诊断为"双眼过敏性结膜炎，春季卡他性结膜炎"。用吡嘧司特钾滴眼液和妥布霉素地塞米松眼液交替点眼，眼痒症状时好时坏，遂来就诊。现眼痒，眼红，眼干，口干咽燥，二便调，睡眠可。

检查：视力右 1.2，左 1.0；眼压右 13.4mmHg，左 13.1mmHg。双球结膜充血，有黏丝状分泌物，上睑结膜可见较密集肥大的小卵石样乳头，稍隆起，角膜清，KP（-），Tyn（-）。眼底：正常。Schirmer Ⅰ 试验：右眼 12mm，左眼 15mm。舌淡苔腻，脉细数。

诊断：双时复目痒（双春季卡他性结膜炎）。

辨证：湿热夹风，阻滞脉络。

治法：祛风清热，燥湿消滞。

方药：防风 10g，荆芥 10g，银花 10g，菊花 10g，桑叶 10g，丹皮 10g，赤芍 10g，苦参 10g，白鲜皮 10g，7 剂，水煎服，每日 2 次。并配合局部点吡嘧司特钾滴眼液和氧氟沙星眼膏。

二诊：2011 年 9 月 22 日。患者服药自觉有效，故自行连续服用 20 剂，眼红痒均减轻，右眼似有异物感。视力右 1.0，左 1.0；眼压右 20mmHg，左 21mmHg；Schirmer Ⅰ 试验：右 10mm，左 12mm。双眼球结膜轻度充血，睑结膜仍见前述病灶，但密集程度减轻，分泌物很少。患者病久，湿热缠绵，壅阻脉络，余邪更难消；加上络阻血壅，目失所养，还易血虚生风，加重病情。故治疗应在原方基础上加当归 15g、川芎 10g、木瓜 10g、伸筋草 10g，15 剂，水煎服，每日 2 次，同时继续滴眼药水。

三诊：2011 年 10 月 9 日。双眼红痒明显缓解，异物感消失，但节日曾停服中药，吃鱼虾较多的两天眼痒明显些。继续服药后症状缓解。

三、评析

韦老师认为，春季性结膜炎是免疫性结膜炎（又称变态反应性结膜炎）中最常见的类型。白睛红赤污秽，黏稠丝状分泌物均属湿热象，胶状结节、扁平乳头为脉络郁滞，湿热无所宣泄而成。但风盛痒感为本病最为突出的症状，此病首应祛风清热，故用防风、荆芥、银花、菊花、桑叶五味药为主；再加丹皮、赤芍凉血清络化滞为辅药，取其"治风先治血，血行风自灭"之意；用苦参、白鲜皮既清热燥湿，又祛风止痒。复诊再加用养血扶正祛邪，舒筋通络之品以增其效。对于以春季卡他性结膜炎为主的变态反应性结膜炎，韦老师认为韦氏眼科传承下来的清热剂中的经验方如退眼角红方、退红良方及菊栀散热饮（见书后方剂部分）均可辨证选用。而对风湿偏重的春季性结膜炎，可选《审视瑶函》中的驱风一字散为主治疗。老师特别提出，北京中医药大学东方医院眼科俞兴源教授主持的临证多年的经验方"浮萍止痒合剂部级科研课题"，临床研究结果证实该合剂（浮萍、杏仁、银花、刺蒺藜、皂刺各 10g，地肤子 15g，连翘、甘草各 12g，荆芥穗、防风、丹皮各 6g）可广泛应用于眼科及皮肤科痒症为主的多种变态反应性结膜炎。本方合剂选择浮萍、荆芥、防风等疏其风，银花、连翘、杏仁等清其热，地肤子、刺蒺藜、皂刺等止其痒。现代研究显示，杏仁、甘草等有抗过敏和皮质激素样作用，尤其是君药浮萍发表透疹止痒，亦可用于荨麻疹止痒。故以上诸药共奏疏风止痒清热之效，所以对过敏性皮炎、荨麻疹、过敏性结膜炎均有效。

干 眼

一、概述

干眼是指任何原因引起的泪液质和量异常或动力学异常导致的泪膜稳定性下降，并伴有眼部不适，导致眼表组织病变为特征的多种疾病的总称。干眼包括干眼症及干眼病。部分人群具有干眼的症状但为一过性，只要休息或短暂应用人工泪液则恢复正常，且无干眼的各种体征，尤其没有眼表损害，亦无引起干眼的局部及全身性原因，这类情况称为干眼症，既有症状又有体征者则称为干眼病，合并全身免疫性疾病者则为干燥综合征。

干眼的诊断标准：①有干燥感、异物感、烧灼感、疲劳感、不适感、视力波动等主观症状之一和泪膜破裂时间（BUT）≤5s 或 Schirmer I 试验（SIT）（无表面麻醉）≤5mm/5min，可诊断干眼。②上述主观不适症状之一和 5s＜BUT≤10s 或 5mm/5min＜SIT（无表面麻醉）≤10mm/5min，同时有角结膜荧光素染色阳性可诊断干眼。干眼的治疗针对病因治疗是关键，由于引起干眼的原因十分复杂，对于尚难以明确病因的患者，缓解干眼症状是治疗的首要目的。干眼大致可分泪液缺乏型和蒸发过强型两种类型：泪液缺乏型干眼，根据患者病情选择泪液补充、保存，刺激分泌，抗炎等不同疗法；蒸发过强型干眼，根据不同病因选择眼睑清洁、口服抗生素、局部药物应用（抗生素眼液、激素眼液、人工泪液等）及局部按摩、脂质替代治疗、雄激素应用等。对于药物治疗无效者可行泪点栓塞术，其他如纳米给药装置、药物浸泡角膜接触镜等可取代频繁长期点药的新型给药装置也正在研究和完善中。近年关注到，睑板腺功能障碍是蒸发过强型干眼的主要原因，而睑缘炎也可导致泪液过度蒸发和泪膜不稳定，使泪液渗透压增加而导致干眼。故干眼患者应检查是否有该两种眼表疾病，并及时给予病因治疗。

中医称干眼为"白涩症"，病名首见于《审视瑶函》，该书记载："不肿不赤，爽快不得，沙涩昏蒙，名曰白涩。"《诸病源候论》中所称"目涩候"即是本病。其病因病机：①暴风客热或天行赤眼治疗不彻底，余热未消，隐伏肺脾之络所致；②肺阴不足，目失濡润；③饮食不节，或嗜烟酒，或偏好辛辣之品，致使脾胃蕴积湿热，气机不畅，目窍失养；④肝肾不足，阴血亏损，目失濡养。应用人工泪液联合中药内服及中药熏洗疗效较好。

二、验案

例1 韦企平验案（《中医眼病案例评析》）

赵某，男，58岁。初诊日期：2006年11月9日。

主诉：双眼干涩不适2年。

病史：2年来双眼干涩、灼热感，常眼痒、眼红，并有视力波动。每日看电视3小时左右，伴干咳少痰，口干。

检查：视力右0.6，左1.5；眼压右17.3mmHg，左17mmHg；Schirmer I试验：右3mm，左5mm；BUT：双眼2.5S；角膜染色9分。舌质偏红少津，舌苔薄，脉细弱。

诊断：双白涩症（双干眼）。

辨证：肺阴不足。

治法：清热凉血，养阴生津。

方药：桑叶15g，菊花10g，丹皮10g，生地20g，麦冬15g，玄参10g，石斛10g，枸杞子10g，7剂，水煎服，每日2次。同时给予玻璃酸钠眼药水滴双眼，每日4次。并嘱每日减少看电视时间。

二诊：2006年11月16日。药后双眼干涩、异物感好转。患者诉睡眠差。检查：视力右0.8，左1.5；眼压右16mmHg，左17mmHg；Schirmer试验：右11mm，左11mm；BUT：双眼6S；角膜染色3分，余检查正常。治疗：原方加炒枣仁30g，21剂，水煎服，每日2次。

三诊：2006年12月7日。用药后眼略干，异物感消失。视力右0.8，左1.5；眼压右19mmHg，左17.7mmHg；Schirmer试验：右11mm，左14mm；BUT：右8.5S，左9S；角膜染色1分，余检查正常。治疗：原方继服14剂后停药。

例2 韦企平验案

李某，男，41岁。初诊日期：2015年12月17日。

主诉：双眼干涩不适，畏光明显数年余。

病史：数年来患者无明显诱因出现双眼干涩不适，畏光明显。未予任何诊治，近日自觉症状加重，遂来我院就诊。

检查：视力右 1.0，左 0.8；眼压：右 19mmHg，左 18mmHg。双眼结膜充血，双眼角膜可见干燥斑，双眼晶体透明，眼底所见未见明显异常。Schirmer 试验：右眼 1mm，左眼 0mm。舌淡红苔薄白，脉细。

诊断：双白涩症（双干眼）。

辨证：阴虚肝旺，虚火上炎。

治法：滋阴降火，平肝潜阳。

方药：夏枯草 10g，连翘 10g，北沙参 10g，麦冬 10g，玉竹 10g，菟丝子 10g，菊花 10g，金银花 10g，枸杞子 10g，太子参 15g，60 剂，颗粒剂冲服，每日 2 次。

二诊：2016 年 2 月 18 日。服药后自觉双眼畏光有所缓解，饮食睡眠可，二便调。双眼视力 1.0；眼压右 17mmHg，左 16mmHg。双眼结膜充血，角膜清，未见干燥斑。SIT：右眼 7mm，左眼 8mm。原方去夏枯草、连翘，继服 45 剂。

末诊：2016 年 4 月 5 日。患者无不适主诉，饮食睡眠可，二便调。视力双眼 1.0；眼压右 14mmHg，左 16mmHg。双眼结膜充血，角膜清，未见干燥斑。SIT：右眼 11mm，左眼 14mm。继用前药，嘱咐不适随诊。

例 3 韦企平验案

闫某，男，28 岁。初诊日期：2015 年 6 月 21 日。

主诉：双眼干涩伴眼痛不适一年余。

病史：一年来患者由于工作中接触油烟较多而出现双眼干涩疼痛不适，当地医院诊断为"双结膜炎""双干眼"，给予抗炎和人工泪液滴眼，未见明显改善，近日自觉症状加重，遂来我院就诊。

检查：视力右 1.0，左 1.0；眼压右 18mmHg，左 18mmHg。双眼结膜充血明显，双眼角膜可见大量干燥斑，双眼晶体透明，眼底未见明显异常。Schirmer 试验：右眼 1mm，左眼 2mm。舌淡红苔薄白，脉细。

诊断：双白涩症（双干眼）。

辨证：风热上熏，肝热伤阴。

治法：疏风清热，清肝明目。

方药：防风 10g，青葙子 10g，牡丹皮 15g，赤芍 15g，金银花 10g，桑叶 10g，夏枯草 10g，生甘草 6g，密蒙花 10g，30 剂，水煎服，每日 2 次。

二诊：2015 年 7 月 18 日。服药后自觉双眼干涩疼痛有所缓解，饮食睡眠可，二便调。视力双眼 1.0；眼压右 17mmHg，左 16mmHg。双眼结膜充血，角膜清，未见干燥斑。SIT：右眼 12mm，左眼 15mm。方药：荆芥 10g，防风

10g，青葙子 10g，桑叶 10g，菊花 10g，玫瑰花 10g，北沙参 15g，麦冬 15g，石斛 15g，枸杞子 10g，30 剂，水煎服，每日 2 次。此后随访患者无不适主诉。

例 4　韦企平验案

李某，女，32 岁。初诊日期：2015 年 7 月 11 日。

主诉：产后双眼干涩伴畏光疼痛不适一年余。

病史：一年前患者产后看手机过度，哭泣较多，出现双眼干涩、畏光、疼痛不适，当地医院诊断为"双结膜炎""双干眼"，给予抗炎和人工泪液滴眼，未见明显改善，近日自觉症状加重，遂来我院就诊。饮食睡眠可，二便调，盗汗明显。

检查：矫正视力双眼 1.0；眼压右 14mmHg，左 16mmHg。双眼睑板腺管阻塞，双眼结膜充血，角膜清，晶体透明。眼底所见未见明显异常。Schirmer 试验：右眼 1mm，左眼 1mm。舌红苔薄白，脉弦细。

诊断：双白涩症（双干眼）。

辨证：阴虚血亏，木郁化火。

治法：滋阴补血，清热明目。

方药：当归 15g，赤芍 15g，生地黄 15g，桑叶 10g，太子参 30g，石斛 15g，天冬 15g，麦冬 15g，百合 15g，枸杞子 15g，防风 10g，菊花 10g，银柴胡 15g，知母 10g，30 剂，水煎服，每日 2 次。

二诊：2015 年 11 月 11 日。患者服药后自觉双眼干涩疼痛有所缓解，便又自行服用 3 个月，现饮食睡眠可，二便调，盗汗消失。检查：视力双眼 1.0；眼压右 17mmHg，左 15mmHg。双眼结膜充血，角膜清，未见干燥斑。SIT：右眼 12mm，左眼 15mm。方药：守方如前。

随访：1 个月后随访患者无不适。

三、评析

本病 4 例均为韦企平验案，故以例 1 为重点加以评析。例 1 为老年男性，自觉双眼干涩不爽、异物感、眼红、视力波动、不耐久视 2 年，伴干咳少痰；证属肺阴亏虚，阴虚生内热，虚火上炎，耗伤津液，目失濡润，故干涩灼痒而频频瞬目，白睛淡红乃燥热所致，苔薄少津，脉细弱，证属肺阴不足。治宜清热凉血、养阴生津。韦老师选用自拟的经验方桑菊增液汤。方药由桑叶、菊花、丹皮、生地、麦冬、玄参、石斛、枸杞子组成，其中主药生地、麦冬、玄参三味组成的增液汤来自《温病条辨》，原方药量大，又均属质润多汁偏寒之品，重用意在攻下润燥通便；然本例旨在增液"助水行舟"，又加石斛、枸杞子滋肺、胃、肝、肾诸脏之阴精濡养目珠，共为辅药；方中桑叶、菊花归肺、肝、肾三经，可清肝明目，清肺润燥，且桑、菊味辛疏散，轻清上扬，既制诸阴药之滋腻凉遏，又引诸凉药上达目窍、眼表；丹皮清热凉血、活血散瘀，络脉通、津血行，目睛才得以滋养，故该三味药同为引经报使的佐使药。

现代药理学研究证实，枸杞子中胡萝卜素及石斛中生物碱具有提高免疫力、解热镇痛、提高耐缺氧能力的作用。推测本方作用机制可能是调节神经、免疫功能，促进泪腺细胞及杯状细胞的分泌功能，增强泪膜的稳定性，并促进角膜上皮的修复。服用 7 剂后，患者眼干涩、异物感明显减轻，Schirmer 试验双眼 11mm，BUT 双眼 6S，角膜染色 3 分，视力提高至 0.8，疗效明显。二诊患者诉睡眠欠佳，原方加炒枣仁 30g，以安神定志，继服 14 剂，Schirmer 试验右眼 11mm，左眼 14mm，BUT：右眼 8.5S，左眼 9S，角膜染色 1 分，视力稳定至 0.8，原方继服 14 剂以巩固疗效。

例 2 干眼患者双眼干涩、畏光，属阴虚或脏躁，又双眼结膜充血，根据五轮学说，白睛充血属肺热，而肝经开窍于目，故处方以沙参麦冬汤滋阴润燥合夏枯草、菊花等清肝明目，合连翘、金银花清热解毒降火。

例 3 干眼患者有明确的职业因素，接触油烟较多，从中医病因分析有风热或火毒原因，故处方重点一诊时以疏风清热、清肝明目为主。二诊疏风清肝明目同时加用沙参、麦冬等滋阴益气等。

例 4 患者病因有产后看手机过度和哭泣较多等综合因素，导致睑板腺功能障碍、干眼等不适，故处方以四物汤合清燥救肺汤、天冬、菊花、知母等滋阴润燥，益气养血，清热明目。

流行病学及临床调查发现干眼的发生率近些年显著增加。干眼者引起的异物感、烧灼感、疲劳感、不适感、视力波动等主观症状明显影响工作和生活。美国和德国的最新资料显示：55 岁以上的人群干眼发生率为 10%~20%，而日本对 1025 例视频终端综合征（VDT）的人群进行调查，发现确诊为干眼者为 320 例（31.2%），怀疑为干眼者 449 例（43.8%），而无干眼者仅为 256 例（25.0%）

北京中医药大学东方医院宫晓红等曾设计前瞻性临床研究课题，用韦氏杞菊甘露方熏蒸治疗围绝经期女性干眼。选择门诊水液缺乏型肝肾不足证的围绝经期女性干眼患者 60 例，随机分两组，分别给予玻璃酸钠滴眼液治疗（对照组）及韦氏杞菊甘露方熏蒸+玻璃酸钠滴眼液治疗（试验组）。治疗前和连续治疗 14 天后分别检测泪膜破裂时间（BUT）、泪液分泌量，结果显示试验组的各项客观指标和主观症状的改善均优于对照组。

特别要提到，针灸治疗干眼既便捷，又有效。针刺或针刺联合熏灸可刺激或激发泪液分泌，增强泪膜稳定以缓解干眼症状。针刺主要取穴包括睛明、丝竹空透鱼腰、攒竹、四白、合谷、阳陵泉、三阴交等穴位，可配合雷火灸协同增效。笔者曾参与由新加坡卫生部专项经费资助的新加坡中华医院和新加坡国立眼科研究所合作项目（2015年3月至2015年12月）。采取随机、单盲的临床科研设计，纳入诊断明确的新加坡国立眼科中心提供的干眼患者150例（300只眼）。中医辨证均属肺肾阴虚型。患者随机分为三组：针刺组，杞菊甘露饮组（中药处方由韦企平提供）以及常规人工泪液组，每组各50例。针刺与中药组除了接受中医治疗外，均常规加用人工泪液。具体治疗由新加坡中华医院眼科完成。疗效评价按照国际标准由合作医院协同完成。结果提示针刺组和中药治疗组在症状改善和减轻炎症等方面均明显优于单纯用人工泪液组，且临床实验相关数据也表明针刺或中药组治疗干眼是安全的。

巩　膜　炎

一、概述

巩膜炎可发生在任何年龄，但以青年和中年人发病为主，女性多见。近年国内外报告多为双眼发病。临床上常结合病变部位和病变性质将巩膜炎分为表层巩膜炎及巩膜炎，前者分为单纯性和结节性表层巩膜炎两类，后者分为前巩膜炎和后巩膜炎，其中前巩膜炎又分为弥漫性、结节性和坏死性3类。表层巩膜炎是巩膜表层组织的炎症，有周期发作病史，妇女月经期发作多见，愈后不留痕迹。单纯性表层巩膜炎可见球结膜和表层巩膜弥漫性充血及水肿，可侵犯1~2个象限甚至全周。结节性表层巩膜炎以局限性结节为特征，常急性发病，可有眼红、羞明、疼痛、流泪等症状。在角膜缘外表层巩膜上出现水肿浸润，形成淡红色到火红色局限性结节，无视力损害。巩膜炎或称深层巩膜炎多急性发病，常伴发角膜炎及葡萄膜炎，预后不佳。后巩膜炎指发生于赤道后部及视神经周围巩膜的肉芽肿性炎症，多单眼发病，主要表现为眼痛和压痛，眼睑及球结膜水肿，眼球轻度突出及眼球运动障碍和复视，如并发葡萄膜炎、视神经视网膜病变、渗出性视网膜脱离等，可使视力明显下降。临床可通过发病特点、B超、CT或MRI明确诊断。

值得注意的是，许多局部和全身性非感染性疾病都可以造成巩膜炎，但巩膜炎主要为内源性抗原抗体免疫复合物所引起，应依据临床病史、发病特点和实验室检查确定患者是否有主要影响中小血管的自身免疫性血管炎，如类风湿关节炎、血管炎、Wegener 肉芽肿、复发性多软骨炎、系统性红斑狼疮、结节性多动脉炎、银屑病关节炎、白塞病和 Cogan 综合征等。因此，对巩膜炎患者的病因检查要系统全面，由于其对眼部可能导致的严重视功能损伤和伴随有巩膜炎的某些全身性疾病有潜在的致命性。早期诊断和及时治疗尤其重要。西医治疗巩膜炎主要是局部及全身应用皮质类固醇，非甾体类抗炎药。严重病例需要应用免疫抑制剂等。

中医学称本病为"火疳"，是指邪毒上攻白睛，无从宣泄，致白睛里层呈紫红色改变，多伴有局限性结节样隆起，且疼痛拒按的眼病。明代王肯堂在《证治准绳·火疳症》中说："火疳症……在气轮为害尤急，盖火之实……初起如椒疮瘤子一颗，小而圆或带横长而圆，如小赤豆，次后渐大，痛者多，不痛者少。"对火疳的病因、症状进行了详细记载。本病好发于成年女性，多为单眼发病，也可双眼先后发病，病程较长，且反复发作。火疳之轻症，其病位在白睛里层之表浅处，视力无损；火疳之重症危害较大，其病位在白睛里层之深部，愈后可遗留白睛青蓝、白膜侵睛，亦可波及黑睛和黄睛，变生他证，甚至造成失明。本病应与金疳相鉴别。金疳位于白睛表层，其颗粒较小，呈灰白或白色小泡样，突于白睛表面，界限明显，可溃破，丝脉多鲜红，病程较火疳短，不波及瞳神，预后较火疳好。本病配合中医中药治疗优于单用西医治疗。

二、验案

例1　韦文贵验案（《中国百年百名中医临床家丛书·韦文贵 韦玉英》）

李某，女，54岁。初诊日期：1956年3月2日。

主诉：右眼剧痛，伴有头痛1月余。

病史：1个多月前，右眼红肿剧痛，伴有右侧偏头痛，去北京某医院治疗，诊为"上巩膜炎"。因头眼剧痛难忍，曾注射吗啡止痛。近1个月来，每小时服1次止痛片。

检查：视力右眼 0.2；眼压右眼 16mmHg。右眼球结膜颞侧深层充血，且有 3mm×3mm 大紫色扁平圆形巩膜结节隆起，触痛剧烈。角膜无光泽，外侧角膜周边有灰白色浸润，水肿。舌质色绛，舌苔净，脉弦数。

诊断：右火疳（右巩膜炎）。

辨证：心肺热毒郁结，兼感风邪外侵。

治法：祛风止痛，清热解毒，滋阴平肝。

方药：①银花 6g，玄参 10g，熟地 25g，夏枯草 6g，防风 5g，荆芥 5g，蝉衣 5g，木瓜 5g，薄荷 5g，瓜蒌仁 12g，7剂，水煎服，每日2次。②犀黄散1

瓶，滴患眼 1 日 3 次。

二诊：1956 年 3 月 16 日。药后头眼剧痛已消，充血明显减轻，近日大便干燥。检查：右眼外侧球结膜轻度充血，巩膜结节已消失，角膜水肿和周边浸润均消失。舌质较红，苔薄少津，脉弦。证属余热未尽，津液亏损。治宜滋阴平肝，养血活血为主，辅以通腑导热。方药：①熟地 25g，白蒺藜 10g，草决明 10g，谷精草 10g，滁菊 5g，桑叶 5g，当归 10g，川芎 5g，夜明砂^{包煎}12g，怀山药 10g，生锦纹 6g，7 剂，水煎服，每日 2 次。②犀黄散 1 瓶，继续点眼，点完为止。

末诊：1956 年 3 月 26 日。服药 7 剂，诸症全消，自觉无明显不适。检查：右眼球结膜充血已消，眼球压痛亦消失，角膜清亮。舌淡红，脉平。停止治疗。嘱 10 日内忌食辛辣等刺激性食物，巩固疗效，防止复发。此后未再复发。

例 2　韦玉英验案（《韦玉英眼科经验集》）

程某，女性，34 岁，外院会诊病历。初诊日期：1988 年 3 月 12 日。

主诉：双眼发红、阵发性疼痛 4 年余。

病史：双眼结节性表层巩膜炎反复发作 4 年余（外院确诊），长期间断应用眼局部或全身用激素及消炎痛类药。患者常有烦躁、口干、胸闷、纳呆，大便偏干，月经不调。

检查：双眼白睛均有 2~3 个紫暗隆起结节，触痛明显。舌红，脉弦。

诊断：双火疳（双前部结节性巩膜炎）。

辨证：阴虚肝热，气滞血瘀。

治法：疏肝解郁，清热养阴，活血化瘀。

方药：柴胡 10g，当归 10g，赤芍 10g，黄芩 10g，丹皮 10g，生地 15g，麦冬 15g，元参 12g，丹参 12g，桑白皮 12g，14 剂，水煎服，每日 2 次。

二诊：服药 14 剂后症状缓解，此后原方为主随诊化裁坚持治疗 3 个月，全身症状改善，眼白睛充血紫肿消退。

例 3　韦企平验案

王某，男，70 岁。初诊日期：2014 年 9 月 2 日。

主诉：右眼反复发红伴疼痛 4 年。

病史：患者 2010 年右眼发红疼痛，羞明流泪，视物欠清，在某三甲医院诊断为"右眼巩膜炎"，用百力特点眼治疗，症状消失。2012 年右眼复发，又点百力特治疗，好转。现右眼涩痛，白睛紫红色，视物欠清，口干、纳可，眠差，大便略干。既往 2012 年行白内障手术。否认过敏史。

检查：视力右 0.8，左 1.0；眼压右 20mmHg，左 18.1mmHg。右眼巩膜紫红色充血，局部压痛，KP（-），Tyn（-），双眼人工晶体位正，眼底正常。舌红苔薄黄，脉弦。

诊断：右火疳（右巩膜炎）。

辨证：肺肝火盛。

治法：清肺泄热，平肝凉血。

方药：桑白皮汤加减：桑白皮10g，地骨皮10g，夏枯草15g，连翘15g，赤芍15g，丹皮15g，黄芩10g，北沙参10g，麦冬10g，密蒙花10g，14剂，颗粒剂冲服，每日2次。

二诊：2014年9月18日。现右眼局部无压痛，白睛充血减轻，略有畏光，舌红苔薄黄，脉弦。方药：桑白皮10g，地骨皮10g，夏枯草10g，赤芍10g，丹皮10g，黄芩10g，生甘草10g，野菊花10g，防风10g，14剂，颗粒剂冲服，每日2次。此后随证加减原方坚持治疗2个月而愈。

例4 韦企平验案

季某，男，61岁。初诊日期：2013年4月27日。

主诉：双眼反复发红伴疼痛8个月。

病史：患者于2012年8月患原发性多软骨炎，经激素治疗后双眼红、肿胀、疼痛，于当地医院诊为"巩膜炎"，予普拉洛芬滴眼液、1%醋酸泼尼松龙滴眼液点眼治疗，效果不佳，后又发现双眼视盘水肿，眼底出血，予住院甲强龙静点，泼尼松口服治疗，症状有所改善，但双眼仍常红肿、疼痛反复发作难忍。患者为解除长期病痛，特到北京来我院就诊。现口服泼尼松7.5mg，局部点1%醋酸泼尼松龙滴眼液、普拉洛芬滴眼液等治疗。刻下症见：双眼疼痛，白睛紫红色，口干，眠佳，纳可，大便略干。既往：原发性多软骨炎9个月。

检查：视力右1.0，左0.8矫正1.0；眼压右13.5mmHg，左16.3mmHg。双眼球结膜暗红，弥漫充血，局部压痛，左眼结膜下出血，双角膜（-），KP（-），Tyn（-），双眼晶状体轻度混浊。眼底双视乳头色淡，余（-）。眼B超示：双眼后巩膜增厚。舌淡胖苔薄，脉弦细。

诊断：双火疳（双全巩膜炎）。

辨证：风湿热邪攻目。

治法：祛风除湿，清热散结。

方药：桑白皮10g，地骨皮10g，麦冬10g，秦艽10g，连翘15g，赤芍15g，丹皮10g，络石藤10g，海风藤10g，羌活10g，独活10g，防风10g，金银花20g，生甘草10g，浙贝母15g，14剂，水煎服，每日2次。局部配合滴用普拉洛芬滴眼液、1%醋酸泼尼松龙滴眼液以及泼尼松7.5mg、甲钴胺口服。

二诊：2013 年 5 月 16 日。双眼局部无压痛，白睛充血仍重，上方加生白术 25g，30 剂，水煎服，每日 2 次。

三诊：2013 年 6 月 27 日。患者服药 1 个月后自觉症状减轻，便自行将泼尼松减为 5mg，又觉双眼疼痛，查球结膜暗红弥漫充血，未见明显结节。方用：浙贝母 15g，生牡蛎 30g，夏枯草 15g，连翘 15g，地骨皮 15g，桑白皮 10g，赤芍 15g，丹皮 10g，防风 10g，生白术 20g，生黄芪 30g，30 剂，水煎服，每日 2 次。局部配合滴用普拉洛芬滴眼液、1% 醋酸泼尼松龙滴眼液滴眼。

四诊：2013 年 8 月 29 日。患者服药后，自觉好转，又原方服用 1 个月后复诊，近期病情稳定，口服泼尼松改为 2.5mg，局部滴用普拉洛芬滴眼液、1% 醋酸波尼松龙滴眼液每日 3 次，双眼无疼痛，查双结膜充血减轻，未见结节。方药改为：太子参 30g，桑白皮 10g，黄芩 10g，黄柏 10g，生地 15g，玄参 20g，银柴胡 10g，夏枯草 10g，防风 10g，生甘草 10g，金银花 10g，地骨皮 15g，30 剂，水煎服，每日 2 次。配合贞芪扶正颗粒 5g，每日 2 次，交替服用。

五诊：2013 年 11 月 21 日。泼尼松已停 1 个月，近期病情有反复，左眼疼痛明显，检查左球结膜充血，左眼无结节。方药：锁阳 10g，生地 15g，玄参 15g，茯苓 15g，泽泻 10g，丹皮 15g，赤芍 10g，桑白皮 15g，地骨皮 15g，紫草 10g，枳壳 15g，陈皮 10g，黄芩 10g，黄柏 10g，银柴胡 10g，45 剂，水煎服，每日 2 次。配合贞芪扶正颗粒 5g，每日 2 次，交替服用。

六诊：2014 年 2 月 20 日。病情稳定，但局部 1% 醋酸波尼松龙滴眼液每日 3 次减为每日 2 次后，略有反复，查结膜略充血，未见结节。方药：泽泻 10g，丹皮 10g，山药 15g，山萸肉 10g，黄芩 10g，银柴胡 10g，地骨皮 10g，桑白皮 10g，太子参 30g，防风 10g，知母 10g，黄柏 10g，生地 10g，茯苓 10g，45 剂，水煎服，每日 2 次。配合贞芪扶正颗粒 5g，每日 2 次，交替服用。

七诊：2014 年 5 月 29 日。病情基本稳定，查左眼结膜充血，右眼结膜无充血。目前局部滴 0.1% 氟米龙滴眼液，每日 3 次。方药：羌活 10g，防风 10g，独活 10g，防己 10g，地骨皮 10g，桑白皮 10g，连翘 10g，赤芍 10g，生黄芪 20g，女贞子 10g，60 剂，水煎服，每日 2 次。配合贞芪扶正颗粒 5g，每日 2 次，交替服用。

八诊：2015 年 11 月 19 日。病情稳定，近日常头晕。查双眼结膜无明显充血，无结节，双人工晶体位正，眼底双视乳头均淡白。方药：防风 10g，女贞子 10g，生黄芪 20g，桑白皮 10g，地骨皮 10g，丹皮 10g，银柴胡 10g，当归 10g，天麻 10g，菊花 10g，石决明 25g，丹参 10g，45 剂，水煎服，每日 2 次。

配合贞芪扶正颗粒 5g，每日 2 次，交替服用。此后患者每 3 个月左右定期复诊，并根据不同证型变化调整方药，间断服药。病情一直稳定。

末诊：2017 年 3 月 16 日，自觉双眼无不适，偶尔眼红时会自行点 1~2 次含激素类眼药水，已长期停用西药。检查视力双眼 1.2，眼压右 15.6mmHg，左 14.9mmHg。双眼不充血，角膜清，眼底正常。

三、评析

"火疳"一症，主要是肺、肝、心三经火邪，夹风、瘀滞为患。轻者为心肺火郁而滞结；重者肝肺实火上蒸，络脉瘀滞而成，本病好发于阴虚火旺者。韦文贵先生把本病概括为"热""火""瘀""风"，其中以"热""火"为主。心肺热郁化火，肝肺热邪也可伤阴化火，六淫外邪亦能入里化火。热久必瘀，脉络瘀阻，故致白睛紫暗，睛珠疼痛。阴虚火旺者易致风邪，同时外风又可引动内热，治以清热泻火（或平肝泻火）、活血化瘀为主，辅以祛风止痛。对热伤阴津者，需适加滋阴生津之品。

例 1 为老年女性，发病急，病程一月余，且眼部剧痛伴头痛，羞明流泪，视物不清等症较重，白睛结节大而隆起，周围血脉紫赤怒张，压痛明显。全身症可见口苦咽干，大便干结。白睛为气轮，肺之所属。肺主气，心主血，心肺热毒结聚，致目络壅阻，气血瘀滞不行，眼珠胀痛，白睛结节高隆，脉络紫赤怒张。火热作祟，故羞明流泪。因病在心肺，故病变多发于眦部白睛。口苦、咽干乃火盛之征。肺热下移大肠，故便秘。舌绛，脉数证属心肺热毒郁结。治以清热泻火、活血化瘀为主，辅以祛风止痛。方中防风、荆芥有祛风止痛作用，银花、玄参有清热解毒作用，熟地、玄参滋阴养血，薄荷、蝉衣有疏散风热、明目退翳功效，患者服用两周后，头眼剧痛已消。患者舌质较红，苔薄少津，证属余热未尽，津液亏损，治宜滋阴平肝，养血活血。故二诊加用白蒺藜、谷精草以平肝疏肝、祛风明目、退翳，当归、川芎以补血活血、行气止痛。服用 10 剂后诸症全消，停止治疗。

例 2 是青年女性。"肝气通于目"，肝脉连目系，肝气既能条达上通，温煦目窍，又能推动血液上行，濡养于目。肝气不舒，气机不畅则烦躁、胸闷，纳呆，月经不调。瘀血内阻络脉不通则眼部发红，疼痛。肝郁化火，灼伤津液则口干，便干，舌红。故治肝为本，调畅气机，疏通血脉。方中柴胡苦、辛、微寒，取其轻清升发疏泄之性，疏肝解郁；黄芩、桑白皮、生地、丹皮、赤芍、玄参清热凉血；当归、丹参养血活血，安神除烦；麦冬甘寒质润，养阴生津。诸药合用则肝郁解，邪热除，瘀血消，阴虚无，诸证愈。

例3患者肝肺火盛，肝肺热邪可伤阴化火，则口干、便干、舌红。热久必瘀，脉络瘀阻，故白睛紫暗，目珠疼痛。治疗上以清泻肝肺火热为本，兼凉血散瘀以止痛。本例特以对药加强清泻肺肝火热、退赤止痛。桑皮走表、地骨入里，共清肺经实火虚热；夏枯草、连翘清热散结，并解毒、消目赤肿痛；赤芍、丹皮凉血活血退赤；沙参、麦冬养阴，黄芩、蒙花清热，且蒙花有引经之用。复诊改用防风，"风中之润剂"，疏散上行而不伤阴血，为韦氏治外障病常用之品。

例4患者是全巩膜炎，临床易误诊、漏诊。本患者是患免疫疾病（原发性多软骨炎）后反复发作巩膜炎，素体风湿热客于肌肉经脉，上攻白睛，白睛结节色红，眼珠胀痛以及骨节疼痛，肿胀，病程缠绵难愈。病情反复发作，久病伤阴，虚火上炎。方用桑白皮、地骨皮清泻肺热，赤芍、丹皮凉血活血消瘀，防风、秦艽、络石藤、海风藤、羌活、独活等祛风湿、通经络，连翘、金银花、浙贝清热散结，地骨皮、麦冬滋阴降火。患者停用激素后主要以扶正祛邪法，即滋阴清热，祛风除湿为主的中药调理全身；并在方剂中加玉屏风散或另加贞芪扶正颗粒，扶正以防复发。至今已随诊4年，病情稳定，病家满意。

真菌性角膜溃疡并前房积脓

一、概述

真菌性角膜炎是一种由致病真菌引起的、致盲率极高的感染性角膜病。真菌性角膜炎在临床上较难诊断，容易误诊，常因治疗不当而造成失明。一般情况下，真菌不会侵犯正常角膜，但当有眼外伤、长期局部使用抗生素、角膜炎症及干眼症等情况时，非致病的真菌就可能变为致病菌，引起角膜继发性真菌感染。常见的致病菌为曲霉菌，其次是镰刀菌、白色念珠菌、头芽孢菌及链丝菌等。真菌性角膜炎起病缓慢、病程长，病程可持续达2~3个月，常在发病数天内出现角膜溃疡。因致病菌种不同，角膜溃疡形态不一。真菌性角膜炎并非少见。本病多见于我国南方温热潮湿气候地区，夏秋农忙季节发病率高。在年龄与职业上，多见于青壮年、老年及农民。诊断主要依据：①多有树枝、树叶、稻芒、麦刺等植物性黑睛外伤史。②角膜病灶的特征，角膜浸润灶呈灰白色，致密，表面欠光泽，呈牙膏样或苔垢样外观。有时角膜后有斑块状沉着物，甚至出现灰白色前房积脓。③实验室检查找到真菌和菌丝可以确诊。

中医称本病为"湿翳"，病名首见于《一草亭目科全书》，但书中无详细论述。"湿翳"是指黑睛生翳，其表面微隆起，状如豆腐渣样，外观干而粗糙的眼病。本病多发生于气候潮湿炎热的夏秋农忙季节，因稻芒、麦刺、植物的枝叶擦伤黑睛，或戴角膜接触镜时损伤黑睛，或黑睛手术后造成轻度黑睛外伤等，致湿毒之邪乘伤侵入，湿邪内蕴化热，熏灼黑睛所致。

二、验案

例1 韦文贵验案（《中国百年百名中医临床家丛书·韦文贵 韦玉英》）

杜某，男，5岁。初诊日期：1974年6月25日。

父代诉：左眼角膜外伤后羞明，疼痛已1个月。

病史：患儿左眼黑睛1个月前被钉子划伤，曾在本市某医院治疗，经细菌培养已确诊为真菌性角膜炎。一直对症治疗，因病情未能控制，故来本院就诊。现左眼刺激症状重，睁不开眼，大便干结、尿黄少。

检查：左眼睑痉挛，刺激症状明显，睫状充血显著，角膜水肿，角膜正中有溃疡，瞳孔区偏下方有圆形淡黄色深层脓肿，前房积脓，积脓液面约占前房四分之一，整个前房混浊不清，瞳孔和晶体看不清。舌质红，舌苔微黄，脉弦数。

诊断：左眼湿翳，黄膜上冲（左眼真菌性角膜溃疡并发前房积脓）。

辨证：黑睛破损，毒邪乘隙而侵，肝胆实热化火，内外合邪，上灼风轮，黄膜上冲。

治法：祛风清热，滋阴活血，退翳明目。

方药：红肿翳障方（成人剂量的二分之一），7剂，水煎服，每日2次。

二诊：1974年7月2日。服药后症状显著减轻，大便正常，舌质微红，苔薄白，脉细稍数。检查：角膜水肿减轻，眼能睁开，角膜后壁有棕灰色渗出，前房较前清亮，瞳孔已能看到，呈药物性散大。角膜溃疡范围已缩小，脓肿部位局限，未再扩展，仍守前法。原方加银花10g，以助清热解毒之力，7剂，水煎服，每日2次。

三诊：1974年7月16日。角膜溃疡已愈合，荧光素染色阴性，原方加川楝子3g、木贼草6g、秦皮3g，3剂，水煎服，每日2次。

末诊：1974年7月20日。视力明显进步，左眼视力0.3，左眼球结膜混合充血已消，角膜脓肿已消失，三分之二瞳孔被浓厚白斑遮盖，角膜外下象限有陈旧灰白色混浊。荧光素染色阴性，改用退翳明目法治疗。方药：生地6g，白菊花5g，木贼草6g，谷精草10g，蝉衣3g，白蒺藜10g，青葙子10g，白薇3g，决明子10g，14剂，水煎服，每日2次。

例2　韦玉英医案（《中国百年百名中医临床家丛书·韦文贵　韦玉英》）

王某，女，45岁。初诊日期：1980年10月10日。

主诉：左眼疼痛伴视力下降20天。

病史：左眼疼痛、流泪1天后在某医院诊断为真菌性角膜溃疡（经细菌培养证实）。先后用抗真菌、金褐霉素及沪山霉素等抗真菌眼药水治疗，症状曾缓解。近日眼痛加重伴头痛，心烦、纳呆，小便黄。

检查：视力右1.2，左指数/66cm。左眼结膜混合充血，角膜中央区5mm×5mm浸润混浊，达实质深层，病灶正中3mm直径溃疡凹陷，表面有干燥黄脂样物，瞳孔直径3mm，对光反射灵敏。舌质淡苔薄白，脉细数。

诊断：左湿翳（左真菌性角膜溃疡）。

辨证：肝经风热壅盛，上攻风轮，灼伤黑睛。

治法：祛风清热，滋阴活血。

方药：红肿翳障方加减：生地黄15g，赤芍10g，密蒙花10g，白芷6g，石决明^{先煎}25g，赤石脂10g，炒白术6g，夏枯草10g，细辛3g，川芎6g，黄芩10g，甘草5g，防风6g，太子参10g，炒三仙^各15g，7剂，水煎服，每日2次。

二诊：1980年10月18日。服药后左眼刺激症状减轻，大便稀，每日4~5次。检查左眼角膜中央溃疡面缩小，实质层仍水肿混浊。脉细，舌质淡。原方炒白术加量至30g，再服7剂。抗真菌眼药水继续滴用。

三诊：1980年10月24日。左眼刺激症状明显减轻。视力左0.1。左结膜充血轻，角膜溃疡基本愈合，实质层轻度混浊。大便偏稀。脉细，舌质淡红，边有齿痕。原方去细辛，黄芩改用6g，加苍术10g。4剂，水煎服，每日2次。

末诊：1980年10月28日。左眼无刺激症状。检查：视力左0.2⁺¹。角膜中央区大片云翳，实质水肿减退。除继续滴沪山霉素眼药水外，中医治则改用平肝疏风，养血活血，退翳明目。处方：生石决明15g，白蒺藜10g，川楝子10g，菊花10g，羌活6g，薄荷^{后下}6g，当归10g，生地15g，川芎6g，木贼草10g，蒙花10g，蝉衣6g，桔梗6g，7剂，水煎服，隔日1剂，以图退翳增视，巩固疗效。

三、评析

真菌性角膜炎治疗比较困难且容易反复，早期诊断并对因治疗至关重要。既往中医眼科古籍及近代专著对真菌性角膜炎的中医病称多不明确，常将其归属于凝脂翳、花翳白陷等范畴。但2012年版的"十二五"规划教材和2016年版的"十三五"规划教材《中医眼科学》均已将真菌性角膜炎归于"湿翳"

范畴。故根据其发病诱因和特点，尤其是实验室检查有真菌的，对以往验案的中医病称进行更正。中医认为本病多因风热毒邪外袭，肝火内炽，内外合邪，交攻于目或角膜外伤，风热毒邪乘隙而入，热蚀角膜而成。治疗当以清热除风、化湿解毒、退翳明目为主。本病初期多为风热毒邪为患，外伤可为诱因，治宜清热疏风、泻火解毒。中期，随着病情的进展，角膜溃疡较前扩大、加深，角膜表面大量脓性坏死物如豆渣，系湿热熏蒸于目，治宜清利湿热、散风燥湿、解毒退翳。至后期，阴液亏耗，余热未清，故以虚火上炎为患，治宜养阴生津、清肝退翳。

例1"凝脂翳"（即近年所称的"湿翳"）并发"黄膜上冲"，病情严重。对于本病的治疗，韦老认为风火热毒盛者当急用釜底抽薪之法，"泻火解毒汤"或"眼球灌脓方"可随证选用。因为"风为百病之长""火为热毒之源"，风火热盛用清热解毒之法如扬汤止沸，所谓舆薪既燃，非杯水所能熄，唯有釜底抽薪，才能火灭风熄。对风火热毒较轻者，以"红肿翳障方"为主，即可收到满意的效果。本例患儿因其风火热势不重，故用红肿翳障方，祛风清热、退翳明目，收效迅速。

此外，在随证选药方面，如眵多泪少者，宜选加银花、连翘、蒲公英、紫花地丁、大青叶、野菊花等以清热解毒；泪多眵少者，可选加防风、荆芥、细辛、羌活、薄荷、藁本、蔓荆子、蝉衣、菊花等祛风止泪；便秘火盛者，重用大黄，配以元明粉以泻火解毒；眼部疼痛者加蔓荆子祛风散热而止痛。

例2无明显诱因，角膜病灶区刮片培养证实有真菌菌丝，及时投用两种抗真菌滴眼液控制病情，但患者眼局部及全身症状均较明显，据症参脉，证属风热攻目，治法以祛风清热为先，宜红肿翳障方加味专攻。3次复诊，均以该方化裁加减取效，说明对发病急猛的角膜溃疡，局部用药结合轮脏辨证服药，可及时控制病情，缓解症状。韦老指出，无论是真菌、细菌或病毒感染的角膜炎，炎症消退，仅残留云翳或斑翳后，可用益气活血，清肝退翳法以助翳消睛明。不应急于频用各种退翳眼药，以防虚不受攻，邪毒活化，病情复发，这在临床上已屡有所见，不可不慎。

细菌性角膜炎

一、概述

细菌性角膜炎是因细菌感染而引起的角膜炎症，主要指匐行性角膜溃疡和绿脓杆菌性角膜溃疡，发病前多有角膜外伤史。前者多因葡萄球菌、肺炎链球菌等感染所致，后者专指角膜外伤后绿脓杆菌引起。主要表现为发病较急，患眼疼痛、畏光、流泪、异物感及视力下降；绿脓性角膜溃疡则以起病急骤、剧烈眼痛、视力减退伴红肿、畏光、流泪为特点。任何季节、年龄均可发病，但以夏秋收割季节多见，年老体虚者易发病。检查可见眵多黏稠，球结膜混合性充血，甚至水肿。角膜先出现灰白色或黄白色浓密浸润点，如未能及时控制，则逐渐形成黄白色溃疡，并常向中央方向匐行进展，故名"匐行性角膜溃疡"。怀疑本病时应及时做细菌培养和药物敏感试验，并尽早（不必等待试验结果）局部使用抗生素治疗。

中医称本病为"凝脂翳"，指黑睛生翳，初起如星，迅速向四周及深层发展，表面如一片凝结的油脂，并伴黄液上冲的急重眼病。其特点是起病急，发展快，变化多。若不及时治疗，每易毁坏黑睛，导致变证烽起，是重要致盲眼病之一。发病机制是黑睛表层外伤，风热邪毒乘隙入侵而引起。病变早期以清热解毒为主；若病情日久，凝脂溃陷不收，为正虚邪留，治疗宜扶正祛邪。本病是一种常见的急性化脓性角膜溃疡，又因前房每有积脓现象，故又名前房积脓性角膜溃疡。临床表现初起即感前额剧痛，目痛羞明，沙涩难睁，强行睁眼则泪出如汤，眵多黏稠，有异物感、刺痛感或烧灼感，球结膜混合性充血，甚至伴有水肿。角膜先出现灰白色或黄白色浓密浸润点，如未能及时控制，则逐渐形成黄白色溃疡，并常向中央方向匐行进展，故名"匐行性角膜溃疡"。溃疡穿孔虹膜脱出者称"蟹睛"。本病多由风热毒邪上攻于目而引起，治宜疏风清热，泻火解毒。

二、验案

例1 韦文贵验案（《中国百年百名中医临床家丛书·韦文贵 韦玉英》）

华某，男，51岁。初诊日期：1958年2月21日。

主诉：右眼充血、磨痛、畏光、流泪已57天。

病史：右眼57天来红痛，畏光、流泪并有长期失眠，曾在河南医学院及北京某医院门诊治疗，诊断为"右眼进行性匐行性角膜溃疡"，因溃疡未能控制，转中医治疗。

检查：视力右0.2，近视力Jr5。右眼球结膜混合充血，角膜鼻侧溃疡，且有脂状附着物。舌质红，苔微黄，脉弦数。

诊断：右凝脂翳（右眼匐行性角膜溃疡）。

辨证：肝肺积热，复感风热毒邪。

治法：祛风清热为主，平肝退翳为辅。

方药：①红肿翳障方加减：石决明 20g，焦白术 6g，生地 10g，赤石脂 10g，生甘草 1g，赤芍 6g，蒙花 10g，白芷 6g，夏枯草 6g，川芎 6g，黄芩 6g，连翘 6g，六一散^{包煎}10g，7 剂，水煎服，每日 2 次。②犀黄散一瓶点眼，一日 3 次。

二诊：1958 年 2 月 28 日。服上方和点眼药后，眼已能睁开，头眼已不痛，惟汗出多梦，失眠如前。证属风热已解，汗热尚盛，久郁化火，上灼心阴，扰及神明。治宜平肝泻火，养心安神，退翳明目。方药：①炒枣仁 25g，珍珠母 25g，浮小麦 30g，柏子仁 15g，夜交藤 15g，夏枯草 10g，蒙花 10g，白菊花 6g，蝉衣 3g，白芷 6g，甘草 3g，黄芩 5g，7 剂，水煎服，每日 2 次。②知柏地黄丸 90g，每日 10g。

三诊：1958 年 3 月 4 日。自述右眼症状基本消失，右偏侧头部有轻微疼痛。检查：视力右 0.3，近视力 Jr1。舌质红，苔薄白，脉弦细而数。治以平肝祛风，退翳明目为主，辅以滋阴益气。方药：①生地 25g，石决明 25g，蒙花 10g，川芎 6g，党参 10g，连翘 10g，白芷 6g，知母 10g，防风 5g，白菊花 10g，蔓荆子 10g，羌活 6g，17 剂，水煎服，每日 2 次。②知柏地黄丸 90g，每日 10g。

末诊：1958 年 3 月 23 日。睡眠好转，一切正常，次日回河南工作。检查：视力右 0.3，近视力 Jr1，右眼角膜鼻侧遗有浓厚小白斑。以原方去党参、白芷、知母、防风、白菊花、蔓荆子，加柏子仁、炙远志、夜交藤、青葙子、炒栀子各 6g，7 剂，水煎服，隔日 1 剂，服完为止。给犀黄散三瓶点眼。患者有屈光不正，因急于回去，未给矫正。

1967 年 5 月，患者因公出差来京复查，视力右 0.5，矫正 1.5，近视力 Jr1。一直工作，未再复发。

例 2　韦文贵验案（《中国百年百名中医临床家丛书·韦文贵 韦玉英》）

时某，女，47 岁。初诊日期：1957 年 12 月 31 日。

主诉：右眼红痛、流泪、异物感已 4 天。

病史：4 天前打扫卫生，垃圾掉入眼内，用手揉擦后即发红，次日黑珠长白点，现右侧偏头痛、畏光、流泪、磨痛、大便干结、口干喜饮。

检查：视力右 0.1。右眼高度睫状充血，角膜近瞳孔区 12 点处有约 5mm× 7mm 大的圆形溃疡，色黄白，表面污秽，边高中凹。脉浮数，舌质红、苔薄白。

诊断：右凝脂翳（右细菌性角膜溃疡）。

辨证：毒邪入侵，肝肺积热，风邪热毒相搏。

治法：先宜泻火通腑，继则祛风清热，退翳明目。

方药：①泻火解毒方：生大黄 12g，生枳壳 6g，元明粉 10g，1 剂，水煎服，每日 2 次。②防风 5g，羌活 6g，连翘 10g，黄芩 5g，菊花 5g，蒙花 10g，龙胆草 6g，蝉衣 3g，2 剂，水煎服，每日 2 次。③犀黄散一瓶，滴患眼一日 3 次。

二诊：1958 年 1 月 13 日。服药后，自觉症状已消，因事未及时复诊。检查：视力右 0.3，右眼睫状充血已消，角膜溃疡已平坦、愈合。留下 3mm×5mm 之斑翳。舌稍红，脉弦细。风热已消，黑睛留有翳障，改用退翳明目为主，疏风平肝为辅。方药：白蒺藜 10g，青葙子 10g，蔓荆子 10g，谷精草 15g，夜明砂（包煎）15g，石决明 25g，山药 10g，川芎 5g，白菊花 6g，蝉衣 10g，7 剂，水煎服，每日 2 次。

末诊：1 月 27 日。自觉视力进步，睡眠饮食尚可，二便正常。检查：右眼视力 0.4，角膜近瞳孔区 12 点处留有斑翳，患者因服药不便，要求点药退翳。方药：犀黄散两瓶点眼，一日 3 次，以求退翳明目，提高视力。

三、评析

以上两例均系"凝脂翳"验案，通过这两例的诊治过程，基本反映了韦老对于本病的治疗特点，现归纳如下：

1. 发病急速，病程短，病势急的病例，多属"实证"，根据"实者泻之"的原则，常用"泻火解毒"之法，使热毒邪气下泄，方以"泻火解毒汤"为主。若热毒内攻化火，上灼风轮，神水混浊，化而成脓，并发"黄膜上冲"者，急用"眼珠灌脓方"。因本方药性峻猛，只能中病即止，不可久服，以免损伤脾气，年老体弱及孕妇更宜慎用或禁用。

2. 发病已久，病程较长，病情严重的病例，多为虚实夹杂，应根据患者的具体情况，祛邪扶正，攻补兼施，以祛邪不伤正，扶正不留邪，方以"红肿翳障方"为主，适当加减。

3. 关于赤石脂和石决明的临床运用：韦老治疗"凝脂翳"，常在方中加石决明、赤石脂。赤石脂是一种红色的高岭土，因色红滑腻如脂而得其名，性味甘涩微温，赤石脂是一种具有活血化瘀作用的收敛药，既可收敛生肌，又可活血祛瘀。韦老认为赤石脂能促进角膜溃疡的愈合，石决明能消除翳障，二药合用既能使角膜溃疡愈合加快，又能减少角膜瘢痕，从而达到治愈溃疡又减少视力障碍的目的。据文献记载：赤石脂性味甘涩温，《别录》云："主养心气，明目益精"；《本草汇言》："渗停水、去湿气、敛疮口"。石决明性味咸寒，

《别录》："主目障翳痛、青盲"；《本草经疏》："咸寒入血除热，所以能主诸目疾也"。韦老将收敛明目的赤石脂与退翳明目的石决明相伍配用治疗重症凝脂翳，收到满意疗效。其用量是石决明 25g，赤石脂 10g。石决明质重难化，应包煎或煎后过滤去渣，以防止粉末入胃引起脾虚便溏。脾弱患者，常加神曲、白术以防止便溏之弊。

4. 局部用药，早期以犀黄散点眼，以清热镇痛，退赤消肿，退翳明目。后期用荸荠退翳散或朱砂拨云散以退翳明目。将上述眼药粉（半粒芝麻大）加适量眼膏调匀，点内眦部，闭眼 5~10 分钟即可。

此外，在本病治疗过程中，韦老常嘱咐病人要注意节制房事，因房劳过度，精血两亏，邪气方盛，正气已衰，有黑睛破溃，穿孔之危。同时要避免急躁和暴怒，急和怒都能伤肝动火，目为肝窍，肝火上逆，犹如火上浇油，能加重病情，对病机转化不利。

病毒性角膜炎

一、概述

病毒性角膜炎多由单纯疱疹病毒感染所致，是临床上常见的可致盲性眼病，其发病率和致盲率均占角膜病首位。通常单眼发病，少数人双眼先后或同时发病，无性别差异，可发生于任何年龄组。此病秋冬季节多见，复发率高，常因反复发作，角膜混浊逐渐加重而终至失明。单纯疱疹病毒对人的传染性很强。20 岁以上的成年人中，血清抗体阳性率达 90%，但出现临床症状者只占 1%~10%。诊断主要依据：①轻者没有症状或轻度异物感、畏光、流泪。重者眼疼、灼热、眼睑痉挛、视力明显下降。其发病多在机体抵抗力下降时，如感冒、发热、外伤、疲劳、精神压力、月经来潮、变态反应、全身应用糖皮质激素等情况下诱发。②检查可见结膜轻度或重度混合充血，角膜混浊、浸润、水肿。依据其病变形态的不同，分别可称为树枝状、地图状或盘状角膜炎。

本病与中医学的"聚星障""混睛障""花翳白陷"相似。"聚星障"的病名首见于《证治准绳·七窍门》，当代的《中医眼科学》教材聚星障多指本病。《原机启微》的"风热不制之病"和"七情五贼劳役饥饱之病"所论述的病因病机、临床特征、治疗方药等，对本病的证治有重要指导意义。中医认为，本病发病系因外感风热，上犯黑睛，致生星翳；或肝经伏火，复受风邪，内外合邪，交攻于目；或因饮食不节，内伤脾胃，酿成脾胃湿热，土反侮木，熏蒸黑睛；或因素体阴虚，热病伤阴，阴津亏乏，兼夹风邪所致。目前尚无控制复发的有效药物，西医治疗方面，以抗病毒药物治疗为主，由免疫反应引起的盘状角膜基质炎，临床上可以使用糖皮质激素。中医注重整体观念，从根本上调理脏腑功能，使其阴阳达到平衡，对于提高疗效，缩短病程，降低复发率，具有一定优势。中医治疗上采用全身辨证与局部用药相结合，内服外用等多种给药途径，充分发挥了中药的抗病毒作用与提高机体免疫力的作用，是中医药治疗的特色。益气扶正中药可能通过扶助正气而提高机体免疫功能，增强机体抗病毒能力而起到抗复发作用。

二、验案

例1 韦文贵验案（《中国百年百名中医临床家丛书·韦文贵 韦玉英》）

鲍某，女，11岁。初诊日期：1966年1月26日。

主诉：右眼白睛红赤、涩痛、畏光、流泪已30天。

病史：右眼30天前开始充血、涩痛、畏光、流泪，经某医院诊断为"右眼树枝状角膜溃疡"，给予对症治疗和散瞳。患者5年前右眼曾患同样病变，用碘酒烧灼后角膜遗有瘢痕。

检查：视力右0.1^{+1}，近视力$Jr2^{-3}$。右眼角膜近瞳孔7~8点处有一灰白色深层树枝状浸润，直径约2mm，荧光素染色阳性，上方有陈旧薄翳。舌质红，舌苔薄白，脉细。

诊断：右聚星障（右病毒性角膜炎）。

辨证：肝肺火盛，外感邪毒。

治法：祛风清热，活血滋阴，退翳明目。

方药：①红肿翳障方：生地12g，赤芍10g，蒙花6g，白芷10g，石决明^(先煎)15g，赤石脂^(包煎)10g，炒川芎3g，夏枯草6g，炙甘草5g，5剂，水煎服，每日2次。②犀黄散一瓶滴患眼，一日3次。

二诊：1966年1月31日。服药后症状明显减轻，溃疡已趋平坦，白睛仍有红赤。苔薄白，脉细数。仍守原方加减：炒川芎3g，生地12g，赤芍10g，蒙花6g，白芷10g，桑皮15g，木通5g，炙甘草6g，地骨皮10g，5剂，水煎服，每日2次。并继续以犀黄散滴眼。

末诊：1966年2月5日。眼痛消失，稍有畏光流泪。舌质淡红，舌苔薄白，脉细数。改用祛风清肝、退翳明目之法：龙胆草6g，连翘10g，夏枯草6g，草决明10g，蒙花10g，荆芥5g，白菊花6g，12剂，水煎服，每日2次。继续以犀黄散滴眼。服药后上述症状消失，角膜溃疡愈合。

例2 韦文贵验案（《中国百年百名中医临床家丛书·韦文贵 韦玉英》）

霍某，男，8岁。初诊日期：1964年7月10日。

代诉：左眼睑红肿、流泪、畏光已一个半月。

病史：患儿长期以来左眼有羞明、眼干等症状，一个半月前发现眼皮肿，白睛红，黑珠有白翳，流泪，畏光，经某医院诊断为"左眼树枝状角膜炎"，因治疗效果不明显而转本院治疗。现流泪、畏光、视物模糊。

检查：视力左0.4^{-1}，近视力Jr3。左眼睑水肿痉挛，球结膜混合充血，刺激症状明显，眼不能睁。角膜鼻侧偏下方近瞳孔处有约1mm宽的纵形溃疡，旁有分支，如树枝状，凹陷较深，周围有较广泛的浸润，荧光素染色阳性。舌质较红，舌苔薄黄，脉弦数有力。

诊断：左花翳白陷（左树枝状角膜炎）。

辨证：肝阴不足，复感风热。

治法：清热泻火祛风为主，滋阴退翳明目为辅。

方药：红肿痛方加味：生大黄10g，黄芩10g，枳壳6g，夏枯草10g，柴胡6g，薄荷6g，生地10g，赤芍10g，木贼草6g，川芎6g，白芷6g，青葙子6g，5剂，水煎服，每日2次。

二诊：1964年7月15日。服药后上述症状明显减轻，可以睁眼。检查左眼睑红肿及球结膜混合充血均已减轻，角膜溃疡已趋平坦，饮食正常，大便微溏，每日1~2次。舌质稍红，苔少，脉细。改用祛风清热、退翳明目法治疗。改用红肿翳障方加减：生地12g，蒙花6g，赤芍6g，夏枯草6g，白芷5g，黄芩5g，炒白术5g，赤石脂6g，细辛2g，木贼草6g，生甘草3g，5剂，水煎服，每日2次。

末诊：1964年8月3日。上症全消，饮食大便均已正常，睡眠亦佳。检查：左眼角膜遗有翳障，脉平、舌象正常。以退翳明目为主，用新老翳障方7剂，带回当地服用。

例3 韦文贵验案（《中国百年百名中医临床家丛书·韦文贵 韦玉英》）

邢某，男，5岁。初诊日期：1964年1月25日。

代诉：右眼红肿，磨痛，畏光，流泪已半个月。

病史：半个月以来，患儿右眼红肿、头痛、畏光、流泪，在某医院诊断为"右眼树枝状角膜溃疡"。因病情发展未能控制而来本院求诊。

检查：右眼上睑痉挛，红肿、畏光，泪涩难睁，视力无法检查，睑结膜显著充血，球结膜中度混合充血，角膜下方5~7点处有剥脱凹陷之弥漫浸润，其中央上至11点处覆盖于2/3瞳孔，呈树枝状浸润，荧光素染色阳性，角膜外侧有片状陈旧混浊，未着色，角膜轻度水肿。舌质红，苔薄白，脉细数。

诊断：右花翳白陷，右角膜云翳（右病毒性角膜炎，右角膜云翳）。

辨证：肝经郁热，外感风邪，风热壅盛。

治法：祛风清热为主，滋阴活血、退翳明目为辅。

方药：①红肿翳障方去川芎加蝉蜕，以助祛风退翳之力，5剂，水煎服，每日2次。②犀黄散一瓶滴患眼，每日3次。③忌食葱、蒜、韭菜等刺激性食物，以及鱼蟹等海味发物。

二诊：1964年2月1日。自觉症状减轻。检查右眼荧光素染色阳性范围缩小，下方已成一条线状染色，脉舌如前。原方加黄连6g以助清热解毒之力，加草决明10g以清肝退翳明目，14剂，水煎服，每日2次。

末诊：1964年2月15日。眼已睁开，刺激症状消失，饮食转佳。检查右眼角膜溃疡已平坦愈合，荧光素染色阴性。视力右0.5，左0.6。病已痊愈，停止服药。

例4 韦企平验案（《中医眼病案例评析》）

王某，女性，30岁。初诊日期：2004年8月8日。

主诉：左眼视物模糊伴磨痛，流泪30天。

病史：患者30天前有感冒发热病史，其后左眼开始发红、磨痛、畏光、流泪，视物模糊，在当地医院诊治，诊断为"左眼单纯疱疹病毒性角膜炎"，住院治疗半个月，因左眼视物模糊进一步加剧，磨痛、流泪症状无改善，遂来就诊治疗。全身四肢乏力，胃纳欠佳。

检查：视力右1.2，左0.06，矫正不提高。左眼睑痉挛，结膜混合充血，角膜中央呈盘状混浊水肿，明显增厚，角膜表面粗糙，荧光素染色阳性，角膜知觉减退。舌质淡，苔薄白，脉弱。

诊断：左混睛障（左单纯疱疹病毒性角膜炎）。

辨证：正虚邪实，风热毒邪。

治法：扶正祛邪，攻补兼施。

方药：党参15g，炒白术15g，炙甘草10g，秦皮10g，秦艽10g，鱼腥草15g，野菊花10g，大青叶10g，板蓝根15g，蒲公英10g，天花粉15g，生地15g，15剂，水煎服，每日2次。

二诊：2004年8月23日。左眼磨痛、流泪、畏光症状消失，视力增进。视力左0.4，左眼结膜轻度充血，角膜实质水肿基本消退，荧光素染色弱阳性，角膜中央区大片云翳、乏力减轻，舌淡红，苔薄白，脉细。证属风热未尽，正气未复，治宜祛风清热，益气活血退翳。药用：生地15g，当归10g，赤芍 10g，防风 10g，谷精草 10g，木贼草 10g，密蒙花 10g，蝉蜕 6g，决明子 15g，党参 15g，炒白术 15g，茯苓 10g，炙甘草 10g，15 剂，水煎服，每日 2 次。

三诊：2004 年 9 月 10 日。视力左 0.5，眼无赤痛，角膜中央遗留云翳，表面光滑，边界清楚，停止服药。

例 5 韦企平验案

鲍某，女，26 岁。初诊日期：2013 年 6 月 26 日。

主诉：右眼赤痛、畏光 1 周。

病史：患者 1 周前有感冒病史，右眼发红、涩痛、畏光、流泪，外院诊为"病毒性角膜炎"，予抗病毒和抗生素滴眼液频点，改善不明显，遂来诊。纳眠可，小便调，大便略干。既往体健，否认过敏史。

检查：视力右 0.4，左 1.0；右眼结膜混合充血明显，右角膜瞳孔区及下部散在十数个灰白色星点翳障，荧光素染色（＋），KP（－），Tyn（－），左前节（－）。舌红苔薄白，脉略数。

诊断：右聚星障（右单纯疱疹病毒性角膜炎）。

辨证：风热上犯。

治法：疏风清热解毒，退翳明目。

方药：秦皮 10g，秦艽 10g，荆芥 10g，防风 10g，蒲公英 10g，野菊花 10g，紫花地丁 10g，生甘草 6g，鱼腥草 10g，生地 15g，玄参 10g，丹皮 10g，紫草 10g，14 剂，水煎服，每日 2 次。局部用阿昔洛韦滴眼液，滴眼，2 小时一次；左氧氟沙星滴眼液，滴眼，2 小时一次；更昔洛韦眼用凝胶，涂眼，2 小时一次。

二诊：2013 年 7 月 5 日。用药 2 周后，症状明显减轻，视力右 0.6，翳障减少至数个，白睛微红。苔薄白，脉微数。原方减紫草、地丁，加蒙花 10g、木贼 10g，14 剂，水煎服，每日 2 次。局部用药同前。

三诊：2013 年 7 月 24 日。症状基本消失，视力右 1.0^{-1}，右角膜下部残留 2 个点状上皮损伤。舌淡红，苔薄白略干，脉稍细。改用养阴清热，退翳明目：玉竹、石斛、防风、秦皮、秦艽、密蒙花、谷精草、蝉蜕、木贼各 10g，生地 15g，生甘草 6g，再服 7 剂，煎服法同前；局部用药减为左氧氟沙星滴眼液，滴眼，一日 3 次；更昔洛韦眼用凝胶，涂眼，一日 3 次。

三、评析

上述 5 例患者，可分别属中医"花翳白陷""混睛障"或"聚星障"范畴。韦文贵先生认为本病属于肝肺热盛，外感风邪，内外合邪，上攻目窍而成，或阴虚肝旺，风邪外侵，风热交炽，上乘目窍；若麻疹、肺炎等热性病后，阴伤津耗，热毒内炽，感受风邪，均可导致本病。治疗原则均以祛风清热、滋阴活血、退翳明目为主。常用红肿翳障方或该方加减；对于热毒重、病势急的病例，先用泻火解毒汤；若肝阴不足，肝阳偏亢，感受风邪，病情重者，常用红肿痛经验方加味；白睛红赤，久而不退者以退红良方加减。

在随症选药方面，风盛泪多选加防风、羌活、细辛、菊花等；热重红肿，眵多泪少选加龙胆草、连翘、银花、生大黄等；退翳明目选加蝉蜕、木贼草、青葙子等。眼部配合点用犀黄散眼药。根据上述之辨证用药，疗效显著。

病例 1，病程一个月，先服红肿翳障方 10 剂，眼部刺激症状显著减轻，后用原方合导赤散化裁加减，加龙胆草、夏枯草服药 12 剂，角膜溃疡愈合而告愈。

病例 2，初诊时肝阴不足，肝阳偏亢，以致长期眼干、羞明，韦老治以清热泻火祛风，用红肿痛方加白芷、青葙子。本例年龄仅 7 岁，而方中生大黄用 10 克，药后症减而能睁眼，溃疡亦趋平坦。继用红肿翳障方，先后共服 10 剂而溃疡愈合。因黑睛遗有翳障，后用退翳明目为主，给新老翳障方 7 剂停治。

病例 3，病程虽短，但病情重，角膜炎范围大，三分之二瞳孔被树枝状溃疡所覆盖，边高中凹，同时过去留有陈旧斑翳。用红肿翳障方 19 剂而愈。

通过该 3 例治验，说明红肿翳障方合用犀黄散点眼，内服外用，收效迅速。

在本病的治疗过程中，韦老常用煎药之热腾蒸气，上熏患眼，一日两次，每次 5~10 分钟，熏后将药再煎，滤汁内服。这种外熏内服法，有助于祛风清热、退赤消肿，亦是一药两用的办法。本法须注意用药温度，以免过热烫伤角膜。

韦老很重视本病的忌口，因为酒、辣椒、葱、蒜等刺激性食物能生热化火，肥肉能生痰化热，鸡、鸭、螃蟹生风，故饮食得当，有利于病情的恢复。

例 4 和例 5 发病前均有外感史。风为百病之长，其性轻扬开泄，易犯上窍；火热升腾炎上，易上冲头目。而目为七窍之宗，位居至高，黑睛澄澈娇嫩，直接暴露于外，易受风热毒邪侵袭。因此，韦企平老师认为单纯疱疹病毒性角膜炎中以风热侵袭黑睛最为多见。例 4 早期应疏风清热为主，但勿忘养阴生津；病久扶正为本，重视调理脾胃。方中秦艽、秦皮、鱼腥草、野菊花、大青叶、板蓝根、蒲公英清热泻火祛邪为先，将病邪除之于早期，从外而解。《银海指南》记载："目之黑睛肝也，燥则翳障模糊"，风热毒邪易伤津耗液，故配伍生地、天花粉养阴清热，防止进一步耗伤阴津。病程日久，迁延难愈，机体的正气已虚，全身症见四肢乏力，胃纳欠佳。《素问·评热病论》指出："邪之所凑，其气必虚"，正虚不能祛邪外出，正不胜邪则邪愈盛。病邪久稽又进一步导致正虚，从而使病情迁延不愈。正气是本，邪气是标，《素问·阴阳应象大论》"治病必求于本"。方用党参、炒白术、炙甘草益气健脾、培补后天，使生化之源充足，扶正祛邪。全方合用扶正祛邪，攻补兼施，达到祛邪不伤正，扶正不留邪。

例5，风热上犯，邪袭风轮，致黑睛骤生灰白星点翳障，羞明流泪、碜涩刺痛、抱轮红赤，治宜疏风清热解毒，使病邪从外而解。韦企平老师使用自拟经验方荆防五味消毒饮（秦皮，秦艽，荆芥，防风，蒲公英，野菊花，地丁，生甘草，鱼腥草，生地，玄参）。方中以防风、荆芥等轻灵宣散之品疏风散热；兼用秦艽、秦皮、野菊花、鱼腥草、蒲公英、地丁等清热解毒；因白睛充血明显，加丹皮、紫草凉血散瘀兼解毒。此外，风热之邪易伤津耗液，故配以生地、玄参等养阴清热生津之品。随症状减轻，翳障渐退，应减苦寒之品，以免过用伤脾，改用散邪退翳药；后期加强养阴药，使邪去正复，为收功之用。

角 膜 翳

一、概述

本病是角膜炎、角膜溃疡后所遗留的角膜瘢痕，临床上根据厚薄不同大致分为三种：最薄呈云雾状，用斜照法始能查见为薄翳；较厚半透明而界限较清楚，自然光线下即可查见的称为斑翳；厚实瓷样不透明者称白斑。

中医学对角膜翳的认识是翳薄明亮光滑如冰瑕者，称冰瑕翳；翳厚薄不等如云如雾者称云翳；年久难退、厚而光滑如瓷者称宿翳。病因多由黑睛翳障未能彻底根治而起；或因翳障病重，虽治仍留有瘢痕而成。明代傅仁宇《审视瑶函·冰瑕翳》中指出："此症薄薄隐隐，或片或点，生于风轮之上，其色光白而甚薄，如冰上之翳，若在瞳神傍侧，或掩及瞳神者，人虽不觉，目自昏眊，大凡风轮有痕的，点服不久，不曾补得水清膏足，及凝脂聚星等症，初发点服，不曾去得尽绝，并点片脑过多，障迹不去得尽，而金气水液凝结者，皆为此症。"清代黄耐庵《秘传眼科纂要·论退翳难易》中说："凡翳暴生者易退，渐积而生者难退；实者易退，虚者难退；外感六淫者易退，内伤七情者难退；厚而不滑者易退，薄而光滑如蝉翼如梅花者难退。"对本病论述颇详。

二、验案

例 1 韦文贵验案（《中国百年百名中医临床家丛书·韦文贵 韦玉英》）

戴某，女，25 岁。初诊日期：1957 年 8 月 19 日。

主诉：右眼视力障碍已十多年。

病史：十年前右眼曾患角膜病，愈后留有白翳，曾在某医院治疗无效。现视力差，失眠。

检查：视力右 0.1。右眼角膜有厚薄不等之陈旧斑翳。舌质红，舌苔薄白，脉细数。

诊断：右黑睛云翳（右角膜斑翳）。

辨证：心血不足，肝肾阴亏。

治法：养血安神，滋补肝肾，退翳明目。

方药：①杞菊地黄汤加当归 10g、茯苓 10g、蝉衣 3g、蒙花 10g、柏子仁 20g，14 剂，水煎服，每日 2 次。②朱砂拨云散一瓶滴患眼，一日 3 次。

二诊：1957 年 9 月 9 日。睡眠仍差，头晕神烦，眼眶痛。检查：右眼云翳稍有减轻。以疏肝解郁，祛风止痛，养血安神法治疗。方药：逍遥散加制首乌 25g、明天麻 3g、炒枣仁 25g、珍珠母 25g、细辛 3g、蔓荆子 10g、瓜蒌仁 15g，3 剂，水煎服，每日 2 次。

三诊：1957 年 9 月 12 日。头目眩晕已减，眼眶痛已消，仍有失眠，饮食欠佳。改用益气升阳，温中理气之法。方药：补中益气汤加香附 10g、良姜 3g、防风 5g、天麻 3g，7 剂，水煎服，每日 2 次。

末诊：1957 年 9 月 21 日。视力进步，失眠纳差仍未减。视力右眼 0.4^{-1}，角膜斑翳较前稍薄。用平肝祛风，养心安神，退翳明目为治则。标本兼顾。方药：平肝熄风降压方加合欢皮 20g、酸枣仁 25g，7 剂，水煎服，每日 2 次。

例 2 韦文贵验案（《中国百年百名中医临床家丛书·韦文贵 韦玉英》）

沈某，男，24 岁。初诊日期：1958 年 3 月 4 日。

主诉：右眼视力障碍已两年多。

病史：两年前开始经常白睛红赤，黑睛生翳，曾在其他医院治疗无效。现有头痛。

检查：视力右 0.3，右角膜有浓厚混浊，光滑如瓷。舌质红，舌苔薄白，脉弦细稍数。

诊断：右黑睛宿翳（右角膜白斑）。

辨证：肝郁血瘀，风轮宿翳。

治法：活血疏肝，退翳明目。

方药：①新老翳障方加蛇蜕 2g，隔日 1 剂。②荸荠退翳散点眼，一日 3 次。

末诊：1958 年 8 月 25 日。服药五个月后，视力右眼 0.5^{-2}，全身正常。给明目地黄丸 120g，荸荠退翳散两瓶点眼，以求巩固疗效，继续提高视力，自后未再复诊。

例 3　韦文贵验案（《中国百年百名中医临床家丛书·韦文贵 韦玉英》）

胡某，男，31 岁。初诊日期：1957 年 6 月 22 日。

主诉：双眼视力障碍 8 个月。

病史：8 个月以前双眼充血，角膜发炎，当地医院诊断为"双眼树枝状角膜炎"，治愈以后，双眼角膜遗有白翳，现视力差，睡眠有时欠佳。

检查：视力右 0.3，左 0.7。双眼角膜瞳孔正中均有厚薄不等灰白色陈旧混浊遮盖，右眼严重，左眼稍轻。舌质淡红，舌苔薄白，脉弦细。

诊断：双黑睛云翳（双角膜斑翳）。

辨证：肝肾阴虚，风轮云翳。

治法：滋补肝肾，退翳明目。

方药：①杞菊地黄丸，每次 6g，每日 2 次。②朱砂拨云散点眼，一日 3 次。

二诊：1957 年 7 月 18 日。自觉视力进步，失眠如前，检查：视力右 0.6，左 0.9。双眼角膜斑翳范围较前缩小、变薄。以前方，加补心丹，每晚 10g。

三诊：1957 年 7 月 27 日。睡眠已佳，改用退翳明目为主，以六味地黄汤加党参 12g、蝉衣 3g、石决明 25g、白蒺藜 10g、桑叶 10g，14 剂，水煎服，隔日 1 剂。继续用朱砂拨云散滴眼。

末诊：1958 年 1 月 16 日。服药 5 个月后视物更为清楚。检查：视力右眼 0.7，左眼 0.8^{+3}。黑睛云翳变薄。改用明目地黄丸 120g，每次 10g，每日 2 次。荸荠退翳散两瓶点眼，一日 3 次，以巩固疗效。

例 4　韦文贵验案（《中国百年百名中医临床家丛书·韦文贵 韦玉英》）

胡某，女，47 岁。初诊日期：1966 年 2 月 12 日。

主诉：双眼视力模糊近半年。

病史：半年前双眼曾患角膜炎，愈后视力模糊。在本市某医院检查诊断为"双眼角膜薄翳"，治疗无效。现鼻眼发干，大便燥结，眼眵多。

检查：视力右 0.4^{-2}，左 0.1；近视力右 Jr4^{+3}，左 Jr3。双眼角膜正中偏下有极薄的灰白色混浊，荧光素染色阴性。舌质红，舌苔薄白，脉弦细而数。

诊断：双冰瑕翳（双角膜云翳）。

辨证：肝肺积热，阴伤津耗。

治法：清热滋阴，祛风消翳，养血活血。

方药：①四物退翳汤加减：生地 10g，当归 10g，赤芍 10g，红花 3g，蒙花 10g，羌活 5g，白蒺藜 10g，蝉衣 5g，木贼草 6g，黄芩 6g，大黄 5g，7 剂，水煎服，每日 2 次。②犀黄散一瓶，滴双眼，每日 3 次。

二诊：1966 年 2 月 19 日。自觉视力增进，视物清楚，大便已畅，余证如前，前方去大黄加龙胆草 10g。7 剂，水煎服，每日 2 次。外用犀黄散点双眼，一日 3 次。

末诊：1966 年 2 月 26 日。视力增进，视力右 0.5^{-2}，左 0.2；近视力右 $Jr2^{-2}$，左 $Jr2^{-2}$。舌质稍红，脉细有力。以明目蒺藜丸，每次 6g，每日 3 次。外用犀黄散继续点眼，未再复诊。

三、评析

韦老治疗角膜翳经验丰富，多数患者经内治结合外治后，可不同程度增进视力。黑睛凝脂初愈，余邪未净，用祛风清热、退翳明目的治法，适加平肝、清肝、疏肝活血药。因翳自热生，病在风轮，清肝平肝疏肝的药物有助退翳明目之力。常用方剂新老翳障方。如上方服后无效，患者有肝肾阴虚的证候，可改用滋补肝肾、退翳明目之法。适加活血祛风之品。常用杞菊地黄或明目地黄汤加减；如风热已尽，黑睛白翳经久不退，则用活血退翳之法，方用四物退翳汤加减。成药常用明目蒺藜丸、拨云退翳丸、杞菊地黄丸或明目地黄丸等。此外，韦老有自制之眼药犀黄散，本药不仅有清热、镇痛、退赤之功，而且有退翳明目之效。凝脂或花翳白陷已愈，白睛无红赤肿痛，亦无畏光流泪等证。黑睛留有翳障而不退者，可选用朱砂拨云散或荸荠退翳散点眼。根据韦老经验将平时常用退翳药整理如下：

退翳明目药：蒙花、菊花、谷精草、木贼草、石决明、珍珠母、蝉蜕、蛇蜕、防风、桑叶、夜明砂、川楝子、决明子、青葙子、柴胡。

活血退翳药：丹皮、川芎、茺蔚子、红花、赤芍、当归尾、丹参。

平肝退翳药：石决明、白蒺藜、菊花、珍珠母。

清肝退翳药：青葙子、决明子、夏枯草、黄芩、地骨皮。

疏肝退翳药：柴胡、青皮、川楝子。

葡萄膜炎

一、概述

葡萄膜炎是常见的主要致盲眼病之一。其病因和发病机制复杂，病因包括：①感染因素（如病毒、细菌、真菌、寄生虫等感染）；②非感染因素：又分外源性因素（如外伤、手术、化学或物理性损伤所致）和内源性因素［如自身免疫反应、免疫遗传机制（如强直性脊柱炎合并葡萄膜炎与 HLA-B27 有关等）、风湿性疾病、伪装综合征、氧化损伤因素］。葡萄膜炎可按病因、病理改变及临床特点等从不同角度分类，但临床上常按炎症的发病部位分类，如前葡萄膜炎（又分虹膜炎、睫状体炎及虹膜睫状体炎）、中间葡萄膜炎、后葡萄膜炎及全葡萄膜炎。另有特殊类型葡萄膜炎及相关综合征，如 Vogt-小柳原田综合征、白塞病（Behcet 病）、Fuchs 综合征及交感性眼炎等。

不同部位和不同炎症或病理改变的葡萄膜炎各有其临床特征。临床上常见的虹膜睫状体炎主要表现为疼痛、畏光、流泪及视力减退，角膜后沉着物或为粉尘状（多见于非肉芽肿性炎症），或为羊脂状（多见于肉芽肿性炎症）。前房有浮游物，Tyndall 征（+），瞳孔缩小。虹膜表面会出现结节，位于瞳孔缘者称 Koeppe 结节，多见于非肉芽肿性炎症；位于卷缩轮附近则称 Busacca 结节，多见于肉芽肿性炎症。虹膜睫状体炎病情失控或反复发作可伴随虹膜后粘连，继发青光眼、并发白内障，甚至眼球萎缩而失明。其他类型葡萄膜炎如中间型或后葡萄膜炎，发病早期多无症状或仅有眼前闪光感。病情进展，炎症累及玻璃体、视网膜及黄斑后可出现相应症状，诊断应散大瞳孔后全面检查眼底后确认。另有 Vogt-小柳原田综合征是以双侧肉芽肿性全葡萄膜炎为特征的疾病，常伴有脑膜刺激、听力障碍、白癜风、毛发变白或脱落。而 Behcet 病是一种以葡萄膜炎、口腔溃疡、皮肤损害和生殖器溃疡为特征的多系统受累的疾病，又称眼-口-生殖器综合征。本病多发生于青壮年，为双眼发病，常因葡萄膜炎反复发作导致失明。中医可归属于《金匮要略》中的"狐惑病"。

中医名称最早在《秘传眼科龙木论》中仅有"瞳神干缺"的记载，至《证治准绳·杂病·七窍门》，才以"瞳神紧小"的发病特征命名。本病初起，以实证及虚实夹杂证为常见。实证多因外感风、湿、热邪或内有肝胆郁热而起，发病比较急重。虚实夹杂证常由肝肾阴亏，或病久伤阴、邪热未除、火旺于上所致，其病程缠绵，临证时，应结合全身症情进行辨证。内治：实证常用祛风、除湿、清热、解毒、凉血、散瘀等法；虚实夹杂、阴虚火旺之证，则宜滋阴降火。病变后期，邪气虽退，肝肾亏虚、目暗不明者，宜滋补肝肾、利窍明目。本病内治的同时，必须重视局部用药，及时散瞳，以防瞳神干缺。

其他中医眼科学中没有相对应病名的葡萄膜炎可在参照"瞳神干缺""瞳神紧小"辨证论治的基础上，结合眼部及全身不同症状和体征化裁方药治疗。

二、验案

例1 韦企平验案

杨某，男，38岁。初诊日期：2013年7月16日。

主诉：左眼红伴怕光、视物模糊半个月。

病史：半个月前患者突发左眼红痛，外院予以激素及快速散瞳剂滴眼治疗，症状不减，视力下降明显。现身热口渴，不欲饮，时有左太阳穴处痛，大便干，小便频数。既往风湿性关节炎病史。

检查：视力右1.2，左0.1，矫正不提高；眼压右17mmHg，左10mmHg。右前节、眼底（-）；左睫状充血（++），角膜后大量羊脂状KP，房水混浊（++），浮游物（+），仅见上半部虹膜肿胀，瞳孔药物性散大，晶状体前囊表面有大量渗出物，眼底不能窥入。舌质暗红，苔薄黄，脉滑数。

诊断：左瞳神紧小（左急性虹膜睫状体炎）。

辨证：风热夹湿，上犯目窍。

治法：祛风清热，燥湿化痰。

方药：抑阳酒连散化裁方：防风己^各10g，黄芩10g，酒黄连10g，生石膏^{先煎}30g，白芷10g，生地15g，生甘草10g，羌独活^各8g，盐知柏^各10g，蔓荆子10g，陈皮10g，浙贝母10g，茯苓10g，7剂，颗粒剂冲服，每日2次。配合散瞳、妥布霉素地塞米松滴眼液（典必殊）滴眼每2小时1次、普拉洛芬滴眼液每日4次滴眼。

二诊：2013年7月23日。左视力0.6，眼压12mmHg。睫状充血基本消失，角膜后沉着物减少。眼底：视盘颜色正常，边界清，C/D=0.3，黄斑中心凹反光隐见。头不痛，二便调，苔薄白微红，脉滑弦。上方减独活，生石膏减为15g，21剂，颗粒剂冲服，每日2次。继用散瞳、普拉洛芬滴眼液滴眼每日3次，典必殊改为每日4次滴眼。

三诊：2013年8月15日。左视力1.2，除瞳孔6点处后粘连，余均正常。自觉腰酸腿软、倦怠，随将苦寒疏风药改为益气健脾、清肝凉血、退翳明目方药：太子参20g，茯苓15g，白术10g，陈皮8g，赤芍10g，丹皮10g，草决明10g，蒙花12g，木贼草10g，7剂，颗粒剂冲服，每日2次。典必殊改为每日3次滴眼。

末诊：2013 年 8 月 22 日。前述炎症消退，角膜后仍见 4~5 个羊脂状 KP。停服中药。普拉洛芬滴眼液滴眼每日 3 次，典必殊改为每日 2 次，1 周后两种药分别改为每日 2 次和每日 1 次，此后停药。并嘱其生活规律，防外感，避免辛辣刺激性食物。1 年后随访，无复发。

例 2　韦企平验案

裴某，女，60 岁。初诊日期：2013 年 9 月 26 日。

主诉：双眼间断发作葡萄膜炎 5 年，双眼酸胀、视力下降 2 个月。

病史：5 年前患者双眼视力下降、眼痛，在当地医院就诊，诊为"双眼葡萄膜炎"，予典必殊滴眼液等治疗好转，后又反复发作，点药后均有好转。2 个月前患者双眼酸胀、视力下降，予典必殊滴眼液滴眼、雷公藤多苷片口服，现为进一步中西医结合治疗，遂来我院。刻下症见：双眼酸胀，视物不清，纳可，眠佳，二便调。

检查：视力右 0.6，左 0.6；眼压右 11.2mmHg，左 11.3mmHg。右羊脂状色素 KP 1 个，细小 KP 8~10 个，Tyn（-），左 KP（-），Tyn（-）；双玻璃体混浊。眼底：双视乳头淡红，边清，A∶V＝1∶2，双黄斑中心凹反光存在，双视网膜未见出血及渗出。舌红，苔薄，脉弦细。

诊断：双瞳神紧小（双中间型葡萄膜炎）。

辨证：肝肾阴虚，虚火上炎。

治法：滋阴降火，益气固表。

方药：生黄芪 30g，防风 10g，炒白术 15g，生地 10g，知母 10g，玄参 15g，天花粉 10g，黄芩 10g，夏枯草 10g，桑叶 10g，生甘草 10g，14 剂，颗粒剂冲服，每日 2 次。雷公藤多苷片 10mg，口服，每日 3 次。典必殊滴眼液滴眼，每日 3 次。

二诊：2013 年 10 月 10 日。视力提高。视力右 0.8，左 0.8；眼压右 17.6mmHg，左 17.7mmHg。双眼无充血，双 KP（-），Tyn（-）。余同前。上方加全蝎 3g，14 剂，颗粒剂冲服，每日 2 次。典必殊滴眼液改为每日 2 次滴眼。雷公藤多苷片 10mg，口服，每日 3 次。

三诊：2013 年 10 月 24 日。视力稳定。视力右 0.8，左 0.8；眼压右 14mmHg，左 15mmHg。双眼无充血，双 KP（-），Tyn（-）。余同前。贞芪扶正颗粒 5g，冲服，每日 2 次。雷公藤多苷片 10mg，口服，每日 3 次。典必殊滴眼液改为每日 1 次滴眼。目前病情稳定。

三、评析

例 1 患者急性发病，睫状充血明显，羊脂状 KP 多，房水混浊重，属风袭热重、湿聚痰凝，非重剂难以攻克三邪，故以抑阳酒连散为主方化裁，多味祛风药和清热药同用以加强主治。其中白芷、蔓荆子轻浮上行，既可散风燥湿，又引药直达病所；陈皮、浙贝母、茯苓利湿化痰；生甘草解毒并调和诸药。二诊治疗有效后，减少性大寒的石膏用量。此后随症调方，并始终配合西药滴眼液。

例2 患者病程长且年龄较大，间断反复发病又伤阴损气，属余邪未尽、肝肾渐亏、虚火上炎，治疗上应滋阴降火、扶正固表。用生地、知母、玄参、天花粉滋阴清热，黄芩、夏枯草、桑叶清热解毒，用生黄芪、白术、防风（玉屏风散）扶正祛邪，防止复发。

葡萄膜炎是眼科常见急重难治之病，西医治疗除首选糖皮质激素外，可加非甾体类抗炎药，必要时可用免疫抑制剂。同时应及时预防或处置并发症或继发病，如前房炎症反应明显时应用阿托品或快速散瞳剂活动瞳孔，继发青光眼时尽早处置降低眼压。韦企平老师认为，葡萄膜炎既可是眼局部病变，也可是以眼部炎症为首发症状或伴随症状的全身免疫相关疾病的组成部分。因此在常规处置的同时应进行必要的全身和实验室检查，如血清学检查、免疫抗体抗原检测、病毒分离及细菌培养等，以便针对病因治疗。由于葡萄膜炎需要激素治疗，尤其是病情重的后葡萄膜炎及全葡萄膜炎常需超生理剂量长期用激素，除可能导致糖、蛋白质及脂肪代谢异常外，还可造成肾上腺皮质功能不全。因此配合中药全身调理可减毒增效，既可缓解长期激素治疗带来的副作用，又有助于减少复发。对病情迁延反复的葡萄膜炎及前述特殊类型的葡萄膜炎，应重视中医的辨证论治。中医参与治疗葡萄膜炎的机制及具体应用请见"韦企平医论医话"一节。概括而论，前葡萄膜炎以局部用药为主，后或全葡萄膜炎采用全身激素治疗为主。韦企平老师结合多年的临床体会，十分赞同杨培增曾提出的激素全身应用的几点注意：①给予适量，并非剂量越大越好；②给予足够剂量，是指总的剂量要足够，而不是指单次剂量有多大，总量不够易复发；③治疗时间足够长，如初发 Vogt-小柳原田综合征，治疗 2~3 个月，临床炎症控制，视力提高，但并不表明组织学上炎症完全消退。所以治疗应持续至炎症完全消失为主。一般需要 10 个月以上。

视网膜静脉周围炎

一、概述

视网膜静脉周围炎又称 Eales 病、青年性反复性视网膜玻璃体出血。是多发于20~30岁的健康男性的特发性视网膜血管炎。常双眼先后发病，但严重程度不等。临床表现为周边视网膜静脉扩张迂曲，血管旁伴有白鞘或血管白线状，该区视网膜可见浅层火焰状或点、片状出血及视网膜水肿，有时病变累及邻近小动脉。FFA可见受累血管扩张渗漏或血管闭塞、毛细血管无灌注、视网膜新生血管形成等。本病未及时发现和适宜治疗，可因反复性玻璃体视网膜出血导致条索状或片状机化膜形成，引起牵拉性视网膜脱离而使视力严重受损。本病应在炎症活动期用糖皮质激素控制病情，并在炎症相对稳定后联合激光治疗。对无法吸收的玻璃体积血及牵拉性视网膜脱离可考虑玻璃体切除及视网膜脱离复位术。

中医对本病的症状早有类似的记载，《张氏医通·七窍门》在"珠中气动"条下写到："视瞳神深处，有气一道，隐隐袅袅而动，状若明镜远照一缕青烟也……动而定后光冥者，内证成矣"，这是对眼底出血时的生动描述。《审视瑶函·云雾移睛》中说："此症谓人自见目外有如蝇蛇旗旆蛱蝶绦环等状之物，色或青黑粉白微黄，看在于眼外空中飞扬缭乱，仰视则止，俯视则下也"，有的称为"蝇翅黑花""飞蝇散乱"等，都是描写玻璃体混浊包括出血在内的视觉所见。《证治准绳·暴盲症》中记载："平日素无他病，外不伤轮廓，内不损瞳神，倏然盲而不见也"，描述了包括眼底大量出血所致的视力骤然下降。

二、验案

例1 韦文贵验案（《中国百年百名中医临床家丛书·韦文贵 韦玉英》）

王某，男，28岁。初诊日期：1957年1月4日。

主诉：右眼视力下降8个月，失明2个月。

病史：1956年5月患者开始出现右眼视力下降，经某医院诊断为"视网膜静脉周围炎，玻璃体出血"。两个月前患者视力急剧下降至失明。经北京某医院治疗未见效而来本院。现患者感偏侧头痛，眉棱骨痛，眼胀不适，精神烦躁。

检查：视力右眼前手动，左1.5。眼底：右眼呈红光反射，眼底不能窥见，左眼底正常。舌质红，脉弦数。

诊断：右暴盲（右视网膜静脉周围炎）。

辨证：肝有郁热，久而化火，迫血上逆。

治法：清肝泻火，凉血止血，辅以活血化瘀。

方药：瘀血灌睛方加味：生地20g，炒荆芥6g，归尾10g，龙胆草6g，白芷 6g，焦栀子 6g，黄芩 5g，槐花 10g，赤芍 10g，川连 3g，茺蔚子 10g，决明子 15g，14 剂，水煎服，每日 2 次。

二诊：1957 年 3 月 14 日。自觉视力进步，眉棱骨已不痛，其他症状同前。患眼瘀血内积已久，瘀血不去则新血不生。治以活血化瘀、凉血止血。予桃红四物汤加减：桃仁 3g，红花 3g，生地 20g，赤芍 10g，茺蔚子 12g，白菊花 10g，丹皮 10g，血竭^{包煎}6g，炒荆芥 10g，炒蒲黄^{包煎}10g，三七粉^{冲服}2g，牡蛎^{先煎}15g，水煎服，每日 2 次。

三诊：1957 年 4 月 30 日。服药后视力进步，前日晚看文艺节目深夜方睡，自觉很累，今感视力又开始模糊。视力右 0.04，左同前。右眼底仍不能窥见。随用滋阴益气、活血行瘀、平肝明目法，改用眼底出血三方加减：黄芩 6g，羌活 6g，细辛 3g，玄参 15g，茺蔚子 12g，党参 10g，茯苓 10g，防风 5g，生石膏^{先煎}12g，淡竹叶 5g，车前子^{包煎}10g，水煎服，每日 2 次。

四诊：1957 年 5 月 11 日。视力进步，偏头痛已消。右视力 0.1，近视力 Jr7。仍守前法，原方去黄芩、羌活、细辛，加青葙子 12g，黄柏 10g，以助滋阴清肝明目之力。

五诊：1957 年 5 月 20 日。视力进步，眼前有细小黑影飞舞，时有神烦。检查：视力右 0.6，左 1.5，近视力右 Jr4，左 Jr1。右眼玻璃体絮状混浊，视乳头色正，动静脉比例大致正常，周边部静脉末梢除少数血管有白鞘外，其他正常。脉细有力，舌质红，苔薄白。肝气不舒，故时有神烦；眼前细小飞蚊，证属肝肾阴虚。治宜疏肝解郁，滋补肝肾。予丹栀逍遥散和六味地黄汤隔日一剂，交替服用。一个月后，右眼视力恢复为 1.2，近视力 Jr1。右眼底玻璃体轻度混浊，其他正常。再服一个月，以求巩固疗效。

1957 年 11 月 16 日感冒后，右眼底再次出血，视力下降至 0.08，经服眼底出血三方 14 剂，出血全部吸收，视力恢复至 1.2。1958 年 8 月 18 日因连续加班至深夜，兼有感冒，又第二次复发（眼底出血），视力下降为 0.2，仍以眼底出血三方内服一个月后，眼底出血全部吸收，视力再次恢复为 1.2，给服六味地黄汤（熟地宜生地）加柴胡、黄柏、白菊、五味子、青葙子以助疏肝解郁、滋阴降火、清肝明目之效，自后随诊数次未再复发。

例 2　韦文贵验案（《中国百年百名中医临床家丛书·韦文贵 韦玉英》）

董某，女，23 岁。初诊日期：1957 年 6 月 13 日。

主诉：左眼眼底出血反复发作 3 年，失明 1 个月。

病史：1954 年 6 月左眼第 1 次眼底出血，视力下降，经某医院诊断为"视网膜静脉周围炎"，此后反复出血多次，一直在某医院治疗，出血未能控制，1个月来，左眼又因眼底出血而失明，现左眼胀痛。

检查：视力右1.5，左光感。右眼底正常；左眼底呈红光反射，眼底不能窥见。脉细数，舌红少苔。

诊断：左暴盲（左视网膜静脉周围炎）。

辨证：肝肾阴虚，虚火上越，迫血妄行。

治法：滋阴益肾，凉血止血，辅以活血散瘀。

方药：六味地黄汤加味：鲜生地20g，怀山药12g，山萸肉12g，丹皮10g，茯苓10g，泽泻10g，茺蔚子10g，五味子6g，侧柏炭^{包煎}10g，牛膝10g，三七粉^{单包吞服}3g，30剂，水煎服，每日2次。

二诊：1957年7月15日。视力明显进步，视力右1.5，左0.7。其他症状同前。脉细数，舌红少苔。改用滋肝益肾明目之法。方用杞菊地黄汤加味：鲜生地20g，怀山药12g，枸杞子10g，白菊花10g，石决明^{先煎}25 g，覆盆子10g，青葙子15g，水煎服，每日2次。

三诊：1957年10月28日。自觉视力正常，无明显不适感。视力：右1.5，左1.0；近视力双Jr1。右眼底正常，左眼底出血已基本吸收，周边部有两个暗红色陈旧出血斑，其他大致正常。仍守前法，原方去覆盆子，加茺蔚子10g，每日或隔日1剂，连服30剂，并口服犀角地黄丸6g，每日2次。

12年后复发：1969年3月11日再诊。十二年来病情一直稳定，近来过度劳累，左眼底又出血，眼前有黑影飞舞，视物有云雾遮挡，眼胀不适，口咽干燥。

检查：视力右1.2，左0.8；近视力双Jr1。右眼底正常；左眼底视乳头色正，静脉充盈迂曲，末梢静脉多数有白鞘，颞侧有白色渗出，伴大片深层出血，直至后极部，黄斑区部分被覆盖。舌红少苔脉，弦细而数。

辨证：神劳过度，心阴亏损，阴虚火旺，血热妄行，邪害空窍。

治法：滋阴降火，凉血止血为主，适加活血行瘀之品。

方药：滋阴降火汤加减：生地15g，赤芍10g，全当归10g，川芎10g，炒知柏^各10g，玄参15g，槐花10g，淡竹叶6g，丹参10g，木通10g，黄芩10g，30剂，水煎服，每日2次。

复发后二诊：1969年4月25日。服药30剂后，自觉症状已消失，视力亦恢复，眼前黑影及云雾样物已不明显。左眼玻璃体轻度混浊，视乳头色正，除视网膜静脉分支末梢有白鞘伴行，渗出及出血已全部吸收，黄斑中心凹反光可见。舌红苔腻，脉细稍数。辨证属阴虚血亏，用滋阴养血法，方药：生地15g，川芎6g，白芍10g，当归10g，车前子^{包煎}15g，玄参10g，五味子3g，14

剂，水煎服，每日 2 次，至今未再复发。

例 3　韦文贵验案（《中国百年百名中医临床家丛书·韦文贵 韦玉英》）

邵某，男，26 岁。初诊日期：1958 年 11 月 26 日。

主诉：左眼视力减退 9 个月，失明 2 个月。

病史：1958 年 2 月 21 日左眼视力突然下降，曾在济南某医院住院治疗，住院期间先后反复眼底出血 4 次，服中药后视力好转，但炎症一直未能控制。同年 8 月份因劳累紧张，9 月 13 日第 6 次眼底出血后失明。现左眼胀痛，右眼前有蚊蝇样黑影，头痛，大便干燥。

检查：视力右 1.5，左眼前手动。右眼玻璃体轻度混浊，视乳头色正，筛板可见，边缘清楚，鼻侧周边静脉末梢有白鞘伴行，黄斑中心凹反光弱，周边部其他未见异常。左眼呈红光反射，眼底窥不入。舌质红，脉弦数。

诊断：右飞蝇幻视，左暴盲（双眼视网膜静脉周围炎，右病情轻）。

辨证：思虑太过，心阴亏损，阴虚火旺。

治法：滋阴平肝，活血破瘀，益气明目。

方药：坠血明目饮，7 剂。

二诊：1959 年 1 月 12 日。近来有事，未能及时复诊，上方共服 28 剂。右眼视物云雾遮睛，左眼前有黑影，有时双眼冒金星。舌质红，苔微黄较腻，脉细而有力。证属肾阴不足，虚火上越，故眼前黑影飞舞，萤星满目。治宜滋阴降火，平补肝肾为主，辅以清肝明目。方药：知柏地黄汤加味：炒知母 6g，炒黄柏 6g，生地 20g，山萸肉 10g，丹皮 10g，泽泻 10g，茯苓 10g，淮山药 10g，五味子 3g，青葙子 12g，桑叶 10g，珍珠母[先煎]30g。

三诊：1959 年 3 月 5 日。上方共服 21 剂，近日着急生气，自觉胸闷、神烦、夜卧不安。视力右 1.5，左 0.6^{+1}；近视力右 Jr1，左 Jr2^{-3}。右眼玻璃体混浊不明显，鼻侧周边部静脉末梢白鞘已消，黄斑中心凹反光可见；左眼玻璃体絮点状混浊，静脉稍充盈迂曲，颞上鼻下静脉末梢有白鞘，沿静脉有点、片状出血尚未吸收，黄斑中心凹反光不明显。舌质红，苔微黄，脉弦细数。证属怒则气上，肝阳偏亢。治宜舒肝解郁，平肝明目为主，辅以养血安神。方药：逍遥散加味：柴胡 5g，当归 10g，白术 10g，炒白芍 10g，茯苓 10g，薄荷 3g，生熟枣仁[各] 12g，益智仁 6g，生牡蛎[先煎]25g，珍珠母[先煎]25g，白蒺藜 10g，7 剂，水煎服，每日 2 次。

四诊：1959 年 3 月 14 日。近日颜面灼热感，伴有口干、心悸、寐欠佳、神烦。舌质色红少苔，脉细数。证属阴虚肝旺，心阴不足，心肾不交。治宜养血安神，平肝明目。方药：阿胶四物汤加味：阿胶珠 15g，生地 20g，白芍

10g，当归 10g，川芎 6g，生石决明^{先煎}25g，五味子 5g，白蒺藜 15g，生熟枣仁^各12g，朱茯神 12g，14 剂，水煎服，每日 2 次。每晚服补心丹 10g。

末诊：1959 年 3 月 28 日。视力进步，要求回原地服药。近日腰痛，左眼前有蚊蝇样黑影。检查视力右 1.5，左 0.9；近视力右 Jr1，左 Jr2^{+3}。右眼屈光间质欠清晰，鼻侧末梢静脉白鞘已消，其他正常。左眼玻璃体轻度混浊，末梢静脉白鞘已消，出血全部吸收，其他正常。证属久病必虚，肝肾两亏。治宜养血安神，平肝明目，滋阴益肾。方药：原方加杜仲 10g，30 剂，水煎服，每日 2 次。磁珠丸 3g，口服，每日 3 次。连续服一个月。

三、评析

现以例 1 为主评析。该患者病史已 8 个月，右眼反复玻璃体出血已接近失明，综合四诊证属肝经郁热、久而化火，故宜清肝泻火、凉血止血，韦文贵先生用瘀血灌睛方加味：龙胆草泻肝火，黄芩泻上焦之火，川连泻心火，焦栀子泻三焦之火，均为主药；生地滋阴凉血止血；归尾、赤芍活血破瘀而新生为辅药；槐花凉血止血，能降低毛细血管脆性；炒荆芥入血分、清血热，茺蔚子、决明子清肝明目。两个多月后患者自觉视力有进步，考虑瘀血内积日久，则治以活血化瘀，改用桃红四物汤加味。服药又一个多月后，按病程的进展恐化瘀太过而耗气伤阴，故治宜滋阴益气、活血行瘀，予眼底出血三方加味。之后予六味地黄汤，使患眼恢复到 1.2。整个治疗过程体现了韦先生是按中医学的"血证"论治。结合临床辨证和治法，可将本病分为五种类型，现分述如下：

（1）肝经郁热，久而化火，迫血上逆，邪害空窍，治以清肝泻火、凉血止血为主，活血化瘀为辅，用瘀血灌睛方。肝郁气滞，肝火上逆，血热妄行，治宜疏肝解郁、清热凉血，方用丹栀逍遥散；或凉血止血、清热降火为主，辅以活血行气，方用阿胶蒲黄散。

（2）思虑太过，心阴亏损，阴虚火动，热迫血溢，治宜凉血养血、滋阴降火，方用滋阴降火四物汤；阴虚可生火热，火热复伤阴津，循环往来，反复出血，治宜滋阴益气、活血行瘀、平肝明目，方用眼底出血三方或坠血明目饮。

（3）肾阴亏损，肝失滋养，阴虚肝旺而血热妄行，邪害空窍，治宜滋阴降火、平补肝肾，辅以凉血止血、清肝明目，方用知柏地黄汤；如肾阴不足，虚火上越，萤星满目，治宜滋阴补肾，方用六味地黄汤加味。

（4）脾虚气弱，运化失健，血失统摄，血不循经而溢络外，治宜健脾益气、养血止血，方用柴胡参术汤或归脾汤加减；气阴两虚，反复出血，治宜滋阴益气、活血行瘀、平肝明目，用眼底出血三方。

（5）瘀血灌睛，积久不化，治宜活血化瘀为主，养血滋阴为辅，适加理气、清肝、明目之品，方用血府逐瘀汤或桃红四物汤加减；如瘀血不化，反复出血，治以滋阴平肝、活血破瘀为主，辅以益气活血，方用坠血明目饮、眼底出血二方或眼底出血三方。

韦先生治疗本病，积极主张中西医结合，即辨证和辨病相结合，根据眼底出血情况、病程长短、主要证候、不同阶段，分别不同治疗。临床主要分为三期：

（1）早期：时间短，眼底出血较多色泽鲜红，证见头痛，目胀神烦，口干舌燥，舌苔微黄，脉弦数，证属肝热上冲、血热妄行，治宜清肝泻火、凉血止血为主，活血化瘀为辅，适加清肝理气之品，方用瘀血灌睛方或阿胶蒲黄散；如肝火上逆、迫血妄行，则宜舒肝解郁、清热凉血，方用丹栀逍遥散。

如大量出血，阿胶蒲黄散中之生地改用鲜生地，藕节改为藕节炭，重用白茅根剂量25~30g。此外选加槐花、白及、旱莲草、仙鹤草、丹皮、茜草、侧柏叶、地榆等凉血止血；肝阳亢盛、头晕目胀、烦躁易怒，选加石决明、珍珠母、白蒺藜、磁石等平肝潜阳、清热明目；口咽干燥，重用生地，选加玄参、石斛、知母、天花粉、玉竹等滋阴生津、清热降火；口干喜冷饮者重用生石膏。

（2）中期：眼底积血未消，继续出血，血色稍暗，头痛目胀，神烦，大便偏干，舌红少苔，脉细数有力，证属阴虚火旺、迫血妄行或热迫血溢，治宜凉血养血、滋阴降火，方用滋阴降火四物汤或滋阴降火汤；萤星满目、虚火上越，治宜滋阴降火、平补肝肾为主，辅以凉血止血、清肝明目。方用知柏地黄汤；眼底出血色泽偏暗，反复出血未能控制，治宜活血破瘀、凉血止血为主，辅以滋阴益气，方用眼底出血三方、坠血明目饮或眼底出血二方。选加三七、生蒲黄、丹参、丹皮、归尾、赤芍、桃仁、红花、牛膝、大黄、苏木、血竭、茺蔚子、大小蓟、血余炭、茜草炭、花蕊石等活血散瘀、止血消痛；久病必虚，邪气方盛，正气已衰或虚实互见时，选加党参、白术、黄芪益气摄血；滋阴养血加阿胶、当归、白芍。

（3）稳定期：眼内瘀血经久不化，色暗，出血已静止，证见头痛目胀，舌暗红，脉细有力，治宜活血破瘀、养血滋阴、理气明目，方用血府逐瘀汤或桃红四物汤加减；心慌气短、眼胀神烦，舌红少苔，脉细数，证属气阴两虚，方用柴胡参术汤、坠血明目饮、眼底出血三方或眼底出血四方，选加三棱、莪术破血行气、消积止痛，但三棱、莪术均属峻药，久服能伤正气，宜与党参、白术同用，攻补兼施，标本兼顾；视网膜渗出未吸收，或有增殖改变，选加海藻、昆布、牡蛎、夏枯草等软坚散结；"气为血帅"，"气行则血行"，故在治疗过程中，宜加理气之品，在行气药中常加木香、厚朴、砂仁、豆蔻、佛手；理气解郁常用柴胡、郁金、青皮、香附、炒枳实（或枳壳）、玫瑰花；降气药常加沉香、陈皮；久病必虚，久药伤脾，选加党参、白术、淮山药，健脾益气而扶其正。

本病以年轻人多发，患者往往思想顾虑较重，"思则气结""怒则气上"，故宜细心调理，稳定情绪，防止病情波动。还要特别提醒的是：以上所举验案均为韦先生在 1960 年之前的病例，当时既无 FFA 等现代检查设备，更无眼底激光及眼内注射抗 VEGF 药物等先进治疗理念。故例 1 和例 2 虽然中药控制和"临床治愈"了本病，但因当时仍无抑制和消除眼底新生血管的有效措施，故反复出血。所以当前诊疗视网膜静脉周围炎，在继承前贤学术特长和用药经验的同时，应与时俱进，随时汲取和利用现代诊疗技术，中西医互补融合，以取得更好疗效。

视网膜静脉阻塞

一、概述

视网膜静脉阻塞是临床常见的出血性眼底病，多见于 50~70 岁的中老年人。按阻塞的部位可分为视网膜中央静脉阻塞（CRVO）和视网膜分支静脉阻塞（BRVO）（包括半侧或某分支静脉阻塞、黄斑区小分支静脉阻塞）。视网膜静脉阻塞患者视力预后和阻塞部位、阻塞程度、是缺血型还是非缺血型（主要根据 FFA 区分）、治疗是否及时和适宜等多种因素有关。本病最常见的可造成中心视力明显下降的并发症为黄斑囊样水肿，更严重的可导致视网膜新生血管形成、玻璃体积血及新生血管性青光眼而失明。视网膜静脉阻塞病因病机复杂，多种全身因素及部分眼局部因素均可能参与其发病，如眼部筛板解剖结构、眼轴长度、青光眼、高血压、动脉硬化、高血脂、糖尿病、静脉炎症、血液流变性学及血流动力学改变等。同时与年龄增长、肥胖、嗜烟酒、情绪激动等因素有关。诊断主要依据：①不同程度视力损害；②眼底视网膜阻塞远端静脉扩张、迂曲，沿受累静脉区域广泛的出血、水肿和渗出；③FFA 的价值主要不在于诊断，而在于确定病变的严重程度、明确本病的分型、决定治疗方案以及疗效观察与预后判断等。西医治疗包括积极治疗内科原发病如高血压、糖尿病、炎症等，以及避免发病危险因素如戒烟等。

古代中医将本病归于"暴盲"范畴，现代中医眼科学又先后将视网膜静脉阻塞归于"络损暴盲"和"络瘀暴盲"范畴。病因病机：情志内伤、肝气郁结而致气滞血瘀；肝肾阴亏、水不涵木、肝阳上亢致气血上逆而血溢脉外；过食肥甘厚味、痰湿内生、痰凝气滞、血行不畅、痰瘀互结而血溢脉外。总之，无论何种病因病机，最终均可导致血不循经、血溢脉外。故其治疗之本为活血化瘀通络，根据发病时间长短，以及辨证情况，再加相应药物。

本病中西医治疗方法较多，中医在整体观念的指导下多采用辨证与辨病、分型与分期相结合的治疗方法，并适时选用激光、眼内注射药物等西医治疗方法。

二、验案

例 1 韦玉英验案（《中国百年百名中医临床家丛书·韦文贵 韦玉英》）

胡某，男，73 岁。初诊日期：1963 年 5 月会诊病例。

主诉：右眼视力减退 3 个月。

病史：3 个月前患者右眼突然视力下降，经专家会诊，诊断为"视网膜中央静脉阻塞"。目前尚缺乏既安全又有效的治疗方法，认为由中医辨证施治、整体治疗为首选。

检查：视力右 0.1。眼底可见大片出血、水肿，黄斑区中心凹反光不见。全身可见口干，出汗，视物模糊如有物遮盖，有时偏头痛。舌红，苔薄黄，脉大无力。

诊断：右暴盲（右视网膜中央静脉阻塞）。

辨证：思虑过度，劳伤心神，心阴不足，心火上炎，络伤血溢。

治法：滋阴降火，平肝明目，辅以凉血止血，活血破瘀。

方药：坠血明目饮加自制滋阴降火四物汤加减：炒知柏各10g，生地黄10g，石决明 10g，白蒺藜 10g，丹参 10g，当归尾 10g，赤芍 10g，川芎 10g，牛膝 10g，五味子 10g，山药 10g，防风 10g，细辛 3g，党参 10g，7 剂，水煎服，每日 2 次。

二诊：服药一周后，患者自觉口干好转，全身很舒服。

三诊：服药 20 剂后，自觉视力明显进步，口干明显减轻，右偏头痛已痊愈。右眼视力 0.5，眼底水肿明显减轻，出血已部分吸收。因要回国，故用石斛夜光丸为基本方，加阿胶、丝瓜络、三七粉适量，炼蜜为丸，每丸 6 克，每次 1 丸，日服 3 次。1 个月后复查，右眼视力 0.8，患者对疗效满意。

例 2 韦玉英验案（《韦玉英眼科经验集》）

倪某，男，30 岁。初诊日期：1991 年 7 月 11 日。

主诉：右眼视力下降1个月余。

病史：1个多月前患者无明确诱因自觉右眼视力下降，在某医院诊断为"眼底出血"，当时右视力0.7，住院治疗1个月右视力继续下降。患者无高血压、糖尿病史。纳可，二便调，睡眠不实，平日性格较急躁易怒。

检查：视力右0.3矫正不提高，左1.2；近视力右Jr3，左Jr1。右眼前节正常，眼底视盘红，颞下、鼻下两支主干静脉均充盈、迂曲，伴随线状、火焰状、斑状出血，黄斑区淡黄色硬性渗出多，组织轻度水肿，中心凹反光不见。左眼前后节正常。舌质稍红，苔薄白，脉弦细，偶有结代。

诊断：右视瞻昏渺（右下半侧视网膜静脉阻塞）。

辨证：痰热上壅，迫血妄行。

治法：清热凉血，燥湿化痰。

方药：生地15g，赤芍10g，白茅根15g，旱莲草10g，夏枯草10g，大小蓟^各10g，白及10g，丹参10g，路路通10g，茯苓10g，炒白术15g，生苡仁10g，14剂，水煎服，每日2次。

二诊：1991年7月27日。自诉右视力进步，有时眼痛，寐欠安。检查：右视力0.7，眼底视盘鼻下、颞下静脉仍充盈、迂曲，出血如首诊所见，黄斑区水肿、渗出减轻。双眼压均为18.86mmHg（2.51kPa）。舌、脉如前。仍守原方加蔓荆子10g，连服20剂，水煎服，每日2次。

三诊：1991年9月5日。二诊汤药共服27剂，自感视力稳定，全身无其他不适。检查：右视力0.8，眼底出血部分吸收、变薄，黄斑水肿消退，硬渗以下方为多。原方去赤芍10g，加决明子10g，隔日1剂或每周2剂。

末诊：2个月后复查右视力0.8，眼底出血明显吸收，仅残留稀疏斑点，阻塞支静脉部分小分支伴白鞘，黄斑部色素不均，下方散在渗出点。

例3　韦玉英验案（《韦玉英眼科经验集》）

陈某，男，58岁。初诊日期：1991年8月5日。

主诉：右眼视力突然下降20天。

病史：20天前患者右眼视力明显下降，曾到某职工医院住院治疗2周，视力自0.2提高到0.3。近1周右视物模糊加重。眼病前工作繁忙常加班。现双眼胀痛，神疲乏力，纳不香。

检查：视力右0.3矫正不提高，左1.0；近视力右Jr7，左Jr5。眼压右18.86mmHg，左17.30mmHg。右虹膜上无新生血管，玻璃体絮状混浊，眼底视盘充血，颞上、下支及鼻下支静脉均明显怒张、迂曲，伴随火焰状、片状出血。黄斑区组织暗褐水肿。血、尿常规、血沉、血脂三项均正常。舌质淡，舌体胖，苔薄白，脉中取弦细。

诊断：右视瞻昏渺（右视网膜多分支静脉阻塞）。

辨证：脾虚气亏证。

治法：益气养血，凉血散瘀。

方药：党参 10g，生黄芪 15g，当归 10g，赤芍 10g，熟地 10g，白茅根 30g，旱莲草 10g，生三七粉^{冲服}3g，7 剂，水煎服，每日 2 次。

二诊：1991 年 8 月 12 日。服药后右视力稳定，余大致如前。检查：视力右 0.4^{+2}，眼底无变化。守方 10 剂。血栓通注射液 400mg，肌注，每日 1 次，连用 10 天。

三诊：1991 年 8 月 26 日。右视力 0.7，眼底出血减少，黄斑水肿减轻，中心凹反光不见。全身无其他不适。原方加丹参 20g、葛根 15g，服 14 剂，加强活血化瘀之力。

四诊：1991 年 9 月 9 日。右视力 0.6，自觉近日神烦失眠，五心烦热，无盗汗。舌质暗红，苔薄白偏腻，脉细数。证属阴虚血瘀，虚火上炎，扰动心神。治宜滋阴养血活血，选用四物五子汤化裁：生熟地^{各}15g，赤芍 10g，全当归 10g，川芎 10g，鸡血藤 10g，党参 10g，女贞子 10g，枸杞子 10g，菟丝子 10g，茺蔚子 10g，丹参 20g，陈皮 10g，14 剂，水煎服，每日 2 次。血栓通肌注已停，改用活血通脉片 4 片，口服，每日 3 次。

五诊：1991 年 9 月 23 日。右视力 0.8，眼底出血变稀变薄，守方 14 剂。

六诊：1991 年 10 月 15 日。右视力 1.0，眼底出血大部分吸收。继以原方为主加减，隔日服用以固疗效。

七诊：1991 年 12 月 2 日复诊。右视力 1.2，右玻璃体絮点状混浊，眼底沿阻塞静脉大片出血基本吸收，残存细丝或斑点状陈旧出血斑，部分小分支静脉迂曲变形或伴白鞘，黄斑中心凹反光隐见，色素不均。

例 4　韦企平验案

杜某，男，65 岁。初诊日期：2006 年 12 月 3 日。

主诉：左眼突然视物昏蒙、视力下降 2 个月。

病史：半年前患者左眼视力突然下降，在当地医院诊断为"左眼玻璃体积血"，服中药 2 个月后视力恢复。2 个月前又忽然感左眼前云雾样黑影飞舞飘移，仰视在上，俯视在下，随眼而动，视物昏蒙，曾在当地再次服用中药治疗，视力无明显改善。患原发性高血压病 5 年，伴口苦咽干，烦躁易怒，大便干结。

检查：视力右 0.6，左 0.05。散瞳左眼玻璃体内可见出血性混浊，眼底较模糊，可见颞上支静脉迂曲怒张，伴随火焰状、片状出血。舌质红，苔薄白，脉弦。

诊断：左暴盲（左颞上分支静脉阻塞，左玻璃体积血）。

辨证：肝阳上亢，热瘀脉络。

治法：平肝清热，凉血化瘀。

方药：生蒲黄汤加减：白茅根 25g，墨旱莲 15g，蒲黄炭^{包煎}15g，石决明^{先煎}25g，牛膝 15g，苏木 15g，红花 15g，枳壳 12g，30 剂，水煎服，每日 2 次。

二诊：2007 年 1 月 3 日。服药 30 剂后，自觉视力明显进步，情绪较前稳定，口苦减轻，口燥咽干。检查：左视力 0.4，玻璃体积血大部分吸收，但仍可见条索状混浊。FFA 示颞上分支静脉充盈延缓，颞上方网膜可见大片无灌注区，阻塞静脉远端可见侧支形成，颞上方网膜新生血管及机化组织呈现强荧光。鉴于左眼颞上分支静脉阻塞并发新生血管，行播散性光凝毛细血管无灌注区。原方加知母 12g，加强滋阴降火，30 剂，水煎服，每日 2 次。

三诊：2007 年 2 月 4 日。左视力 0.6，自觉口干，眼底出血部分吸收。方药：白茅根 25g，墨旱莲 15g，槐花 12g，牛膝 15g，赤芍 12g，丹参 15g，枳壳 12g，苏木 15g，决明子 15g，生地 20g，桔梗 12g，炒白术 12g。患者因外出，服此方 2 个月。

末诊：2007 年 4 月 7 日。复查左视力 0.8，眼底出血吸收，颞上分支静脉有白鞘，阻塞支静脉远端小分支呈白线状改变，颞上视网膜可见均匀的光凝斑，病灶区可见少许机化增殖膜。

例5　韦企平验案

陈某，男，49 岁。初诊日期：2014 年 4 月 10 日。

主诉：左眼视物不清 50 天。

病史：50 天前患者左眼视物不清，在外院就诊，诊为"左眼中央静脉阻塞伴黄斑水肿"，予以改善循环药物治疗及左眼球旁注射曲安奈德注射液，略有好转。为进一步中医治疗来我院就诊。刻下症见：左眼视物不清，纳可，眠佳，二便调。既往高血压病半年，血压最高 180/110mmHg，血压控制欠佳。

检查：视力右 0.25，矫正 0.6，左 0.2，矫正 0.5；眼压右 20.4mmHg，左 23.2mmHg。眼前节（-）。眼底：双眼视乳头红，左眼静脉迂曲扩张明显，出血沿静脉主干散在，呈线状、点片状，黄斑欠清。右眼视网膜未见出血及渗出。OCT 示左眼黄斑囊样水肿。舌暗淡苔薄，脉弦细。

诊断：左络损暴盲（左视网膜中央静脉阻塞伴黄斑水肿）。

辨证：痰瘀互结。

治法：健脾利湿，祛痰化瘀消肿。

方药：白术 20g，猪苓 10g，茯苓 15g，生薏仁 20g，桂枝 10g，牛膝 15g，钩藤 10g，丹参 10g，泽泻 10g，生黄芪 20g，枳壳 10g，30 剂，颗粒剂冲服，每日 2 次。左眼球旁注射曲安奈德注射液 25mg。

二诊：2014 年 7 月 10 日。自觉服药无不适，视力未再下降，因家在外地，患者又自行服首方 1.5 个月。近日眼干，血压偏高。检查：矫正视力右 0.6，左 0.5；眼压正常。左眼底出血已部分吸收。患者要求开长方。方药：天麻 10g，钩藤 15g，牛膝 15g，当归 10g，生地 15g，石斛 10g，白术 15g，生黄芪 20g，厚朴 10g，木香 10g，45 剂，颗粒剂冲服，隔日 1 剂；并服血塞通软胶囊每次 2 粒，每日 3 次，和中药交替隔日服。3 个月后复诊。

三诊：2014 年 10 月 23 日。视力有好转。检查：矫正视力右 0.8，左 0.6；眼压正常。眼底：左眼底出血已基本吸收，黄斑中心凹反光不见，色素紊乱。方药：白术 15g，猪苓 10g，茯苓 20g，桂枝 10g，丹参 15g，泽泻 15g，生黄芪 20g，陈皮 10g，清半夏 8g，柴胡 10g，路路通 10g，车前子 15g，颗粒剂冲服，每日 2 次。与血塞通软胶囊 2 粒，口服，每日 3 次，交替服用。

末诊：2015 年 3 月 19 日。眼干，视力明显好转。检查：矫正视力双 0.8；眼压正常。左眼底出血已吸收，黄斑中心凹反光不见，色素紊乱。OCT 示左眼黄斑无水肿。方药：当归 10g，川芎 10g，丹参 10g，枳壳 10g，石斛 15g，麦冬 10g，枸杞子 10g，菊花 10g，路路通 15g，天花粉 10g，党参 15g，颗粒剂冲服，每日 2 次。与血塞通软胶囊 2 粒，口服，每日 3 次，交替服用。

例 6 韦企平验案

边某，男，45 岁。初诊日期：2015 年 3 月 2 日。

主诉：左眼前黑影遮挡 2 周。

病史：2 周前患者无明显诱因出现左眼前黑影遮挡，自行未予任何诊治，近日自觉症状未见缓解，遂来我院就诊。

检查：视力左 0.12，矫正 0.3；眼压左 20mmHg。左眼结膜充血，角膜清，虹膜无新生血管，双眼晶体透明。眼底：左眼视盘充血水肿，视网膜动脉细，静脉迂曲扩张，沿视网膜颞下主干静脉可见大片状出血，累及黄斑区，伴黄斑水肿。舌淡红苔薄白，脉细。

诊断：左络损暴盲（左视网膜分支静脉阻塞，左黄斑水肿）。

辨证：脾虚湿困，瘀血阻络。

治法：利水健脾祛湿为主，活血化瘀为辅。

方药：茯苓 15g，猪苓 10g，炒白术 25g，桂枝 10g，生黄芪 30g，炒薏苡仁 15g，冬瓜皮 10g，车前子 10g，白蔻仁 10g，白扁豆 10g，丹参 15g，三七粉^冲 5g，30 剂，颗粒剂冲服，每日 2 次。

二诊：2015 年 4 月 28 日。服药后自觉眼前黑影变淡变小，饮食睡眠可，二便调。检查：左眼视力 0.3，矫正 0.4；眼压 20mmHg。左眼虹膜无新生血管。眼底：左眼视盘色红，视网膜静脉迂曲扩张，沿视网膜颞下主干静脉可见线状、点状及斑状出血，累及黄斑伴黄斑水肿。舌淡红苔薄白，脉细。方药：白茅根 20g，旱莲草 10g，生蒲黄 15g，路路通 15g，炒白术 15g，茯苓 15g，猪苓 10g，红花 10g，枳壳 10g，三七粉^冲 6g，生黄芪 30g，车前子 15g。

三诊：2015 年 9 月 22 日。服药后无任何不适，自觉眼前黑影消失，饮食睡眠可，二便调。检查：左眼视力 0.3，矫正 0.8；眼压 18mmHg。左眼虹膜无新生血管。眼底：左眼视盘色红，视网膜颞下静脉偶见出血斑，黄斑区色素不均。舌淡红苔薄白，脉细。方药：茯苓 15g，猪苓 10g，炒白术 20g，桂枝 10g，当归 10g，丹参 10g，红花 10g，三七粉^冲 6g。

末诊：2016 年 1 月 12 日。患者病情稳定，无任何不适症状，饮食睡眠可，二便调。检查：左眼视力 0.5，矫正 1.0；眼压 19mmHg。左眼虹膜无新生血管。眼底：左眼视盘色淡红，视网膜出血吸收，黄斑区中心凹反光不见。舌淡红苔薄白，脉细。方药：党参 20g，炒白术 15g，当归 15g，红花 10g，枳壳 10g，丹参 15g，路路通 10g，水蛭 3g，女贞子 15g。

三、评析

例 1 患者已达古稀之年，处理国事日理万机，思虑过度，心神过劳，心阴暗耗，心火上炎，灼伤脉络，血溢脉外而致暴盲。正如《审视瑶函》说："脏腑之疾不起，眼目之患不生。"本例从患者年龄、工作性质，以及四诊中口干、出汗、脉大无力等全身症状入手，结合眼部症状，眼底可见大片出血、水肿，审证求因，在整体观念的指导下采用辨证施治与局部辨病相结合，施以滋阴降火，平肝明目，《血证论》指出："知血之所以不安者，多是有火扰之。"再辅以凉血止血、活血破瘀。方中炒知母、炒黄柏、生地黄、玄参滋阴降火、凉血止血；石决明、白蒺藜平肝清热明目；丹参、赤芍、当归尾、川芎、牛膝活血化瘀，导热下行；党参、山药益气健脾而扶正；五味子滋阴涩精，补虚明目；防风、细辛祛风止痛，治疗偏头痛。服药 20 剂，患者全身症状改善，视力明显进步，眼底出血部分吸收。遂改用清心凉血，滋补肝肾之法，以石斛夜光丸为基本方，加阿胶、丝瓜络、三七粉适量，炼蜜为丸代替汤药，每丸 6

克,每次1丸,日服3次。最后右眼视力恢复至0.8,眼底出血全部吸收。本案例充分体现了韦氏眼科辨治眼病,重视脏腑定位及中医辨证施治的整体观。

例2患者性格急躁易怒,肝为刚脏,主动主升,肝的阳气升动太过则性情急躁易怒。肝主疏泄,调畅情志,情志不舒,气滞血瘀,壅塞络脉,血溢络外则眼底出血。肝失条达,脾失健运,聚湿生痰,痰郁生热则黄斑区水肿、渗出。故方中夏枯草、生地、赤芍、白茅根、大小蓟、白及苦寒清热,凉血止血;丹皮、旱莲草养血活血,凉血滋阴;白术、茯苓、苡仁甘温健脾,利水渗湿;路路通苦平入肝胃经,行气活血通络。诸药合用则达清热凉血,燥湿化痰之功。

例3患者近花甲之年,担任行政工作日夜劳倦,属脾虚气亏之体。脾为后天之本,气血生化之源,劳神过度,耗气伤血,脾失健运则神疲乏力,纳不香,眼目胀痛,舌体胖。脾虚水湿不运则黄斑区水肿。脾统血液,血养目窍,脾不统血,血溢络外则眼底出血。故用党参、黄芪扶正祛邪,益气摄血为主,治病之根;当归、熟地、旱莲草补血活血,养血滋阴;赤芍苦寒,入肝经血分,散瘀血而不留滞;白茅根、三七止血消瘀。现代药理研究认为:白茅根和三七均能缩短凝血时间,前者能降低血管的通透性,后者使血小板数量增加而达到止血的目的。全方合用既能治出血之因,又能止血而不留瘀。本例治疗月余,脾虚症状大减,出现阴虚火旺之证,故改用四物五子汤化裁,补肝益肾,滋阴活血而取效。

例4患者左眼暴盲,辨证属肝阳上亢,热阻脉络,故选生蒲黄汤加减方治疗。服药1个月后玻璃体出血明显吸收,视力提高。但FFA检查发现颞上支静脉周围无灌注区及新生血管,故又行激光治疗。并继续中药内服。又过2个月后复诊左眼视力0.8,眼底出血吸收。说明本病治疗过程要借助现代设备检查随诊,一旦发现单靠中药仍无法消除的眼底病理改变如无灌注区等,应尽早激光治疗。中西医结合互补治疗,可避免本病发生更严重的并发症。

例5患者视力下降,根据其临床表现及OCT等所示,系视网膜静脉阻塞并发黄斑水肿。患者有高血压病史,血压控制不理想,肝气上冲,目内气血不畅,气滞血瘀,血溢脉外,引起眼底出血。眼底出血日久未消,瘀血未去,新血不生,血瘀气机不利,运化失常,痰湿亦生,痰瘀互结。治疗上健脾利湿,祛痰化瘀消肿,方中用茯苓、猪苓健脾渗湿;桂枝温阳化饮,化气利水,与茯苓相配,作为辅药有温化渗利消黄斑水肿之功;白术健脾燥湿,脾运健旺,水湿易除;生黄芪补气升阳,利水消肿;薏仁淡渗利湿消肿;丹参、牛膝活血化瘀,牛膝亦可引血下行,与钩藤配合平肝气,和肝血。"久病入络",故后期加用路路通等活血通络之品，使目络血运恢复。对黄斑水肿减轻，有黄斑感光细胞损害的可加女贞子、枸杞子、决明子类补肾清肝明目药。

例 6 患者一诊时处方主以五苓散合三仁汤加车前子、冬瓜皮利水健脾祛湿，合丹参、三七粉活血化瘀，二诊时由于眼底检查仍有出血、黄斑水肿等，故在一诊处方加上白茅根、旱莲草凉血止血，生蒲黄、路路通理气活血。三诊眼底出血、水肿减轻，偶见出血斑，故以桂枝茯苓当归汤加减善后收功。

视网膜动脉阻塞

一、概述

视网膜动脉阻塞是因栓塞、血栓形成、动脉痉挛、炎症及外伤等原因造成视网膜动脉血流中断，引起视网膜组织的急性缺血缺氧，导致突发性视力丧失或严重下降的眼科疾病。多发于老年人，男：女为 2：1，左右眼无差异，多为单眼发病。本病根据阻塞部位不同又分视网膜中央动脉阻塞（CRAO）、视网膜分支动脉阻塞（BRAO）、睫状视网膜动脉阻塞、短暂性视网膜动脉阻塞，及少见的黄斑分支动脉阻塞、视网膜毛细血管前小动脉阻塞、眼动脉阻塞、眼缺血综合征及动脉炎性缺血性视神经病变。病因：栓塞、血栓形成、高凝状态、血管炎、感染、创伤、眼部结构异常如视盘玻璃疣、医源性如动脉造影、球后注射、视网膜玻璃体手术及颈部手术。其中高凝状态（可总称易栓症）又包括先天性或获得性易栓症、蛋白酶 C 或 S 缺乏、凝血因子 V 变异、抗磷脂综合征、骨髓增殖性疾病、妊娠、口服避孕药等。

临床表现为：患眼突发性无痛性视力丧失或某个象限视野缺损，视网膜水肿发白，黄斑暗红（即樱桃红），有时可见动脉内栓子。如动脉阻塞和全身系统性血管炎相关，则可有相关症状和体征 [巨细胞动脉炎、结节性多动脉炎、肉芽肿性血管炎（Wegener 肉芽肿）、白塞病、系统性红斑狼疮、干燥综合征、皮肌炎、Susac 病（视网膜耳蜗脑血管病变）等]。病程经 2 周后视网膜水肿消退，动脉呈细线状及伴白鞘，视乳头苍白色。发病初期 FFA 显示臂-视网膜时间及 A-V 过度期明显延迟，脉络膜充盈正常或偶可异常，在分支阻塞中受累分支的灌注延迟，部分患者可见从相邻正常分支对受累动脉的倒灌。

本病治疗包括体位平卧、立即按摩眼球、前房穿刺、降低眼压、血管扩张、吸氧（5% 二氧化碳+95% 氧）或高压氧、溶栓治疗、糖皮质激素（对血管炎病例）、中药+针刺、对因治疗及控制危险因素等。近年作为挽救视力的积极处治还有：①溶栓：眼动脉分支逆行介入溶栓治疗（发病 48 小时内进行最好）；②激光：Nd：YAG 更适用于分支 A 阻塞；③手术：玻璃体切割术中联合视网膜阻塞动脉直接按摩术。但这些外科处治各有不同适应证和利弊。

中医将本病归属于"络阻暴盲"范畴。以"暴盲"为名首见于《证治准绳·杂病·七窍门》。又名"落起眼"。对本病特点记载准确的当推《抄本眼科》，书中说"不害疾，忽然眼目黑暗，不能视见，白日如夜"。本病起病急骤，视力丧失迅速，一经损害，则难恢复，故应积极进行抢救。

二、验案

例1 韦文轩验案（《浙江中医杂志》，1957年5月，204-205页）

来某，男，52岁。初诊日期：1956年8月18日。

主诉：左眼突然失明25天。

病史：7月25日患者左眼突然发生视力障碍，初起有黑云，但第2天即失明，病前毫无外伤及视力过度疲劳历史。经两日后视力未见恢复，乃于7月27日赴绍兴某医院求治，初步诊断为"球后视神经炎"，曾给予封闭疗法多次，注射青霉素油剂十支，病况未好转。至8月中旬转来杭州，在市内某医院检查，诊断为"视网膜中心动脉栓塞症"，认为因心脏病所致，未予治疗。身体平时颇健，偶有气喘，常好叹气，曾发全身水肿一次，无发热等情况，无性病史。家族史无特殊可记。

检查：双眼外眼（-）。视力右1.0，左0.02；眼压正常。两眼睑结膜略粗糙，瞳孔中等大小，对光反应正常。眼底：右眼正常；左眼屈光间质清晰，乳头及其附近苍白，边缘模糊不清，乳头颞侧有白色小点，视网膜动脉在乳头附近呈细小红线状，静脉血柱粗细不匀，黄斑部与健侧比较，呈轻度红色。

诊断：左暴盲症（左视网膜中心动脉栓塞）。

辨证：怒气伤肝，脾虚血少。

治法：舒肝解郁，健脾养血。

方药：珍珠还睛补肾丸（珍珠粉一两，党参五两，肉苁蓉四两，怀山药八两，菟丝子_{酒浸三日焙干}五两，青葙子八两，密蒙花一斤，羌活五两，牛膝五两，木贼草五两，白蒺藜五两，白术五两，用蜜40两和，水泛为丸），每晨空腹用温盐水吞服二钱，同时每日兼服煎剂，方药：当归身3.0（单位以钱计，下同），焦冬术1.5，生甘草2.0，白茯苓3.0，软柴胡1.0，酒芍药3.0，牡丹皮1.0，焦山栀2.0，每日一帖。7帖后改服：夜明砂5.0，女贞子3.0，望月砂5.0，石决明4.0，谷精草5.0，冬桑叶2.0，上药煎好后去渣，再放猪肝，同煮熟服，共服10帖。

二诊：1956年8月21日（开始服药后三日），检查：左眼视力0.04。24日后复查视力为0.06。27日为0.2，以后逐日进步，至9月6日出院时，左眼视力已增至0.7，但眼底检查与入院时相同。

例2 韦企平验案

李某，男，52岁。初诊日期：2015年3月18日。

主诉：右眼突然视力下降1月余。

病史：1个月前患者静脉输甘露醇时突发右眼视物不清，无眼球转动痛，就诊于当地医院，诊为"右眼视网膜中央动脉阻塞"，予以改善循环药物治疗，无明显好转。为进一步治疗来我院就诊。刻下症见：右眼视物不清，纳可，眠佳，二便调。既往高血压病1年，血压控制欠佳。血糖偏高。

检查：视力右眼前手动，矫正不提高，左0.5，矫正1.0；眼压右14mmHg，左16mmHg。右眼RAPD（+）。眼前节（-）。眼底：右视乳头色淡白，边界清，动脉细，后极部可见视网膜稍淡灰些，黄斑中心凹反光不见，左眼眼底（-）。VEP示右眼P100振幅降低，峰潜延迟，左眼正常。眼眶MRI未见明显异常。舌淡红，苔薄白，脉细。

诊断：右络阻暴盲，右继发青盲（右视网膜中央动脉阻塞，右继发视神经萎缩）。

辨证：气虚血瘀。

治法：益气养血，活血化瘀。

方药：当归15g，柴胡10g，茯苓15g，白术15g，生黄芪30g，炙黄芪20g，路路通15g，木香10g，枳壳10g，桔梗10g，地龙10g，女贞子10g，枸杞子10g，30剂，颗粒剂冲服，每日2次。灯盏花素100mg，静滴，每日1次。配合针灸，每日1次。

二诊：2015年4月15日。矫正视力右0.02，左1.0；眼压正常。眼底：右视乳头淡，生理杯浅大，动脉细，余同前。舌淡胖，苔薄白，脉细。上方去炙黄芪、地龙，加钩藤15g、葛根30g，颗粒剂冲服，每日2次。注射用鼠神经生长因子30μg，肌注，每日1次，共30针。

三诊：2015年5月13日。视力稳定，右矫正0.08，左矫正1.0；眼压正常。余同前，上方加决明子10g，颗粒剂冲服，每日2次。

四诊：2015年6月10日。视力提高，右矫正0.3，左矫正1.0；眼压正常。眼底：右视乳头淡白，边清，余（-）。视野示右眼大面积缺损，左眼正常。OCT示神经纤维层右58μm，左98μm。患者自觉视力好转，纳可，舌淡，脉细。方药：生黄芪30g，路路通15g，当归10g，白术15g，柴胡10g，白芍

10g，茯苓 10g，党参 15g，枸杞子 10g，菊花 10g，枳壳 10g，石菖蒲 10g，炙甘草 6g，女贞子 10g，颗粒剂冲服，每日 2 次。血塞通软胶囊 2 粒，口服，每日 3 次。交替服用。

五诊：2015 年 7 月 1 日。视力好转，右矫正 0.5，左矫正 1.0；眼压正常。眼底：视乳头淡白，边清，动脉细。余同前。上方加丹参 10g，颗粒剂冲服，每日 2 次。血塞通软胶囊 2 粒，口服，每日 3 次。交替服用。

例 3　韦企平验案

陈某，男，41 岁。初诊日期：2016 年 3 月 10 日。

主诉：右眼晨起视物模糊、下方视物遮挡 20 天。

病史：20 天前患者无明显诱因晨起突然出现视物模糊、下方视物遮挡，2 天后就诊于当地医院，诊断为"右眼视网膜分支动脉阻塞"，予葛根素葡萄糖注射液、地塞米松注射液治疗，视力仍下降。后就诊于北京某医院，诊断为"右眼视神经病变"，予以甲泼尼龙片 4mg×7 片×4 天，视力仍有下降。3 月 2 日加静滴甲泼尼龙琥珀酸钠注射液 1g×4 天，3 月 5 号后改为口服醋酸泼尼松片 18 片，并予以静滴血栓通注射液、口服尼莫地平片，视力无改善。乏力倦怠，纳差，夜寐差，二便调。既往体健。

检查：视力右眼 0.1，矫正不提高，左 0.6，矫正 1.0；眼压右 15.4mmHg，左 15.1mmHg。双眼球活动正常，角膜清。右眼瞳孔 RAPD（+），晶状体无混浊，双眼玻璃体轻度混浊。眼底：右眼视盘色淡红边界清，C/D = 0.3，颞上支主干动脉明显细，其周围视网膜灰白水肿，黄斑中心凹反光不清，色泽浅灰。头颅、眼眶 MRI 均未见明显异常。OCT 示右眼 RNFL 平均厚度增厚（右 213μm，左 110μm）。FFA 提示右眼视网膜颞上支动脉阻塞。舌质暗红，苔薄，脉细涩。

诊断：右络阻暴盲（右视网膜颞上分支动脉阻塞）。

辨证：气虚血瘀。

治法：益气活血，通络明目。

方药：目络通方加减：黄芪 60g，白术 30g，茯苓 15g，当归 15g，路路通 10g，丹参 15g，枳壳 15g，木香 10g，酸枣仁 30g，远志 15g，桔梗 10g，厚朴 15g。西医治疗以改善循环、营养神经为主。

二诊：2016 年 3 月 22 日。患者视力改善，纳可，眠仍差，大便难解。检查：视力右 0.3，左 1.0。眼底：右眼视盘色淡，边界欠清。因患者心烦难眠，原方加百合清心安神，又予决明子 15g 清肝明目兼通大便。

末诊：2016 年 3 月 30 日。视力右 0.3，左 1.0。偶有失眠，余症已愈。继服前方1月巩固疗效。

三、评析

例1是从整体出发，视全身症状的变化辨证用药。应用的珍珠还睛补肾丸除珍珠粉外，其他药物在《银海精微》中均已记载，惟药物配合剂量有变动，主要作用为滋补肾阴亏虚。所服汤剂为"加味逍遥散"，《审视瑶函》言："按经曰：肝者将军之官，故主怒，怒则肝伤气逆，气逆则血亦逆，故血少。眼者肝之窍，又曰：目得血而能视，今肝伤血少，故令目暗。越人云：东方常实，故肝脏有泻而无补，即使逆气自伤，疏之即所以补之也。此方名曰逍遥，亦是疏散之意。柴胡能升，所以达其逆也。芍药能收，所以损其过也。丹、栀能泻，所以伐其实也。木盛则土衰，白术、甘草扶其所不胜也。肝伤则血病，当归所以养其血也。木实则火燥，茯神所以宁其心也。"故本方能治怒气伤肝，并脾虚血少致目暗不明、头目涩痛等症。该例发病原因认为是血管痉挛，就诊时已发病25天，眼底所见已至晚期，但仅用中药治疗使视力逐渐恢复，且患者治疗五个月后随访，患者视力仍稳定无再减退，表明中药对本病有一定的治疗作用。

例2患者发病可能与高血压有关。发病到用中药干预治疗的时间已超过1个月，已经丧失最佳治疗时机，当属病之后期。本病为气虚血瘀、玄府闭塞，选用补气活血、通络祛瘀的补阳还五汤加减，重用黄芪补气健脾，配白术、茯苓健脾益气，助黄芪补气力强，使气足血行、脉络通畅；再配以当归、地龙、路路通活血通络，方中桔梗开宣肺气，载药上行，与枳壳相配，一升一降，调达气机，使气血和顺。患者患病已是后期，加枸杞子、女贞子滋补肾阴以明目。

例3患者选目络通方为韦氏眼科治疗久病体虚、目络闭阻所致的视网膜血管阻塞、糖尿病视网膜病变常用方，原方以太子参、丹参补气养血为君药；鸡血藤、生地、当归、川芎养血活血，丝瓜络、路路通可化瘀通络、引血入脉为臣药；桔梗、枳壳一升一降，理气化滞、调畅气机为辅。原方用于病后体虚血络不通者，故方中补气药未用人参、党参峻补之品以防虚不受补、气郁化火，而选用性平之太子参健脾益气；方中选用丹参补气活血，因其有功同四物之效；而路路通、丝瓜络为韦企平老师治疗小血管闭阻常用药对；而治疗血虚尤重理气，必助气行血以防补血药物之滋腻碍气。本例较目络通原方有多处调整，盖因患者乏力倦怠、纳眠差等心脾两虚之症，兼见舌质暗、脉涩，为气虚血瘀之证，故韦企平老师将原方太子参改为大剂量黄芪及白术等补气健脾为重，辅以酸枣仁、远志安神助眠，桔梗、厚朴理气宽中，使气充血旺，气行则瘀自散。

糖尿病性视网膜病变

一、概述

糖尿病性视网膜病变（DR）是糖尿病并发症中最常见和严重的微血管病变之一，且随糖尿病病程延长，本病发病率也增多。糖尿病病程 5 年以上者，65%发生视网膜病变，15 年以上者 80%患病，30 年以上者高达 95.5%。随着感染性眼病的控制及人均寿命的延长，糖尿病视网膜病变已成为现代最重要的致盲眼病之一，全球有 1/4 盲人因本病失明。

临床上糖尿病视网膜病变大致可分两类：非增殖性糖尿病视网膜病变（眼底没有新生血管形成）和以新生血管形成为主要标志的增殖性糖尿病视网膜病变。前者眼底表现为微血管瘤、点状出血、硬性渗出、棉絮斑、静脉串珠及黄斑水肿等；后者是由非增殖期发展而成，可出现纤维组织增生、玻璃体积血和牵拉性视网膜脱离。FFA 有助于本病确诊，明确分期，判断预后，指导激光治疗。

糖尿病属中医"消渴病"范畴，虽然中医文献中没有对糖尿病视网膜病变的明确记载，但对消渴病出现视力障碍早有认识，并按视力下降轻重缓急将其纳入"暴盲""云雾移睛""视瞻昏渺"等症中。后人将此类由消渴病引起的内障眼病称之为"消渴目病"。消渴目病病变发展由素体阴虚，饮食不节，情志失调，劳欲过度所致。气阴两虚为其常见证候，大多经历阴津亏耗→气阴两虚、脉络瘀阻→阴阳两虚。血瘀阻络贯穿全过程，本虚标实、虚实夹杂是本病的证候特点，故众多医家在治疗上以益气养阴、活血化瘀、通络生新、软坚散结为主。

二、验案

例 韦企平验案

杨某，女，62 岁。初诊日期：2012 年 11 月 15 日。

主诉：双眼视物不清 4 个月。

病史：4 个月前患者双眼视物不清，无眼痛，当地医院诊为"糖尿病视网膜病变"，建议激光治疗。患者为求中医治疗，遂来我院。刻下症见：双眼视物不清，口苦，口干，纳可，眠佳，大便略干。既往糖尿病病史 19 年。

检查：视力右 0.4，左 0.5，均矫正不提高；眼压右 15.2mmHg，左 15.4mmHg。眼前节（-）。眼底：双视乳头色红，边清，动脉细，A∶V=1∶2，双眼视网膜散在片状出血和硬性渗出，累及黄斑区，左眼鼻下视网膜有棉絮斑。FFA 示右眼糖尿病视网膜病变Ⅲ期，左眼糖尿病视网膜病变Ⅳ期。舌暗红，苔腻，脉弦细。

诊断：双消渴目病（双糖尿病视网膜病变）。

辨证：气阴两虚，目络瘀阻。

治法：益气养阴，化瘀通络。

方药：太子参 20g，白术 15g，茯苓 10g，生地 15g，赤芍 10g，丹参 10g，火麻仁 10g，决明子 10g，路路通 15g，三七粉 6g，14 剂，颗粒剂冲服，每日 2 次。配合眼底激光治疗。

二诊：2012 年 11 月 29 日。口干，眼干，身体起湿疹，视力好转。检查：视力右 0.6，左 0.5；眼压右 11.6mmHg，左 10.7mmHg。眼底：双眼视网膜片状出血减少，硬渗仍有，左眼激光斑散在。方药：茯苓 10g，太子参 30g，苍术 10g，白术 15g，浙贝 10g，土茯苓 10g，炒蒲黄 15g，牛膝 10g，枳壳 10g，三七粉 6g，14 剂，颗粒剂冲服，每日 2 次。

三诊：2012 年 12 月 13 日。仍有口干，但视力提高。双眼视力均 0.8；眼压右 16.3mmHg，左 15.7mmHg。眼底：左眼激光斑散在，出血稀少，余同前。方药：太子参 30g，苍术 10g，白术 15g，炒蒲黄 10g，牛膝 10g，枳壳 10g，三七粉 6g，茯苓 10g，北沙参 15g，麦冬 10g，石斛 15g，14 剂，颗粒剂隔日冲服。羟苯磺酸钙胶囊 0.5g，口服，每日 3 次。继续随诊治疗。

三、评析

该例年过花甲，肝肾之阴已偏虚，且糖尿病已 19 年，久病多瘀，久病入络，故辨证属气阴两虚，目络瘀阻。此病本虚标实，虚实夹杂。治疗以益气养阴，活血化瘀，软坚散结为主。血瘀阻络贯穿全过程，韦企平老师强调本病在中医治疗的同时要依据 FFA、OCT 等检查及眼底所见，随时调整治疗方向，适时加入西医治疗如视网膜光凝及抗 VEGF 眼内注射等，以争取长期维护良好视功能。

中心性浆液性脉络膜视网膜病变

一、概述

中心性浆液性脉络膜视网膜病变（CSC）是常见眼底病，多发生于青壮年，男性多于女性，单眼发病多见，也有双眼发病的。本病预后较好，但易于复发，随复发次数增多，中心视力受损加重。本病是由于脉络膜血管通透性增强，继发视网膜色素上皮（RPE）屏障功能受损所导致的局限性视网膜神经上皮脱离。临床表现为单眼或双眼不同程度的视力下降伴视物变形、变小、中心暗点。眼底可见黄斑区类圆形的视网膜神经上皮脱离区，积液透明或浑浊，部分可出现视网膜下细小的沉积物，脱离区可伴随小的浆液性视网膜色素上皮脱离。FFA、ICGA 和 OCT 检查不仅有助于本病诊断和鉴别诊断，并可根据病灶是否活动和渗漏部位指导临床治疗及评价疗效。

西医治疗多从降低脉络膜血管通透性（如交感神经功能的调理，半剂量注射用维替泊芬的光动力治疗），封闭 RPE 渗漏灶及促进液体的吸收等三方面来进行。对于中心凹下渗漏灶及慢性 CSC 患者 1/3 或 1/2 剂量注射用维替泊芬的光动力治疗可取得良好疗效，但需在 ICGA 定位下对脉络膜通透性增强区进行治疗。CSC 患者禁用任何形式的皮质类固醇治疗。

中医文献的有关记载，与本病颇为相似。如《证治准绳·视直如曲证》中说："视直物如曲弓弦界尺之类，视之皆如钩"。《目经大成·视惑论》中有："此目人看无病，但自视物颠倒紊乱，失却本来面目，如视正为斜……赤为白，大为小。"《证治准绳·视瞻昏渺证》中说："目内外别无证候，但自视昏渺蒙昧不清也。"以上文献生动地描述了本病视物变形，视物变色，视力模糊等症状。

二、验案

例 1 韦文贵验案（《中国百年百名中医临床家丛书·韦文贵 韦玉英》）

李某，男，42 岁。初诊日期：1965 年 12 月 23 日。

主诉：左眼视物不清 2 个月。

病史：2 个月前患者开始出现左眼视物不清，变色，有暗影，经某医院治疗无效而来本院求治。

检查：左眼视力 0.6，近视力 Jr4。左眼视乳头色正，筛板可见，边缘清楚，动静脉比例大致正常，黄斑部水肿，伴有黄白色渗出点，中心凹光反射消失。左眼中心视野相对暗点约 10 度。舌质淡红，苔薄白，脉弦细。

诊断：左视瞻昏渺，左视瞻有色（左中心性浆液性脉络膜视网膜病变）。

辨证：肝肾阴虚。

治法：滋阴补肾，平肝明目。

方药：六味地黄汤加炒黄芩 10g、煅石决明^{先煎}24g、青葙子 12g、桑叶

10g、五味子 6g，7 剂，水煎服，每日 2 次。

二诊：1965 年 12 月 30 日。病情大致同前，上方缺丹皮，用白薇代，再加黄芪 15g。

末诊：1965 年 1 月 29 日。上药共服 28 剂，药后视力日趋进步，自觉视力已恢复正常，眼前暗影已不明显。检查左眼视力 1.0，近视力 Jr1^{-2}。视乳头血管正常，黄斑部水肿已消退，遗有色素紊乱和少许陈旧性渗出，中心凹反射已可见。左眼中心视野暗点消失。仍守原方，再服 14 剂，巩固疗效。

例 2 韦文贵验案（《中国百年百名中医临床家丛书·韦文贵 韦玉英》）

张某，男，40 岁。初诊日期：1974 年 6 月 27 日。

主诉：右眼视力减退 1 个半月。

病史：1 个半月前患者右眼视力减退，视物变形，一直在某医院治疗到现在。现头晕目眩，口干，神烦。

检查：右眼视力 0.8，近视力 Jr3。右眼视神经乳头色正，动静脉比例大致正常，黄斑区水肿，组织混浊，伴有黄白色渗出点，中心凹反射未见。脉弦，舌质稍红。

诊断：右视惑（右中心性浆液性脉络膜视网膜病变）。

辨证：肝肾阴虚，相火偏亢。

治法：滋阴降火，辅以和营明目。

方药：知柏地黄汤加车前子[包煎]10g、全当归 10g、五味子 6g、红花 10g、北沙参 5g，14 剂，水煎服，每日 2 次。

二诊：1974 年 7 月 21 日。自觉视力进步，视物变形已基本消失，口干、神烦已消，惟失眠多梦。黄斑部水肿已明显减退，尚有细小黄白色渗出点，中心凹反光未见。舌质稍红，脉弦细。证属肾水不足，心肾不交。治宜滋阴补肾，养心宁神，活血明目。方药：生熟地[各] 10g，山药 12g，丹皮 10g，茯苓 10g，泽泻 10g，五味子 6g，柏子仁 15g，青葙子 15g，杞子 10g，茺蔚子 10g，14 剂，水煎服，每日 2 次。

三诊：1974 年 8 月 24 日。视物变形已消失，睡眠仍欠佳，心烦。检查右眼黄斑部水肿已全部消失，黄白点状渗出已基本吸收，中心凹反光已可见。舌尖红，脉弦细。证属阴虚内热。治宜滋阴清热，活血安神，清肝明目。方药：炒知柏[各] 9g，车前子[包煎]9g，茺蔚子 9g，决明子 15g，青葙子 9g，茯苓 9g，五味子 6g，炒枣仁 15g，柏子仁 15g，丹参 15g，夜交藤 30g，枸杞子 9g，7 剂，水煎服，每日 2 次。

末诊：1974 年 9 月 4 日。药后诸症消失，视力已经正常。检查：右眼视力 1.5，近视力 Jr1。右眼视乳头血管正常，黄斑部渗出全部吸收，中心凹反光可见。

例 3 韦文贵验案（《中国百年百名中医临床家丛书·韦文贵 韦玉英》）

郭某，男，19 岁。初诊日期：1958 年 2 月 27 日。

主诉：右眼视力模糊 4 个月。

病史：半年前患者因工作紧张，经常熬夜，有时通宵达旦。2 个月后视力疲劳，去年 11 月发觉右眼视力模糊，伴眼前黑影。今年 2 月经某医院诊断为"中心性脉络膜视网膜病变"。近来眼前有黑影，眼睑无力，视物变形，头晕目眩，疲乏无力，胃纳欠佳。

检查：右视力 0.5。右眼视神经乳头、血管正常，黄斑部水肿，伴有黄白点状渗出，中心凹反射未见。右眼中心视野有相对暗点 5°、绝对暗点 2°。

诊断：右视惑，右视瞻有色，右视瞻昏渺（右中心性浆液性脉络膜视网膜病变）。

辨证：脾虚气弱，清阳不升，浊阴凝聚。

治则：益气健脾，升清降浊。

方药：补中益气汤加白豆蔻 6g、山楂 9g、炒麦芽 15g、生姜 1 片，10 剂，水煎服，每日 2 次。

二诊：1958 年 3 月 8 日。药后右眼视力恢复到 1.2^{-2}，胃纳已佳，眼睑有力，头眩、黑花均消。近日因精神受刺激而神烦，腹胀，脉弦，舌质红、苔薄。肝郁气滞、肝脾失和，拟舒肝解郁、调和肝脾，辅以滋阴平肝。方药：逍遥散加熟地 15g、杞子 10g、白菊 10g、青葙子 10g、石决明 25g，水煎服，每日 2 次。

三诊：1958 年 3 月 29 日。上药服 20 剂后，视力已恢复正常，有时双眼干涩，腰酸，脉细弦，苔薄。证属肝肾阴亏，拟滋益肝肾。方药：杞菊地黄汤加白蒺藜、黄芩、青葙子，14 剂，水煎服，每日 2 次。

其后随访时视力上升到 1.5，眼底黄斑水肿消失，渗出吸收，中心凹光反射可见，中心视野绝对暗点已消，留有半度左右相对暗点。

例 4 韦企平验案

田某，女，38 岁。初诊日期：2013 年 5 月 30 日。

主诉：双眼视物相继变形，视物颜色变黄 6 年余。

病史：2007 年 1 月患者右眼出现视物变形，颜色变黄，就诊于当地医院，诊断为"右视网膜色素上皮脱离（PED）"，经药物治疗后症状缓解，2007 年 3 月行 FFA 检查时发现左眼陈旧性 PED，经药物治疗后稍好，5 月份左眼视物变形，经治疗后症状有所缓解，2013 年 5 月 17 日就诊于外院眼科，诊断为"双眼中心性浆液性脉络膜视网膜病变"。为进一步治疗，遂来我院。现双眼视物变形，纳可，眠佳，二便调。

检查：视力右 0.6，矫正 1.0，左 0.6，矫正 0.8；眼压右 14.2mmHg，左 14.6mmHg。眼前节（-）。眼底：双视乳头淡红，边清，双黄斑色素不均、有硬渗，视网膜未见出血。OCT 示双眼黄斑多灶性 PED。舌淡红，苔薄，脉细。

诊断：双视瞻昏渺（双中心性浆液性脉络膜视网膜病变）。

辨证：脾虚湿阻，痰瘀互结。

治法：健脾化湿，活血化瘀。

方药：生黄芪 20g，党参 10g，炒薏仁 20g，茯苓 15g，猪苓 10g，桂枝 10g，炒白术 20g，牛膝 15g，丹参 10g，14 剂，颗粒剂冲服，每日 2 次。

二诊：2013 年 6 月 13 日。视力提高，右眼偶有涩痛。视力右 0.5，矫正 1.2，左 0.6，矫正 1.2；眼压右 14.6mmHg，左 12.7mmHg。眼底：双眼视乳头淡红，双黄斑色暗，色素不均，余同前。上方加决明子 10g，楮实子 10g，颗粒剂冲服，每日 2 次。

例 5 韦企平验案

郭某，女，57 岁。初诊日期：2013 年 6 月 6 日。

主诉：左眼白内障术后视力下降 1 个半月。

病史：1 个半月前患者在北京某医院行左眼白内障超声乳化+人工晶体植入术，手术顺利，术后视力明显改善到 0.8（术前 0.2~0.3），但 4 天后视力下降并逐渐加重，在该院做 OCT 及 FFA 检查，诊断为"左眼黄斑蜂窝状水肿"，经改善微循环药物治疗无效，遂介绍到来我院治疗。现患者焦虑、纳可，二便调，眠差。既往否认高血压、糖尿病、冠心病史及过敏史。

检查：视力右 0.6，矫正 1.0，左 0.15，矫正不提高；眼压右 16mmHg，左 19mmHg。双结膜无充血，双角膜清，右眼晶状体轻混，左眼人工晶体位正。眼底：双视乳头红，C/D = 0.3，右眼黄斑中心凹反光存在，左眼黄斑欠清，轻度水肿，无赤光侧照有蜂窝样改变，未见渗出和出血。OCT 示左眼黄斑囊样水肿。

诊断：左视瞻昏渺（左白内障术后，左黄斑水肿）。

辨证：脾虚湿困，痰瘀互结。

治法：健脾利湿，祛痰化瘀消肿。选用加味苓桂术甘汤：白术 25g，炒薏仁 25g，茯苓 15g，泽泻 10g，桂枝 10g，生黄芪 30g，丹参 10g，当归 10g，枳壳 10g，酸枣仁 30g，14 剂，颗粒剂冲服，每日 2 次。

二诊：2013年7月3日。自觉视力清晰些，又在社区医院照原方服14剂。检查视力左眼提高到0.3。仍守原方再服14剂。

三诊：2013年7月17日。视力左眼提高到0.5。眼底：左眼黄斑水肿消退。方药：陈皮10g，枳壳10g，炒薏仁20g，炒白术15g，生黄芪20g，炙甘草10g，五味子10g，颗粒剂冲服，每日2次。

四诊：2013年7月28日。视力右0.6，矫正1.0，左0.8，矫正不提高；眼压右17mmHg，左18mmHg。双结膜无充血。双角膜清，右眼晶状体轻混，左眼人工晶体位正。眼底：左眼黄斑中心凹反光欠清，未见水肿及渗出。OCT示左眼黄斑水肿恢复。改方：女贞子10g，枸杞子10g，决明子10g，生黄芪20g，白术15g，枳壳10g，炒薏仁15g，当归10g，陈皮6g，巩固疗效。

随访：2014年1月7日。左眼视力仍保持在0.8，OCT示左眼黄斑水肿消退。

三、评析

例1至例3均为韦文贵先生的验案。根据韦先生的经验，结合临床资料，将本病的辨证论治和用药等整理如下：

(1) 肝肾阴虚型：目之所以能视万物，审黑白，神光充沛，有赖于肝血的供养和肾精的上承。肝和肾是血和精的关系，房劳伤精，神劳伤血，肝肾"乙癸同源"，故二者均可相互累及，导致肝肾两脏俱虚。古人有"肝肾之气充则目精采光明，肝肾之气乏则目昏蒙眩晕"的说法。

本型临床上除视觉症状外，全身兼见头晕目眩，耳鸣，失眠多梦，健忘，腰酸盗汗等，脉弦细或细数，舌红少苔。常用杞菊地黄汤或明目地黄汤加减滋肝补肾。兼口干神烦者，为阴虚火旺，可选用知柏地黄汤或加焦栀子、生石膏滋阴降火清热。可同时服犀角地黄丸。

(2) 心脾两虚型：心神过劳，心阴亏损，心血不足则血脉空虚。血不养脾则脾失运化，生化之源乏绝，血更亏损，以致心脾两虚，除眼部视觉症状外，全身多见失眠多梦，心悸健忘，眼睑无力，食欲不振，大便溏薄，脉细舌淡。治宜补益心脾，方用人参归脾汤加减。

(3) 脾虚气弱型：脾运不健，水湿不化，进而清阳下陷，浊阴乘虚凝聚（渗出）；或水湿上泛于目（水肿）。久病必虚，如视力迟迟不能恢复，兼纳少便溏，头痛绵绵，神疲气短，脉沉细，舌质淡胖、舌边有齿痕者，多为此型。治宜益气升阳为主，辅以调脾健胃，常以补中益气汤或益气聪明汤为基础，适加调脾健胃之品。

（4）肝气郁结型：暴怒伤肝，肝气不舒，目为肝窍，则视物昏蒙。本型除眼部视觉症状外，常伴有头晕，眼胀，神烦易怒，胸胁胀满，食欲不振等症状，脉弦细或弦，舌红苔微黄。治宜舒肝解郁为主，常以丹栀逍遥散为基础，适加平肝、清热明目之品。

（5）血瘀气滞型：病情较久，视力恢复较慢，视力疲劳或眼胀，眼底有陈旧出血未消。常用活血破瘀，软坚散结法治之。方用血府逐瘀汤或桃红四物汤加减。若余邪未尽，正气未复，宜加党参、太子参、黄芪等益气扶正，对防止复发有一定作用。

韦先生对本病强调辨证与辨病相结合，有的病例除眼部症状外，全身无任何症状，脉平舌正，在治疗上均按"肝肾不足"型治疗，常以六味地黄汤为基础，结合眼底改变，不同阶段给予不同方药。早期：眼底黄斑部水肿明显，伴有渗出，中心凹反光消失。可滋阴降火，利水消肿，补益肝肾。用知柏地黄汤加利水消肿药。中期：眼底水肿减轻，渗出减少，中心凹反光仍未见者。治以滋补肝肾为主，辅以益气活血。选杞菊地黄汤或明目地黄丸加清肝明目，益气活血药。后期：黄斑部水肿已消，或仍有轻度水肿，渗出迟迟不能吸收，或陈旧积血尚未吸收，黄斑部色素紊乱，中心凹反光不明显，视力尚未恢复。应益气升阳为主，配软坚散结、破血消积药。若渗出不吸收，视力尚未恢复者，用补中益气汤或益气聪明汤加海藻、昆布软坚散结。如积血尚未吸收，视力迟迟不恢复者，用桃红四物汤或血府逐瘀汤加三棱、莪术破血消积，适加益气扶正之药。

总之，上述辨证分型和眼底分期，不是执一不变，而是根据自觉症状和全身情况，结合眼底改变，灵活加减，随证选药。韦先生临证经验选药如下：

眼底水肿明显选加车前子、茯苓、赤小豆、木通、泽泻、通草、地肤子等利水消肿；气虚水肿者，选加党参、黄芪益气利水退肿；脾虚湿困，水湿不化，选加苡仁、芡实、苍白术健脾燥湿；虚火上炎，口鼻干燥，选加生地、天花粉、北沙参、石斛、麦冬、五味子、玉竹养阴生津；肺胃有热者，证见口干喜饮，神烦，选加生石膏、生地、玄参、知母、黄柏、栀子、淡竹叶清热降火；如肝热偏重，头痛眼胀，性急善怒加石决明、珍珠母、白蒺藜、菊花平肝明目；头晕眼花则用决明子、青葙子、黄芩、夏枯草、桑叶等清肝明目；积血难吸收者，常加丹参、三棱、莪术破血消积，用桃仁、红花、归尾、赤芍、茺蔚子、鸡血藤等活血破瘀；渗出难吸收者，选加海藻、昆布、夏枯草软坚散结。恢复期眼前黑花飞舞，或飞蝇幻视、云雾移睛（玻璃体混浊）选加桑叶、黑芝麻、杞子、菟丝子、女贞子、五味子、制首乌滋肝补肾明目。

例 4 和例 5 为韦企平验案。例 4 双眼先后发生中浆，韦企平老师认为黄斑区按中医六经辨证属中焦脾胃，治疗上从脾论治，脾气虚损、痰湿阻络、痰瘀互结，用"五苓散"加减，健脾利湿，温阳化水，用丹参、牛膝活血化瘀，在健脾利湿的基础上化瘀散结，再酌加子类明目药，以补肾开窍明目，效果明显。例 5 黄斑水肿是由白内障术后诱发。韦老师提出尽管创伤很小的白内障超声乳化术已使术后黄斑水肿的发生率明显减少，但临床仍可见到。根据其发病部位、患者症状和眼底征象，可按中浆治疗。但临证既要重视整体辨证论治，也应根据眼底望诊调整辨证模式。该例四诊全身无证可辨，故借助眼底检查、OCT、FFA 等现代眼底望诊手段进行眼底辨证，提出黄斑水肿以祛痰化瘀消肿为基本治则，首选加味苓桂术甘汤，随证加减化裁。苓桂术甘汤是《金匮要略》所载温阳化饮的代表方。方中重用茯苓健脾渗湿；桂枝温阳化饮，化气利水，与茯苓相配，作为辅药有温化渗利消黄斑水肿之功；白术健脾燥湿，脾运健旺，水湿易除；陈皮辛开苦降，温通脾肺，理气通降，使气顺痰消；炙甘草补脾益气，润肺和中，兼调和诸药。若黄斑水肿隆起明显，可重用茯苓和白术 25~30g，并加生黄芪补气升阳，利水消肿；薏仁淡渗利湿消肿。对黄斑水肿减轻，有黄斑感光细胞损害的加女贞子、枸杞子、决明子类补肾清肝明目药。本例患者初诊时，因患病而略感焦虑，眠差，随证加酸枣仁以养心安神。

中心性渗出性脉络膜视网膜病变

一、概述

中心性渗出性脉络膜视网膜病变（简称中渗）是发生于黄斑或其附近的脉络膜视网膜的严重性炎症病变。炎症病变常损伤 Bruch 膜，引起脉络膜新生血管经 Bruch 膜进入视网膜下，出血机化形成瘢痕而损害中心视力。既往认为其发病与弓形虫病、组织胞浆菌病和莱姆病、结核杆菌和病毒感染等有关，但临床上多数病例并不合并眼部其他异常或其他疾病，故近年来多称本病为"特发性脉络膜新生血管"。本病临床较少见，多发于 20~45 岁之间的青壮年，常单眼患病。患者自觉中心视力下降，视物变形或有眼前中心暗区。眼底可见黄斑部视网膜下有 0.25~1PD 大的类圆形灰白色或黄白色病灶，边缘不清，稍隆起，病灶周围有环形或弧形出血区。FFA 或 OCT 检查可见来源于脉络膜的色素上皮下的新生血管。依据不同病程阶段，黄斑病灶可有相应征象及 FFA、ICGA 或 OCT 检查下的不同病灶形态、病变活动程度。诊断黄斑部新生血管通常不难，但要确诊特发性脉络膜新生血管则需要排除其他可能诱发黄斑区新生血管的病变如年龄相关性黄斑变性、血管样条纹、高度近视和眼组织胞浆菌病等。

中医根据本病的自觉症状，可分属"视瞻昏渺""视直如曲"或"视惑"等范畴。其描述和本病自觉症状类似。本病病因病机跟情志抑郁，肝气不舒，气滞血瘀；或嗜食烟酒及肥甘厚味，痰热内生，上壅目窍；或脾气虚弱，统摄无权，血溢脉外等有关。

二、验案

例1 韦文贵验案（《中国百年百名中医临床家丛书·韦文贵 韦玉英》）

张某，男，36岁。初诊日期：1957年12月23日。

主诉：左眼视力反复减退1年多。

病史：去年11月患者发现左眼视力减退，眼前有黑影，经当地医院检查诊断为"中心性视网膜脉络膜病变"，1个月后复查，发现黄斑部出血，经对症治疗稍有好转。今年4月又出血，来北京某医院住院治疗先后2次达7个月，因黄斑部出血未能控制而来本院求治。现视物变形，视力模糊，眼前有暗影，性急善怒，胸胁胀满。

检查：左眼视力0.1，矫正0.9，近视力Jr1。左眼底黄斑部有大片出血，水肿，伴有陈旧性脉络膜病灶，中心凹反光消失。左眼中心视野有10°相对暗点（戴镜检查）。舌色红，脉弦细。

诊断：左视惑症，左视瞻有色症（左中渗）。

辨证：肝郁气滞，化火伤络。

治法：舒肝解郁，凉血止血。

方药：丹栀逍遥散加白及15g、仙鹤草10g、制首乌20g，14剂，水煎服，每日2次。

二诊：1958年1月9日。服药14剂后自觉症状减轻，视力进步，仍有视物变形，近日纳差。检查：左眼视力0.2，矫正1.0，近视力Jr1。视野未查。眼底左眼黄斑部出血已部分吸收，其他同前。苔薄白，脉弦细。证属肝胃不和，仍守原法，辅以和胃之品，方用丹栀逍遥散加石决明15g、桑叶10g、炒谷麦芽^各10g，水煎服，每日2次。

末诊：1958年3月27日。上方共服25剂，视物变形已消，视力恢复正常，视物清楚，虽然近来工作紧张，但未复发。近来胃纳欠佳，夜卧不安。检查：左眼视力0.3，矫正1.2⁻⁴，近视力Jr1。眼底黄斑部中心凹反光可见，未见出血，有陈旧性脉络膜病灶。久病正虚，脾虚气弱，治宜调脾健胃、清肝明目。方药：香砂六君子汤加五味子 6g、青葙子 10g、决明子 15g、白菊花 6g、夜交藤 30g，14 剂，水煎服，每日 2 次。巩固疗效。此后未再复诊。

例2 韦企平验案

刘某，女，22 岁，初诊日期：2006 年 5 月 16 日。

主诉：左眼视力下降伴视物变形 5 天。

病史：5 天前无明显诱因自觉左眼视力下降，看书轻度变形。平日学习较紧张，有时失眠。未经其他药物治疗。现患者全身形体偏瘦，面色偏黄，纳差，入睡困难，二便及月经正常。

检查：矫正视力右 1.2，左 0.3。双眼前节正常，屈光间质清晰。眼底：右眼视乳头正常，黄斑中心凹反光可见；左眼视乳头正常，黄斑中心凹反光消失，偏中心凹颞上有约 1/3PD 大的类圆形出血斑，其旁色素不均。Amsler 方格表左眼所见中心区方格边长垂直变形，正中白色视标模糊。FFA 示动脉期黄斑区偏上方有遮挡荧光灶，该病灶边缘有弧形高荧光，至静脉期后渗漏扩大加重。舌质偏红，舌苔薄白腻，脉细。

诊断：左视直如曲症（左中心性渗出性脉络膜视网膜病变）。

辨证：思虑劳神过度，心脾两虚，统摄无权，血溢脉外。

治法：补益心脾，凉血散瘀。

方药：生黄芪 20g，党参 10g，炒白术 15g，茯苓 15g，当归 10g，木香 10g，远志 10g，炒枣仁 15g，白及 10g，白茅根 15g，丹皮 10g，三七 3g，7 剂，颗粒剂冲服，每日 2 次。

二诊至四诊：服药后视力稳定，眼底出血无变化。又守方 14 剂后复诊，左眼视力提高至 0.5，视物仍有轻度变形，眼底病灶处出血较前吸收些，组织轻度水肿伴稀疏硬性渗出，原方去党参 10g，加炒苡仁 20g，车前子^{包煎}15g，再服 14 剂。

五诊至六诊：2006 年 6 月 23 日。自述左眼视力明显改善，视物变形减轻。检查：左眼视力 0.8，眼底黄斑区出血吸收，残留淡灰色增殖病灶及色素沉着。全身无不适，遂改用益气养阴，软坚散结，方药：党参 15g，炒白术 15g，生地 15g，茯苓 15g，山萸肉 10g，怀山药 10g，丹皮 10g，泽泻 10g，夏枯草 10g，连翘 10g，浙贝母 10g，枳壳 10g，14 剂，水煎服，隔日 1 次。

七诊：服药 1 个月后再诊，自述视力稳定，视物变形已不明显，左眼视力维持在 0.8，眼底原出血病灶为陈旧浅灰色瘢痕伴色素紊乱。嘱停用汤药，改口服知柏地黄丸 6g，每日 2 次；夏枯草胶囊 2 粒，每日 2 次。该两种中成药可交替隔日服用，疗程 1 个月，以巩固疗效。

随访：2006 年 12 月 2 日。检查：左眼视力 0.8，眼底原病灶色素沉着明显，未见再出血，全身体健无不适。

例 3 韦企平验案

汪某，女，30 岁。初诊日期：2014 年 5 月 15 日。

主诉：右眼视物变形 1 年余。

病史：1 年前患者无明显诱因出现右眼视物变形，就诊于当地医院，诊断为"右眼中心性渗出性脉络膜视网膜病变"。眼底右眼黄斑区 CNV 病灶伴出血水肿，予以抗 VEGF 治疗 3 次，症状稍好转，为求中医治疗，遂来我院。自觉右眼视物变形，纳可，眠佳，二便调。

检查：视力右 0.3，矫正不提高，左 1.0；眼压右 26.1mmHg，左 18.6mmHg。眼前节（−）。眼底：双视乳头淡红，边清，A∶V＝2∶3，右黄斑色素不均、不规则反光，有少量出血及渗出。舌淡红，苔薄，脉细。

诊断：右视瞻昏渺（右中心性渗出性脉络膜视网膜病变）。

辨证：脾虚湿阻，痰瘀互结。

治法：健脾化湿，活血化瘀。

方药：陈皮 10g，姜半夏 10g，茯苓 10g，炙甘草 10g，浙贝 15g，连翘 10g，白及 10g，三七粉 6g，白术 15g，鸡内金 10g，决明子 10g，14 剂，颗粒剂冲服，每日 2 次。

二诊：2014 年 5 月 30 日。视力右 0.6，左 1.2；眼压右 12mmHg，左 14mmHg。眼底双眼视乳头淡红，右眼黄斑中心凹反光隐见，外侧色素不均，部分脱色，无出血。改方：茯苓 10g，炙甘草 10g，浙贝 15g，连翘 10g，三七粉 6g，白术 15g，鸡内金 10g，决明子 10g，陈皮 10g，生黄芪 20g，炒薏仁 15g，五味子 10g，颗粒剂冲服，每日 2 次。与灯盏生脉胶囊 2 粒，每日 3 次，交替服用。

三、评析

例 1 是韦文贵先生 1957 年的验案，根据原验案的描述，应纠正诊断为"中心性渗出性脉络膜视网膜炎"。患者性情急躁易怒，胸胁胀满。辨证属肝郁气滞，化火伤络，故投以舒肝解郁、凉血止血的丹栀逍遥散加白及 15g、仙鹤草 10g 等取效。肝郁可化火，肝气横逆亦可犯脾，导致肝胃不和，故二诊仍守原法，辅以和胃之品。末诊虽然眼底病灶已趋陈旧稳定，但患者病程较久，脾胃渐弱，为防脾虚不能统摄血液，导致再次出血，又选用香砂六君子汤加味，以调脾健胃，养护中土为重，兼清肝明目，巩固视力。

例 2 为青年女性，学习上努力刻苦，伤目费神，加上纳眠欠佳，后天脾气渐亏，日久子病累母，脾虚而心血不足。心脾不能统主血脉，血溢脉外。故用归脾汤化裁方补益心脾，治本为主，再用白及、白茅根、丹皮、三七粉，化瘀为主，兼顾止血消水肿。病情逐渐好转。至病程日久，出血基本吸收。遂改用益气养阴散，既稳定病情又可防复发。

例 3 患者已经过 3 次抗 VEGF 治疗，历时 1 年时间，已属疾病的后期，久病脾气虚弱，气血生化无源，水湿不利，又久病多瘀，痰瘀互结，虚实夹杂。故辨证为脾虚湿阻，痰瘀互结，治以健脾化湿，活血化瘀为主。方中陈皮、姜半夏、茯苓、白术、鸡内金健脾利湿化痰，浙贝、连翘利肺气以调水道，助前药利湿化痰，兼有软坚散结之用，白及、三七粉化瘀消水肿，再配决明子清肝明目。病情逐渐好转，出血吸收，遂改用益气健脾为主，化瘀为辅，稳定病情防止复发。

本病以青壮年发病为主，西药无有效治疗药物。有主张对位于黄斑中心凹 0.2mm 以外的脉络膜新生血管膜可行视网膜激光治疗，中心凹下病变可进行光动力激光治疗或经瞳孔温热激光疗法，但均难以在广大基层医院普及或有一定风险。中医中药对本病治疗有一定优势。笔者先后治疗近 20 例本病患者，其中部分患者曾在西医院预约光动力治疗，但有顾虑或经济条件所限又到我院治疗，经中医中药为主治疗后视力均有较大程度的提高。部分西医专家也主张采用中药治疗本病，如黄叔仁教授在其专著《眼病辨证论治经验集》（中国科学技术大学出版社，1997 年，194-195 页）中提到曾用加减化斑汤为主治疗中心性渗出性脉络膜视网膜炎 47 例 49 只眼，治愈率达 87.5%，自开始用药至炎症完全消失，瘢痕形成（病理性治愈）平均历时 4 个月，最长为 5.5 个月。黄老认为，本病为局限性葡萄膜炎症，有出血及源自脉络膜的视网膜下新生血管，故主张在化斑汤（出自吴鞠通《温病条辨》）原方之中加三七、白及、连翘、槐花。后期炎症退行期则用知柏地黄汤以滋阴清热为主，并将方中熟地改为生地，又加玉竹、黄精、百部、天葵子、白及、积雪草等，坚持服药可使炎症完全稳定。

外层渗出性视网膜病变

一、概述

外层渗出性视网膜病变，即 Coats 病，是指多发于健康男性儿童的一种眼底病变，常为单眼发病，成年患者临床表现和病程基本与儿童相同，但通常伴高胆固醇血症。病变区视网膜血管变直、扭曲、囊样扩张或串珠状，可出现新生血管，视网膜深层大量黄白色渗出，胆固醇结晶及视网膜出血，渗出明显者可导致渗出性视网膜脱离。本病是一种不明原因的先天性视网膜毛细血管发育异常性疾病。

儿童型 Coats 病就诊时多为晚期，常在家长发现孩子眼内发白（即白瞳）或眼偏斜后，到医院就诊发现本病，故初诊时视力均已很差。成年型 Coats 病则为视力不同程度下降后就诊。FFA 对 Coats 病的诊断及指导激光治疗有重要的价值。

本病与中医的"视瞻昏渺""视瞻有色""视正反斜"以及"视惑"等病症近似，临床可根据全身证候结合眼底征象辨证论治。

二、验案

例1　韦文贵验案（《中国百年百名中医临床家丛书·韦文贵 韦玉英》）

杨某，男，53 岁。初诊日期：1964 年 5 月 30 日。

主诉：右眼视力明显下降 2 周。

病史：2 周前患者发觉右眼看字是半个，视物变小，眼前有黑影，头目眩晕，耳鸣，两眼干涩，口苦舌燥咽干，尿黄，神烦。

检查：视力右 0.3^{+1}，左 1.5。右眼散瞳：视乳头颞侧稍淡，筛板可见，边缘清楚，动静脉充盈，颞侧偏下区域视网膜水肿，伴有大片隆起的黄白色渗出斑，位于视网膜血管后，部分周边视网膜毛细血管不规则扩张，有粟粒状血管瘤。黄斑部有黄白色点状渗出，黄斑下方有硬性渗出，色素较紊乱，中心凹反光不明显。左眼底正常。舌质色红少津，脉弦细而数。

诊断：右视瞻昏渺，右视瞻有色（右外层渗出性视网膜病变）。

辨证：阴虚火旺。

治法：滋阴降火，平肝明目。

方药：加味知柏地黄汤：炒知母 6g，炒黄柏 6g，生地 20g，山药 10g，丹皮 10g 茯苓 10g，淡竹叶 10g，泽泻 10g，五味子 5g，黄芩 10g，生石决明^{打碎包煎} 30g，木通 6g，车前子^{包煎}10g，7 剂，水煎服，每日 2 次。

二诊：1964 年 6 月 6 日。服药 7 剂，右眼视力明显进步，但较模糊，眼前有黑影，视物仍小，近日右眼有分泌物。纳可，尿黄。检查：右眼视力 1.0。舌质稍红，苔薄黄而腻，脉弦细。仍守原方，7 剂。

末诊：1964 年 6 月 13 日。右眼已无暗影，视力清楚，视物已不变小，其他症状全部消失，惟小便时清时黄。检查：右眼视力 1.0。右眼散瞳查眼底：

视神经乳头颞侧稍浅，动脉充盈，视网膜反光较强，颞侧偏下有部分渗出尚未吸收，黄斑下方硬性渗出如前，中心凹反射可见。脉弦细，舌尖稍红。内热未清，余热未尽。仍宗前法，原方14剂，隔日1剂，未见复诊。

例2　韦文贵验案（《中国百年百名中医临床家丛书·韦文贵 韦玉英》）

张某，男，22岁。初诊日期：1963年9月5日。

主诉：右眼视力减退已近11个月，4个月来逐渐加重。

病史：1962年10月开始右眼视力减退，1963年5月因感冒发烧，病情加重，曾在本市某医院住院治疗，确诊为"渗出性视网膜炎"，住院期间除对症治疗外，曾做巩膜透热术，因疗效不明显于8月26日出院。现右眼视物变形，视力差，眼痛，右侧偏头痛，大便溏薄一日2～3次，睡眠欠佳，口淡乏味，头晕欲倒。

检查：视力右0.1^{+1}，左1.5；近视力右Jr3，左Jr1。右眼散瞳查眼底：视乳头色红，颞侧边缘模糊，动静脉均扩张，迂曲，黄斑中心凹反光未见，从乳头至颞侧整个视网膜可见多处大片黄白色隆起渗出斑，均位于视网膜血管后，周边部视网膜毛细血管增生和扩张，整个颞侧网膜水肿，呈弥漫放射状反光，下方有两处出血斑。左眼底大致正常。血沉、华氏反应、胸透、大小便检查均阴性。舌色淡，苔薄腻，脉弦细。

诊断：右视惑（右外层渗出性视网膜病变）。

辨证：脾阳不振，血虚受风。

治法：温脾益气，祛风养血。

方药：附子3g，炙黄芪6g，党参10g，丹参10g，白芍10g，生熟地各10g，防风6g，羌活6g，白芷6g，茯苓10g，夜交藤25g，6剂，水煎服，每日2次。

二诊：1963年9月11日。服药后视力稍好，其他症状同前，仍守原方加干姜2片、炒麦芽15g，7剂。

三诊：1963年9月18日。上方服后，眩晕已减，惟近来胃脘疼痛，喜温恶寒，泛酸，食欲不振，大便溏薄，日行2、3次。脉沉细，舌质淡，苔薄白。证属脾阳不振，血虚气滞，治宜温中散寒止痛，健脾益气养血。方药：党参10g，炙黄芪10g，附子片3g，炒白芍10g，丹参10g，茯苓10g，熟地20g，干姜3g，香附10g，焦三仙各10g，14剂。

四诊：1963年11月2日。上方共服30剂，药后视力进步，辨色已正常，视物稍有变形，外下方尚有暗影，腑气正常，食欲已佳，惟口干神疲。舌质淡，苔薄白，脉弦细。脾阳已充，为防燥烈伤阴动火，原方去附子加甘草3g，隔日1剂。犀角地黄丸，隔日2次，每次1丸，与汤药交替服。

末诊：1964年1月17日。上药服完后视力进步，惟近来双眼干涩，口鼻发干。检查：视力右 0.7^{-3}，左 1.5；近视力 Jr1，左 Jr1。右眼散瞳查眼底：视网膜水肿基本消失，渗出大多吸收，黄斑部遗有少许陈旧渗出，色素紊乱，中心凹反光可见。舌质色红，苔薄，脉细数。证属肝肾阴虚。治宜滋阴补肾，清肝明目。方药：杞菊地黄汤加味：杞子 10g，茯苓 10g，生地 15g，山药 10g，丹皮 10g，泽泻 6g，山萸肉 10g，黄芩 10g，7剂。此后未再复诊。

三、评析

本病多为进行性发展加重，严重者可发生各种并发症，而导致失明。

例1患者年已53岁，韦文贵先生认为其肝肾阴虚、脾虚气弱是本，水湿内困，湿浊凝聚，久而化火，阴虚火旺，虚火上炽是标，故投以六味地黄汤以治其本，用知母、黄柏以折其标，复加淡竹叶、木通、车前子清热泻火利尿，以治心烦口苦尿黄，三药并用，有助于消退眼底水肿和渗出，补中有泻，泻中有补，标本兼顾，服药14剂后视力增加。

例2是青年，大便溏薄，偏侧头痛是脾阳不振，复感风邪，故用温脾益气治其本，祛风止痛折其标，收效迅速，头痛消失，病情控制，视力恢复。在用药方面，韦老善于抓住主要矛盾，从而有的放矢。温脾用附子助阳燥湿化浊；益气以黄芪补气升阳，利尿消肿，对于各种气虚所致的眼底水肿常用此药。党参补中益气生津，和黄芪同用，补气升阳之力更强。气虚必有气滞，气滞导致血瘀，选用丹参活血行瘀消肿。患者药后痛消，但喜温恶寒，胃痛泛酸，食欲不振，改用温中散寒，益气健脾之法，原方去祛风之药加香附理气解郁止痛，和干姜、白芍同用，药力更强。因附子有燥烈伤阴动火之弊，故再方去附子。最后因肝肾阴虚而用杞菊地黄汤补其不足。

最后提出，现代中医眼科检查设备是对本病望诊的延伸，在继承前贤学术精华的基础上，应扬长补短，充分利用 FFA 和 OCT 等先进设备，及时消除 Coats 病的严重并发症隐患。

病理性近视眼底病变

一、概述

病理性近视眼底病变是指屈光度在 -6.0D 以上，眼轴进行性增长而伴随出现的一系列病理性眼底改变，也称高度近视性眼底病变，包括明显的近视弧形萎缩斑、豹纹状眼底、后极部脉络膜视网膜萎缩、后巩膜葡萄肿、漆样裂纹

（Bruch 膜变性破裂形成）、黄斑区出血和出现 Fuchs 斑，以及玻璃体液化混浊和周边视网膜变性等。以上病变可造成视力不同程度下降，视物变形，眼前漂浮或固定黑影等。

中医早在《诸病源候论》中已记载"目不能远视"。《审视瑶函》称其为"能近怯远"，认为其病因病机是"目能近视，责其有水，不能远视，责其无火"。《眼科启明》也认为："能近视不能远视者，是血气不足，所以远视不明，皆因无火也"。至《目经大成》始称"近视"。高度近视至今无对应的中医病称，根据患者主诉，对仅有远视力明显差，近视力尚清晰的高度近视仍可归属"能近怯远症"；一旦有视力突然下降甚或失明，视物变形等，则可归属"暴盲"或"视直如曲"等范畴。我们认为，高度近视的病因病机与先天禀赋不足，阳气素亏，目中神光不能发越于远处；久视伤血、血伤气损；心脾两虚，血溢络外及肝肾两虚，神光衰弱而不能远视等相关。

二、验案

例　韦企平验案

陈某，女，48 岁。初诊日期：2013 年 9 月 8 日。

主诉：右眼视力下降伴视物有黑影 3 个月。

病史：3 个月前患者右眼视力下降，自觉视物有遮挡，未予重视，后一直不见好转，来我院就诊。刻下症见双视物模糊，纳可，眠差，二便调。既往2011 年双眼曾先后出血，保守治疗后，矫正视力仍能达 0.3 到 0.6。

检查：视力右指数/30cm，矫正不提高，左 0.02，矫正 0.25；眼压右16.9mmHg，左 17.9mmHg。眼前节（－）。双玻璃体絮状混浊。眼底：双视乳头斜入伴近视弧，后极部视网膜脉络膜大片萎缩呈浅黄色，裸露脉络膜血管，但未见出血，黄斑色素紊乱增生。OCT 示双黄斑区萎缩薄变。舌淡红苔薄，脉弦细。

诊断：双能近怯远，双视瞻昏渺（双病理性近视眼底改变，双陈旧性黄斑病变）。

辨证：肝肾两虚兼有气血不足。

治法：滋补肝肾，益气养血。

方药：女贞子 15g，枸杞子 10g，楮实子 10g，五味子 10g，决明子 10g，党参 15g，炒白术 15g，生黄芪 30g，桑椹 10g，生地 15g，当归 10g，枳壳 10g，鸡内金 10g，30 剂，水煎服，每日 2 次。

二诊：2013 年 10 月 7 日。近日视力提高，畏寒，无汗，四肢凉，口干，二便调。检查：矫正视力右 0.15，左 0.12；眼压正常。眼底：双黄斑陈旧病灶，无出血。舌淡红苔薄，脉弦细。上方去桑椹子、生地，加制附子 10g、干姜 6g、石斛 15g、木香 10g、桑叶 10g，水煎服，每日 2 次。

三诊：2014 年 2 月 10 日。视力提高，畏寒、四肢凉好转，仍口干。检查：矫正视力右 0.2，左 0.2。眼压正常。双玻璃体液化混浊。眼底：双黄斑陈旧病灶，无出血。方改用：生黄芪 30g，党参 15g，炒白术 15g，当归 10g，鸡血藤 10g，女贞子 15g，枸杞子 10g，楮实子 10g，菟丝子 10g，桂枝 10g，枳壳 10g，远志 10g，石菖蒲 10g，大枣 10g，水煎服，每日 2 次。配合黄芪生脉饮 1 支，口服，每日 3 次交替服用。

四诊：2014 年 10 月 6 日。视力提高，纳可，二便调，舌淡红苔薄，脉弦细。检查：矫正视力右 0.3，左 0.2；眼压正常。双玻璃体液化混浊。眼底：双黄斑陈旧病灶，无出血。方改用：当归 10g，白芍 10g，熟地 15g，红花 10g，太子参 20g，党参 15g，枸杞子 10g，女贞子 10g，楮实子 10g，菟丝子 10g，枳壳 10g，木香 10g，鸡内金 15g，决明子 10g，五味子 10g，水煎服，每日 2 次。配合黄芪生脉饮 1 支，口服，每日 3 次交替服用。

此后患者每 2 个月一次复诊，矫正视力均稳定在 0.2~0.3 之间，眼底变化不大，未见新发病变。方药以滋补肝肾、益气养血的四物五子汤和驻景丸为主，随证加减，病情稳定至今。

三、评析

高度近视多为先天禀赋不足，脏腑精气亏虚，光华不能远视，仅能近视。随病程进展可发生不同程度的眼底退行性改变，如玻璃体液化混浊，黄斑病变。治疗上从滋补肝肾，益气养血入手，用黄芪、党参、白术、太子参益气健脾，使气血生化有源；四物养血活血；五子等子类药滋补肝肾，益精明目。畏寒明显时加制附子、干姜、桂枝助阳明目。对眼底出现的黄斑出血或黄斑劈裂、水肿者，应及时采用相应的中医治疗或中西医结合疗法。

视网膜脱离

一、概述

视网膜脱离是指视网膜神经上皮层和色素上皮层相互分离的一种病理状态，分为原发性和继发性视网膜脱离。原发性视网膜脱离是指眼部无其他疾病，由视网膜裂孔引起的视网膜脱离，又称孔源性视网膜脱离。视网膜裂孔的形成与视网膜变性、玻璃体变性及玻璃体后脱离有关，多见于高度近视、白内障术后无晶体眼、中老年人和眼外伤患者；继发性视网膜脱离是指继发于全身性疾病或眼部其他疾病的视网膜脱离，分为渗出性视网膜脱离及牵拉性视网膜脱离两种类型。渗出性视网膜脱离常见于视网膜或脉络膜肿瘤、炎症、血管病变及全身血液和血管性病变；牵拉性视网膜脱离常见于增殖性糖尿病视网膜病变、视网膜静脉周围炎、穿孔性眼外伤、眼内多次手术后，以及视网膜冷凝、电凝、光凝后。本病诊断主要依据视觉症状及眼底征象。充分散大瞳孔用间接眼底镜和/或三面镜可发现周边视网膜脱离和裂孔。眼部 B 超及 FFA 等辅助检查有助于明确视网膜脱离的类型，发现和定位裂孔是进行诊断和治疗的关键。孔源性视网膜脱离宜尽早手术治疗，常用的手术方法有巩膜外加压术、环扎术和视网膜玻璃体手术，目前多倾向内路手术。继发性视网膜脱离则必须重视原发病的治疗。

本病发生前后根据自觉症状，中医可分属"神光自现""云雾移睛""视瞻昏渺"和"暴盲"范畴。现代中医将该病命名为"视衣脱离"。并认为本病与脏腑功能失调，精气不能上行灌输，或脏腑受邪，邪随经脉上冲于目有关。故凡湿热蕴脾，清气不升，浊气上泛清窍；或脾气虚弱，或脾肾阳虚，体液代谢失常，水湿潴留甚至泛滥；或劳瞻竭视，房劳过度，阴精亏损，目失涵养；或头面部受外力撞击，均可形成本病。根据病情可分为湿热困脾，脾虚湿困，脾肾阳虚，肝肾阴虚，气血两虚，脉络瘀滞等证。中医治疗适用于下列情况：①术前用药，减少视网膜下液，以利手术；②手术视网膜复位后积液吸收缓慢或视力无改善者；③激光后的配合治疗；④不宜采用手术或激光治疗的视网膜脱离。

二、验案

例1 韦企平验案

李某，男，4岁。初诊日期：2012年6月14日。

主诉：发现双眼视物不清1年。

病史：1年前患儿家长无意间发现孩子视物不清，当地医院诊断为"双眼视网膜脱离"，手术后视力无改善，现口服强的松2.5mg已2个月，为求中医治疗，来我院就诊。纳可，眠差，二便调。其母顺产，无产伤。

检查：视力右0.04，左0.03，眼压右7.7mmHg，左7.5mmHg。眼前节（-）。眼底：双眼视网膜发灰浅脱离，以下方和颞侧为主，黄斑区色泽稍浅灰，周边视网膜色素紊乱增生，未见裂孔。舌淡红苔薄。脉细。

诊断：双视衣脱离（双眼视网膜脱离）。

辨证：脾气虚弱，水湿泛滥。

治法：健脾益气，燥湿明目。

方药：生黄芪15g，党参10g，苍术10g，生薏仁10g，茯苓10g，猪苓10g，泽泻10g，车前子10g，五味子10g，生白术15g，因患儿家属要求（外地就诊不便），开颗粒剂30剂，冲服，每日2次。

二诊：2012年7月17日。服药无不适，视力稳定。检查：视力右0.08，左0.04。眼底仍有视网膜浅脱离。全身无特殊。仍用前方加神曲10g，继续服30剂，隔日1剂，加服杞菊地黄口服液，隔日服，每日两次，每次10ml。

三诊：2012年8月15日。视力提高，右0.1，左0.12；眼压右11.3mmHg，左15mmHg。眼底：右眼视网膜发灰，左眼视网膜相对淡红。舌淡红苔薄，脉细。辨证：肝肾不足，脾虚湿困。治法：益气健脾，滋补肝肾。方药：女贞子10g，楮实子10g，五味子10g，桑椹子10g，枳壳10g，白术10g，茯苓10g，生黄芪15g，炒谷芽10g，枸杞子10g，颗粒剂冲服，每日2次。

四诊：2013年8月22日。患儿1年中断断续续共服中药约3个月。视力稳定，双眼0.12；眼压右12.6mmHg，左14.2mmHg。眼底：双眼视网膜相对淡红，下方仍有浅脱离。黄斑区色素不均。视网膜未发现裂孔。仍每周两到三天服用杞菊地黄口服液，继续定期观察。

例2 韦企平验案

霍某，男，51岁。初诊日期：2003年3月28日。

主诉：右眼前上方有阴影遮挡6天。

病史：6天前无明确诱因右眼上半部有暗影遮盖，并有小块混浊物浮动。在丰台区某医院怀疑眼底出血，转我院就诊。否认近期外伤史，双眼有-4.75度近视。近日出差频繁，较劳累。口黏，纳呆不思食，大便偏稀。

检查：矫正视力右0.5，左1.0；眼压右眼11.2mmHg，左眼15.6mmHg。双眼前节正常。散瞳后用间接检眼镜检查发现右眼下方及颞下方中周部视网膜发灰隆起约5D，隆起范围从5点到10点，波及黄斑颞侧，未见裂孔和增殖牵拉物，左眼底正常。舌质淡胖有齿痕，苔薄白，脉细偏沉。

诊断：右视衣脱落（右视网膜脱离-待明确是否原发性）。

辨证：脾虚湿困，清阳不升。

治法：健脾祛湿，升清降浊。

方药：五苓散加生黄芪30g、苍术10g、升麻10g、陈皮10g，7剂，水煎服，每日 2 次。嘱回家高枕卧位，闭目休息，避免辛辣刺激和带刺的鱼类食品，3 天后复诊。

二诊：2003 年 4 月 1 日。自觉服中药后视力清晰些，检查右视力 0.6，眼底视网膜仍有脱离，但隆起度降低。散瞳后再详查眼底发现右眼近周边 8 点半处有马蹄形裂孔，孔前有牵拉盖，诊断为孔源性视网膜脱离，向患者解释病情并转诊到某医院行手术治疗。嘱在等待手术前将其余 4 剂中药服完。

三诊：2003 年 4 月 27 日。患者已行视网膜脱离手术（视网膜局部冷冻加外加压术）3 周，自觉上方阴影明显变淡。检查右眼视力 0.6，眼底原隆起部视网膜较前明显平复，仍发灰些，裂孔封闭，孔周围视网膜有色素紊乱及脱色。患者神疲，纳可，二便调，舌仍淡胖，苔薄白，脉细。予神效黄芪汤加车前子、赤小豆、茯苓、猪苓各 15g，14 剂，水煎服，每日 2 次。

四诊：2003 年 5 月 14 日。自觉右眼视力提高不明显，眼底所见视网膜平复。嘱原方再服 7 剂后，改服益气养血、补肾明目为主的归芪七子明目汤：当归 15g，生黄芪 20g，女贞子 15g，枸杞子 15g，楮实子 10g，决明子 10g，牛蒡子 10g，五味子 10g，车前子 10g，陈皮 10g，枳壳 10g，菊花 10g。先每日 1 剂，2~3 周后隔日 1 剂，再坚持服 2 个月。

随访：半年后（2003 年 12 月）检查右眼视力 0.8，眼压 12.38mmHg，眼底视网膜复位好。

三、评析

例 1 患儿年幼，先天禀赋不足，气血两虚。一方面，视衣失于滋养固摄；另一方面，目失所养，使水湿等病理产物逐渐蓄积，而促成视衣脱离。故用药以扶正祛邪为原则，以益气养血、滋补肝肾、利水渗湿为基本治法。黄芪、茯苓、党参益气健脾，泽泻、猪苓、车前子利水渗湿，五味子、女贞子、楮实子等五子滋补肝肾。例 2 患者发病前劳累、纳呆、大便稀，结合舌脉所见，证属脾虚运化失职，不能分清降浊，水湿聚积于视网膜下，产生脱离，治宜健脾祛湿，升清降浊，方用五苓散加味治疗后视网膜下积液吸收些，进一步检查后发现视网膜裂孔，随转院尽早手术。术后早期和后期根据眼底望诊调整治法，最终取得较好疗效。

韦企平老师认为，大多数中医眼科医师虽然不直接参与手术处治视网膜脱离，但鉴于本病发病或急或隐匿，若不及时发现和妥善治疗，可能造成视功能严重受损，甚或导致失明。故强调本病的早期诊断和基本处治原则要注意几点：①熟练运用直接和间接检眼镜、三面镜及非接触倒置 Volk 镜等，以便及时发现初发或亚临床视网膜脱离，或眼底周边不良变性区（如格子样变性）及非干性裂孔，给予妥善处治。②认识原发和继发性视网膜脱离的临床特点，以便选择合理治疗途径。③对适宜外路或内路手术的视网膜脱离患者应及时安排手术治疗，避免贻误病情；对非手术的渗出性视网膜脱离主要是针对原发病治疗。但适时中药干预治疗在有裂孔或有牵拉增殖的视网膜脱离患者的围手术期和手术后视力低下阶段是可以发挥积极作用的。韦企平老师在临证中除重视全身辨证外，更关注和强调眼底望诊局部辨证。并拟定了三期和三方。早期：视网膜脱离手术前，应温阳化气，利水燥湿，选网脱 1 号方（五苓散加生黄芪、苍术），该方可使脱离视网膜适当平复，为手术创造条件；中期：视网膜脱离术后 2~4 周，应升阳固脱，清热利湿，选网脱 2 号方（神效黄芪汤加车前子、赤小豆、茯苓、猪苓），可扶正祛邪，清余热，消水湿，促进视网膜下积液吸收，有利视力恢复；后期：是指术后 1 个月以后，若视力仍不改善，应益气养血，补肾明目为主，可选网脱 3 号方（归芪七子明目汤），坚持服药至少 2~3 个月，有助视功能部分改善。

年龄相关性黄斑变性
（附：特发性息肉样脉络膜血管病变）

一、概述

年龄相关性黄斑变性（AMD）又称老年性黄斑变性，是与年龄相关的可导致中心视力严重下降的常见眼病。美国超过 40 岁的人群中，由 AMD 导致严重视力下降的患者约占 46%。据调查我国>50 岁者发病率为 10.6%，70 岁以上为 15.3%。本病发生的危险因素除了和年龄、种族、眼本身的生理病理特点有关外，还可能与全身性疾病如高血压、高脂血症、动脉硬化、营养障碍，以及光损害、吸烟、化学物质的作用、遗传等多种因素相关。根据有无 CNV 形成可以将本病分为非渗出性（或称干性或萎缩性）和渗出性（或称湿性）AMD。前者视力下降缓慢，以黄斑区玻璃膜疣、色素增生、地图状色素上皮萎缩及金箔状外观为特征；后者视力下降急重，以反复渗出、出血、机化瘢痕及色素紊乱增生、新生血管为特征。西医则根据病情需要，主要针对新生血管行玻璃体腔内注射抗 VEGF、光动力治疗（PDT）或手术治疗。

特发性息肉样脉络膜血管病变，简称息肉状脉络膜血管病变（PCV）。是指一种以异常分支状脉络膜血管网及其末梢的息肉状脉络膜血管扩张灶为特征的脉络膜内层（脉络膜毛细血管及 Bruch 膜）血管性病变。自易长贤等（2001

年）国内首次报告后，目前认为 PCV 是我国较常见的好发于老年人的眼底病。在最初诊断为渗出性 AMD 的患者中，约有50%其实是 PCV，而大多数 PCV 的疗效和预后比渗出性 AMD 要好，故鉴别这两种病很重要。临床上出现下列情况，应首先考虑 PCV：①视力维持较好的渗出性 AMD；②后极部视网膜下橘红色病灶；③出血性渗出以血管弓及视盘为中心；④黄斑区连血管弓区大片状视网膜下出血；⑤黄斑区以脂质渗出为主；⑥不典型浆液或浆液血液性视网膜色素上皮脱离（PED）；⑦FFA 显示散在分离的簇状染料轻度渗漏或染色。ICGA 是诊断 PCV 的金标准，如 ICGA 检查早期即可见典型的异常分支脉络膜血管网及其末梢的息肉状扩张灶，即应诊断 PCV。本病确诊后多主张 PDT 治疗或 PDT 联合玻璃体腔注射抗 VEGF 药物治疗。

中医根据患者自觉症状如视物变形，眼前暗灰影遮挡，视力下降等，分别称 AMD 为"视惑""视正反斜""视直如曲""视瞻有色"及"视瞻昏渺"等。发病机制多因年老脏腑功能衰退、肝肾渐亏、脾虚气弱、气滞血瘀、痰湿积聚所致。非渗出性 AMD 以虚证为主，与气血不足、肝肾亏虚有关。渗出性 AMD 多以本虚标实为主，本虚与肝肾阴虚、阴虚火旺、气血不足有关，标实为瘀血内阻、痰湿阻络。针对渗出性 AMD 都有黄斑反复出血、渗出、水肿的病理过程，若能在该病的不同阶段辨证论治确定主治主方后，适时加用凉血止血、活血化瘀、健脾利湿及化痰散结的中药，对减轻并发症，改善视力有积极意义。PCV 至今没有对应的中医病名，本病虽可见于青年、中年，但仍最常见于60岁以上人群，加上眼底类似 AMD 的出血、渗出、浆液性或出血性 PED 导致的组织水肿以及由此出现视觉症状等，故中医可参照 AMD 的整体辨证论治结合眼底辨证化裁方药。

二、验案

例1　韦玉英验案（《中国百年百名中医临床家丛书·韦文贵 韦玉英》）

谭某，男，59岁。初诊日期：1989年7月27日。

主诉：双眼视力先后下降伴视物变形7个月。

病史：右眼于1988年底突感视物模糊，看窗框不直，2个月后左眼有类似症状。在某医院按"黄斑变性"服用维生素 E、维生素 C、烟酸及肌酐治疗，视力仍差。近一周发现眼底黄斑出血较多。患者常有头晕、耳鸣，腰酸乏力，心烦失眠。

检查：视力右0.1，左0.3，矫正不提高。双眼晶状体轻度板条状混浊。眼底：视乳头色红，动脉细，走行直，右黄斑部为不规则淡黄发灰的病灶，其周围色素紊乱，硬性渗出多，颞侧及下方出血超过拱环范围。左黄斑区色素紊乱并掺杂暗红色出血斑，上方有软性灰黄、散在玻璃膜疣。双黄斑区均有水肿，组织增厚。舌质暗红少苔，脉细弦、尺脉弱。

诊断：双视直如曲（双年龄相关性黄斑变性）。

辨证：年老肾亏，肝血不足，血瘀痰积。

治法：补肾养血，活血消肿。

方药：生熟地^各15g，赤白芍^各10g，当归10g，柴胡10g，五味子6g，山萸肉10g，茯苓10g，泽泻10g，丹参10g，女贞子10g，枸杞子10g，槐花10g，三七粉^冲3g，7剂，水煎服，每日2次。

二诊：1989年8月5日。自觉服药后精神好，耳鸣头晕减轻，视力无变化。眼底右黄斑下方出血减少，左眼如前。舌质暗红少苔，脉细。治疗守前方，原方加强活血化瘀，加虎杖10g。

三诊：1989年8月19日。全身诸症减轻，惟大便干，寐仍差，左视力提高。检查视力右0.1，左0.5。眼底：右黄斑出血部分吸收，左暗红出血变薄并稀疏散开，水肿减轻，渗出仍多。辨证属于肾虚精亏、血流瘀滞、痰浊凝聚，治宜滋阴活血、化瘀散结。方药：生熟地^各15g，山萸肉10g，盐知母10g，女贞子15g，当归尾10g，丹参15g，赤芍10g，丝瓜络10g，夏枯草10g，陈皮6g，决明子15g，柏子仁10g，水煎服，每日2次。

四诊：1989年8月26日。全身无不适，纳眠好，大便每日1~2次。视物变形仍有，左眼好转。检查：视力右0.2，左0.7。眼底：右黄斑出血、渗出部分吸收，左黄斑出血吸收，水肿明显减轻，渗出稀散。嘱原方基础上再加太子参、炒白术等补气药，药量各增加10倍，水泛为丸，如梧桐子，每服6g，饭后温水送服，每日2次。

末诊及复查：1989年9月26日末诊，已服特制丸药20天，自觉视力稳定，右眼看直线仍变弯。视力右0.2⁺¹，左0.7。眼底大致如前。继续每日或隔日服丸药。1990年2月17日及7月12日复查视力保持右0.2，左0.8。眼底出血吸收，右黄斑大片机化瘢痕，下方色素沉着多；左黄斑呈现灰暗斑，偶见渗出点，色素紊乱。

例2 韦企平验案

刘某，男，67岁。初诊时间：2005年8月3日。

主诉：双眼前阴影7年，伴视力下降4个月。

病史：患者7年前自觉双眼前先后出现淡灰固定阴影，曾在某医院诊断"双眼年龄相关性黄斑病变"。因平日工作操心忙碌，一直未积极治疗。今年4

月份开始视力明显下降，曾在外院做 FFA 及 OCT，均诊断"右眼年龄相关性黄斑变性（湿性），左眼黄斑病变"，并提示有视网膜色素上皮脱离，并建议做 PDT 治疗，患者有顾虑而来我科诊疗。全身体健，纳眠可，二便调。

检查：视力右 0.1，矫正 0.4，左 0.12，矫正 0.5；眼压双 17mmHg。双前节正常，晶体前后囊下皮质不均匀混浊。眼底：双视乳头红，右黄斑散在不规则出血及掺杂色素增生或紊乱，左黄斑区色泽灰暗不均，有浅黄机化斑，未见出血。舌尖红，舌苔薄腻，脉弦细。

诊断：双视瞻昏渺（双年龄相关性湿性黄斑变性）。

辨证：心肝气郁，久易化火，灼伤血络。

治法：清肝泻火，化瘀利湿。

方药：夏枯草 10g，连翘 10g，丹皮 10g，赤芍 10g，淡竹叶 10g，茯苓 15g，炒白术 20g，泽泻 10g，生甘草 10g，太子参 20g，三七粉^{冲} 6g，7 剂，水煎服，每日 2 次。

二诊：2005 年 8 月 17 日。自觉服药后视物清晰些，连续服了 14 剂。检查：矫正视力右 0.6，左 0.5。右眼底出血部分吸收。近日较疲劳，余无不适。治法：清肝凉血，益气活血兼燥湿。方药：太子参 40g，炒白术 30g，茯苓 15g，夏枯草 15g，连翘 15g，丹参 15g，枳壳 15g，白茅根 20g，生山楂 20g，炙甘草 10g，14 剂，水煎服，每日 2 次。

三诊：2005 年 9 月 1 日。视力增至右 1.0，左 0.5，右黄斑区出血仅残存斑点状，其颞上散在硬性渗出，左眼底无变化。原方加车前子^{包} 15g、三七粉^{冲} 6g。

四至七诊：2005 年 10 月 25 日复诊，患者一直坚持治疗，双眼前暗影明显变淡，视力提高。检查：矫正视力右 1.0，左 0.8。黄斑区出血吸收，色素不均，其上方稀疏几个硬渗点，左黄斑区色素紊乱。复查 OCT 示双黄斑区原有色素上皮脱离恢复，右眼未见新生血管。予知柏地黄丸每次 8 粒，每日 2 次，服 1 个月。

末诊：2009 年 11 月 4 日。患者因健康体检怀疑青光眼来就诊。检查：矫正视力右 0.8，左 0.6；眼压右 12.4mmHg，左 12.6mmHg。双眼晶体皮质轻度混浊，眼底乳头红，C/D≈0.5，无切迹，双眼黄斑中心凹反光不见，色素紊乱并见脱色斑，无出血及渗出。目前仅观察眼压，继续排除青光眼检查。

三、评析

韦玉英认为老年黄斑变性是本虚为主，也有本虚标实之证，虚责之于脾、肾两脏，或劳倦饮食损伤脾胃，气血生化不足，津液输布无权，使目失濡养，水湿上泛；或肾精渐亏，阴虚血少，神衰目暗。实则或瘀、或湿、或痰。不同病期虽有虚实夹杂，似实为重之证，但补虚应贯彻治疗始终，尤其在脾、肾或多脏同虚时。例1治疗本病的核心即补肾，但还应注意养肝明目，依据久病则瘀的理论佐以化瘀之品丹参，又有五味子敛精归于目，再以柴胡引经疏肝，兼症辅以槐花凉血止血，全方补中有散，相辅相成，立方立意周到严谨。

例2患者花甲之年退休后又承担公司经理，日夜操劳忙碌而发病。年老肝肾阴亏，阴虚精亏，虚火上炎；又劳心神，肝火引动心火，即母病及子，虚火升腾，灼伤目窍脉络而出血，并有头晕，心烦。证属心肝气郁、化火伤络，故以清肝泻火法治之取效。其中夏枯草归肝胆经，辛开苦降，可清肝火，散郁结；淡竹叶归心经，甘寒之品，可清热除烦，两药共为主药，合用可清泻心肝上炎之火。夏枯草和连翘合用尚可散结消肿，有助于眼底黄斑区机化增生病灶的消除。因本病黄斑区有水肿、渗出，故用炒白术、茯苓、泽泻健脾利湿消肿。方中加用太子参、三七粉，既可补气强身，有助消除疲劳，又可加快消散瘀结，扶正祛邪。

原发性视网膜色素变性

一、概述

原发性视网膜色素变性是一组以进行性感光细胞及色素上皮功能丧失为表现的遗传性视网膜疾病。青少年时期发病，多双眼受累。其遗传方式可为常染色体显性遗传、常染色体隐性遗传、性连锁隐性遗传等。根据眼底色素的分布特点，可分为典型性和非典型性两类。典型的临床症状包括：夜盲，进行性视野缩小，视乳头呈蜡黄色，视网膜见棕黑色骨细胞样色素沉积，后极部金箔样反光，视网膜血管一致性变细，晚期视神经萎缩终至失明。视网膜电流图（ERG）检查在辅助诊断方面具有特殊意义，在早期即明显异常，甚至无波形。FFA和OCT等有助本病诊断。

中医称本病为"高风雀目""高风内障""阴风障"等。《诸病源候论·雀目症》中有："人有昼而晴明，至瞑则不见物，世谓之雀目"的记载。清代黄庭镜《目经大成·阴风障》中指出："大道行不去，可知世界窄，未晚草堂昏，几疑天地黑……此症世呼鸡盲，一名雀盲，本经曰阴风障。至晚不见，晓则复明，盖元阳不足之病……变内障者有之，变青盲者有之"。本病的病因病机主要为先天禀赋不足，脉络细涩，神光衰微所致。可分肾阳不足、肝肾阴虚、脾气虚弱等证型。本病是疑难眼底病症。中医根据病情辨证施治，配合针灸治疗等，有助于稳定和延缓疾病进展，其中部分患者视功能可有改善。

二、验案

例1 韦文贵验案（《中国百年百名中医临床家丛书·韦文贵 韦玉英》）

彭某，男，19岁。初诊日期：1962年6月7日。

主诉：双眼夜盲15年。

病史：患者四岁时父母发现从地上拣东西困难。九岁时晚上走路经常摔跤。14岁时在北京某医院确诊为"视网膜色素变性"，曾用西药治疗半年无效。现黄昏视力较差，晚上看不见路，经常摔倒，视野狭窄，视力疲劳，头晕眼干，神烦，眠纳尚可，二便调。出生后有佝偻病，三岁时小便色白且混浊如米泔水，经治疗后好转，以后经常鼻衄。父母非近亲结婚，兄妹中无同样疾病。

检查：视力双1.2，近视力双Jr1。双眼屈光间质清晰。眼底：双视乳头色蜡黄，边界清楚，动脉细，黄斑中心凹反光可见，视网膜赤道部可见散在骨细胞样及条索样色素沉着，右眼较左眼多，伴有灰白色圆形小点，边界整齐而清楚，脉络膜血管可透见。舌质稍红，脉细。

诊断：双高风雀目（双视网膜色素变性）。

辨证：脾虚气弱，清阳下陷，兼肝肾阴虚。

治法：益气升阳，兼平肝益肾明目。

方药：人参补胃汤合决明夜灵散加减：党参10g，蔓荆子10g，炒白术10g，炙甘草3g，炙黄芪6g，黄柏5g，石决明25g，夜明砂^包25g，14剂，水煎服，每日2次。黄连羊肝丸，每日1丸（10g）。

二诊：1962年7月5日。药后视物较前清楚，视疲劳及头晕等症状已减轻，鼻衄2次。舌质稍红，脉细。周边视野向心性缩小，用10mm白色视标检查，右上下及鼻侧均为30°、颞侧80°，左上下及鼻侧均为30°、颞侧50°。仍以上方去黄芪加白蒺藜12g，谷精草10g，以助平肝明目之效，每日同服黄连羊肝丸一丸。

三诊：1963年9月26日。一年多来，一直断续服上方，去年8月下旬开始，夜盲明显好转，现在晚上有灯光能看见东西、能走路，没有灯光亦能走路，视野范围已扩大。去年9月份已复学，将去外地学习，改服丸剂。方药：人参养荣丸、石斛夜光丸、明目地黄丸、明目还睛丸，每次1丸，交替服用，每日服两种。

末诊：1964年10月9日。检查：双眼视力1.5，近视力Jr1。视野扩大，周边视野右上40°、下45°、鼻侧50°、颞侧90°，左上45°、下50°、鼻侧50°、颞侧90°，眼底同前。仍按前法，服药一个月，以巩固疗效。

例2 韦玉英验案（《韦玉英眼科经验集》）

谢某，男，22岁。初诊日期：1963年1月8日。

主诉：双眼夜盲伴视野狭窄2年。

病史：患者2年前发现双眼视物模糊，夜间行动不便，视界较窄。曾去几家医院求治，诊断均为"视网膜色素变性"，告之国内外尚缺乏较好的方法。现症见夜间看书模糊，眼球胀，视界狭窄，时有耳鸣，畏寒肢冷，不喜饮，周身乏力。父母非近亲结婚，家族中无同样病史。

检查：视力右0.7[+1]，左0.6，近视力右Jr3[+2]，左Jr3[-1]。视野向心性缩小，右10°，左15°。眼底：双视乳头色淡，略蜡黄，边缘清楚，动脉稍细，视网膜可见少许骨细胞样色素沉着，黄斑中心光反射隐见。舌淡苔白腻，脉沉细。

诊断：双高风内障（双视网膜色素变性）。

辨证：阳虚不能抗阴。

治法：益气升阳，补益肝肾。

方药：益气聪明汤加减：蔓荆子10g，升麻3g，葛根10g，党参15g，黄芪15g，石菖蒲10g，白芍10g，石决明[先煎]10g，谷精草10g，枸杞子10g，女贞子10g，夜明砂[包]10g，14剂，水煎服，每日2次。

二诊：1963年1月24日。病人服药后耳鸣已消，视疲劳改善，其他同前。因为本病目前国内外均缺乏较好的疗效，准备采用中西医结合的方法治疗，患者表示同意。方药：仍守原方去石菖蒲、升麻，30剂，水煎服。长效维生素B$_{12}$ 500μg加硝酸士的宁2mg混合后颞颧部位封闭，隔日一次，每次各半支，7次为1个疗程，停3天，再重复1个疗程。

三诊：1963年3月10日。服药共40剂，自觉精神比过去好，视物范围较前增宽，回上海过年，吃零食较多，大便次数多，时腹胀，消化不良，晚上看书很清楚，全身已不畏寒。检查：视力右1.2，左1.0，近视力右Jr1，左Jr1[-2]，右眼视野已恢复正常，左眼视野颞侧缩小5°。舌淡边有齿痕，苔白腻，脉细。证属饮食不节、脾胃损伤。病人春节时暴饮暴食，平时爱吃零食，故伤脾胃。脾失健运而腹胀，大便溏而次较多，舌淡而边有齿痕。方药：香砂健脾汤加减：砂仁[打]3g，党参12g，黄芪12g，木香6g，苍白术[各]10g，陈皮6g，神曲9g，莱菔子9g，厚朴6g，7剂，水煎服，每日2次。

四诊：1963年3月19日。服药后大便已恢复正常，腹胀已消，因为学校功课紧张,煎药不方便,要求服丸药。检查:视力右 1.2,左 1.0,近视力右 Jr1,左 Jr1。双眼视野已正常,暗适应正常。双眼底大致同前,双黄斑区中心凹光反射较前增强。予人参补肾汤合决明夜灵散化裁配丸药内服:蔓荆子 60g,黄芪 100g,党参 100g,白芍 100g,石决明 100g,夜明砂 100g,炒白术 90g,谷精草 100g,枸杞子 100g,女贞子 100g,五味子 50g,神曲 90g,一剂共研细末,水泛为丸,如梧桐子大,每服 30 粒,温水送服,每日 2 次。

五诊:1963 年 5 月 8 日。丸药全部服完,自觉全身舒服有劲,双眼有时仍疲劳,劳动后腰痛,有时耳鸣。舌淡边有齿痕,苔白腻,脉细。改服汤药,方药:人参补胃汤加减:黄芪 10g,蔓荆子 10g,白芍 10g,甘草 6g,杜仲 10g,川断 10g,枸杞子 10g,菟丝子 10g,石菖蒲 10g,党参 10g,神曲 10g,炒白术 10g,20 剂,水煎服,每日 2 次。

末诊:1963 年 6 月 20 日。服药后耳鸣、腰痛已消,双眼已不疲劳。检查:视力右 1.2,左 1.0,近视力双 Jr1。双眼视野及暗适应均正常。双眼底同前。舌淡苔白腻,脉细。方药:党参 10g,黄芪 10g,蔓荆子 10g,白芍 10g,枸杞子 15g,女贞子 10g,菟丝子 10g,石决明 10g,夜明砂 10g,谷精草 10g,鸡内金 10g,炒白术 10g,30 剂,水煎服,每日 2 次。

例 3 韦企平验案

陈某,女,43 岁。初诊日期:2007 年 1 月 18 日。

主诉:左眼夜盲伴视力下降 16 年,右眼视力下降 2 月余。

病史:患者 16 年前无明显诱因出现左眼夜盲伴视力下降,无眼红,眼胀痛及其他自觉症状,当地医院断为"左眼视网膜色素变性",一直未治疗,视力逐渐由 1.0 降至 0.1,视野逐渐缩小呈管状。2 个月前右视力由 0.8 降至 0.4,故来北京就诊,于我院住院治疗。

检查:视力右 0.4,左 0.1。双瞳孔对光反射存在,晶体后囊部分混浊,玻璃体轻度混浊。眼底:左视乳头色红界清,视网膜 A、V 变细,视网膜可见广泛骨细胞色素沉着。黄斑中心凹反光不见。右视乳头色红界清,视网膜血管走行大致正常,黄斑中心凹反光可见。ERG 左眼无波形引出;右眼视杆细胞反应、视锥细胞反应、Ops 及 30Hz 闪烁光反应、b 波峰潜时及振幅均正常,仅最大反应 b 波振幅轻度下降。视野右眼正常,左眼呈管状。舌体偏瘦,舌质红,苔少,脉细。

诊断:左高风内障(左原发性视网膜色素变性)。

辨证:肝肾阴虚,玄府闭塞。

治法:滋补肝肾,活血通络。

方药：当归 12g，熟地 15g，菟丝子 10g，红花 10g，女贞子 15g，楮实子 10g，决明子 10g，党参 10g，枳壳 10g，川芎 10g，太子参 30g，枸杞子 15g，谷精草 10g，夜明砂 10g，14 剂，水煎服，每日 2 次。生脉注射液 40ml，磷酸川芎嗪 100mg 静滴。配合针灸治疗。考虑患者右眼无器质性病变，为心因性视力下降，进行暗示治疗，并配合针灸治疗。住院后每周查房 1 次调整中药，但主要治法不变。

二诊到七诊：2007 年 3 月 1 日。治疗 3 个疗程（45 天）后，患者右眼视力恢复至 1.0，左眼视力提高至 0.4，视野有所扩大。嘱其出院后继续维持中药原方及口服药物 2 个月，并在当地调方。

八诊：2008 年 12 月 4 日。患者在当地间断服中药，自觉视力稳定。检查：视力右 0.8，左 0.1。眼底：左视乳头色红界清，血管变细，视网膜可见广泛骨细胞样色素沉着，黄斑中心凹反光不见。右视乳头色红界清，血管走形大致正常，黄斑中心凹反光可见。F-ERG 左眼波形未引出，右眼 b 波峰潜时轻度延迟，振幅降低。VEP 示双眼 P100 波潜伏期均延长。视野提示左管状，右上方视野缺损。OCT 检查示右黄斑区大致正常，色素上皮层稍增厚，左眼色素上皮层轻度萎缩。治疗予滋补肝肾为主，并加益气养血，疏肝活血药，方药：当归 12g，生熟地^各 15g，菟丝子 10g，红花 10g，女贞子 15g，楮实子 10g，决明子 10g，党参 10g，枳壳 10g，川芎 10g，太子参 30g，枸杞子 15g，柴胡 10g，丹参 10g，水煎服，每日 2 次。

九诊：1 个月后复诊，视力恢复至右眼 0.8，左眼 0.4。视野变化不明显。嘱其继续坚持口服中药治疗。

十诊：2009 年 2 月 2 日。视力右 0.8，左 0.4。眼底：右眼仍未见骨细胞样色素沉着。左眼同前。F-ERG 双眼 b 波峰值均降低。P-VEP 示双眼 P100 波潜伏期均延长。视野大致同前。嘱患者定期随访，上方剂量乘 10 倍，蜜制成丸，坚持口服。

随访：2012 年 3 月 9 日电话随访，患者右眼夜盲加重，在当地某三甲医院经电生理、视野及 OCT 等检查确诊右眼也是"视网膜色素变性"。

例 4 韦企平验案

刘某，女，59 岁。初诊日期：2013 年 3 月 14 日。

主诉：双眼视物不清 10 年。

病史：患者 10 年前无明显诱因视物不清，夜间为重，怕光，不伴眼红、眼痛，就诊于多家医院，诊断为"双视网膜色素变性"，曾多次治疗（包括住院）无效，遂来我院。刻下症见：双眼视物不清，出虚汗，纳可，眠佳，二便调。否认家族史。

检查：视力右指数/30cm，左0.02，矫正不提高；眼压右12.2mmHg，左12.7mmHg。眼前节（−）。眼底：视乳头略黄，边清，视网膜污秽，骨细胞样色素紊乱，黄斑欠清。VEP示双眼P100峰潜时延迟，振幅降低。舌淡红，苔薄，脉细。

诊断：双高风内障（双原发性视网膜色素变性）。

辨证：肝肾不足。

治法：滋补肝肾。

方药：楮实子10g，菟丝子10g，熟地15g，五味子10g，花椒3g，枸杞子10g，党参15g，银柴胡10g，石决明20g，谷精草10g，枳壳10g，30剂，颗粒剂冲服，隔日1剂，每日2次。叶黄素每日1粒（500mg），配合针灸治疗。

二诊：2013年6月27日。视力稳定，双0.02。眼压右10.6mmHg，左10.7mmHg。眼底同前。上方加炙黄芪25g、鸡内金15g、决明子15g，颗粒剂冲服。与复明胶囊4粒，每日3次，交替服用。

三诊：2013年9月12日。视力提高，右0.02矫正0.1，左0.04矫正0.1；眼压右10.3mmHg，左10.7mmHg。眼底同前。方药：枸杞子10g，女贞子10g，菟丝子10g，覆盆子10g，楮实子10g，炙黄芪20g，党参10g，当归10g，枳壳10g，谷精草10g，鸡内金10g，石决明20g，颗粒剂冲服。中成药同前，交替服用。

三、评析

例1辨证属脾虚气弱、肝肾不足，脉道阻塞，清窍失养，精明失用，因而夜视不清，视界狭窄。根据气行则血行的理论，治以益气升阳为主、平肝清肝、益精明目为辅。主要方剂是人参补胃汤合决明夜灵散，加谷精草、白蒺藜等以助清肝明目之功，配五味子加强滋阴生津之效，并服黄连羊肝丸清肝养血明目。同时交替选服石斛夜光丸、明目地黄丸、明目还睛丸等补肝益肾明目，坚持治疗半年余，视力恢复正常，视野明显扩大。说明中医中药对本病的部分病例提高视力，扩大视野，控制病情发展有一定的作用。

例2辨证为先天禀赋不足，命门火衰，阳虚无以抗阴，阳气陷于阴中，不能自振，目失温煦，所以出现夜盲等症，同时伴有畏寒肢冷，不喜饮，周身乏力等阳虚症状。治疗以益气升阳为主，方选益气聪明汤，以党参、黄芪益气健脾，葛根、升麻、蔓荆子升阳利窍、祛风止痛，白芍养血柔肝明目，合用石决明、夜明砂清肝消积明目，枸杞子、女贞子补肾明目。

韦氏眼科对于本病的治疗重视益气升阳、补益肝肾之法，常贯彻治疗始终。决明夜灵散则是本病治疗中的常用方剂，方中石决明、谷精草平肝退翳明目，夜明砂破瘀消积、益精明目，与益气升阳之剂如益气聪明汤、调中益气汤、人参补胃汤等合用，灵活运用，随证应变，可获满意的疗效。因为本病是疑难病种，控制病情发展对于改善患者生活质量有着重要意义，因此临床中常选中西医结合治疗的方案。如选择复方樟柳碱注射液太阳穴或者肾俞穴位注射，配合静脉应用扩张血管，改善循环类药物如川芎嗪、银杏叶提取物、灯盏细辛等注射液，方可获临床疗效。本例鉴于患者年轻，肾功能正常，无心、脑、肾器质性病变，即选用硝酸士的宁和长效维生素 B_{12} 穴位封闭，从而兴奋视中枢，提高视功能和扩大视野。

例 3 就诊之初，根据眼底情况以及电生理，视野等辅助检查，并且排除外伤、炎症等继发因素，诊断为单侧原发性视网膜色素变性。但随着患者电生理结果的变化，虽然患者在末诊时右眼眼底尚未出现典型的骨细胞样色素沉着，最终仍更正诊断为双原发性视网膜色素变性，只是双眼发病间隔时间很长，且病情尚未发展到临床征象明显阶段。本病单侧患病者极罕见。通常单眼视网膜色素变性诊断必须满足的条件为：①受累眼眼底镜下典型的原发性改变和相应的视功能改变以及夜盲症状；②健眼无毯层视网膜变性症状，ERG 检查正常；③经过随访排除未受累眼的延迟发作的可能性；④患眼排除由炎症引起的疾患。据文献报告：所谓单侧病例，其中相当一部分并非真正的单侧原发性色素变性，因为可能有双眼发病极不平衡的病例，或为过渡到双侧的一种形态。另一种可能是，所谓单侧病例并非原发性色素变性，而是外伤或炎症所致视网膜循环受阻所引起继发性视网膜色素变性。本例排除了炎症等继发因素，考虑为双眼发展极不平衡的视网膜色素变性。

例 4 年龄大，肝肾渐亏，病程已 10 年，久病多虚；故治法以补益肝肾为主。但久病痼疾，非单用中药久服就能有效，需配合针灸治疗及注意尽量避免阳光照射，适当加服含有叶黄素、玉米黄质及花青素的保健品，以防病情继续进展。

视 神 经 炎

一、概述

视神经炎（ON）是中青年人视神经病变中最为常见的类型。临床上多表现为急性或亚急性视力下降，伴或不伴有眼痛，并可伴有色觉、亮度觉的改变及与受累神经纤维束相关的视野缺损。也有极少数表现为视力渐进性隐匿下降或无症状的亚临床型，但仔细检查可发现视功能障碍的影像学和/或实验室证据。广义上本病应包括累及视神经的各种感染性和免疫介导性疾病，以及中枢神经系统的炎性脱髓鞘疾病，故又可称为炎性视神经病变。在高加索人种中，ON 与多发性硬化密切相关，而在亚洲人种中，ON 的病因更为多样化，和视神经脊髓炎相关的 ON 更为常见。

既往临床上根据病变损害的部位把 ON 分为：①球后视神经炎；②视神经乳头炎（视盘炎）；③视神经视网膜炎。中华医学会神经眼科学组 2014 年发布了《视神经炎诊断和治疗专家共识》，将 ON 进行了新的分类：①特发性 ON：a. 特发性脱髓鞘性 ON/多发性硬化相关性 ON；b. 视神经脊髓炎相关性 ON；c. 其他脱髓鞘疾病相关性 ON，包括急性播散性脑脊髓炎、同心圆硬化、Schilder 病等。②感染及感染相关性 ON。③自身免疫性视神经病变：可作为非器官特异性自身免疫病的一部分，或与其他自身免疫病并发，如系统性自身免疫性视神经病变、红斑狼疮、干燥综合征、白塞病和结节病等。该分类法有助于加强对 ON 病因的全面认识，从而较精准地指导临床治疗。

中医眼科依据本病发生特点及视力损害程度，分别将其归属为"暴盲""视瞻昏渺"等范畴。《审视瑶函·暴盲》中说："平素别无他症，外不伤于轮廓，内不损乎瞳神，倏然盲而不见"。同书对"视瞻昏渺"的描述是"目内外无症候，但自视昏渺蒙昧不清"。新世纪版《中医眼科学》将本病归属"目系暴盲"，使中医传统的病名更接近现代病名。本病病因病机请见评析部分。

二、验案

例1 韦文贵验案（《中国百年百名中医临床家丛书·韦文贵 韦玉英》）

文某，女，12岁。初诊日期：1959年4月24日。

主诉：双眼视力急剧下降，伴眼球胀痛半月余。

病史：患者4月初感冒发烧后双眼视力模糊，眼胀痛。11日双眼视力急剧下降，仅有光感。1天后双眼视力光感消失。在某医院检查，诊为"急性球后视神经炎"，并于4月14日住院治疗，确诊为"急性视神经乳头炎"。经治疗效果不明显，而转本院眼科。现仍头痛眼胀。

检查：视力双眼前指数。双眼瞳孔稍大，对光反应较迟钝。眼底：双视乳头充血色红，边缘模糊不清，乳头水肿隆起约2D；周围视网膜有放射状水肿，鼻上及颞侧有点条状出血；视网膜静脉扩张，动脉无明显改变，黄斑及其周边部未见异常。舌红苔薄白，脉弦。

诊断：双暴盲（双视神经乳头炎）。

辨证：肝经郁热，风邪外侵，玄府郁滞。

治法：舒肝解郁，活血破瘀为主，辅以平肝明目。

方药：丹栀逍遥散加茺蔚子 6g、石决明 12g、五味子 2g，7 剂，水煎服，每日 2 次。

二诊：1959 年 5 月 4 日。药后视力提高，眼胀已消，惟口眼发干。检查：视力双 0.2，近视力 Jr7^{+1}。舌质稍红、少苔，脉细而稍数。证属热病伤阴、肝肾阴虚，治宜滋肝补肾明目。方药：杞菊地黄汤加减：枸杞子 6g，菊花 3g，熟地 10g，山药 6g，丹皮 2g，茯苓 6g，泽泻 6g，五味子 5g，桑叶 3g，青葙子 10g，7 剂，水煎服，每日 2 次。

三诊：1959 年 5 月 11 日。服药后视力明显进步，全身无明显不适。检查：视力双 0.6^{+2}，近视力 Jr4^{+2}。原方去青葙子，加女贞子 10g，熟地加重为 15g，以助滋阴益肾之效。

末诊：1959 年 5 月 25 日。视力已正常，有时视物模糊。检查：视力双 1.2，近视力 Jr1。双瞳孔大小反应均正常。视野未查。眼底双视乳头色淡，边缘稍模糊，水肿消退，出血吸收，动静脉比例大致正常，黄斑中心凹反光可见，周边部正常。仍以滋补肝肾为治法。杞菊地黄汤 7 剂，巩固疗效，停止治疗。

例 2　韦文贵验案（《中国百年百名中医临床家丛书·韦文贵 韦玉英》）

赵某，男，18 岁。初诊日期：1959 年 11 月 2 日。

主诉：右眼视力减退半年，左眼视力减退 3 周。

病史：患者 4 月份工作很累，当时曾多次着急生气，右眼视力突然减退，经某医院治疗好转，但视力未能恢复正常，一直在 0.7~0.8 之间。左眼于三周前复因生气后视力急剧下降，伴眼球、眼眶痛，左侧偏头痛。

检查：视力右 0.7，近视力未查，左一尺指数，近视力因视力太差不能查。眼底：右视乳头颞侧苍白，边界清，动静脉比例正常，黄斑中心凹反光不明显，周边部未见异常；左视乳头色红，水肿隆起，边界模糊不清，乳头周围网膜伴有点条状出血，视网膜静脉扩张，黄斑部中心光反射可见，周边部未见异常。舌质红，苔微黄，脉弦细。

诊断：右视瞻昏渺，左暴盲（双视神经乳头炎）。

辨证：肝气郁结，脉络瘀阻。

治法：舒肝解郁，活血破瘀为主，辅以平肝明目。

方药：丹栀逍遥散加珍珠母 15g、桑叶 5g、夜明砂^{包} 12g、五味子 3g，14

剂，水煎服，每日 2 次。

二诊：1959 年 11 月 30 日。上方共服 20 剂，自觉左眼视力已恢复正常，右眼视力较前进步，睡眠好，纳可，二便调，头眼痛已消，眼眶有时隐痛。视力右 0.7，左 1.2。原方加生熟地^各 15g、党参 10g、14 剂，水煎服，每日 2 次。

末诊：1959 年 12 月 28 日。上方只服 13 剂，现双眼视力自觉正常。右眼眶有时隐痛。检查：视力右 1.2，左 1.0，近视力双 Jr1。右眼底如前，左视乳头色稍淡，水肿已消，出血已吸收。舌质淡嫩，脉沉细。证属余邪未尽、正气已衰。治宜益气升阳为主，辅以滋阴清肝明目。方药：补中益气汤加枸杞子 12g、生熟地^各 15g、夜明砂^包 15g、五味子 3g、桑叶 5g，服 7~14 剂，巩固疗效，停止治疗。

例 3　韦文贵验案（《中国百年百名中医临床家丛书·韦文贵 韦玉英》）

阿某，男，25 岁。初诊日期：1959 年 12 月 4 日。

主诉：双眼视力减退伴头痛及眼球转动痛 11 个月。

病史：今年 1 月初患者双眼视力逐渐减退，经外院检查，诊断为"球后视神经炎"，矫正不提高，伴头痛绵绵，过劳加重。眼球转动痛，视物晃动。纳少身倦。病前曾过度疲劳，每服脂肪类食物即感消化不良。

检查：视力右 0.1，左 0.2，近视力表不能读，矫正不提高。双周边视野向心性缩小 5°~8°。双眼底大致正常。面色萎黄，舌质淡白，脉沉细。

诊断：双视瞻昏渺，双视瞻有色（双球后视神经炎）。

辨证：脾虚气弱，中气不足，清阳下陷。

治法：益气升阳为主。

方药：补中益气汤加枸杞子 12g，7 剂，水煎服，每日 2 次。

二诊：1959 年 12 月 11 日。服上药后视力进步。纳食增加，头痛消失，惟眼球仍痛，有时神烦。视力右 0.3，左 0.3。舌质淡白，脉细无力。仍以原方加石决明^{先煎} 15g、夜明砂^包 15g，14 剂，水煎服，每日 2 次。

末诊：1959 年 12 月 28 日。上方共服 10 剂，视力已恢复正常，眼痛及神烦均已消失，精神佳，舌质稍淡。病已基本痊愈，再予原方 7 剂。

例 4　韦文贵验案（《中国百年百名中医临床家丛书·韦文贵 韦玉英》）

沈某，男，26 岁。初诊日期：1952 年 1 月 8 日。

主诉：双眼视力减退 1 个月。

病史：患者去年 12 月初感冒后，发现看灯光不亮，看黑板模糊不清，经外院诊断为"球后视神经炎"，治疗后视力稍有好转，但疗效不显著而转本院治疗。就诊时视物不清，眼球转动痛，眼前暗影。食欲不振，神烦。

检查：视力右 0.5⁻²，左 0.6⁻¹。双眼视野中心相对暗点 5° 左右。双视乳头大小色泽正常，动静脉稍充盈，黄斑中心凹反光可见，周边部未见异常。舌质较红，苔薄，脉弦细而数。

诊断：双视瞻昏渺，双视瞻有色（双球后视神经炎）。

辨证：肝经郁热，精血不能上承。

治法：平肝解郁，健脾和营，适加清热降火之品。

方药：柴胡参术汤加减：石决明 24g，青葙子 15g，枸杞子 12g，焦栀子 10g，白菊花 10g，当归 10g，丹皮 6g，白芍 10g，柴胡 5g，白术 10g，茯苓 15g，甘草 3g，10 剂，水煎服，每日 2 次。

二诊：1952 年 2 月 13 日。药后视力进步，因感冒曾服辛凉解表药。现眼球隐痛，腹胀肠鸣。检查：视力右 0.8⁺²，左 1.0。舌质稍红，脉细而无力。外感后服辛凉剂过多，伤及脾阳，使中气不足，清阳下陷，精气不升。治宜益气健脾，温中散寒。方药：香砂六君子汤加吴茱萸 6g、生姜 2 片，水煎服，每日 2 次。

三诊：1952 年 2 月 23 日。服上药后腹胀肠鸣已消，视力较前明显好转。视力右 0.9⁺²，左 1.2。舌质淡红，脉细而稍数。久病气阴两虚，清窍失养而眼球隐痛。治宜益气升阳、滋阴平肝。补中益气汤加石决明 15g、白蒺藜 10g、熟地 15g，水煎服，每日 2 次。

四诊：1952 年 3 月 19 日。自觉视力已正常，有时头眼隐痛，兼有头晕。检查：视力右 1.2⁻³，左 1.2，近视力双 Jr1。仍按前法，补中益气汤加熟地 24g、玄参 15g、枸杞子 10g、白菊花 10g，水煎服，每日 2 次。

末诊：1952 年 4 月 2 日。上述症状全部消失。视力双 1.2⁺²，近视力 Jr1。中心视野右眼尚有 1° 相对暗点，左眼中心暗点全部消失。眼底：双视乳头颞侧稍浅，余正常。予明目还睛丸 15 袋，每服 6g，每日 3 次。未再复诊。

例 5　韦文贵验案（《中国百年百名中医临床家丛书·韦文贵 韦玉英》）

黄某，男，7 岁。初诊日期：1965 年 9 月 18 日。

代诉：双眼视力减退半年多。

病史：患儿半年前视力减退，曾去某医院散瞳验光，无法矫正，双眼视野较狭，诊为"球后视神经炎"，目前仍在该医院对症治疗。现脘腹胀满，食欲不振。

检查：视力双 0.1，近视力 Jr7。双眼周边视野向心性缩小约 15°。散瞳眼底：双眼大致正常。舌淡红少苔，脉细数。

诊断：双视瞻昏渺，双视瞻有色（双球后视神经炎）。

辨证：血虚肝郁，肝脾不和。

治法：疏肝养血，调和肝脾，辅以清肝明目。

方药：柴胡 5g，当归 10g，丹皮 6g，炒栀子 6g，炒白术 10g，炒白芍 10g，茯苓 10g，菊花 6g，枸杞子 10g，青葙子 10g，砂仁 3g，7 剂，水煎服，每日 2 次。

二诊：1965 年 9 月 25 日。服上药后视力明显进步。检查：视力右 1.0^{-1}，左 0.7^{+3}，近视力右 Jr1，左 Jr4。原方继服 7 剂。

末诊：1965 年 10 月 4 日。代诉：双眼视力已恢复正常。检查：视力双 1.2，近视力 Jr1。视野大致正常。双眼底正常。停止治疗。

例 6　韦文贵验案（《中国百年百名中医临床家丛书·韦文贵 韦玉英》）

王某，男，4 岁。初诊日期：1966 年 2 月 22 日。

代诉：双目失明 2 周。

病史：患儿半个多月前高烧，昏迷、抽风，呕吐，经外院确诊为"流脑"，抢救清醒后至今双目失明，双耳失聪，口喑。

检查：视力双光感。双瞳孔对光反射存在。双眼底大致正常。舌质红，苔薄，脉细数。

诊断：双暴盲（双球后视神经炎）。

辨证：余热未解，肝窍郁滞，络脉受阻。

治法：舒肝解郁，开窍明目。

方药：柴胡 6g，当归 10g，白术 10g，白芍 10g，茯苓 10g，丹皮 6g，甘草 5g，炒栀子 10g，菊花 6g，枸杞子 10g，麦冬 6g，石菖蒲 6g，7 剂，水煎服，每日 2 次。

二诊：1966 年 3 月 2 日。服药后已能讲话，听觉有进步，自己可以拣取较大物品。舌苔薄，脉细数。仍服原方 20 剂。

末诊：1966 年 3 月 24 日。听觉和讲话已恢复正常，左下肢软弱。检查：视力双眼一尺半远能拣取 3mm 大的红色小珠。双眼底正常。病后气血耗损，筋骨失养，故下肢软弱。嘱再服原方 10 剂，巩固疗效，并服健步虎潜丸每日 1 丸。

例 7　韦企平验案

高某，女，54 岁。初诊日期：2005 年 11 月 25 日。

主诉：左眼视力明显下降 17 天。

病史：2005 年 11 月 8 日患者生气后左眼视力下降，并有眼球疼痛，转动时加重。在当地某医院诊断"急性球后视神经炎"，球后注射地塞米松，静滴阿莫西林和病毒唑等，但左眼视力继续下降至无光感。故转至我院就诊。患者全身神疲乏力，面白泛黄，神情不安，失眠，纳少。该患者早在1987年及2005年右眼曾患急性球后视神经炎，均用激素加抗生素治疗后视力恢复到1.0。结核病史25年，已治愈。眼病后曾做包括头颅MRI在内的多项检查，未发现病因。

检查：视力右0.8，左无光感；眼压右18mmHg，左11mmHg。左瞳孔直接对光反射消失。眼底：右正常，左视乳头仍红润，黄斑中心凹反光消失。舌尖偏红，苔薄白腻，脉细无力。

诊断：左暴盲（左球后视神经炎）。

辨证：心脾两虚，目系失荣。

治法：补益心脾，清心宁神。

方药：党参15g，炒白术30g，茯苓15g，炙甘草10g，泽泻10g，丹参10g，丹皮10g，百合20g，生熟地各15g，天花粉10g，淡竹叶10g，当归10g，厚朴10g，焦三仙各15g，炒枣仁20g，7剂，水煎服，每日2次。该患者属眼病重症，故加用甲基强的松龙1g+5%葡萄糖500ml静滴3天，再口服强的松首量80mg，每3天减4片，至40mg后，每5天减1片。

二诊至五诊，每周复查视力均有改善，至12月15日，左眼视力已恢复至0.6。12月20日复诊，患者见盗汗，五心烦热，口干，夜寐欠安，舌质偏红、少苔、脉细等肝肾阴虚，虚火上炎证候，改用滋阴清热治法，方药：炒知柏各15g，生地30g，茯苓10g，泽泻10g，玄参15g，龟板15g，芦根15g，天花粉15g，地骨皮15g，枳壳10g，木瓜15g，伸筋草15g，百合20g，炒枣仁20g，炙甘草10g，继续服7剂。此后在此方基础上化裁。

末诊：2006年2月7日。复查视力双0.8。左眼视野有旁中心约2°~3°相对缺损。强的松已仅服1片，嘱再服2周后停用激素，中药汤剂停服，改用知柏地黄丸浓缩丸每次8粒，每日2次巩固疗效。

例8 韦企平验案

汪某，男，23岁。初诊日期：2016年2月4日。

主诉：左眼视力突然下降2周。

病史：患者2周前突然出现左眼视力下降，无眼球转动痛，就诊于外院，查视力矫正右1.0，左0.25，视野左眼偏颞侧旁中心暗点，诊断为"左眼视神经炎"，给予甲强龙1g冲击3天治疗（目前已静点1天），为求中医治疗遂来我院诊治。患者视物变暗、模糊，纳可，能寐，二便调。

检查：矫正视力右1.2，左0.4；眼压右18.6mmHg，左15.1mmHg。双眼前节正常。左眼瞳孔 RAPD（+）。眼底双视乳头红，边界清楚，黄斑中心凹反光隐见。电生理检查左眼 P100 潜伏延长，振幅降低。视野缺损如前。OCT 示左眼黄斑区椭圆体带不规则中断，RNFL 右 94μm，左 108μm。舌质红，苔薄白，脉弦细。

诊断：左目系暴盲（左球后视神经炎）。

辨证：肝郁气滞。

治法：疏肝凉血，补肾开窍。

方药：丹皮 10g，栀子 10g，党参 10g，当归 10g，柴胡 10g，茯苓 15g，白术 20g，白芍 10g，枸杞子 10g，菊花 10g，枳壳 10g，石菖蒲 10g，炙甘草 10g，女贞子 10g，10 剂，颗粒剂冲服，每日 2 次。继续甲强龙 1g 冲击治疗 2 天，继则改口服强的松 60mg，每日早晨顿服 1 次，并给予奥美拉唑等药物，减轻激素副作用。

二诊：2016 年 2 月 14 日。视力稳定，无其他不适。视力矫正右 1.2，左 0.3，眼压正常，左瞳孔 RAPD（+），眼底双视乳头红。做 mtDNA 检测排除 LHON。改方为生地 15g，玄参 20g，茯苓 15g，泽泻 10g，丹皮 10g，山萸肉 10g，山药 15g，当归 10g，白芍 10g，白术 15g，炙甘草 10g，柴胡 10g，14 剂，颗粒剂冲服，每日 2 次。口服强的松减为 50mg，每日顿服 1 次，每 5 天减 2 片。

三诊：2016 年 3 月 3 日。视力稳定。目前口服强的松 30mg，每日顿服 1 次。视力矫正右 1.2，左 0.3，眼压正常，左瞳孔 RAPD（+），眼底双视乳头红。上方加淫羊藿 10g、锁阳 10g，20 剂，颗粒剂冲服，每日 2 次。激素每 5 天减 1 片。

四诊：2016 年 3 月 23 日。视力提高，右矫正 1.2，左矫正 0.5，眼底无明显变化。视野较前明显改善。纳可，二便正常。调整处方为生地 15g，玄参 20g，山萸肉 10g，山药 15g，茯苓 15g，泽泻 10g，丹皮 10g，锁阳 10g，菟丝子 10g，白术 15g，防风 10g，生黄芪 30g，颗粒剂冲服，每日 2 次。口服强的松 10mg，每 7 天减 1 片。

五诊：2016 年 5 月 18 日。视力平稳，已停强的松 5 天。矫正视力右 1.2，左 0.6，眼底无明显变化。左视野旁中心暗点。OCT 示 RNFL 右 90μm，左 86μm。纳可，二便正常，舌红，苔薄，脉弦。效不更方，中药改为隔日服 1 剂。

六诊：2016 年 7 月 27 日。病情平稳，视力逐渐改善。矫正视力右 1.2，左 0.8，眼压正常。左眼视野明显改善。方用防风 10g，生黄芪 30g，白术

15g，女贞子 10g，当归 10g，柴胡 10g，生地 15g，山萸肉 10g，茯苓 10g，泽泻 10g，丹皮 10g，山药 15g，颗粒剂冲服，隔日 1 剂，每日 2 次。与复明胶囊 4 粒，每日 3 次，交替服用。

此后每 2 个月复诊一次，左矫正视力恢复到 1.0，视野恢复正常。治法不变，方药略有调整。服药至 2017 年 4 月 13 日，病情平稳，一直未复发。矫正视力右 1.0，左 0.8^{+2}，眼压正常，眼底双视乳头红，边界清楚。视野大致正常，左敏感度略降低。OCT 示 RNFL 右 90μm，左 84μm。纳眠可，二便正常，舌红，苔薄，脉弦细。方用党参 10g，当归 10g，柴胡 10g，茯苓 15g，白术 20g，白芍 10g，枸杞子 10g，菊花 10g，枳壳 10g，石菖蒲 10g，炙甘草 10g，女贞子 10g，生黄芪 30g，防风 10g，颗粒剂冲服，每日 2 次，隔日服药。继续巩固治疗。

三、评析

暴盲的原因很多，韦文贵先生认为归纳起来，主要有以下三方面：温热病高烧抽风后，余热未尽，肝经郁热，玄府热闭，风邪外侵，邪热阻窍或脉道受阻，精气不能上荣；暴怒或忧思过度均能导致肝气郁结，气机不畅，肝窍郁闭，目失荣养；暴饮暴食或劳役过度均易伤脾气，可致"气脱者目不明"。虽然病因不同，后果相同，均属暴盲。

例 1 和例 2 患者，初诊时均投以丹栀逍遥散，例 1 外加茺蔚子、石决明、五味子以助活血破瘀、平肝滋阴明目之力。服药 7 剂，视力稍有进步，但双目干，证属肝肾阴虚，改用杞菊地黄汤滋肝益肾，选加女贞子以助益肾明目之效。服药 13 剂，视力恢复正常。

例 2 为肝气郁结型，服丹栀逍遥散 33 剂，视力恢复正常。因病后余邪未尽，正气已衰，故以补中益气汤扶正祛邪，外加杞子、二地、夜明砂、五味子、桑叶助以清肝益精、滋阴明目之效，而善其后。《审视瑶函》用丹栀逍遥散治疗"怒气伤肝，并脾虚血少致目暗不明"的暴盲症。按古人经验，结合自己的临床实践，韦老认为丹栀逍遥散对暴盲症确实有效，但在治疗过程中，由于年龄、体质的差别，病机可以转化，故不能执一不变，应按辨证灵活运用。

例 3 属脾虚气弱，中气不足，清阳下陷，且病情过程始终以中焦气亏为主证，故韦老在守方基础上再随证加减，取效明显。说明随证化裁变通固然重要，辨清主证，有是证必用其药，效不更方同样重要。

从例 4 到例 6 患者，结合例 1 至例 3 共 6 例暴盲的辨证论治过程可以看出韦老对本病既重视全身辨证确定主证主方，治疗过程又随证变通，或不拘泥于某证某方；或固守原方直至有效。

韦老将本病大致分为四个类型和十个方剂：

1. 肝有郁热或肝气郁结，均可导致玄府郁闭，目失荣养，治以舒肝清热为主，活血破瘀为辅，方用丹栀逍遥散为主，随证选药。

2. 脾气虚弱或病后气阴两虚，清阳下陷，清窍失养，治宜益气升阳、滋阴明目，方用补中益气汤为主，适加滋阴益肾明目之品。如脾胃虚寒，腹胀肠鸣，治宜益气健脾、温中散寒，方用香砂六君子汤为主，适加温中散寒之品。

3. 素体阴虚火旺，或肝火郁结者，风邪易侵，风火相煽，上犯目窍，头眼剧痛或偏头痛者，治宜祛风止痛为主，滋阴降火为辅，方用偏正头痛方加减。如湿热内困，气机不畅，邪浊阻窍而身重头沉者，改用芳香化浊、祛风利湿法，方用暑湿头痛验方加减。

4. 肝肾阴虚，双眼干涩，治宜滋肝补肾明目为主，适加清肝明目之品，以杞菊地黄汤或明目地黄汤加减，并酌情选服明目还睛丸、犀角地黄丸、石斛夜光丸。阴虚火旺，口干神烦较重者，改用滋阴降火法，以知柏地黄汤或滋阴降火汤为主。虚烦少寐者，则以三仁五子汤养血安神、补益肝肾。

若竭视苦思，用眼过久，视力疲劳，眼珠疼痛者，属于久视伤血，肝血不足，风邪乘虚而侵，血不养睛而睛珠疼痛；治宜养血祛风止痛为主，常用当归养荣汤加蔓荆子每获显效。

随证选药方面，凡是眼底病，常用枸杞子、决明子、青葙子清肝益精明目；平肝明目选用石决明、白蒺藜、珍珠母；郁热阻络，不通则痛，适加茺蔚子、丹皮、丹参活血行瘀而明目；韦老常用夜明砂，清肝益精明目，并经常和石决明配用（决明夜灵散），对暴盲恢复期，夜晚视力较差者有一定疗效；热伤阴液，大便困难，常用生熟地、玄参、麦冬、火麻仁、决明子等滋阴润便，特别是温热病后虚实互见之患儿，既可攻实，又可防虚，祛邪而不伤正，可谓一举两得。

例7 左眼发病，且从病史中了解到右眼曾经2次发病，均未找到确切病因。从该女性患者右眼首次发病时仅36岁，又双眼共3次发病，推测其为急性特发性脱髓鞘性视神经炎，且发病急重又明显疼痛，故加用激素短期冲击治疗，继则口服足量强的松片并逐渐减量。该例全身辨证属脾气虚弱证。脾为后天之本，脾虚则无以化生水谷精微，"子病累母"则随之心血乏源，故治疗应健脾和养心并进，清心与宁神兼用。加上用大剂量激素易助湿劫阴，方药中加用泽泻、生地等加强祛湿养阴，以消除激素的全身副作用。服药20剂后患眼视力增至0.6，但随之出现阴虚火旺证候，经调整治则后病情稳定，视力恢复到 0.8，全身证候改善。

例 8 患者为青年男性，发病特点及视野检查等符合视神经炎诊断，并已排除 Leber 病。患者来诊前已在外院大量激素冲击 1 天，到我院后又持续激素冲击 2 天后改为口服激素，并给予韦氏青盲 1 号方加味，以疏肝凉血，补肾开窍。在治疗过程中，针对激素用量大可能出现伤阴助湿病症，故在基本治法不变基础上及时加用生地、玄参、茯苓、泽泻等滋阴利湿药。随病情稳定好转，后期激素减量过程中又加用锁阳、菟丝子温补肾阳，加用玉屏风散扶正以益气固本，既防止减激素中病情复发或反跳，又可巩固疗效。患者患病后，随治疗病情好转并康复，治疗过程未出现明显的激素导致的副作用。患者自觉服中药后体力和精神均好，在治疗中还加班加点考取了某高校研究生，期间眼病无波动。

外伤性视神经病变

一、概述

外伤性视神经病变是因各种外力伤及颅眶区或眼部后发生的视神经损伤。损伤可以发生在从视神经眼内段到颅内段的任何部分。根据发病机制分为两类：①直接视神经损伤：多因尖锐致伤物造成，有明确开放伤口，视神经直接受损，常导致瞬间的视力丧失。②间接视神经损伤：外伤后没有额面部穿通伤口，最初眼底检查正常，仅有视力受损者。该类损伤与视神经管的解剖及毗邻关系有关，又称管内段视神经间接损伤，是临床医师关注的重点所在。在治疗方面，西医主要是早期的视神经管减压术，大剂量激素冲击治疗，神经营养药物的早期应用等手段。但患者伤及眼部的同时，常合并有头颅、胸腹部、四肢、口腔、耳鼻喉等多部位的损伤，多数患者为挽救生命，往往错过早期的有效治疗时机，患者就诊时已经进入晚期，出现不同程度的视神经萎缩，需要进行合理的中西医结合治疗，挽救患者残余视功能。

中医眼科根据本病视力受损速度和程度以及临床体征，分别称其为"物损真睛""撞击伤目""撞击暴盲"及"撞击青盲"等。中医辨证主要根据外伤损络，从气血方面论治，根据病程及眼部具体情况，分别归为气滞血瘀、气虚血瘀、气血两亏等证型。

二、验案

例 1 韦文贵验案

崔某，男，1 岁 3 个月。初诊日期：1969 年 3 月 29 日。

代诉：外伤后双目失明 57 天。

病史：患儿 57 天前被火车撞倒，严重脑震荡，昏迷不醒，脑水肿（头大如斗），在当地医院抢救，因颅内出血和颅压增高，囟门穿刺放血 5 次，抢救 40 多天。转危为安，但双目失明。

检查：视力双眼前手动。双瞳孔大小、反应均正常。眼底：双视乳头色淡黄，筛板和边缘模糊欠清。动、静脉比例大致正常，黄斑中心凹反光未见。舌质淡红，边稍暗，脉细稍数，指纹淡紫略透风关。

诊断：双撞击青盲（双外伤性视神经病变）。

辨证：脉络瘀阻，清窍失养。

治法：滋阴补肾，活血行瘀为主，辅以益气健脾，清肝明目。

方药：枸杞子 9g，覆盆子 3g，菟丝子 5g，黄精 9g，丹参 9g，党参 5g，炒谷芽 6g，白蒺藜 3g，决明子 3g，丹皮 3g，泽泻 3g，7 剂，水煎服，每日 2 次。

二诊：1969 年 4 月 4 日。服药第四天开始看到较大物体。大便稍溏。检查：将手电、钢笔等置于眼前知准确抓取。脉舌指纹同前。原方去决明子加柴胡 3g、当归身 3g，续服 14 剂。

三诊：1969 年 4 月 17 日。视力明显进步，能看到火柴棒。精神佳，走路较慢。检查：一尺远准确捡取 3mm×3mm 大白色纸团、曲别针及一分硬币。原方加桑寄生 9g、牛膝 3g，以补肝肾、强筋骨。

末诊：1969 年 4 月 24 日。其母代诉，患儿双眼视力已明显恢复。检查一尺远捡取桌上大头针、2 毫米大白色珠。双眼底同前。仍按前法，原方 20 剂，巩固疗效。未再复诊。

例 2　韦玉英验案（《韦玉英眼科经验集》）

董某，男，7 岁。初诊日期：1986 年 12 月 2 日。

主诉：右眼被弹弓击伤后视力下降 8 个月。

病史：患儿素体健康，8 个月前弹弓误伤右眼，视力降至 0.01，治疗后右视力进步，但仍较差，介绍来北京治疗。

检查：视力右 0.1，Jr7，左 1.5。右瞳孔反应迟钝。眼底右视乳头全淡白，动脉细，黄斑部色素紊乱。右视野明显向心性缩小，仅残存 10°。舌质淡，苔薄白，脉细数。

诊断：右撞击伤目（右外伤性视神经萎缩）。

辨证：脉络受损，气滞血阻。

治法：养血活血，补肾明目。

方药：生熟地各 10g，赤芍、全当归、枸杞子、女贞子、菟丝子、丹参、炒苡仁各 10g，生黄芪、太子参各 6g，14 剂，水煎服，每日 2 次。

二诊：1986 年 12 月 19 日。右视力 0.2，原治法不变，方药：桃仁、红花各 3g，生地、赤芍各 6g，当归 3g，丹参、枸杞子、女贞子各 10g，太子参、鸡内金、夏枯草、甘草各 6g。20 剂带回当地。

三诊：1987 年 1 月 8 日。右视力 0.4，眼底无变化，全身无不适。原方去桃仁、红花，加茺蔚子 10g、炒苡仁 10g。再服 14 剂。

四诊及五诊：患儿坚持服药，1987 年 2 月 14 日检查右视力为 0.9，视野扩大至 20°，眼底无变化。1989 年 2 月 21 日到京复查右视力 1.0，余无明显变化。

例 3　韦玉英验案（《韦玉英眼科经验集》）

芦某，男，21 岁。初诊日期：1988 年 1 月 12 日。

主诉：脑外伤后左视力下降 4 个月。

病史：患者 4 个月前从二楼电梯上坠落，因颅骨骨折、脑挫伤等住院治疗。伤后 20 天发现左眼视力仅为 0.1，经治疗后有所提高。

检查：视力左 0.3，矫正不提高。左眼轻度上睑下垂，左角膜上皮浅层点状着色，瞳孔中度扩大。眼底：左视乳头淡白，动脉细。舌质绛，苔薄白腻，脉弦。

诊断：左视瞻昏渺，左上胞下垂，左白涩症（左外伤性视神经萎缩，左外伤性上睑下垂，左浅层点状角膜炎）。

辨证：颅眶创伤，目窍组织受损，气血失和，目系失养。

治法：养血活血，清肝明目。

方药：当归 10g，生地 15g，赤白芍各 10g，桃红各 10g，丹参 10g，蒙花 10g，蝉衣 6g，赤石脂 10g，焦栀子 10g，黄芩 10g，天花粉 10g。7 剂，水煎服，每日 2 次。并点无环鸟苷眼药水，每日 4 次。

二诊：1988 年 1 月 19 日。视力如前。近日感冒，口渴心烦，舌绛红，脉弦。原方去桃仁、红花，加生石膏打碎,先煎15g 清热除烦，枸杞子 10g 补肾润肺止渴，10 剂，水煎服，每日 2 次。

三诊：1988 年 1 月 30 日。左视力 0.4，左角膜已无着色，上胞下垂无变化，守方 10 剂。

四诊至六诊：患者坚持复诊至 4 月 28 日，左视力恢复到 1.0。眼底视盘淡白，黄斑中心凹反光隐见，仍见轻度上胞下垂。

例 4　韦玉英验案

王某，男，43 岁。初诊日期：1995 年 10 月 24 日。

主诉：左眼被拳头击伤后视力下降3月余。

病史：今年7月中旬，患者被人用拳头猛击左眼，当时头眼剧痛伴眼睑皮下高度瘀血，经单位医务所护送至当地市医院眼科抢救，行手术止血及缝合眶部裂伤，并住院2个月，左眼视力由眼前指数恢复到0.1，一直再未进步，出院后曾来北京某医院，诊断为"外伤性视神经萎缩"，予神经营养剂回家服药。一月余后视力无进步，经介绍来我院求治。现左眼胀痛，眼前有一块黑物遮挡，伴左偏头痛。

检查：视力右1.2，左0.1，近视力右Jr1，左Jr7。右瞳孔大小反应均正常，左瞳孔中等散大，对光反应迟钝。眼底右正常，左视神经乳头色苍白，边缘清楚，筛板欠清，动脉较细，黄斑中心光反射不明显。舌淡稍胖，苔薄白，脉细。

诊断：左撞击青盲（左外伤性视神经萎缩）。

辨证：撞击伤目，脉络破裂，外受风邪，血瘀络阻。

治法：养血活血，祛风止痛。

方药：生熟地^各10g，赤白芍^各10g，全当归10g，川芎10g，防风10g，羌活10g，白芷10g，蔓荆子10g，玄胡10g，14剂，水煎服，每日2剂。

二诊：1995年11月9日。服药后眼痛已减，但右眼有时复视，数秒钟即消失。视野颞侧缩小15°，上方缩小20°，VEP提示P100波稍延长。舌淡稍胖，苔薄白，脉细。改用滋补肝肾、活血通络法。以四物五子汤加减：熟地10g，白芍10g，当归10g，川芎10g，枸杞子10g，五味子10g，女贞子10g，菟丝子10g，决明子10g，石菖蒲10g，茯苓10g，30剂。并服明目逍遥冲剂，每次2袋，每日2次。外伤复明胶囊，每次6粒，每日3次。

三诊：1995年12月10日。服药后头痛、眼痛已消失，视物较前清晰，舌淡苔薄白，脉细。视力左0.5，近视力Jr3，眼底大致同前。此时外邪已消，血脉已通，治以养血活血、补肝益肾明目，仍用四物五子汤加减：熟地10g，白芍10g，当归10g，川芎10g，枸杞子10g，女贞子10g，五味子10g，菟丝子10g，决明子10g，石菖蒲10g，桑叶10g，黑芝麻10g，30剂。明目逍遥冲剂，每次2袋，每日2次。

四诊：1996年1月11日。自觉视力正常，眼前黑影消失，眠纳均佳。舌淡，苔薄白，脉细。视力左1.0，近视力Jr1，复查视野及VEP，左眼均已恢复正常。因近春节，工作繁忙，病人暂不能再来。仍守原法，巩固疗效。予原方30剂，成药如前。

随访：1年后随访视力视野均正常。

例 5 韦企平验案

刘某，男，7 岁。初诊日期：2007 年 10 月 15 日。

主诉：右眼外伤后视物不见 2 个月。

病史：患者 2 个月前不慎从 3.5 米高处坠落，头部着地，右眼高度肿胀，不能睁眼，伴头痛、头晕、恶心、右侧鼻孔出血，无昏迷，无耳部出血。伤后 3 天右眼肿胀消退，发现右眼无光感，曾于外院应用激素、鼠神经生长因子、甲钴胺片、复方樟柳碱注射液等治疗半个月，右眼视力恢复至眼前手动，为进一步中西医结合治疗就诊于我院。

检查：视力右手动/10cm，矫正未提高；眼压右 16mmHg，左 15mmHg。角膜映光法示右眼外斜 15°，RAPD（+）。眼底：视乳头缘清，色淡白，动脉细，黄斑中心凹反光不见。左眼前节及眼底均未见异常。右眼 F-VEP 提示 P100 峰潜时延迟，振幅略降低。视野右眼查不出，左眼正常。舌质淡红，苔薄白，脉弦。

诊断：右撞击青盲（右外伤性视神经萎缩）。

辨证：气虚血瘀。

治法：益气活血，解郁开窍。

方药：生地 10g，全当归 10g，川芎 6g，赤芍 6g，红花 6g，党参 15g，生炙黄芪^各10g，柴胡 10g，枸杞子 10g，石菖蒲 10g，女贞子 10g，菟丝子 10g，枳壳 10g，鲜石斛 10g，14 剂，水煎服，每日 2 次。

二诊：2007 年 10 月 30 日。患儿视力提高至 0.04，其余眼部情况无明显变化，食欲欠佳。在上方基础上加用鸡内金 6g、焦三仙^各6g。

三诊：2007 年 11 月 15 日。患儿视力提高至 0.1，眼部情况大致同前，复查 VEP 示 P100 峰潜时仍延迟，振幅较前次明显提高。左眼视野向心性缩小，中心视岛局限在 10°左右，略偏向颞下方。考虑患者在外伤性视神经病变的同时存在心因性视力下降，遂调整方药，酌加疏肝解郁药物，方剂如下：生地 10g，当归 10g，川芎 6g，赤芍 6g，柴胡 10g，郁金 6g，党参 15g，生炙黄芪^各10g，枸杞子 10g，女贞子 10g，石菖蒲 10g，桔梗 6g，焦三仙^各6g，14 剂，水煎服，每日 2 次。

四诊：2007 年 11 月 29 日。患儿表现活泼许多，与医生的互动明显增加，视力提高显著，达到 0.5，视野明显改善，缺损主要集中在颞上方，下方视野基本正常。沿用上方 14 剂，隔日 1 剂。

末诊：2007 年 12 月 28 日。患儿视力 1.2，角膜映光法示右眼外斜 15°，右 RAPD（+）。眼底：右视乳头缘清，色苍白，动脉细，黄斑中心凹反光不见。复查右眼视野，仅颞上方残余小的旁中心相对暗点。VEP 提示 P100 峰潜时仍轻度延迟，振幅基本正常。

例 6 韦企平验案

安某，男，6 岁。初诊日期：2015 年 7 月 8 日。

主诉：发现右眼视力差 20 余天。

病史：20 天前家长不慎碰到患儿右眼，自查视力发现右眼视力差，当地医院诊断为"右眼视神经萎缩"，未予治疗。为进一步诊治来我院就诊。刻下症见：右眼视物不清，纳可，眠佳，二便调。患儿足月顺产，2 年前从滑梯上摔下，右侧眉弓处皮肤瘀伤，未予治疗。

检查：视力右 0.1，矫正 0.2，左 0.5，矫正 1.0；眼压右 20.2mmHg，左 19.5mmHg。右 RAPD（+）。眼前节（−）。眼底：右视乳头色淡白，边界清，左视乳头红，双黄斑中心凹反光存在，双视网膜未见出血及渗出。视野右眼旁中心暗点，左眼正常。眼眶 MRI 提示右侧视神经萎缩。OCT 示黄斑大致正常。舌淡红，苔薄，脉弦细。

诊断：右撞击青盲（右外伤性视神经萎缩），双能近怯远（双近视）。

辨证：肝郁气滞。

治法：疏肝解郁，开窍明目。

方药：当归 6g，白术 6g，柴胡 6g，白芍 6g，茯苓 6g，党参 10g，枸杞子 6g，菊花 6g，枳壳 6g，石菖蒲 6g，炙甘草 3g，女贞子 6g，五味子 6g，神曲 6g，28 剂，颗粒剂冲服，每日 2 次。注射用鼠神经生长因子 30μg，肌注，每日 1 次，共 30 针。银杏叶胶囊 1 粒，每日 2 次。配合弱视训练。

二诊：2015 年 8 月 6 日。矫正视力右 0.3，左 1.2。眼底：右视乳头淡白，余同前。上方去五味子、神曲，加太子参 15g、龙眼肉 6g。继续配合弱视训练。

三诊：2015 年 10 月 14 日。视力提高，右矫正 0.6，左矫正 1.2。右 RAPD（+）。眼底：右视乳头淡白，边清，余同前。视野右眼较前好转，左眼正常。OCT 神经纤维层右 50μm，左 101μm。舌淡红，苔薄，脉细。上方去太子参、五味子，党参加至 12g，颗粒剂冲服，隔日 1 次。

例 7 韦企平验案

李某，男，5 岁。初诊日期：2014 年 4 月 23 日。

主诉：体检时发现右眼视力差 1 个月余。

病史：1 个月前体检时发现右眼视力不佳，矫正不提高，就诊于当地医院，经追问 2 年前曾从 2 米高处坠落，家长未予重视，也未就诊，遂诊断为

"右眼外伤性视神经萎缩"。转来我院就诊。纳可，眠佳，二便调。

检查：视力右 0.15，矫正不提高，左 1.0；眼压：右 17.6mmHg，左 18.2mmHg。右 RAPD（+），右眼外斜大于 5°，眼前节（-）。眼底：右视乳头苍白，边界清，左视乳头红，双视网膜 A：V＝2：3，双黄斑中心凹反光存在，双视网膜未见出血及渗出。VEP 示右眼 P100 振幅降低，峰潜延迟，左眼正常。舌淡红，苔薄白，脉细。

诊断：右撞击青盲（右外伤性视神经病变）。

辨证：气血两虚，肝气不舒。

治法：益气养血，舒肝开窍。

方药：太子参 15g，决明子 6g，当归 6g，白芍 6g，柴胡 6g，白术 6g，茯苓 6g，党参 6g，枸杞子 6g，菊花 6g，枳壳 6g，石菖蒲 6g，炙甘草 3g，女贞子 6g，30 剂，颗粒剂冲服，每日 2 次。配合弱视训练。

二诊：2014 年 5 月 28 日。视力右 0.4，左 1.0。眼底：右视乳头淡白，余同前。OCT 视神经纤维层右 52μm，左 98μm。上方加炒谷芽 6g，五味子 6g。灯盏生脉胶囊 1 粒，每日 3 次。继续配合弱视训练。

三、评析

现以例 1、例 4 和例 6 为主加以评析。例 1 是幼儿患者。根据临床经验，外伤后年龄小、病程短、治疗及时者预后多好。这可能与小儿处于发育期，生机蓬勃有关，且小儿"病因单纯，神气安宁"，病情易趋康复。本例患儿伤及眼部的同时，合并有严重的颅脑损伤，经抢救后才关注眼病诊治，这在外伤患者常见。患儿伤后已近 2 个月，眼底辨证结合舌象脉象，考虑病机主要为外伤致脉络不利，血行失度，瘀血内阻，不能荣养目窍，目窍萎闭，神光泯灭，又因目为肝窍，瞳神属肾，故补益肝肾为主，治法以滋阴补肾，活血化瘀为主。儿童脏腑娇嫩，气血未充，卫外功能不固，外易为六淫所侵，内易为饮食所伤，因此韦老强调必须要重视调理脾胃，脾为后天之本、生化之源，久药易伤脾，过劳易伤气，脾虚气弱，中气不足，直接影响精血的上承和清窍的充养，所以治疗过程中黄精、炒谷芽、党参等益气健脾药物贯穿始终。

例 4 外伤眼有伤口，必有外邪入侵，出血病人多有血瘀之弊，不通则痛，故眼痛、头痛。外伤及手术时均有出血，故舌淡，脉细。韦玉英老师选当归养荣汤为主养血活血、祛风止痛。外伤后情志不舒可导致血脉不畅，故复诊加用明目逍遥冲剂以疏肝理气养血，又加韦氏多年研制的外伤复明胶囊以加强活血破瘀通络。方既用四物汤养血活血，又用五子合黑芝麻益肾明目。另加石菖蒲芳香开窍、明目，桑叶清肝明目，且味辛疏散上行，于诸补益药中有通利玄府、引药上行之用，最后视野恢复正常，未再复诊。

例6患儿因突发外伤造成的精神刺激，可使肝气郁滞，气机疏泄不利，玄府闭塞而导致视力下降，韦氏认为玄府闭塞，脉络不通造成目窍失养是本病的病机关键，益气活血是根本大法。方药中调理气机，畅通玄府之剂贯穿始终。方中太子参、党参益气以助血行，当归养血活血，白芍益气合营，气血互生；炙甘草、白术、茯苓健脾益胃气；柴胡疏肝理气，石菖蒲开窍，女贞子、五味子、枸杞子补肾明目。儿童脏腑娇嫩，气血未充，韦氏强调要重视顾护脾胃，在治疗过程中加用神曲、炒谷芽、龙眼肉等健脾消食之品。

综合上述验案，韦氏三代医家治疗本病均从气血理论入手，根据患者各自的病情辨证施治。肝藏血，开窍于目，肝受血而能视；气为血帅，气有生血、行血、摄血之功；血为气母，血能载气，气也依赖于血的供养。气虚则血行无力，脉络瘀阻，气无所行，目无所养而不明。《内经》中也有"气脱者目不明，目得血而能视"的论述。因此气血辨证是治疗外伤性视神经病变的根本。

韦企平老师在传承的基础上结合临床实践，将本病大致分三期治疗。单纯前额部撞伤后视神经受损可以没有全身症状，舌脉也常无特异性改变，临证时主要依据病程和眼底辨证。伤后初期眼底正常，常为气滞血瘀型，应以血府逐瘀汤加减活血化瘀，利湿消肿，可适当加用祛风药物；中期视盘颜色变淡，常为气虚血瘀型，可选补阳还五汤加减益气活血，开窍明目；晚期视盘苍白，动脉变细，常归入气血两虚型，可用八珍汤加减补气养血，滋阴明目。韦老师认为，外伤后气血瘀滞，玄府闭塞，脉络不通造成目窍失充失养是本病病机的关键。中医辨证论治，益气活血是根本大法。方药中调理气机、畅通玄府之剂应贯彻始终。

缺血性视神经病变

一、概述

缺血性视神经病变（ION）是50岁以上人群中最常见的急性视神经病变。根据视神经受累部位不同，临床上可分为前部缺血性视神经病变（AION）及后部缺血性视神经病变（PION）。前者是供应视盘筛板区的睫状后短动脉缺血，造成前部视神经低灌注和血管梗塞所致，表现为突然视力障碍和眼底视盘水肿，曾称血管性假性视盘炎或视神经乳头卒中；后者是筛板后至视交叉间的视神经血管发生急性缺血造成的视神经病理损害，早期表现仅有视功能障碍，无视盘水肿，故有称其为球后缺血性视神经病变的。临床上 AION 比 PION 明显多见，约占 90%。无论 AION 或 PION，均有动脉炎性和非动脉炎性的区别，并最终都会导致视神经萎缩。动脉炎性 ION 是因巨细胞性动脉炎或称颞动脉炎病理过程中，累及视神经血液供应的小血管炎性闭塞导致的视力急剧下降，在我国迄今尚属罕见。

本病发生突然，视力急剧下降甚至失明，传统中医将其归属为"暴盲"范畴，但因造成暴盲的眼内病变不同，视神经缺血是目系为患，故新世纪版《中医眼科学》教材将其称为"目系暴盲"，定位更加明确。病因病机可分素禀阳亢之体，阴不制阳，肝阳上越，冲逆为害，络损脉阻，目系失养；情志郁闷，或恼怒怨愤，气机运行逆常，气乏周流，血瘀脉道，不能荣养目窍；年老或劳伤久病，肝肾阴亏，阴不制阳，虚火上扰，血脉流灌失畅，加之精亏其源，不能荣润目窍，目系失充失用；产后、创伤或手术中失血多，或饮食失调，脾失健运，化源内竭，血少津亏，脉道失充，目系失荣。

二、验案

例 1 韦玉英验案（《韦玉英眼科经验集》）

缪某，男，56 岁。初诊日期：1989 年 8 月 6 日。

主诉：左眼视力下降 1 个月。

病史：患者素有高血压病史 20 年，常头晕脑胀。

检查：视力右 0.6，矫正 1.0，左 0.03，矫正不提高；眼压正常。双眼屈光间质清晰。眼底：左视乳头边界不清，颞侧色淡，视网膜 A-V 交叉征（+）。右眼底正常。视野提示左眼与生理盲点相连的下方束状缺损。P-VEP 检查左眼 P100 波峰潜时延迟。头颅 CT 平扫未见异常。血压 160/100mmHg。

诊断：左暴盲（左缺血性视神经病变）。

辨证：肝肾亏损，气血不足。

治法：养血和血，补益肝肾。

方药：熟地 15g，枸杞子 15g，当归 10g，女贞子 10g，丝瓜络 10g，决明子 10g，蔓荆子 10g，川芎 6g，15 剂，水煎服，每日 2 次。

二诊：用药半月余，左眼视力提高至 0.5，双眼前节及眼底如前，左眼视野下方束状缺损缩小，继续用原方加减巩固疗效。

例 2 韦企平验案

王某，男，38 岁。初诊日期：2009 年 8 月 21 日。

主诉：左眼突然看不清 1.5 个月。

病史：患者 1.5 个月前左眼突然看不清，在外院诊为"缺血性视神经病变"，用药后有好转。右眼 5 个月前因视网膜中央动脉阻塞治疗无效，已失明。患者无高血压及糖尿病等疾病。全身无不适，纳眠均可，二便调。

检查：视力右眼仅眼前光感，左 0.12，矫正 1.0。右眼瞳孔中度大，对光反应近乎消失。眼底：右眼视乳头苍白，动脉明显细，部分伴白鞘。左眼视乳头轻度水肿，色泽仍红，动脉偏细。左眼视野呈连接视乳头的下方神经束样缺损，但绕过中央注视区。颈动脉超声检查示双颈动脉粥样硬化，管壁上有斑块及斑点分布。舌质暗红，两侧有瘀点，舌苔薄白，脉弦细。

诊断：左目系暴盲（左前部缺血性视神经病变），右青盲（右继发性视神经萎缩）。

辨证：气滞血瘀，目系失养。

治法：益气活血，通络明目。

方药：党参 15g，炒白术 15g，当归 15g，赤芍 10g，生地 15g，川芎 10g，丹参 10g，红花 10g，枳壳 10g，桔梗 10g，牛膝 10g，车前子（包）15g，14 剂，水煎服，每日 2 次。

二诊：2009 年 9 月 4 日。服药两周后自觉视物清晰些，纳眠如常，眼底左乳头仍有轻度水肿。守方再服 14 剂后复诊。

三诊：2009 年 9 月 21 日。查视力右眼仍为眼前光感，左矫正 1.2。眼底右乳头苍白，左乳头水肿消退。视野检查：左眼原神经束样缺损近 1/2 区域恢复，仍有狭窄束状缺损。全身无不适。中药原方减车前子，加生山楂 30g、槐花 10g，14 剂，水煎服，每日 2 次。

四诊：2009 年 10 月 15 日。服药 14 剂后又自行加服 7 剂，视力无明显变化，眼底视乳头水肿消退，视野仍残留下方一束样缺损。因患者正值中年，血脂全项有多项指标异常，建议请内科医师调整降血脂药，眼科则以活血通络为主，方药：当归 15g，川芎 10g，红花 10g，丹参 10g，枳壳 10g，桔梗 10g，牛膝 10g，路路通 10g，党参 20g，葛根 15g，隔日 1 剂。嘱禁烟慎酒。

例 3　韦企平验案

刘某，女，52 岁。初诊日期：2013 年 3 月 26 日。

主诉：双眼视力下降 3 年余，加重 3 天。

病史：患者 3 年前无明显诱因突然出现双眼视力下降，左眼较重，伴左眼鼻侧视物遮挡，不伴眼红、疼痛、呕吐，不伴眼前闪光感、视物变形等，就诊于我院，诊断为"双眼缺血性视神经病变"，予改善循环、营养视神经治疗，视力及视野略有改善。3 天前患者再次出现视物遮挡加重，为进一步治疗，遂来我院。腔隙性脑梗死病史 3 年。否认高血压、糖尿病、冠心病史。对甲硝唑、芦荟、羽毛过敏。

检查：视力右 0.6，矫正 1.0，左 0.5，矫正 1.0；眼压：右 15mmHg，左 15mmHg。瞳孔对光反射存在，眼前节（-）。眼底：右视乳头淡红，左乳头颞侧淡白，C/D=0.3，边清，视网膜血管较细，A:V=1:2，双黄斑中心凹反光不清，双视网膜未见出血及渗出。2010 年 5 月 18 日视野检查见右眼颞下象限视野缺损，左眼不规则视野缺损。2013 年 3 月 20 日 OCT 提示 RNFL 平均厚度右眼大致正常，左眼薄变。FFA 示右眼视网膜下方周边部可见斑块状高荧光。VEP 示右眼 P100 峰潜时及振幅大致正常，左眼 P100 峰潜时延迟，振幅大致正常。双侧颈部血管彩超见轻度硬化伴斑块形成。舌暗红，少苔，脉细。

诊断：双目系暴盲（双缺血性视神经病变）。

辨证：气虚血瘀。

治法：益气养血，活血通络。

方药：太子参 30g，枳壳 10g，葛根 30g，熟地 20g，鸡血藤 15g，桔梗 6g，丝瓜络 10g，全蝎 3g，木瓜 15g，丹参 15g，赤芍 20g，路路通 10g，红花 6g，川芎 10g，当归 15g，夜交藤 20g，14 剂，水煎服，每日 2 次。

二诊：2013 年 4 月 11 日。视力右 0.6，矫正 1.0，左 0.5，矫正 1.0；眼压右 17mmHg，左 18mmHg。眼底：右视乳头淡红，左乳头颞侧淡白。复查视野有改善，原缺损减小。舌暗红，苔薄。脉细。方药：太子参 30g，葛根 30g，当归 10g，川芎 10g，红花 10g，路路通 10g，丝瓜络 10g，桔梗 10g，枳壳 10g，生黄芪 30g，远志 10g，14 剂，颗粒剂冲服，每日 2 次。灯盏生脉胶囊 2 粒，每日 3 次，与汤药交替服用。巩固病情。

例 4　韦企平验案

朱某，女，56 岁。初诊日期：2012 年 3 月 22 日。

主诉：左眼突然视力下降，视物遮挡 10 天。

病史：10 天前患者晨起感觉左眼雾视感，无眼痛及视物变形，在宣武医院就诊，诊为"左眼视盘血管炎"，眼底彩照示左眼视盘水肿，视野左眼下方缺损。给予营养神经、改善循环等治疗，未见明显好转。为进一步中医治疗，遂来就诊。刻下症见：左眼视物不清，眠可，纳可，二便调。既往高血压病史 13 年，高血脂病史 12 年。

检查：视力右 1.0，左 0.8，矫正不提高，眼压右 18.9mmHg，左 16mmHg。左 RAPD（+）。眼底：左视盘水肿，盘缘线状出血，动脉细。左眼视野下方半盲性缺损。OCT 示左 RNFL 平均厚度增厚。舌暗淡苔薄白，脉弦细。

诊断：左目系暴盲（左缺血性视神经病变）。

辨证：气虚血瘀。

治法：益气活血通络。

方药：生黄芪 30g，白术 30g，茯苓 15g，当归 15g，川芎 10g，地龙 10g，路路通 10g，枳壳 10g，牛膝 15g，14 剂，水煎服，每日 2 次。

二诊：2012 年 4 月 5 日。视力无好转，遂入院治疗。检查：视力右 1.0，左 0.02；眼压右 19.2mmHg，左 17.3mmHg。左 RAPD（+），左视盘水肿，边界不清，乳头颞侧及上方均苍白，鼻侧淡白，黄斑中心凹反光不清。左眼视野下方半盲性缺损。OCT 示左 RNFL 平均厚度增厚。舌淡紫苔薄白，脉弦细。辨证：气虚血瘀，治以益气活血通络，方药：生炙黄芪^各30g，党参 20g，生白术 20g，生薏仁 20g，当归 10g，川芎 10g，丹参 10g，地龙 10g，水蛭 3g，牛膝 15g，钩藤 15g，车前子 15g，茯苓 15g，桂枝 10g，14 剂，水煎服，每日 2 次。甲泼尼龙 0.5g 静脉冲击 3 天，口服强的松 30mg，逐渐减量。并用营养神经、改善循环输液治疗。

三诊：2012 年 4 月 17 日。视力提高，左 0.3，左视盘水肿，边界不清，乳头颞侧及上方均苍白，鼻侧淡白，黄斑中心凹反光不清。FFA 示左视乳头边界欠清，其沿血管旁可见低荧光，后期视乳头荧光渗漏。上方改炙黄芪 40g，加葛根 60g。口服强的松逐渐减量。

四诊：2012 年 5 月 16 日。自觉仍有视物遮挡感。视力右 1.2，左 0.5。眼底：左视乳头淡白，边界清。左眼视野大面积缺损。方用天麻 10g，钩藤 15g，生黄芪 30g，白芍 10g，枳壳 10g，桔梗 10g，地龙 10g，路路通 10g，生地 15g，石斛 15g，7 剂，水煎服，每日 2 次。灯盏生脉胶囊 2 粒，每日 3 次。强的松 5mg 口服。

五诊：2012 年 5 月 24 日。视力提高，右 1.0，左 0.5。左视乳头颞侧及上方均苍白，鼻侧淡白，边界清，黄斑中心凹反光不清。方改为太子参 40g，西洋参 10g，槐花 10g，生山楂 30g，牛膝 15g，钩藤 15g，当归 15g，红花 10g，丹参 15g，五味子 15g，女贞子 15g，枸杞子 15g，枳壳 15g，陈皮 10g，路路通 15g，14 剂，水煎服，每日 2 次。中成药、激素同前。

六诊：2012 年 6 月 6 日。已停激素，视力提高，右 1.0，左 0.6。眼底：左眼底乳头淡白。方用天麻 10g，钩藤 15g，黄芪 30g，党参 15g，当归 15g，川芎 10g，红花 10g，丹参 10g，枳壳 10g，陈皮 10g，生山楂 30g，槐花 10g，30 剂，水煎服，每日 2 次。中成药同前。

七诊：2012 年 8 月 15 日。患者上方自行加用 1 个月，视力右 1.0，左 0.6，余同前。效不更方，与中成药灯盏生脉胶囊，交替服用，巩固疗效。此后患者定期复查，视力稳定在 0.6。

三、评析

例 1 证属肝肾阴亏、气血不足，投以养血活血、补益肝肾的四物五子汤化裁而疗效明显。肾为先天之本，藏命门之火，助神火发越。肾精不足，头目失养则视力下降，头晕脑胀，眼底视乳头色淡，舌质淡。气血不能充盈于脉道则脉沉细。故用四物汤补血调血，滋肝体而合肝用；枸杞子、女贞子补肾益精，使先天之本旺盛；头为清阳之窍，恐其药物重镇下行，用蔓荆子体轻性浮，升阳开窍，又可散风热而清头晕脑胀；决明子清肝热而明目，川芎辛香行散，温通血脉，丝瓜络能"通入脉络脏腑"，消肿化痰并治诸血病。全方共奏补肝、养血、通脉、活血、消肿散瘀之功。

例 2 患者双眼先后发病，但全身无不适症状。从西医角度该例患者虽发病才 38 岁，但血管系统有病理损害，双侧颈动脉粥样硬化，管壁上有斑块及斑点，且血脂多项异常。患者并无高血压或糖尿病，故提示血管、血脂异常可能和遗传、饮食生活习惯有关。眼底右眼视盘已苍白，左眼视盘水肿，且动脉细。故从眼底辨证，急则治其标，以益气活血立法，并在方中加用行气助通的枳壳，开宣肺气并载药上行的桔梗，以利疏通脉络，药达病所。治疗有效则仍守前方为主，并在三诊中加用生山楂 30g，槐花 10g。现代研究生山楂可降低血脂，常用于高血压病、高脂血症治疗；槐花则可改善毛细血管脆性，有助微血管健康。

例 3 患者缺血性视神经病变由于视盘有效灌注不足所致，本病病在局部，但其发病多与血压、血脂异常、糖尿病等全身基础病有关，治疗应从全身考虑，一定在积极治疗基础病的同时治疗眼部病变。韦氏将本病分为气滞血瘀、气虚血瘀、气血两虚、阴虚阳亢等证型进行治疗。韦氏认为此病病程长，一旦有缺血、瘀血等病理改变，尽早祛瘀生新，复脉回荣。二则病久耗气伤血，要加强气血综合调理，气行血畅，气血互生。所以益气活血通络是基本治则，方中重用黄芪，用量可达 60~120g，补气扶正以助活血。葛根助药力上达病所，现代药理学证实葛根素可以明显改善微循环。用当归、川芎、红花、路路通等活血化瘀。韦氏还强调患者平时注意饮食调理，改变不良的生活习惯，适当运动有助于本病控制。

例 4 治疗上争议较多，目前主流观点认为早期大量激素治疗有效。此患者开始单纯用西药或单纯中药治疗，效果不佳，收入院后，中西医结合综合治疗起到了较好的效果。视盘水肿则从痰治，用温阳化饮的苓桂术甘汤利水消肿，生黄芪补气升阳，利水消肿；薏仁、车前子淡渗利湿消肿；葛根助药力上达病所，同时佐以牛膝引药下行，防止升散太过，一升一降，气机调和；疾病的后期注重加五味子、女贞子、枸杞子补肾清肝。

Leber 遗传性视神经病变

一、概述

Leber 遗传性视神经病变（LHON）是一种由线粒体脱氧核糖核酸（mtDNA）位点突变导致的遗传性视神经病变。目前已发现该病相关突变位点50多个，其中11778、14484 和 3460 位点突变称为原发性突变。本病临床特点为，10~35 岁发病多见，男性为主；部分患者有母系家族史。双眼先后急性或亚急性无痛性中心视力下降，间隔数日或数月，偶见数年。几个月后视力稳定在 0.1 或以下，罕见无光感者；视野主要表现为中心、旁中心或盲中心暗点，偶尔可见与视交叉损伤相似的双颞侧半盲。部分患者发病多年后视力逐渐或突然恢复，视野可能出现盲点缩小，盲区重现视岛（即"破窗"）等改变。发病年龄小者预后相对较好，视力恢复率与突变类型密切相关，14484 突变患者恢复率较高，可达 37%~50%。11778 位点突变作为国内外最常见的位点突变，视力恢复几率最小，国内统计约 10%，国际统计仅 4% 左右。

古代中医眼科文献中并无 LHON 相关疾病的记载。该病属于视神经疾病，结合其临床表现，将其归为"青盲"范畴。本病为遗传性疾病，病因病机首先责之于先天之本。可为肝失疏泄，郁久化火，气火壅阻脉络，精血不能上承目系，视物昏蒙；或郁热耗伤，肝肾阴精亏虚，不能滋润濡养目系，目系失养，神光不明。

二、验案

例 1 韦企平验案

冯某，男，13 岁。初诊日期：2004 年 2 月 2 日。

主诉：双眼视力下降 1 个月。

病史：患者 1 个月前感冒后（无发热）出现双眼视力下降，无眼胀、眼痛，无眼球运动痛。当地某医院诊断为"双眼球后视神经炎"，予强的松、肌苷、杏丁注射剂、地塞米松等药物治疗，双眼视力提高至 0.25~0.3，现为进一步诊治就诊我院。否认家族史。

检查：视力右 0.2，左 0.2，矫正不提高；眼压双 20mmHg。双眼瞳孔对光反射迟钝。眼底：双眼视盘界清，颞侧淡红，鼻侧润红，右眼明显，盘缘血管无明显扩张，血管走形比例大致正常，黄斑中心凹反光不见。双眼视野不典型缺损。VEP 提示右眼 P100 潜伏期正常，振幅降低；左眼 P100 潜伏期延迟，振幅降低。头部及眼部 CT 未见异常。mtDNA 检测：11778（+）。舌质红，苔薄黄，脉弦。

诊断：双青盲（双 Leber 遗传性视神经病变）。

辨证：肝郁气滞，郁久化火。

治法：疏肝解郁，清热凉血。

方药：逍遥散验方加减：当归 15g，赤白芍^各 10g，茯苓 15g，白术 15g，甘草 6g，牡丹皮 15g，栀子 10g，枸杞子 10g，菊花 10g，柴胡 10g，郁金 10g，30 剂，水煎服，每日 2 次。

二诊：2004 年 3 月 16 日。患者视力右 0.25，左 0.4。眼底：视盘色略淡，颞侧明显。视野检查示双眼中央相对暗点，周边部不规则缺损，敏感度较前提高。调整中药汤剂，改用柴胡参术汤，治法：舒肝解郁、补肾明目。方药：生熟地^各 10g，当归 10g，川芎 10g，白芍 10g，炒白术 10g，炙甘草 10g，党参 10g，柴胡 10g，青皮 10g，枸杞子 10g，30 剂，水煎服，每日 2 次。患者服药期间自觉视力逐渐上升，自行继服上方 60 剂。

三诊：2004 年 6 月 19 日。视力右 0.8，左 1.0。眼底：视盘色淡，颞侧苍白，血管走形比例大致正常，黄斑中心光不见。视野检查示中央相对暗点消失，周边部仍有不规则缺损，敏感度较前明显好转。根据眼底出现视神经萎缩征象，改用明目地黄汤加减，方药：柴胡 10g，当归 10g，五味子 10g，地黄 10g，山药 10g，山萸肉 10g，丹皮 10g，泽泻 10g，茯苓 10g，楮实子 10g，枸杞子 10g，太子参 20g，石菖蒲 10g，14 剂，水煎服，每日 2 次。

末诊：2005 年 3 月 1 日。患者视力双 1.0。眼底：视盘色苍白，边界清，血管走形大致正常。视野示仅周边部少量不规则缺损。嘱患者交替服用明目地黄水蜜丸及杞菊地黄丸浓缩丸，以巩固疗效。

例 2 韦企平验案

张某，男，15 岁。初诊日期：2006 年 5 月 12 日。

主诉：双眼渐进性视力下降 7 个月。

病史：患者 7 个月前无明显诱因出现右眼视力渐进性下降，逐渐降至 0.1 以下，不伴眼胀、眼痛、光幻觉等症状，无头痛、恶心，其后 4 个月左眼视力出现类似症状，视力逐渐下降至仅能辨认眼前物体大致轮廓，曾于某医院诊为"双眼视神经炎"，给予激素治疗，视力无明显改善。做过 MRI 等检查未发现颅内病变。家族中有一舅舅双眼视神经萎缩，但未诊治，视力等不详。

检查：视力右 0.03，左 0.05，矫正不提高；眼压右 16mmHg，左 18mmHg。双眼瞳孔对光反射略迟钝。眼底：视盘色淡白，右眼明显，C/D = 0.3，血管略细，黄斑中心凹反光欠清。mtDNA 检测：14484（+）。舌淡，苔薄白，脉弦细。

诊断：双青盲（双 Leber 遗传性视神经病变）。

辨证：肝肾阴虚。

治法：滋补肝肾，开窍明目。

方药：熟地黄 10g，山药 10g，山萸肉 10g，丹皮 10g，泽泻 10g，茯苓 10g，当归 10g，五味子 10g，柴胡 10g，太子参 30g，丹参 10g，枸杞子 10g，石菖蒲 10g，14 剂，水煎服，每日 2 次。

二诊：2006 年 5 月 30 日。患者视力无改善，时有失眠症状，仍遵补益肝肾治法，调整方药：生熟地黄^各 20g，白芍 10g，当归身 15g，麦冬 10g，五味子 10g，茯神 15g，甘草 6g，太子参 20g，木香 10g，15 剂。同时加用复方樟柳碱注射液 4ml（各半），双侧太阳穴注射，每日 1 次，共 15 次。配合口服甲钴胺，银杏叶片，复合维生素 B 等药物。

三诊：2006 年 6 月 17 日。患者视力略有改善，双矫正视力均提高至 0.05，续服前方。

四至九诊：患者视力逐渐提高。均守前方续服并随证加减。2008 年 5 月 16 日，患者矫正视力右 0.2，左 0.4，眼底：双眼视盘边界清，色苍白，血管略细，走形比例大致正常，黄斑中心光欠清。视野提示双眼中心暗点，右眼明显。上方剂量乘 10 倍，水泛为丸，如梧桐子大，每次 6g，每日 2 次。继续口服甲钴胺片。

末诊：2009 年 7 月 29 日。矫正视力右 0.4，左 0.6，眼底可见视盘色苍白。视野仍有中心暗点。改服中药汤剂：生熟地黄^各 20g，当归 15g，川芎 10g，赤芍 10g，枸杞子 15g，女贞子 15g，菟丝子 15g，楮实子 10g，石菖蒲 15g，党参 15g，丹参 10g，木香 10g，30 剂，水煎服，每日 2 次。

例 3　韦企平验案

谢某，男，18 岁。初诊日期：2012 年 11 月 15 日。

主诉：双眼视力下降 4 年。

病史：4 年前无任何原因突然双眼视物模糊，无眼痛，查视力右 0.1，左

0.25，当地诊断为"视神经萎缩"，经治疗无改善。2011年曾来我院由某医生诊疗，视力右0.15，左0.25，经查mtDNA11778（+），诊断为"LHON"。予补肾明目膏方口服，视力稳定，为进一步治疗，又来我院。患者姐姐亦为mtDNA11778（+）。

检查：视力右0.15，左0.25，矫正无提高；眼压右15.2mmHg，左15mmHg。眼前节（−）。眼底：双视盘色淡红，颞侧苍白，边界清，血管走形比例正常，黄斑中心凹反光存在，视网膜未见出血及渗出。视野示双眼巨大中心暗点。舌淡红，苔薄，脉弦细。

诊断：双青盲（双Leber遗传性视神经病变）。

辨证：肝郁血虚。

治法：疏肝解郁，养血明目。

方药：白术15g，柴胡10g，白芍10g，茯苓10g，党参15g，枸杞子10g，菊花10g，枳壳10g，石菖蒲10g，炙甘草6g，女贞子10g，当归10g，90剂，颗粒剂冲服，每日2次。西药口服辅酶Q_{10} 1片，每日3次。

二诊：2013年3月7日。视力右0.6，左0.6；眼压右19.6mmHg，左16mmHg。眼底：双眼视乳头淡红，颞侧苍白，余同前。视野好转，中心开窗。方药同前，与灯盏生脉胶囊2粒，每日3次，隔日交替口服。

三诊：2013年7月4日。视力右0.5，左0.4；眼压右14.3mmHg，左13.7mmHg。眼底同前。方药：原方加炒谷芽15g、决明子10g、生黄芪20g，与灯盏生脉胶囊隔日交替口服。

四诊：2013年10月31日。视力右0.8^+，左0.6；眼压右14mmHg，左14mmHg。眼底同前。方药：上方去炒谷芽，加楮实子10g，与灯盏生脉胶囊交替服用。

例4 韦企平验案

王某，男，14岁。初诊日期：2012年5月3日。

主诉：双眼视力下降1个半月。

病史：2012年3月15日发现患儿双眼视力明显下降，当地医院查视力右0.02，左0.06，眼底：左视盘水肿，右视盘正常，诊为"视神经炎"，予以地塞米松10mg静滴治疗，视力提高到0.08。此后到北京某医院就诊，诊断同前，又给予甲强龙500mg冲击治疗3天，改强的松10片口服并逐渐减量，3天后减至5片，并每3天减1片，到5月2日停用，但视力无恢复，经病友介绍来我院求诊。否认眼病家族史。

检查：视力右0.04，左0.08，矫正不提高；眼压：右15.2mmHg，左

15mmHg。眼前节未见异常。眼底：双视乳头淡白，边清，血管走形比例正常，双黄斑中心凹反光存在，双视网膜未见出血及渗出。免疫指标正常。MRI 正常。视野示双盲中心暗点。FFA 示左眼视盘水肿，无荧光渗漏。VEP 示双眼 P100 潜伏期延迟。基因检查：mtDNA11778（+）。舌淡红，苔薄，脉弦细。

诊断：双青盲（双 Leber 遗传性视神经病变）。

辨证：肝郁血虚。

治法：疏肝解郁，养血明目。

方药：白术 15g，柴胡 10g，白芍 10g，茯苓 10g，党参 15g，枸杞子 10g，菊花 10g，枳壳 10g，石菖蒲 10g，炙甘草 6g，女贞子 10g，当归 10g，30 剂，颗粒剂冲服，每日 2 次。

二诊：2013 年 2 月 21 日。患者遵上方在当地坚持治疗半年余，视力右 0.2，左 0.4；眼压右 16.1mmHg，左 13.7mmHg。眼底：双眼视乳头淡白，余同前。方药：原方加炒谷芽 15g，炒麦芽 15g，30 剂，颗粒剂冲服，每日 2 次。

例5　韦企平验案

李某，男，36 岁。初诊日期：2014 年 9 月 17 日。

主诉：双眼无痛性明显视力下降 2 个月。

病史：2 个月前无明显诱因自感双眼视力明显模糊。曾先后诊断"屈光不正、视神经炎及视神经萎缩"。近日在外院根据其母亲和母系表弟有类似视神经萎缩，检查 mtDNA，为 14484（+），确诊为 LHON，遂介绍来我科治疗。全身无不适，心情急躁。

检查：视力右 0.06，左 0.04，矫正不提高。眼压右 16.7mmHg，左 15.1mmHg。双眼前节正常，瞳孔对光反应稍迟缓，双眼底视盘颞侧均淡些，无病理凹陷，黄斑中心凹反光消失。视野双眼中心区为主包绕视乳头的盲中心暗点。舌质偏淡红，苔薄白，脉弦。

诊断：双青盲（双 Leber 家族遗传性视神经萎缩）。

辨证：肝郁血虚。

治法：疏肝解郁，养血明目。

治疗：当归 10g，柴胡 10g，茯苓 10g，白术 15g，白芍 10g，党参 15g，枸杞子 10g，菊花 10g，枳壳 10g，石菖蒲 10g，炙甘草 6g，女贞子 10g，黄芪 20g，菟丝子 10g，30 剂，颗粒剂冲服，每日 2 次。并建议在天津中医药大学一附院眼科针刺治疗，告诫戒烟慎酒，生活规律。

二诊：2014 年 10 月 15 日。右 0.04，左 0.05。服中药无不适，但视力无变化。全身无特殊证候，舌脉如常。继续服原中药 30 剂，配合针刺治疗。

三诊：2014 年 11 月 9 日。自觉视力清晰些，提前就诊，要求加强用药治疗。查双视力 0.08，眼底双视盘颞侧近苍白。除心情有些焦虑外，无其他不适。脉弦细，舌淡红。改用柴胡参术汤加生黄芪 30g、枸杞子 10g、楮实子 10g、枳壳 10g，在加强舒肝理气、补益气血基础上，平补肝肾明目。因眼病恢复有较长过程，开方 45 剂，嘱其隔日服 1 剂，疗程 3 个月。继续针刺治疗。

四诊到八诊：自 2015 年 1 月 14 日到 8 月 19 日，自述视力明显改善，呈逐渐上升过程。如 6 月 17 日视力右 0.4，左 0.1；8 月 19 日右 0.6，左仍 0.1。四诊全身无特殊，中药治法以舒肝养血、补肾开窍明目为重，嘱每周服 3 剂，隔日服，连服两个月后，每周仅服两剂。

末诊：2017 年 3 月 16 日。自觉视力已正常，并继续上班开出租车。检查视力右 1.0，左 0.8；视野中心暗点消失（右眼）和明显缩小，仅左眼残存约 2°~3°旁中心暗点。但 OCT 检查 RNFL 右 67μm，左 65μm，均已变薄。患者要求继续服药巩固，仅予补益肝肾为主的复明胶囊及改善循环、益气养阴的灯盏生脉胶囊口服。

例 6 韦企平验案

白某，男，16 岁。初诊日期：2015 年 2 月 11 日。

主诉：双眼视力无痛性下降 6 个月余。

病史：6 个月前发现双眼视力均低下，当时眼部无不适症状，当地查视力仅 0.1~0.2，验光视力无改善。曾按视神经炎及视神经萎缩治疗无效，CT 及 MRI 检查无颅内病灶。9 天前到北京某医院眼科就诊，怀疑遗传性眼病，并做 mtDNA 基因检查，结果为 14484（+），诊断"LHON"，遂介绍来我科。6 岁时患过黄疸性肝炎。否认眼病家族史及外伤史。情绪易激动，纳可，眠佳，二便调。

检查：视力双 0.1，矫正不提高。眼压右 21.5mmHg，左 20.7mmHg。眼底：右视乳头颞侧淡白、鼻侧淡红，左视乳头淡红，A：V＝2：3，双黄斑中心凹反光不清，双视网膜未见出血及渗出。OCT：RNFL 右 106μm，左 107μm。视野：双眼巨大中心暗点。舌红，苔薄白，脉弦。

诊断：双青盲（双 Leber 家族遗传性视神经萎缩）。

辨证：肝郁气滞。

治法：疏肝解郁，开窍明目。

方药：当归 10g，柴胡 10g，茯苓 10g，白术 15g，白芍 10g，党参 15g，枸杞子 10g，菊花 10g，枳壳 10g，石菖蒲 10g，炙甘草 6g，女贞子 10g，黄精 20g，炒谷芽 15g，15 剂，颗粒剂冲服，每日 2 次。复明胶囊 4 粒，每日 3 次。

交替服用。

二诊：2015 年 3 月 11 日。自觉服中药后心情舒畅，视力稳定，右 0.1，左 0.12，矫正不提高，眼压正常，余同前。原方去黄精，加子类明目药桑椹 10g，决明子 15g，因患者在外地，就诊不便，希望长期服药，故颗粒剂 72 剂冲服，隔日服；红芪 10g，三七花 6g，菊花 6g，枸杞子 10g，代茶饮，和颗粒剂交替服用。半年后复诊。

三诊：2015 年 9 月 23 日。近日易上火，视力较前提高，右 0.4，左 0.3，眼压正常，余同前。方药：前方去桑椹，颗粒剂冲服，每日 2 次；红芪 10g，金银花 10g，菊花 6g，枸杞子 10g，玫瑰花 10g，代茶饮。交替服用。

末诊：2016 年 2 月 17 日。视力明显提高，右 1.0，左 0.8，眼压正常，眼底：双视乳头鼻侧淡红、颞侧淡白。OCT：RNFL 右 81μm，左 78μm。视野：双眼中心暗点较前明显缩小。方药：当归 15g，柴胡 15g，茯苓 15g，白术 20g，白芍 15g，党参 20g，枸杞子 15g，菊花 15g，枳壳 15g，石菖蒲 15g，炙甘草 10g，女贞子 15g，炒谷芽 15g，颗粒剂冲服，每日 2 次；红芪 10g，菊花 6g，枸杞子 10g，玫瑰花 10g，代茶饮。交替服用。

三、评析

该 6 例均经基因检测诊断为 Leber 遗传性视神经病变。现仅评析例 2，例 2 为患者男性，处于青春期，双眼先后发病，视力逐渐下降，在 1～2 个月内视力降至 0.1 以下，不伴疼痛，为典型的 Leber 遗传性视神经病变的发病特点，只是没有家族史。提示我们在临床上碰到类似患者时，基因检测是不可忽视的检查项目，避免漏诊、误诊。本例患者平素体健，全身无任何不适，就诊时发病已 7 个月，眼底视神经萎缩，临证时根据眼底辨证为肝肾阴虚证。先天禀赋不足，肾阴亏虚，肝阴亦损，气血精微不得循经上荣于目，目系失养，神光不明。治疗主要是滋补肝肾、开窍明目。方选明目地黄丸，加太子参、丹参益气养血，石菖蒲开窍明目，枸杞子补益肝肾。因二诊时疗效不显著，且患者有失眠症状，遂改用补水宁神汤（《审视瑶函》）。方中熟地黄可补真阴不足、肾水亏虚，生地黄滋阴退虚热；当归、白芍补血有助滋阴，又可活血；麦冬、五味子滋阴生津；茯神宁心安神；炙甘草调和诸药。另加太子参补气生血，木香理气使补而不滞。患者坚持服用后收效。因本病疗程较长，为方便患者，对于病情稳定者，可以制成水丸或者选用中成药服用。该病例多次复诊，到末诊 2009 年 7 月 29 日，检查矫正视力右 0.4，左 0.6，眼底可见视盘色苍白。视野仍有中心暗点。改服四物汤加补益肝肾的子类明目药，适加益气养血中药。

该 6 例 Leber 病，除例 5 是 36 岁发病外，均为 13～18 岁的青少年患者。其基因突变位点 3 例是 11778 位点突变，3 例是 14484 位点突变。国际上多篇文献报告和我科大样本病例报告（韦企平等．Leber 遗传性视神经病变临床研究．中华眼科杂志，2012，12：1065）显示，不同位点的基因突变，预后差别大，14484 位点突变预后最好。我科 23 例 46 眼次 14484 位点突变者，有随访视力的 20 例 40 只眼，最终视力 0.6 的有 16 只眼（40%）。我科孙艳红为主的研究小组曾对本病进行中医体质学研究，发现气郁质和阴虚质在本病的发病中有特殊的临床意义。从中医五脏辨证和中医眼科特有的五轮辨证理论，本病属先天禀赋不足，常责之于肝肾，结合病程不同阶段的眼部表现，临床多见肝郁气滞型和肝肾阴虚型。故治疗过程，疏肝理气，补益肝肾之阴是不应忽视之法。

临床研究还发现，本病发病早，尤其是幼年或童年期发病者，只要坚持治疗，视力预后相对较好，如我科宫晓红等对 15 年中≤16 岁的童年期发病的 LHON 患者 161 例进行临床资料归纳分析（宫晓红等．童年期发病的 Leber 遗传性视神经病变临床研究．中国中医眼科杂志，2016，12：355），结果发现 11778 位点突变的 104 只眼中，视力恢复到≥0.3 的有 13 只眼（12.5%）；而 14484 位点突变的 6 只眼中有 4 只眼（66.7%）。笔者长期治疗并跟踪多例 LHON 病低龄患儿的视力预后，发现儿童患眼视力恢复的几率更高些。现再举 3 例如下（详细治疗过程略）。

例 1：徐某，女，10 岁，2015 年 1 月 22 日外院转诊来我科。自诉双眼视物模糊 2 个月余。不伴眼痛头痛，无诱因。检查视力：右 0.15，左 0.25，矫正无改善。眼压右 13.1mmHg，左 14.6mmHg。OCT 示 RNFL 右 162μm，左 159μm。眼底视盘充血状。母系家族中有 7 例发病者。mtDNA 检测 11778（+）。治疗：青盲 1 号方。2016 年 2 月 18 日复诊视力右 1.0，左 1.0，眼底视盘仍红，但不充血。发病约 18 个月，视力明显改善，盘周神经纤维层基本恢复正常厚度，右 94μm，左 103μm。

例 2：史某，男，河北人，2007 年 3 月 5 日出生，2013 年 7 月 30 日我院初诊。代诉：发现孩子双眼视力差 40 天。现病史：自 6 月 20 日就诊，外院先后诊断"屈光不正、弱视"。7 月 4 日外院查视力右 0.15，左 0.06，均不能矫正。眼底视盘红，边毛糙，ERG 国标五项正常，VEP 示 P100 波潜伏期延迟。检查：视力右 0.06，左 0.04。OCT：RNFL 平均厚度右 160μm，左 150μm，黄斑部无异常。mtDNA 检查，11778（+），14502（+）。诊断：LHON（进展期）。治疗：中药+针刺+艾地苯醌。治疗 4 个月，2014 年 12 月 1 日复测视力：

右 0.6，左 0.8。

例 3：张某，男，4 岁 8 个月，2009 年 4 月 22 日初诊。代诉：发现孩子远视力差伴眼斜 10 个月。病史：足月顺产，否认外伤史、近期高烧抽风及药物史。家族史：哥哥在 17 岁时确诊 LHON（mtDNA11778 位点突变），虽经近 2 年治疗，双视力仅 0.02。检查：视力双 0.25，矫正无改善。眼压正常。眼球轻度水平震颤，眼底双视盘均淡白。经基因检查证实为 11778（＋）。诊断：LHON。治疗：青盲 1 号儿童型，15 剂。复诊：视力右 0.2，左 0.4。2016 年 8 月 8 日复诊视力右 0.8，左 0.6。

本病发病年龄小的视力预后相对好，这一临床现象是否和患者年龄偏小，发病后及时采用中医中药治疗，有助于视力恢复有关（在常规西药治疗，或西医不治疗的前提下）；或与病例样本量有选择性偏倚等因素有关，有待中西医眼科同道共同努力给予证实。

青光眼性视神经病变

一、概述

青光眼是一组以病理性眼压增高为主要危险因素，具有特征性视神经萎缩和视野损害的最常见的可致盲眼病。我国原发性青光眼的患病率为 0.21%～1.75%，青光眼致盲的人数占全体盲人的 5.3%～21%。原发性青光眼分为闭角型青光眼和开角型青光眼。原发性闭角型青光眼是由于瞳孔阻滞或/其他非瞳孔阻滞因素引起房角关闭导致眼压升高的一组疾病。原发性开角型青光眼是一种多因素的视神经病变，临床特点是出现特征性的视乳头和视野改变。

中医文献中有近似青光眼的记载，如"五风内障""大小雷头风""偏头风""瞳神散大""目晕"等。青风内障相当于西医学之原发性开角型青光眼。青风内障是指起病无明显不适，或时有轻度眼胀及视物昏蒙，视野渐窄，终致失明的内障眼病。《审视瑶函·青风障症》云："此症专言视瞳神内有气色昏蒙，如青山笼淡烟也，然自视尚见，但比平时光华则昏蒙日进。"本病初起时病情轻，视力下降不明显，容易被患者忽略，待到晚期就诊，视力已难挽回，终致失明。急性充血性青光眼即急性闭角型青光眼，包括在"绿风内障"的范畴，绿风内障是以头眼胀痛，眼珠变硬，瞳神散大，瞳色淡绿，视力锐减为主要临床特征的眼病。如葆光道人编《秘传眼科龙木论·绿风内障》记载了本病发作时出现恶心、呕吐等症状。本病发病急，病情危重，治疗应分秒必争，延误治疗，患眼可致失明。

二、验案

例1 韦文贵验案（《中国百年百名中医临床家丛书·韦文贵 韦玉英》）

袁某，女，25岁。初诊日期：1964年2月26日。

主诉：右眼胀痛2年半。

病史：右眼2年半前因眼胀痛，经检查为"青光眼"，曾做抗青光眼手术，术后眼压尚稳定。近半年来眼压又波动，伴虹视、头痛、眼胀、恶心，疲劳后加重，视野亦有改变。左眼亦有类似症状，虹视明显，经某医院检查，确诊为"慢性单纯性青光眼"，目前用1%匹罗卡品眼药水点右眼，1日6次，左眼1日2次。晚上均用2%匹罗卡品眼膏涂眼。近来时有偏头痛，性情急躁，平时大便干结，4~5日一行，月经量多，约40天一次。

检查：视力右0.3，矫正0.8^{-2}，左1.0，矫正1.2，近视力右Jr1，左Jr1；眼压右7.5/3＝35.76mmHg，左7.5/5＝25.81mmHg。右眼无滤泡，虹膜于11~12点根部缺损，双眼瞳孔药物性缩小。眼底：右眼视乳头有病理性凹陷扩大，其他正常，左眼底大致正常。右眼鼻侧视野缩小25°~30°，颞侧在60°。舌稍红，苔薄带黄，脉弦细。

诊断：双青风内障（双原发性开角型青光眼）。

辨证：阴虚肝旺，外风夹内风，上犯空窍。

治法：滋阴平肝，祛风止痛。

方药：青光眼三方：石决明24g，白蒺藜10g，决明子15g，防风6g，羌活6g，蝉蜕6g，蒙花6g，白术10g，白芷6g，细辛3g，生地20g，14剂，水煎服，每日2次。石斛夜光丸，每日1丸。

二诊：1964年3月23日。药后眼胀头痛减轻，虹视已基本消失，昨夜看电影后又出现虹视，2天来食欲不佳，夜寐不安。舌苔薄，脉细弦。检查：眼压右5.5/3.5＝22.38mmHg，左5.5/4.5＝18.86mmHg。原方加炒谷芽25g、车前子^{包煎}10g。石斛夜光丸，每日1丸。右眼每日点匹罗卡品眼药水4次，左眼每日点2次。

三诊：1964年6月5日。上药又服30剂后，自感眼胀已少，虹视偶尔出现，有时头沉，胃纳进步，舌质略红，脉弦细。证属风邪未尽，肝阴不足，治宜祛风止痛，滋阴平肝。方药：生地22g，白术6g，白芷6g，防风6g，白蒺藜10g，蝉蜕3g，蒙花10g，羌独活^各5g，决明子12g，生石决明^{先煎}25g，细辛3g，黄芩6g，车前子^{包煎}12g，杜仲10g，丹皮12g，隔日1剂。明目地黄丸早晚各1丸，与汤药交替服。

四诊：1964 年 7 月 17 日。上药 20 剂后，视力增进，眼压亦降，头痛眼胀已消，虹视亦消失，匹罗卡品眼药水左眼已停用，右眼每日 2 次。纳可，二便畅调。舌稍红苔薄，脉细。检查：视力右矫正 1.0，近视力 Jr1，左矫正 1.2，近视力 Jr1；眼压双 5.5/5 = 17.30mmHg。眼压已正常，停药观察。

例 2　韦文贵验案（《中国百年百名中医临床家丛书·韦文贵 韦玉英》）

程某，女，36 岁。初诊日期：1964 年 4 月 8 日。

主诉：双眼发胀，头痛，虹视，伴有眼前黑花飞舞。右眼发病半年，左眼 2 个月。

病史：半年前开始左眼发胀，眼眶酸痛，近来偏头痛，看书后加重，劳累或熬夜后更甚，伴有虹视及眼前黑花飞舞，午夜头部灼热感，月经来潮时症状加重，经某医院诊断为"青光眼"，现每日点 1%匹罗卡品 2 次，平时易激动，大便较干。

检查：视力右 0.8⁻²，矫正 1.2，左 0.8⁺²，矫正 1.2，近视力双 Jr1；眼压双 30mmHg。舌正苔微黄，脉弦细。

诊断：双青风内障（双原发性开角型青光眼）。

辨证：阴虚火旺，外风引动内风，上扰清窍。

治法：滋阴平肝，祛风止痛。

方药：青光眼三方加黄芩 5g、柴胡 6g、五味子 6g，30 剂，水煎服，隔日 1 剂。

二诊：1964 年 6 月 29 日。药后视力进步，视物较前清楚，夜间仍有虹视，眼胀头痛已减，时有恶心。每日仍滴 1%匹罗卡品眼药水 2 次。检查：矫正视力右 1.2，左 1.0，双近视力 Jr1；眼压双 5.5/5 = 17.30mmHg。苔薄腻，脉弦细。仍按前法，稍加和胃之品。原方加厚朴 5g、砂仁后下 3g，30 剂，水煎服，每日 2 次。

三诊：1964 年 9 月 12 日。近来经常恶心，虹视头痛已减，胸腹胀满。每日仍滴 1%匹罗卡品眼药水 2 次。舌质稍淡、苔薄腻，脉弦细而滑。证属肝胃不和，痰湿中阻，治宜化痰除湿，清肝和胃。方药：胆星 3g，姜半夏 10g，黄芩 5g，厚朴 5g，淡豆豉 15g，砂仁后下 3g，防风 6g，羌活 6g，川芎 6g，细辛 3g，杭菊 10g，黑芝麻 15g，冬桑叶 10g，决明子 15g，生甘草 5g，14 剂，水煎服，每日 2 次。

四诊：1964 年 10 月 9 日。药后恶心已减，其他症状同前，有时偏头痛，月经量多，舌质稍淡，脉细。前房角镜检查双眼均为宽角。证属营血不足，血不养肝，治宜养血祛风，清肝和胃。方药：当归 10g，白芍 10g，川芎 6g，防风 6g，羌活 6g，细辛 3g，生蔓荆子 10g，荆芥 5g，黄芩 6g，姜半夏 10g，熟地 20g，甘草 3g，30 剂，水煎服，隔日 1 剂。

五诊：1964 年 12 月 13 日。偏头痛及虹视已消，有时头晕泛恶。匹罗卡品眼药水已停点。检查：眼压右 5.5/4.5 = 18.86mmHg，左 7.5/7 = 18.52mmHg。舌质稍红，苔腻，脉弦细。证属肝胃不和，湿热内蕴。治宜清肝明目，和胃化湿。方药：加味和胃止呕方：黄芩 6g，柴胡 6g，厚朴 5g，淡豆豉 12g，姜半夏 10g，砂仁[后下]5g，炙远志 6g，决明子 15g，川芎 6g，水煎服，每日 2 次。

末诊：1965 年 1 月 23 日。头痛绵绵，兼有头顶痛，神烦。检查：双眼矫正视力 1.2，近视力 Jr1；眼压右 5.5/4.5 = 18.86mmHg，左 7.5/7 = 18.52mmHg。舌苔薄腻，脉弦细。证属肝肾阴亏，风邪上扰。治宜补益肝肾，清热泻火，祛风止痛。方药：熟地 30g，玄参 12g，炒栀子 10g，桑寄生 15g，决明子 15g，白芷 6g，藁本 10g。眼压稳定，停药观察。

例3　韦企平验案

丁某，男，58 岁。2013 年 8 月 29 日初诊。

主诉：双视物不清 5 年。

病史：患者 5 年前视物不清，经外院诊断为"开角性青光眼"，因点抗青光眼药不规律，视野逐渐缩小。外院建议做双小梁切除手术，患者有顾虑，一直未接受手术。现用贝美前列素滴眼液和溴莫尼定滴眼液点眼控制眼压，为进一步治疗，遂来我院。刻下症见：双视物不清，易怒，纳可，眠佳，二便调。既往糖尿病史 8 年。

检查：矫正视力右 1.0，左 0.6；眼压：右 11.2mmHg，左 12mmHg。眼前节（-）。眼底：双视乳头苍白，边清，C/D = 0.9～0.95，A：V = 1：2，双黄斑中心凹反光存在，双视网膜未见出血及渗出。视野示管状。OCT 示 RNFL 右 58μm，左 54μm。中央角膜厚度为右 533μm，左 537μm。舌暗红，苔薄，脉弦细。

诊断：双青风内障（双原发性开角型青光眼）。

辨证：肝肾不足。

治法：益气养血，滋补肝肾。

方药：女贞子 10g，枸杞子 10g，五味子 10g，车前子 15g，楮实子 10g，陈皮 10g，枳壳 10g，太子参 30g，当归 10g，菊花 10g，30 剂，颗粒剂冲服，每日 2 次。贝美前列素滴眼液和溴莫尼定滴眼液点眼控制眼压，观察眼压，必要时择期手术。

二诊：2013 年 9 月 26 日。视力稳定，自觉视野好转。矫正视力右 1.2，左 0.8；眼压右 11.6mmHg，左 10.7mmHg。视野仍为管状。上方减菊花，加桑椹子 10g，颗粒剂冲服，每日 2 次。与复明胶囊 4 粒，每日 3 次，交替服用。滴眼液同前。

三诊：2013 年 10 月 24 日。视力稳定，视野好转。矫正视力右 1.0，左 1.0；眼压右 16.3mmHg，左 15.7mmHg。上方减桑椹子 10g，加桔梗 10g，颗粒剂冲服，每日 2 次。与复明胶囊 4 粒，每日 3 次，交替服用。滴眼液同前。

四诊：2013 年 11 月 14 日。视力稳定，纳可、眠佳，二便调。矫正视力右 1.5，左 1.0；眼压右 9.5mmHg，左 9.0mmHg。双晶状体皮质轻混。双眼视乳头苍白，C/D = 0.95~0.97。双眼视野均为管状，和前三次比较，视野缺损未再加重。守方，巩固治疗；定期检测眼压并关注视功能损害情况。

三、评析

韦老认为青光眼发病，与邪和正两方面因素有关。外邪以风、火、痰、湿为主，正气不足以肝肾阴虚或脾虚气弱为主。阴虚者多火，气虚者多痰。其发病机制为：

1. 暴怒伤肝，肝胆风火上扰；或肝经有热，风邪外侵，风热相助，上扰清窍，阻遏清阳，脉络受阻，瞳神失养，房水瘀滞，眼压增高，瞳神散大，目晕。

2. 神劳过度，真阴耗损，阴虚火旺，虚火上越，阻遏清阳，房水瘀滞，眼压增高，瞳神散大。

3. 脾虚气弱，运化失健，湿热内阻，升降失序，上泛清窍；或脾胃虚寒，痰湿内阻，气机不畅，升降失序，浊阴上逆，而致脉络受阻，瞳神失养，房水瘀滞，眼压增高，瞳神散大。

本病的治疗首先要分缓急、明虚实。发病急速，病情严重多属实证；发病迟缓，病情较轻多为虚证。无论虚、实、缓、急，若眼压明显增高，应该在用西药局部滴眼或加全身应用的基础上，依据以下证型用中药调理。

实证，一为肝经风热而发，症以偏头痛或全头痛为主，眼压偏高，脉弦数，舌苔薄白，治宜祛风止痛，以偏正头痛方为主，如热邪偏盛者，可选用风热头痛方。二为肝经郁火上冲而起，起病急剧，头如斧劈，目若锥钻，或眼胀欲脱，按之如石，心烦善怒，口苦舌干，夜卧不安，瞳神散大，气色淡绿，虹视，视力急剧下降，甚至近于失明，眼压甚高，脉洪大或弦数有力，舌苔黄腻。治宜清肝利湿，滋阴降火，方用龙胆泻肝汤（或丸），大便干结加大黄、芒硝，恶心呕吐者加半夏、淡豆豉、厚朴、竹茹；大便干结、小便赤热又偏正头痛者，治宜疏风清热，泻火利湿为主，方用防风通圣散（或丸）。

虚证多由肝肾不足，阴虚火旺所致，症见偏头痛或眉棱骨痛，眼胀、瞳神散大，目晕，视物稍模糊，口干神烦，头晕耳鸣，时轻时重，时发时止，脉细数或弦细，舌红苔微黄或白腻。治宜平肝清肝，滋阴明目，祛风止痛，方用青光眼三方，肝肾阴虚者用杞菊地黄汤加味。服汤药不便者可服犀角地黄丸或芎菊上清丸。

脾虚气弱者，症见头晕眼胀，虹视，视力疲劳，消化不良，时有泛恶、晨起尤甚，腹胀，脉细，舌质色淡，治宜调中益气化湿，方用调中益气汤，兼有偏头痛者加细辛 3 克；如痰湿内阻，时有泛恶，甚至呕吐涎沫，脘满肢冷，脉沉细，舌淡，治宜温中散寒，方用吴茱萸汤。

韦老使用的偏正头痛方，对急性充血性青光眼和慢性单纯性青光眼之偏正头痛者，均有较好的止痛作用；青光眼三方，对慢性单纯性青光眼、时发时止，眼压在 25～35mmHg 的患者疗效较好，用本方可缓解症状；杞菊地黄汤，可辅助缓降眼压，提高视力；和胃止呕方，对肝胃不和、痰湿内阻、泛恶呕吐患者疗效明显。现以韦文贵先生的例 1 及韦企平老师的例 3 为主分别评析如下。

例 1 为青年女性，患者病程 2 年余，曾行抗青光眼手术，近半年眼压波动，伴虹视、头痛、眼胀。患者病久元气衰惫，肝肾精血亏损，目窍失养，神光衰微，故视力减退。视乳头颜色苍白无血色，中央凹陷如杯状，为失于精血濡养所致。病后脉道阻塞，神水瘀滞，故眼珠胀硬不减。舌稍红，苔薄带黄，脉弦细，证属肝肾不足，阴虚火旺，治宜平肝清肝，滋阴明目，祛风止痛。用青光眼三方加石斛夜光丸，方中石决明、白蒺藜、决明子具有平肝、清肝、明目及降眼压的作用，是本方主药。防风、羌活、白芷、细辛祛风止痛，蒙花、蝉蜕疏风清热、退翳明目，本方风药较多，易伤阴生燥，故用生地滋阴润燥明目，白术健脾燥湿扶正气。标本兼顾，是韦老治疗慢性单纯性青光眼主方。服用 14 剂后，二诊眼胀头痛减轻，虹视基本消失，但食欲不佳，原方加用炒谷芽 25g、车前子 10g，炒谷芽有消食和中、健脾开胃作用，车前子有利水通淋、清肝明目功效。服用 30 剂后，三诊：眼胀已少，虹视偶尔出现，舌质略红，证属风邪未尽，肝阴不足，治宜祛风止痛，滋阴平肝。原方去炒谷芽，加用杜仲以补肝肾，加丹皮、黄芩以清热泻火、解毒，上方与明目地黄丸交替服用。服用 20 剂后，视力提高，眼压降至正常，诸症已消，停药。

例 3 患者已确诊为开角性青光眼，局部点药眼压控制良好。韦老师认为，迄今无论中药还是针刺都无法长期有效地降低眼压，因此，中医眼科医师治疗青光眼一定要在有效的降眼压治疗（无论点药、激光或手术）把眼压控制在理想状态时，再运用中药调节全身（如疏泄肝郁、调整睡眠等），从而达到稳定眼压，改善视功能的目的。韦氏常用五子降压汤加减治疗。五子滋补肝肾，其中车前子清热利湿，消肿明目，应用利水消肿的药物治疗房水循环障碍而引起的眼压升高，可谓既遵古义，亦参现代。方中酌加陈皮、枳壳、桔梗等理气之品，既可调畅气机，升降有度，又可引药入经，直达病所。随韦老师门诊，我们印象很深的就是，每遇到顾虑或恐惧手术，抱着投名医，求良方，专程找韦老师就诊的青光眼患者，老师总是不厌其烦地耐心解释，告知什么病情下必须手术或激光，什么情况下可以用中药或针刺治疗。老师和同仁医院教授合作共同编写了《青光眼患者必读》，以便让更广泛的群众，尤其是青光眼患者了解青光眼，正确对待青光眼。

视神经萎缩

一、概述

视神经萎缩是指外侧膝状体以前的视神经纤维、神经节细胞及其轴索因各种疾病所致的病理损害，其临床征象是视功能不同程度障碍，包括视力下降甚至失明，视野向心性缩小为主及眼底视盘色泽变淡或苍白。本病病因十分广泛，并可发生于任何年龄，临床上并不少见。任何局部或全身病因如炎症、缺血、外伤、中毒、脱髓鞘疾病、营养障碍、肿瘤压迫、青光眼、放射治疗以及遗传因素等均可以导致视神经萎缩。临床上可分为原发性（下行性）和继发性（上行性）视神经萎缩两类。诊断主要依据：①视力下降和视野缺损。②眼底视盘颜色变淡或苍白，视网膜神经纤维层缺损。

中医将本病归于"青盲""视瞻昏渺"等范畴，小儿视神经萎缩则称"小儿青盲"。青盲两个字首见于《神农本草经》，书中并有用空青、决明子等药物治疗青盲的记载。但直到明朝《证治准绳·杂病·七窍门》才对青盲下了明确定义，并和广义的内障做了鉴别。书中说："青盲者，瞳神不大不小，无缺无损，仔细观之，瞳神内并无别样色气，俨然与好人一般，只是自看不见，方为此证，若有任何气色，即是内障，非青盲也。"本病中医中药治疗疗效较好，现代中医眼科医家对本病理法方药各有专长和学术特色。

二、验案

例1　韦玉英医案

朱某，男，17岁。初诊日期：1991年1月10日。

主诉：双眼视力先后下降近 2 个月。

病史：2 个月前无明确原因突然视力先后下降，在外院按照"视神经乳头炎"予以全身和局部激素治疗 45 天，视力无改善。全身症状有头晕、眼痛、忧郁、食少脘闷。

检查：视力双 0.04，矫正不提高，近视力 Jr7。双瞳孔对光反射迟缓，双视乳头颞侧淡白，但上下方轻度充血，边缘欠清，黄斑中心凹反光消失。视野双眼均有 10°～15°中心绝对盲点，左眼暗点和生理盲点相连。双眼 P-VEP 示 P100 波峰潜时延长，波幅明显降低。头颅 CT 扫描及蝶鞍像均正常。舌质边红，苔薄白，脉弦细。

诊断：双青盲（双继发性视神经萎缩）。

辨证：肝郁化热，精血不足。

治法：疏肝清热，益气补肾。

方药：柴胡 6g，菊花 6g，炒白术 10g，白芍 10g，牡丹皮 10g，焦栀子 10g，茯苓 10g，丝瓜络 10g，生黄芪 10g，石菖蒲 10g，枸杞子 10g，女贞子 10g，14 剂，水煎服，每日 2 次。

二诊：1991 年 1 月 24 日。视力无改善，与大致同前，仍守原方服 30 剂。

三诊：1991 年 2 月 21 日。纳可，大便偏干，舌脉同前。视力右 0.1，左 0.04。原方加决明子 15g，隔日 1 剂。

四诊：1991 年 6 月 10 日。自觉服药后视力明显提高。检查视力右 1.0，左 0.2，眼底视乳头充血消退，颞侧色淡白。舌质淡白，脉细。改用四物五子汤去地肤子、车前子，加丝瓜络 10g、石菖蒲 10g、党参 10g、生黄芪 10g，以养血活血，补益脾肾，通络开窍，再服 14 剂。

末诊：1991 年 8 月 2 日。视力右 1.0，左 0.8，全身无不适。改为杞菊地黄液、丹参片口服以巩固疗效。1992 年 8 月 27 日复查视力右 1.2，左 1.0，眼底视乳头颞侧淡白，黄斑中心凹反光可见。视野右眼正常，左眼仍有 2°～3°中心相对暗点。P-VEP 和 F-VEP 示 P100 波恢复正常。

例 2　韦文轩验案（《韦文轩眼科方诀与经验》）

何某，女性，3 岁。初诊日期：1964 年 6 月 1 日。

主诉（代）：脑膜炎后双眼失明 1 年。

病史：患者 1 年前患流行性脑脊髓膜炎，在某地医院治愈后发现双眼失明。11 个月来虽经治疗视力一直未见好转。又于 1963 年 5 月来杭州某医院按"双眼视神经萎缩"治疗，曾用过维生素 B₁、烟酸及鸡胚组织液等疗法，均未见疗效。故来本门诊部诊治。患儿面色苍白。

检查：双眼瞳孔散大约 5mm，对光反应极迟钝。眼前急速伸手时患儿有瞬目反射，对手电光能追踪，但眼球转动不灵活。眼底视乳头苍白，余未见异常。舌质略红，舌苔薄白，脉细无力。

诊断：双视瞻昏渺（双视神经萎缩）。

辨证：热病伤阴，阴亏肝郁，玄府闭塞。

治法：滋阴养血，疏肝开窍。

方药：全当归 9g，白茯苓 9g，酒白芍 6g，焦白术 9g，柴胡 3g，薄荷 1.8g，牡丹皮 6g，熟地 9g，冬虫夏草 6g，15 剂，水煎服，每日 2 次。服中药期间不用西药。

15 剂后，瞳孔小至小于 4mm，对光反应较前灵敏。原方共服 27 剂，即能在 2m 远的地上捡起回形针等细小物体，当时检查双眼瞳孔大小及对光反应均基本正常，眼底视乳头颜色淡红。

例 3 韦企平验案

王某，男，49 岁。初诊日期：2009 年 7 月 7 日。

主诉：右眼前下方有阴影遮挡 1 个月。

病史：1 个月前无诱因晨起时突感右眼前下方一片暗影遮眼，且日渐加重。在某医院按"眼底出血"治疗无效。3 天前又在外院确诊为"视神经萎缩"，转到我院门诊治疗。否认高血压、糖尿病史。血脂各项指标均高于正常。患者面色发暗，神疲乏力，纳可能寐，二便调。

检查：视力右 0.03，矫正不提高，左 0.8；眼压右 14.7mmHg，左 15.7mmHg。双眼前节正常，右 RAPD（+）。眼底右视乳头淡白，尤其上方更明显，视乳头边缘毛糙，筛板不清，黄斑中心凹反光不见，外上方有数个硬渗，视网膜动脉细，左正常。视野示右眼有连接视乳头下方水平不全半盲，左眼正常。舌质淡红，舌体偏胖，苔薄白，脉细涩。

诊断：右青盲（右继发性视神经萎缩）。

辨证：气虚血瘀，目系失养。

治法：益气活血，通络明目。

方药：当归 15g，川芎 10g，生地 15g，红花 10g，枳壳 10g，桔梗 10g，路路通 15g，丝瓜络 10g，党参 15g，生黄芪 20g，生山楂 30g，连翘 10g，7 剂，水煎服，每日 2 次。

二诊：2009 年 7 月 14 日。视力右 0.04，服药无不适。原方去连翘、丝瓜络，加枸杞子 15g、石菖蒲 10g、楮实子 10g，7 剂，水煎服，每日 2 次。

三诊：2009 年 7 月 21 日。自觉视力提高些，近日有腹胀。视力右 0.08。

原治则不变，调整处方为党参 15g，太子参 30g，炒白术 15g，木香 10g，砂仁 3g，当归 10g，川芎 10g，红花 10g，枳壳 10g，生山楂 30g，枸杞子 10g，决明子 10g，14 剂，水煎服，每日 2 次。

四诊：2009 年 8 月 4 日。检查视力右 0.2，眼底视乳头色泽仍淡白。纳佳，二便正常。原方去生山楂，加炙甘草 10g，15 剂，隔日 1 剂，并加用降血脂药阿托伐他汀钙，每日服 20mg。

五诊：2009 年 9 月 8 日。自诉右眼视力明显提高，但眼前下方仍有部分阴影。纳眠、二便均正常，血脂全项检查部分指标正常。检查视力右 0.5。眼底无变化。视野右眼连视乳头下方扇形缺损。改用处方：党参 15g，当归 15g，川芎 10g，红花 10g，丹参 10g，枳壳 10g，桔梗 10g，路路通 15g，炙甘草 6g，每周服 2 剂，再服 1 个月停药。

例 4　韦企平验案

王某，男，4 岁。初诊日期：2014 年 8 月 7 日。

主诉：家长发现患儿左眼视物不清伴左眼外斜 1 年。

病史：家长发现患儿左眼视物外斜 1 年，就诊于同仁医院，诊断为"双视神经萎缩，左眼废用性外斜"，检测 mt-DNA 常见突变位点无异常，予以鼠神经生长因子 20μg 肌内注射治疗，未见明显效果。为求中医治疗来我院就诊。刻下症见：左眼视物不清，左眼外斜，纳可，眠佳，二便调。足月剖腹产。否认外伤史。

检查：视力右 1.0，左 0.1，矫正不提高；眼压右 8.6mmHg，左 7.0mmHg。左眼外斜 15°。双眼前节（－）。左 RAPD（＋）。眼底左视乳头苍白，右视乳头略淡，动脉细，A：V＝1：2，双黄斑中心凹反光存在，双视网膜未见出血及渗出。舌淡红，苔薄，脉弦。

诊断：双青盲（双视神经萎缩，左废用性外斜）。

辨证：肝郁气滞。

治法：疏肝解郁，开窍明目。

方药：当归 6g，柴胡 6g，茯苓 6g，白术 6g，白芍 6g，党参 10g，枸杞子 6g，菊花 6g，枳壳 6g，石菖蒲 6g，炙甘草 3g，女贞子 6g，神曲 6g，太子参 12g，30 剂，颗粒剂冲服，每日 2 次。与灯盏生脉胶囊 1 粒，每日 3 次，交替服用。配合弱视训练。

二诊：2014 年 9 月 3 日。视力右 1.0，左 0.1，矫正不提高，余同前。上方去神曲，加太子参 15g、五味子 6g、决明子 6g，颗粒剂冲服，每日 2 次。与灯盏生脉胶囊 1 粒，每日 3 次，交替服用。腺苷钴胺 1.5mg 肌内注射 15 针。

配合弱视训练。

三诊：2014 年 11 月 19 日。视力右 1.0，左 0.15，矫正不提高；眼压正常，余同前。方药：当归 6g，柴胡 6g，茯苓 6g，白术 6g，白芍 6g，党参 10g，枸杞子 6g，菊花 6g，枳壳 6g，石菖蒲 6g，炙甘草 3g，女贞子 6g，太子参 15g，炒谷芽 6g，颗粒剂冲服，每日 2 次。与灯盏生脉胶囊 1 粒，每日 3 次，交替服用。配合弱视训练。

四诊：2015 年 6 月 10 日。视力右 1.5，左 0.15，矫正不提高；眼底右视乳头淡，左视乳头苍白，边清。视野示右眼部分缺损，左眼大部分不规则缺损。OCT 示 RNFL 右 42μm，左 43μm。上方去炒谷芽，加神曲 6g，颗粒剂冲服，每日 2 次。与灯盏生脉胶囊 1 粒，每日 3 次，交替服用。配合弱视训练。

五诊：2015 年 11 月 25 日。视力好转，右 1.2，左 0.4，余同前。视野较前明显改善。方药：当归 6g，柴胡 6g，茯苓 6g，白术 6g，白芍 6g，党参 12g，枸杞子 6g，菊花 6g，枳壳 6g，石菖蒲 6g，炙甘草 3g，女贞子 6g，龙眼肉 6g，百合 6g，炒谷芽 6g，颗粒剂冲服，每周服 3 剂。

例 5　韦企平验案

贾某，女，31 岁。初诊日期：2015 年 4 月 30 日。

主诉：双眼先后视力下降，左眼 3 年，右眼 2 年半余。

病史：患者 3 年前因肺结核使用异烟肼、乙胺丁醇口服 4 个月后，发现左眼视力下降，最低降至 0.3，左眼发病 3 个月后，右眼也出现视力下降，当地医院考虑"乙胺丁醇中毒"，停用乙胺丁醇等药。其他具体治疗不详。为求中医治疗来我院就诊。刻下症见：双眼视物不清，纳可，眠佳，二便调。患者肺结核病已药物治愈（胸片无活动性病灶）。

检查：视力右眼前手动，左 0.3，矫正不提高；眼压：右 17.2mmHg，左 19.4mmHg。眼前节（－）。眼底：双视乳头鼻侧淡红，颞侧苍白，生理杯浅大，动脉细，A：V＝1：2，双黄斑中心凹反光欠清，双视网膜未见出血及渗出。视野：左向心性缩小，右眼无法测。OCT 示 RNFL 右 60μm，左 61μm。舌质偏红，苔薄白，脉细。

诊断：双青盲（双乙胺丁醇中毒性视神经萎缩）。

辨证：肝肾不足，气血两虚。

治法：补益肝肾，益气养血。

方药：当归 10g，川芎 10g，生地 15g，红花 10g，女贞子 10g，枸杞子 10g，楮实子 10g，五味子 10g，决明子 10g，党参 15g，黄精 20g，玫瑰花 6g，30 剂，颗粒剂冲服，每日 2 次。肌苷片 0.2g，每日 3 次口服。

二诊：2015 年 5 月 27 日。近日气短，睡眠差，多梦，视力右眼前手动，左 0.5，矫正不提高，余同前。上方去党参，重用黄芪 50g，颗粒剂冲服，每日 2 次。加注射用鼠神经生长因子 30μg，肌内注射，每日 1 针，连续用 10 天。

三诊：2015 年 7 月 1 日。自诉视力有改善，检查右 0.1，左 0.6，眼压正常，余同前。视野合作不佳，OCT 示 RNFL 右 53μm，左 57μm。方药调整：当归 10g，柴胡 10g，茯苓 10g，白术 15g，白芍 10g，党参 15g，枸杞子 10g，菊花 10g，枳壳 10g，石菖蒲 10g，炙甘草 6g，女贞子 10g，黄精 20g，黄芪 30g，颗粒剂冲服，每日 2 次。又加灯盏生脉胶囊 2 粒，每日 3 次。

四诊：2015 年 9 月 16 日。视力稳定并提高，检查右 0.2，左 0.8；眼压正常；眼底：双视乳头颞侧苍白，鼻侧淡白，边清，余（-）。方药：女贞子 10g，生黄芪 20g，当归 10g，白芍 10g，熟地 10g，川芎 6g，枸杞子 10g，楮实子 10g，菟丝子 10g，菊花 10g，炙甘草 6g，大枣 6g，颗粒剂冲服，每日 2 次。灯盏生脉胶囊 2 粒，每日 3 次。

五诊：2015 年 12 月 9 日。自觉视力明显好转，视力右 0.4，左 1.0，眼压正常，余同前。视野较前明显改善。方药：炙黄芪 30g，党参 15g，当归 10g，红花 10g，丹参 10g，枸杞子 10g，女贞子 10g，决明子 10g，楮实子 10g，生地 10g，麦冬 10g，枳壳 10g，颗粒剂冲服，每日 2 次，每周服 3 次。

末诊：2016 年 3 月 2 日。自述视力恢复正常，但右眼前仍有抹不去的阴影。视力右 0.6，左 1.0，眼压正常，余同前。视野较前明显改善，右眼视野仍有旁中心暗斑。方药：生黄芪 30g，白芍 15g，当归 15g，川芎 12g，熟地 18g，枸杞子 12g，女贞子 12g，菟丝子 12g，覆盆子 12g，楮实子 10g，柴胡 10g，枳壳 10g，石菖蒲 10g，颗粒剂冲服，每日 2 次。灯盏生脉胶囊 2 粒，每日 3 次。交替服用。

三、评析

例 1 无明确病因，又无明显的全身证候，四诊中抓住忧郁、食少脘闷等临床证候，以及眼底视乳头轻度充血但颞侧已开始变淡白的细微体征，从疏肝清热入手，不忘及时投以健脾补肾之品，所谓"欲无其患，先制其微"，后期加强养血活血，脾肾双补，使视力进一步提高。前后治疗近 7 个月，疗程虽长，疗效十分显著。1 年半后复诊视力稳定。本例充分体现了韦氏治眼病，立足辨证结合辨病，脏腑调理中善于防微杜渐，以及既重守方，更重随证变通的中医施治特色。例 2 由脑脊髓膜炎引起视神经炎，病程 1 年已发展至视神经萎缩，即小儿青盲。因脑炎、脑膜炎一般均持续发热，久病必损耗津液，津液属阴，津液不足，则阳气失其所依，即所谓"阳寡"相对而言则属于"阴亏"，阴阳失去平衡。另一方面由于津液损耗，经脉失养，导致"关格闭塞不通"，玄府郁闭而目系失养不明。韦文轩老中医对此类脑病热症后小儿青盲，总的治则是滋阴养血疏肝，常以逍遥散合柴胡参术汤加减治疗。该两方均为养血疏肝之剂，但前者疏肝力强，后者更偏重益气养血。若脑病后余热尚存，则加丹皮、栀子以清热凉血，消散余热。本例专加冬虫夏草6g，则有补益精髓之功。冬虫夏草甘温，归肾、肺经。既补肾阳，又益肺阴。《药性考》谓其有"秘精益气，专补命门"之药效。《本草纲目拾遗》则称其有"保肺气，实腠理"之功。但该药价格昂贵，非小儿脑病，高热持久伤阴救急，可用沙参、阿胶类养肺阴之品取代。例3为继发性视神经萎缩，从发病年龄、眼底改变及视野缺损形态等，推测为前部缺血性视神经病变所致。该病为睫状后动脉灌注压不足，造成视神经纤维不同程度缺血所致。本例辨证属气虚血瘀，气为血帅，血为气母，气属无形的动力，气行血行。故治疗全程益气活血原则不变，并适加理气通络的枳壳、路路通、丝瓜络等，有助气畅络通，目窍有养。因患者就诊已有明确的视神经萎缩，故方中加用枸杞子、楮实子、决明子类补肾明目之味。生山楂除入血分而活血散瘀外，对降低血脂有利。

例4无明确病因，又无明显的全身症状，韦氏以眼底视盘苍白的体征入手，从肝论治，用疏肝清热，益气养血之法，使患儿视力一步步提高。方中柴胡疏肝解郁，升举阳气；茯苓、白术、党参、甘草健脾益气；当归、白芍养血柔肝；菊花疏风清热，凉肝明目；石菖蒲开窍明目，开解玄府之闭；加枸杞子、女贞子补肾明目，加太子参补气生血，神曲健脾消导，使补而不腻。

例5患肺结核，乙胺丁醇口服4个月后先左眼视力下降，患者仍未停用该药，又过3个多月右眼视力也下降，且近失明，患者才就诊眼科，并停用乙胺丁醇。该例病程长，辨证属肝肾不足，气血两虚，采用补益肝肾，益气养血治法，配合必要的西药治疗使视力先后明显恢复。

皮 质 盲

一、概述

皮质盲是各种病因造成的大脑枕叶皮质损害后导致的双眼失明。皮质盲是大脑盲的一种类型，大脑盲则是更广泛脑损害的术语，凡损害了外侧膝状体之后的视觉通路的任何部位均可称大脑盲。皮质盲的主要致病机制是双侧枕叶皮质的缺氧或低氧，病因包括脑血管病、脑炎、脑外伤、中毒、缺血、大出血及心脏停跳等。皮质盲的临床特点是：双眼全盲无光感，瞳孔对光反射及集合运动反应均可正常，眼底视盘和视网膜正常。病人可出现幻视、视动性眼球震颤，但强光照射或恐吓刺激消失。通常认为，后视路损害者只有无光感或仅存光感时才可诊断皮质盲。但也有学者提出，只要有促发皮质盲的病因，双眼视力损害程度相等，且排除前视路损伤，也可定义为皮质盲。应提出的是，许多皮质盲发病初可能是双眼全盲，但随病程延长，或是经过适当治疗，部分皮质盲视力可能有不同程度恢复，尤其是这类患者到中医眼科就诊的，有的患者已有光感、眼前数指，甚至更好些，不能由此轻易否定皮质盲的诊断。关键是抓住皮质盲的临床特点，结合病史，并排除其他引起视力失明的眼病。

随现代医学发展，各类脑炎和心脑血管病抢救成功率提高，以及近年脑外伤的增加，皮质盲有增多趋势。学龄前小儿及婴幼儿，大脑皮质发育未臻完善，加上小儿易患急性热病或传染病，故皮质盲多见于小儿。

中医认为本病可归"小儿青盲"范畴，即"眼无翳障，而不见物，谓之青盲"。《眼科金镜·青盲症》提出本病"疹后余热未尽，得是病者不少"。中医中药对本病有肯定的疗效，部分病例中药配合针刺疗法，疗效明显。

二、验案

例1 韦文贵医案（《韦文贵眼科临床经验选》）

马某，男，1.5岁。初诊日期：1959年6月1日。

母亲代诉：双眼失明近1个月。

病史：同年5月初高烧抽风，原因不明，第4天双目失明。病前能走路，现下肢瘫痪，难以站立。

检查：双眼视力黑蒙，瞳孔对光反应正常，眼底正常。舌质淡红，脉弦数。

诊断：双小儿青盲（双小儿皮质盲）。

辨证：高烧后血亏精伤，血虚肝郁，目失所养。

治法：舒肝解郁，养血活血，平补肝肾。

方药：验方逍遥汤：当归身9g，白芍9g，枸杞子9g，焦白术6g，柴胡6g，丹皮6g，焦山栀6g，白菊花6g，茯苓12g，石菖蒲10g，甘草3g，14剂，水煎服，每日2次。

二诊：1959年6月15日。服药后视力进步，66cm远手电筒，33cm远铅笔均能迅速抓取。脉舌症同前。前法进取，原方加石决明10g、夜明砂6g，再服14剂。

末诊：1959 年 6 月 29 日。服药后视力恢复正常，能从床上抓取粟粒大纸屑，15~20m 远看到父亲时，孩子面部表情、动作敏捷如常。视力双 66cm 远拣取 2mm×2mm 大红白两色纸团。瞳孔对光反应及眼底正常。惟下肢仍较无力。仍守前法，原方 14 剂巩固疗效，停止治疗。

例 2　韦文贵验案（《中国百年百名中医临床家丛书·韦文贵 韦玉英》）

赵某，男，4 岁，某医院会诊病例。会诊日期：1959 年 5 月 29 日。

代诉：双眼失明已两周。

病史：5 月 14 日患儿突然高烧，伴有抽风，24 小时后双目失明。现烦躁不安，用手揉眼，喜哭爱闹。

检查：双眼视力黑蒙，瞳孔散大约 7mm。对光反应存在。双眼底正常。脉细而稍数，舌红少苔。

诊断：双暴盲（双皮质盲）。

辨证：肝郁气滞，肝阳偏亢，肝风上扰。

治法：舒肝解郁，养血活血，平肝熄风。

方药：验方逍遥汤加五味子 3g、石决明 10g，7 剂，水煎服，每日 2 次。

二诊：1959 年 6 月 5 日。代述：药后双眼视力似能辨物，但不准，其他症状减轻。检查：用手逗眼已有瞬目反应，并摇头生气。双眼瞳孔 5mm 左右，对光反应存在。脉舌同前。仍守前法，原方 14 剂。

末诊：1959 年 6 月 19 日。代述：患儿已能看到地上爬行的蚂蚁，并从地上捡起头发丝。双眼瞳孔大小正常，双眼底正常，脉细稍数，苔净。检查：双眼视力一尺远捡取桌上 1mm×1.5mm 蓝白二色纸团。双眼瞳孔大小及对光反应正常，脉细稍数，苔净。原方续服 7 剂，停止治疗。

例 3　韦玉英医案（《中国百年百名中医临床家丛书·韦文贵 韦玉英》）

赵某，男，4 岁半，某院会诊病例。会诊日期：1984 年 3 月 6 日。

其母代诉：患儿脑炎后双眼失明 2 周。

病史：2 周前因中毒性脑炎，高烧、抽风并双目失明。经儿科治疗全身症状缓解。患儿神烦哭闹，咬指踢足，手揉眼频繁。

检查：双眼视力无光感，瞳孔对光反应灵敏，眼底正常。舌质红少苔。脉细数。

诊断：双小儿青盲（双小儿皮质盲）。

辨证：余热未尽，肝阴不足，肝阳偏亢，玄府郁闭。

治法：疏肝清热，养血明目。

方药：丹栀逍遥散去生姜、薄荷，加菊花 6g、石菖蒲 6g、石决明^先煎 10g，

21 剂，水煎服，每日 2 次。

二诊：1984 年 3 月 28 日。母待诉患儿服药 21 剂后已能看到地上爬行的蚂蚁，并能捡起头发丝。检查 30cm 距离能自取桌上 1mm×1.5mm 大小的蓝、白两色纸片。眼底正常，神烦已消，脉细稍数，苔薄白。原方再服 7 剂，停止治疗。

例 4　韦玉英医案（《中国百年百名中医临床家丛书·韦文贵 韦玉英》）

陈某，女，2 岁。初诊日期：1986 年 6 月 3 日。

其母代诉：发现孩子双眼失明 28 天。

病史：1986 年 4 月 27 日患儿突然抽搐不止，伴持续高烧，并昏睡。某部队医院诊为"病毒性脑炎"，并对因抢救治疗。5 月 6 日苏醒后发现双眼完全失明，到某医院眼科及神经内科会诊后诊断为"皮质盲"，治疗近 1 个月无明确疗效。全身乏软无力。

检查：视力双无光感，瞳孔对光反应正常，强光照眼无瞬目反应。双眼底视盘颞侧偏淡些，余均正常。指纹：指纹青紫稍透风关。

诊断：双小儿青盲（双小儿皮质盲）。

辨证：高热伤阴，阴伤血亏，脑窍失养，目系失用。

治法：舒肝养血，滋阴明目。

方药：明目逍遥冲剂，每次 1 包（9g）温水冲服，每日两次，连服 1 个月。

二诊：1986 年 7 月 8 日。患儿服药后双眼已知追光。改用丹栀逍遥散加枸杞子 6g、菊花 6g、石菖蒲 6g，14 剂，水煎服，每日 2 次。与明目逍遥冲剂交替隔日服用。此后每隔 1 个月复诊 1 次，视力逐步提高。半年后停药。

1989 年 12 月 19 日随访复诊，患儿能捡取地上 5mm×5mm 小红珠，全身情况良好。

例 5　韦企平验案（《中医眼病案例评析》）

王某，女，33 岁。初诊日期：2008 年 6 月 20 日。

主诉：产后昏迷 21 天后双眼视物不清 1 年半。

病史：患者约 2 年前（2006 年 12 月 24 日）于当地医院剖腹产时出现心跳停搏，呼吸暂停，立即心肺复苏，并予输血及高压氧仓等治疗，昏迷 21 天后苏醒，发现双眼视物不清，伴肢体感觉、运动障碍，诊断为"缺血缺氧性脑病，脑萎缩"，后经多家医院诊治，予神经生长因子、复方樟柳碱及血栓通等药物营养神经、改善循环治疗，视力稍有提高。为求进一步诊治入我院。

检查：言语含混不清，失读，步态不稳，需搀扶行走；左侧肌力Ⅴ⁻，肌张力较右侧低。视力右 0.02，左 0.03，小孔矫正不提高。左眼外斜15°，双眼眼球各方位活动自如。双眼瞳孔圆，直径约 3.0mm，对光反射灵敏，晶体清，玻璃体透明。眼底双眼视盘色淡红，边界清，C/D=0.3，动静脉正常，A/V≈2：3，黄斑中心凹反光可见。舌红，苔薄白，脉弦。

诊断：双青盲（双皮质盲）。

辨证：产后失血，血亏气少，目窍闭塞。

治法：益气活血，补肾开窍明目。

方药：生炙黄芪^各 30g，西洋参 10g，炒白术 20g，当归 15g，川芎 10g，白芍 10g，熟地 15g，红花 10g，枳壳 10g，桔梗 10g，益智仁 15g，枸杞子 15g，楮实子 15g，菟丝子 15g，石菖蒲 15g，柴胡 10g，水煎服，日 2 次。5% GS250ml+银杏叶提取物 20ml 静滴；5%GS250ml+生脉注射液 40ml 静滴。并配合针刺治疗。

上述治疗 2 个月后，视力提高至右 0.1，左 0.12，四肢活动能力好转，可以自己扶墙行走。初步表达自己的意愿，但仍失读。

二诊：2009 年 4 月 20 日。可以自己行走，但距离不能太长，语言表达能力提高，但语速较慢。可以识别简单的幼儿识字卡片。视力右 0.15，左 0.12，矫正不提高。左眼外斜 15°，其余眼前节及眼底均正常。OCT 示双视神经纤维层大致正常。视野示右眼 3 点至 4 点半扇形缺损，左眼 3 点至 6 点扇形缺损，双眼中心视野缺损。继续治以益气活血，方药：生炙黄芪^各 30g，炒苍白术^各 15g，当归 15g，川芎 10g，白芍 10g，生地 15g，红花 10g，枳壳 10g，桔梗 10g，枸杞子 15g，楮实子 15g，菟丝子 15g，石菖蒲 15g，柴胡 10g，淡竹叶 10g，益智仁 10g，薄荷 10g。并随证加减。治疗 1 个月后，视力提高至右 0.3，左 0.2。可以连贯地表述，语速稍慢，可以独立行走，对图片及文字的识别能力有所提高。

三、评析

前 4 例小儿皮质盲均为临床表现较典型者。从发病特点可归为小儿青盲范畴。《眼科金镜·青盲症》专门提到小儿青盲，论及病因及诊疗时强调："小儿青盲眼，此症极危险。盖因病后热留经络，壅闭玄府，精华不能上升荣养之故……症之起，不疼不痒，不红不肿，如无病状，只是不能睹物。盲瞽日久，父母不知为盲。"并告诫本病"以速速急治，缓则经络郁久，不能治疗"。该 4 例均有不同病因所致高热病史，发热同时或其后出现视力骤然失明。辨证均有不同程度的高热后余邪未尽，热留经络，阻壅气机闭塞玄府而目系失养，故用逍遥散为主加减验方取效明显。若因病久耗精伤血，脾胃虚弱。脾胃为后天之本，气血之源。脾胃虚弱则水谷精微不能上注于目，目失气血之养而不明。治疗应以调理脾胃为主。

韦玉英老师曾指出，小儿脏腑娇嫩，形气未充，心神怯弱，寒温不能自理，饮食不能自节，故外易为六淫所侵，内易被饮食所伤。但另一方面，小儿又生机蓬勃，发育迅速，所以一旦发病，则反应易虚易实，易寒易热。只要临证辨证准确，治疗及时，用药恰当，化裁及时，调护适宜，才使康复有望。

例5病程已1.5年，多家医院认为双眼视力已不可能再有改善，病人家属又带其专程从香港到北京中医药大学东方医院求治。患者因产后失血失氧所致目窍闭塞，目系失用，且病程已久，久病必虚，久病多瘀，瘀虚互为因果，形成恶性循环，故治疗一直难以奏效。韦企平老师采用综合治疗法，针药结合，抓住主证。中药重用黄芪60g，并加用益气养阴的西洋参及理气消积的枳壳。因气为血帅，气行则血行，有利开通脉道；但血亏脉络空虚，无以充实濡润脉络，故加用枸杞子、楮实子、菟丝子等滋阴补肾之品，因精血同为阴液，肾经充足则生血有源；且肾主骨，生髓通于脑，补肾有利于健脑通窍。同时值得提出的是，本例采用韦氏三联九针疗法结合头区针刺为主，辅以全身配穴。头部主要取视区（从旁开前后正中线1cm的平行线与枕外粗隆水平线的交点开始，向上引4cm）及平衡区（沿枕外粗隆水平线，旁开前后正中线3.5cm，向下引垂直线4cm），并配以百会、四神聪、风池、翳明等穴。全身取阳白、丝竹空、太阳、承泣、合谷、足三里、光明、太冲、地五会等穴。其中风池穴可深刺并用中强刺激，使针感传导至对侧额眶区或目珠深部，即"刺之要，气至而有效"。对因虚致瘀或久病顽症者，应针药通补结合方可奏效。正如《审视瑶函·开导之后宜补论》所言："医人若能识病之轻重，察病之虚实，宜开导而开导之，既导之后，随即补之，使病目者，气血无伤害之弊，庶可称通权达变之良医矣。"

现代中医借助眼底、电生理、影像检查等，已能明确将同为眼外观正常，但视力失明的视神经萎缩和皮质盲明确鉴别。且皮质盲治疗及时，预后良好。如韦玉英曾治疗13例小儿皮质盲，年龄最小者5个月，最大者5岁。病因包括各种病毒或细菌感染性脑炎、脑膜炎、疫苗注射后脑炎、羊水感染、脐带感染致败血症等。经用中医治疗后，显效率达到92.3%（北京中医学院学报，1993，5：40-41）。皮质盲虽多见于小儿，但在成年人中亦可偶见。笔者曾先后遇到煤气中毒、脑外伤、产伤、大失血等所致成人皮质盲，只要认识本病，即使病程较长，经积极治疗仍可能奏效。

癔病性黑蒙

一、概述

癔病是大脑皮质受到强烈刺激而引起的皮质和皮质下中枢功能失调，成年女性多见。癔病的症状可表现于全身任何部位，如哭笑吵闹或呈木僵状态的精神症状，恶心、心悸等自主神经症状。眼部症状常表现为视力完全失明或视力明显下降，可分别称癔病性黑蒙或癔病性弱视，属功能性视力障碍。本病在历代中医眼科书籍中无明确的记载。可归属暴盲、视瞻昏渺范围内。

二、验案

例 韦玉英验案（《中国百年百名中医临床家丛书·韦文贵 韦玉英》）

王某，女，59 岁。初诊日期：1992 年 6 月 25 日。

主诉：暴怒生气后双眼失明 5 天。

病史：5 天前因和人争吵急怒生气，事后双眼失明，当天即到某医院急诊，拟诊为"心理障碍性失明"，连续 3 天结膜下注射药物无效，又到本市急救中心做颅脑 CT 扫描，未发现异常，故求治中医。眼病后头晕、头痛，神烦，情绪低沉，眠差。

检查：视力双无光感；眼压双 20.55mmHg。角膜清，双瞳孔等大，对光反应灵敏，双晶状体皮质楔形混浊。眼底双视盘红润，黄斑中心凹反光清晰。双眼恐吓反射消失。双眉紧皱，表情忧愁，颈软无抵抗，肢体活动自如。舌质暗红，舌苔薄白，脉弦。

诊断：双暴盲（双癔病性黑蒙）。

辨证：暴怒伤肝，肝郁气滞，玄府壅塞，目失所养。

治法：疏肝解郁，平肝明目。

方药：生石决明 20g，煅龙牡ᵃ 15g，当归 10g，白芍 10g，柴胡 10g，茯苓 10g，决明子 10g，炒白术 15g，薄荷 3g，7 剂，水煎服，每日 2 次。同时加强医患情感交流和心理疏导。

二诊：1992 年 7 月 2 日。头痛头晕减轻，自汗多，神恍不安，视力无改善。检查 P-VEP 示 P100 波振幅及峰潜时均在正常值范围内。原方去薄荷，加浮小麦 20g、甘草 10g，7 剂，水煎服，每日 2 次。

三诊：1992 年 7 月 10 日。双视力增至眼前手动，前述诸症悉消。方用当归 10g，白芍 10g，柴胡 10g，茯苓 10g，炒白术 10g，决明子 10g，百合 15g，大枣 10 个。隔日间断服药。视力逐渐恢复。

末诊：1992 年 9 月 3 日。视力右 0.8，左 0.9。情绪平和，纳、寐均好。

三、评析

癔病性黑蒙根据眼病发生前有精神刺激因素，瞳孔、眼底及电生理检查均正常，视力障碍和行为动作不完全相符等，不难与球后视神经炎、皮质盲及伪盲等鉴别。本例诊断明确，先以疏肝平肝立法，再据症调方，疏肝解郁，宁心安神合法，选逍遥散加甘麦大枣汤合方化裁，辅以情志调理，心理治疗。不但视力完全恢复，全身症状消除。

外伤性玻璃体出血
（附：玻璃体混浊）

一、概述

外伤性玻璃体积血常由眼球钝挫伤后引起，出血来自受损的视网膜血管或脉络膜、睫状体血管。玻璃体出血若不伴有视网膜脱离或睫状体大范围脱离，大多经中药治疗后，出血吸收快，视力预后好。中医根据玻璃体出血程度、厚薄及视力情况，称本病为"云雾移睛""血灌瞳神""暴盲"等。

玻璃体混浊是指眼外观端好，唯觉眼前似有蚊蝇、云雾样黑影飞舞漂动，仰视则上，俯视则下，甚至视物昏蒙。类似于中医的"云雾移睛"，可单眼或双眼发病。玻璃体混浊的原因大致可分三类：①葡萄膜、视网膜或后巩膜的炎症；②玻璃体变性病变，如与年龄相关的老年人或高度近视患者的玻璃体退行性改变（多见液化混浊），以及罕见的遗传性玻璃体视网膜病变（如 Wagner 玻璃体视网膜营养不良）；③玻璃体先天异常如先天性玻璃体动脉残存。治疗主要是积极控制原发病。中医对玻璃体变性病变的治疗有一定疗效。

二、验案

例 1　韦玉英验案（《韦玉英眼科经验集》）

李某，男，7 岁。初诊日期：1986 年 8 月 26 日。

主诉：左眼外伤后视力骤减 40 天。

病史：40 天前左眼被石块击伤后视力丧失，玻璃体大量积血，当地医院药物保守治疗无效，建议行玻璃体切割手术，家长有顾虑，来京求治中医。

检查：视力右 1.5，左 0.04，矫正不提高；眼压右 15.88mmHg，左

18.86mmHg。左玻璃体内大量咖啡样尘埃状浓厚混浊。眼底不见。舌质正，薄白苔，脉细偏数。

诊断：左撞击暴盲（左外伤性玻璃体出血）。

辨证：外伤损目，视衣脉络破损，瘀血灌睛。

治法：活血化瘀，兼以凉血止血，平肝明目。

方药：桃红四物汤化裁：生地 10g，赤芍 10g，当归 10g，茺蔚子 10g，石决明 10g，旱莲草 10g，鸡内金 10g，丹参 15g，白茅根 15g，桃仁 6g，红花 6g，7 剂，水煎服，每日 2 次。

二诊：视力左如前，服药无不适反应，原方加大小蓟各 10g，又服 14 剂。

三诊：视力左 0.3。舌质淡红体胖，脉细。原方去桃仁、红花，加茯苓 10g，炒谷麦芽各 10g，健脾开胃，消食和中，以助药力。

四诊：视力左 0.8，玻璃体仅下方陈旧机化块，眼底视乳头颞上静脉主干伴白鞘，半年后复诊，左视力 1.0。

例 2　韦企平验案

王某，男，56 岁。初诊日期：2013 年 8 月 29 日。

主诉：右眼视物不清 2 个月。

病史：患者 2013 年 6 月 25 日无明确原因感到右眼突然视物不清，自觉眼前有黑影飘动，到外院就诊，诊断为"右眼玻璃体出血"，给予止血药治疗，症状有好转，视力从 0.2 提高到 0.5。但眼前暗影仍重，为进一步治疗，遂来我院。既往健康，否定高血压、糖尿病病史，纳可，眠佳，二便调。

检查：视力右 0.6，左 1.0；眼压右 14.2mmhg，左 17.4mmhg。眼前节（-）。裂隙灯下可见右眼玻璃体棕黄细粒状混浊明显，双眼散瞳并嘱患者静坐 1 小时后检查右眼底上方 2/3 区域视网膜未见病变，下方因玻璃体混浊看不清；左眼底正常。眼部 B 超提示右玻璃体内不均匀点状和条状回声及部分玻璃体后脱离。舌淡红，苔薄，脉细。

诊断：右云雾移睛（右玻璃体出血伴随玻璃体部分后脱离）。

辨证：气滞血瘀。

治法：凉血止血，活血化瘀。

方药：炒蒲黄 15g，虎杖 10g，赤芍 10g，槐花 10g，牛膝 15g，三七粉 6g，白茅根 15g，14 剂，颗粒剂冲服，每日 2 次；若有效可再服 14 剂（外地患者）。

二诊：2013 年 9 月 26 日。自觉视力提高。视力右 1.2，左 1.2；眼压右 12.6mmHg，左 16.7mmHg。右玻璃体絮状混浊明显。间接镜下眼底未见静脉阻塞病变，余同前。方药：虎杖 10g，赤芍 10g，槐花 10g，牛膝 15g，三七粉 6g，白茅根 15g，苏木 10g，红花 10g，30 剂，颗粒剂冲服，每日 2 次。

三诊：2013 年 10 月 24 日。视力稳定，眼前黑影减少。视力右 1.0，左 1.0；眼压右 14.3mmHg，左 13.7mmHg。眼底右玻璃体混浊减轻，余同前。方药：槐花 10g，虎杖 10g，苏木 10g，枳壳 10g，陈皮 10g，牛膝 10g，三七粉 6g，水蛭 3g，鸡内金 15g，14 剂，颗粒剂冲服，每日 2 次。云南白药，每日 3 次。交替服用。

例 3　韦企平验案

石某，男，11 岁。初诊日期：1988 年 5 月 26 日。

主诉：右眼撞伤后失明 1 天。

病史：1 天前在学校操场被同学推倒后右眼部磕在石头上，当时感到眼痛伴视物发花，回家未和家长说。第二天起床发现右眼看不清东西。其母亲陪同来诊。

检查：视力右眼前手动，左 1.5；眼压右 20.55mmHg，左 17.30mmHg。右眼前节正常，裂隙灯下可见玻璃体内大量暗红团状出血。散瞳眼底看不清。左眼正常。舌质偏红，苔薄白，脉细。

诊断：右撞击暴盲（右外伤性玻璃体出血）。

辨证：外伤损络，血溢脉外。

治法：凉血止血，清热利湿。

方药：生地 8g，赤芍 8g，丹皮 8g，茯苓 8g，生蒲黄 8g，侧柏叶 6g，银花 6g，连翘 6g，三七粉[冲服]3g，5 剂，水煎服，每日 2 次。并服用安络血及维生素 C。嘱其在家高枕睡眠，避免过多活动。

二诊：伤后 6 天，视力右眼前 1.5 米数指，眼底仍看不清。因家属要求，患儿转诊到本市某医院眼科，经眼科 B 超检查未见视网膜脱离，该院医生建议可行玻璃体切割术，但可能有一定风险。患儿母亲有顾虑未同意。继续中医治疗。原方继续服 7 剂。

三诊：1988 年 6 月 9 日。自觉视物清晰些，检查视力右 0.1，眼底可见玻璃体有血性物浮动，视乳头及上方视网膜正常，眼底下方仍看不清。全身无不适。治法改为活血化瘀为主，方用桃红四物汤各 8g、枳壳 8g、三七粉 6g，服 14 剂。

四诊：伤后 1 个月，患儿视力右 0.4，玻璃体出血基本吸收，但灰暗混浊块及絮状物多，眼底下方混浊物多，仍看不清。治法：继续活血化瘀，并加化痰散结中药，上方去生地，加陈皮 8g、浙贝母 8g、鸡内金 8g，服 14 剂。如视力有改善可再服该方 14 剂。

末诊：1988 年 7 月 27 日。检查视力右 0.8，眼底玻璃体下方混浊有机化物。期间患儿曾到某医院就诊，未特殊处治，仅建议可试行玻璃体切除。家长未同意。

随访：患儿伤后随访 3 次，视力波动于 0.6~0.8。直到 1992 年 8 月 21 日（伤后已 4 年），再次随访，视力右 0.6，眼底玻璃体前下方仍见小片及条状陈旧机化混浊物，其旁分支静脉白线化。2007 年 8 月 10 日患者利用休假专程从澳门来看望韦企平医师，检查左矫正视力 0.6，眼底玻璃体下方混浊。

例 4 韦企平验案

李某，男，85 岁。初诊日期：2016 年 12 月 6 日。

主诉：左眼撞击伤后视力急剧下降 5 天。

病史：5 天前因拳击伤引起左眼急剧性视力下降，伴心悸、恶心、呕吐，否认头痛、眩晕，辗转于两家医院就诊，行相关检查后，均予以止血药治疗，视力稍有改善。经朋友介绍特来我院就诊。纳差，夜寐不安，头痛，二便调。既往冠心病、心绞痛、脂肪肝等 7 年。

检查：视力右 0.8，左 0.07，矫正不提高；眼压右 9.6mmHg，左 7.4mmHg。左眼眼眶周边淤青，结膜下出血，角膜欠清，无水肿，棕色尘状细小 KP（+），前房中深，Tyn（+），细胞（+），左瞳孔正圆，直径 4mm，直接和间接对光反射均消失，右眼角膜清，瞳孔约 2.5mm，对光反应灵敏。双眼晶状体轻度混浊，右眼玻璃体轻度混浊，眼底未见异常；左眼玻璃体暗褐色积血，眼底看不清。眼 B 超示右眼玻璃体混浊，玻璃体后脱离；左眼玻璃体积血，玻璃体后脱离。UBM 示右眼前房略浅，各象限虹膜根部略高褶，房角为窄角；左眼前房中深，前房内大量点状高回声，各象限虹膜根部高褶，3/8 睫状体浅脱离，全周悬韧带可见，晶状体向 9 点（鼻侧）略偏移。舌淡红，少苔，脉沉细。

诊断：左撞击暴盲（左玻璃体积血，外伤性瞳孔括约肌受损，晶体部分脱臼）。

辨证：外伤损络，气滞血瘀。

治法：凉血止血，活血化瘀。

方药：生蒲黄汤合除风益损汤：生蒲黄 25g，旱莲草 30g，丹皮 15g，郁金 15g，荆芥炭 10g，栀子 10g，甘草 6g，生地黄 20g，当归 20g，白芍 20g，川芎 20g，藁本 12g，前胡 12g，防风 12g，三七 12g，7 剂，水煎服，每日 2 次。另予左氧氟沙星滴眼液、妥布霉素地塞米松滴眼液、普拉洛芬滴眼液滴左眼，每日3次。

二诊：2016年12月12日。患者诉眼前移动遮挡感减轻，视物模糊。检查：视力右0.8，左0.04，矫正0.1。左眼眼眶淤青渐消，下睑仍有淤青，结膜下出血吸收，角膜清，左侧瞳孔正圆，直径4mm，对光反射消失，双眼晶状体轻度混浊，右眼玻璃体混浊，左眼玻璃体积血仍有，但眼底红光反射较前强。守方治疗1个月。

末诊：2016年2月8日。视力右0.8，左眼0.4，左玻璃体仍有少量积血。原方改为韦氏眼底出血二方：生地15g，三七6g，党参15g，白术15g，茺蔚子10g，玄参10g，车前子9g，炒火麻仁10g，五味子6g，淡竹叶6g，牛膝6g，白蒺藜10g，防风6g，继续服用1个月。

三、评析

例1和例3均系外伤损络出血，瘀血灌睛所致，病因病机明确，但例1来诊时病程已久，出血转为棕褐色混浊物。中医谓离经之血是为瘀，瘀血不去，脉道难通，新血不生，"菀陈则除之者，出恶血也"。故治以活血化瘀为主。方中四物汤养血活血，祛瘀生新为主；桃仁、红花、茺蔚子、丹参活血化瘀，加速瘀血的排出；白茅根、旱莲草清热凉血；石决明清肝明目；鸡内金消食和胃。全方合用达活血化瘀，凉血止血，平肝明目之功。

韦玉英教授认为，眼内瘀血偏久，易肿易化热，故适当加入凉血止血和利水消肿之品有助瘀散。韦企平老师继承前贤，但不拘泥于前辈经验，如例3同为外伤性玻璃体出血，病程仅1天，故首当凉血止血，再根据不同病程，采用活血化瘀及化痰散结消肿法，视力自眼前手动恢复至0.6。观察4年余，病情一直稳定，仅残存少量玻璃体机化混浊物。韦企平老师另治1例5岁儿童，左眼外伤后低眼压，角膜血染，玻璃体出血，视力无光感。外院劝其摘除眼球，因患儿家长不同意，该医生特介绍来北京中医药大学东方医院眼科，经住院中药活血化瘀，益气升阳法治疗后，左视力恢复到0.5。角膜血染部分消退，玻璃体出血大部分吸收。韦老师认为，对病因单纯的外伤损络后视网膜或玻璃体出血，因眼内组织及血管既往无炎症、阻塞、渗出、增殖等病理改变，离经之血的吸收途径较通畅，故只要不是很浓厚的出血，吸收较快。可以伤后即用凉血散瘀或活血理气治则。《血证论》所言："凡治血者，必先以祛瘀为要"，在外伤出血中恰可适用，而不必遵循同书中治血四法立论"止血，消瘀，宁血，补虚"之循规之途。但病程日久，玻璃体内已有灰白膜片状机化物及增殖条索时，应加用促使机化物消散的夏枯草、浙贝母、昆布、海藻、山楂类药。对玻璃体出血重，眼底看不到，甚至无红光反射者，应测量眼压，眼科B超探查及超声生物显微镜检查，以排除视网膜或睫状体脱离。对已有视网膜脱离等眼底病变时，应及时做玻璃体切割联合视网膜复位术，可配合中药治疗，促使伤眼尽早康复。

例2患者为原因不明的玻璃体出血，韦企平老师强调一定要查找病因，一眼发病，看不到眼底，经检查健眼可协助诊断，如糖尿病眼底出血、高血压、血管炎等。眼底看不到应测量眼压，眼科B超及UBM检查，以排除视网膜脱离或睫状体脱离，以便及时手术处理，避免延误治疗。例4患者年老体弱，骤然外伤，目珠血络破裂而致出血。因伤后患者失血、气血亏耗，虚实夹杂，故选用除风益损汤和生蒲黄汤加减，其中生蒲黄汤滋阴降火、化瘀止血为主，除风益损汤养血祛风、通络祛瘀为主，方中重用生蒲黄收涩止血，行血祛瘀利尿，为主药；荆芥炭加强止血效果；墨旱莲、生地黄凉血止血；牡丹皮凉血活血祛瘀；郁金、川芎行气活血止痛，再加四物养血补虚而不留瘀，藁本、前胡、防风祛风通络为使，全方相合，止血不留瘀、化瘀不致虚，具有凉血止血、养血化瘀的功效，尤其适合老年人外伤出血早期的治疗。瘀血灌睛积久不化，伴反复出血者，治以滋阴平肝、破瘀生新为主，辅以益气活血药物，常用眼底出血二方、坠血明目饮等为主，缓以收功。

上睑下垂

一、概述

上睑下垂是指上睑提肌功能障碍，以致上睑睁开无力，遮住瞳孔或眼睑闭合，仅留一隙而影响视物的眼病，本病有先天性和后天性之分。可双眼或单眼发病。先天性上睑下垂，多属动眼神经上睑提肌分支或动眼神经核发育不全所致；后天性上睑下垂，可因外伤、炎症、肿块等局部因素所致。动眼神经麻痹、颈交感神经节损伤（何奈综合征）也可出现同侧上睑下垂；也可因重症肌无力所致。临床还有精神因素所致者。本病临床诊断，一般根据上睑下垂，及其耸眉、抬头仰视、皱额等征象诊断，关键在于分类的诊断。一般先天性，多为双眼，且是生而有之，若是动眼神经麻痹所致，多伴瞳孔散大，眼球运动障碍。若是重症肌无力型，常为双眼发病，眼睑下垂程度有波动，晨轻暮重；做新斯的明试验下垂症状可减轻或缓解。若为重力性睑下垂，可在眼睑局部扪及肿块，发现睑板肥厚、炎症等。癔病型上睑下垂，可做咽喉反射，往往还伴有其他的精神症状。

中医称本病为"睢目""侵风""眼睑垂缓""胞垂",严重者有"睑废"之称。以睢目为病名首载于《诸病源候论·目病诸候》,书中对其症状作了形象的描述,即:"其皮缓纵,垂覆于目,则不能开,世呼为睢目,亦名侵风",而《目经大成·睑废》中以"手攀上睑向明开"说明上睑下垂的严重症状。

二、验案

例 韦玉英验案

王某,女性,28 岁。初诊日期:1992 年 5 月 29 日。

主诉:右上睑沉重下垂 1 个月。

病史:近 1 个月来右上睑下垂,晨轻晚重,不耐久视。患者饮食欠佳,睡眠、二便、月经如常。

检查:视力双 1.2;眼压正常。平视下睑裂宽度右 6mm,左 10mm。疲倦试验,反复瞬目 60 次后右睑裂宽度 3.5mm,新斯的明试验后 20 分钟,右睑裂增至 9.5mm。舌质淡,舌体胖,苔薄白,脉细。

诊断:右上睑下垂(右眼眼肌型重症肌无力)。

辨证:中气不足,脾阳不升兼血亏。

治法:补益中气。

方药:生黄芪 15g,炒白术 10g,党参 10g,当归 10g,陈皮 10g,升麻 6g,柴胡 6g,炙甘草 6g,防风 10g,羌活 10g,丹参 10g,钩藤[后下]10g,14 剂,水煎服,每日 2 次。并合用肌苷口服液每次 10ml,每日 2 次。

二诊:服药两周后自觉右眼疲劳和沉重感减轻,右睑裂增宽至 7.5mm。因患者服汤药不便,仍按原治则改用眼科 3 号丸(本院自制),生脉饮及活血通脉片,按常规量服用。

三诊:1992 年 7 月 10 日。自诉长时间看电视不觉眼累。检查:平视双睑裂对称,均为 9.5mm。后因工作繁忙自行停药,病情曾有反复。在原治则基础上,加用金匮肾气丸,嘱其坚持用药 2~3 周后,可间断服药,病情一直比较稳定。

随访:1993 年 4 月 17 日。双睑裂仍保持 9.5mm 宽度。

三、评析

本例病在胞睑,症在无力,根在气虚,治在脾肾。但以治脾为主,兼顾治肾,脾气主升,又主肌肉。胞睑属脾,为肉轮。睑废无力下垂,务先治脾。故以补中益气汤为主治疗。因脾与肾生理上相互影响,脾气的健运有赖肾气的温煦，才能持久发挥升清作用，病程日久注意补肾，有助疗效和稳定病情。

"夫五脏六腑之精气，皆禀受于脾，上贯于目。脾者，诸阴之首也，目者，血脉之宗也，故脾虚则五脏之精气皆失所司，不能归明于目矣。"（《兰室秘藏》）胞睑系肉轮，在脏属脾，脾主肌肉，脾虚则睑肌无力，甚至下垂，并且劳累后加重。故选用李东垣《脾胃论》中的补中益气汤加减治疗。方中黄芪补中益气，升阳固表为主；辅以党参、白术、炙甘草益气健脾；陈皮理气和胃；当归养血活血；升麻、柴胡升提下陷之阳气。全方合用，使脾胃强健，中气充足则眼睑下垂自愈。

眼睑痉挛

一、概述

眼睑痉挛又称眼轮匝肌痉挛，是指单侧或双侧的、间断出现的眼轮匝肌的不随意收缩。通常疲劳、用眼过度、睡眠不足或各种眼刺激症状（如角膜或结膜异物、倒睫、睑缘炎、干眼等）可能导致眼睑痉挛，但消除前述因素并加用中药或/和针灸治疗后，大多可以缓解症状。另有特发性眼睑痉挛多在45~60岁发病，首发症状通常为瞬目过多，且逐渐加重并发展到无法自控的眼睑痉挛，有时伴随下部面肌痉挛（口面部运动障碍），且多双侧发病，可称Meige综合征，其发病机制尚不清楚。西医治疗是将肉毒杆菌毒素注射到眼轮匝肌内，但症状缓解仅能维持1~3个月，而非根治疗法。

中医将本病归于"胞轮振跳"范畴，该病名首见于《眼科菁华录》。《目经大成》称"目瞤"，《证治准绳》称"脾轮振跳"。本病常见于成年人，上下胞睑均可发生，但以上胞多见，可单眼或双眼发病。症见胞睑皮色如常，不痛不痒。眼外观端好，惟胞睑不自主跳动。轻者不药自愈，重者发作频繁，振跳不息。以上睑为主，甚则牵动眉际或面颊。此症多见于中年女性，在情绪紧张、疲劳、久视、睡眠不足等情况下，损伤心脾，气血两虚，筋肉失养，以致筋惕肉瞤，或因肝脾血虚，日久生风、虚风内动，牵拽胞睑而振跳。《证治准绳》认为本病是"气分之病，属肝脾二经络，牵振之患。人皆呼为风，殊不知血虚而气不顺，非纯风也"。

二、验案

例1　韦玉英验案（《韦玉英眼科经验集》）

赵某，男，31岁。初诊日期：1972年3月。

主诉：双眼上眼皮跳动频繁 10 天余。

病史：患者因做秘书工作，开会准备资料加班到深夜，连续 5 天，过度劳累，10 天后双上眼皮跳动频繁，伴有心慌，视物疲劳，影响工作，即来诊治。

检查：双眼远近视力、眼压、眼底均正常，惟面色苍白，唇淡，双上眼皮频繁跳动。舌质淡，苔白，脉沉细。

诊断：双胞轮振跳（双眼睑痉挛）。

辨证：血虚生风。

治法：养血活血，祛风散邪为主，辅以熄风定惊。

方药：当归养荣汤加减：熟地 20g，白芍 15g，全当归 10g，川芎 6g，防风 6g，羌活 6g，白芷 9g，全蝎 6g，水煎服，服药五剂而上证悉退。

例 2　韦企平验案（浙江东阳市中医院会诊病例）

李某，女，46 岁。初诊日期：2014 年 4 月 16 日。

主诉：双眼阵发性眼皮跳动，伴眼干涩 2 个月。

病史：主诉症状时作时止已 2 个月，发作时眼皮跳动不能自行控制，尤其在精神紧张、强光刺激或疲劳后症状加重，视物不能持久，阅读 15 分钟即感双眼酸胀，眉棱骨疼痛。曾在外院服药并穴位注射药物，自觉前述症状仍明显。刻下症见：眼皮跳动，面色苍白，神疲乏力，纳差，夜眠不宁。

检查：视力双 1.0；眼压右 12mmHg，左 14mmHg。眼部前节及眼底正常。舌质淡白，苔薄白，脉沉细。

诊断：双胞轮振跳（双眼轮匝肌痉挛）。

辨证：血虚生风，筋脉失养。

治法：养血熄风，定惊止痉。

方药：养血熄风定惊汤加减：熟地 15g，当归 10g，川芎 10g，白芍 10g，白僵蚕 10g，钩藤 10g，伸筋草 10g，全蝎 3g，远志 15g，10 剂，水煎服，每日 2 次。

二诊：2014 年 4 月 27 日。药后双眼干涩、睁眼困难症状缓解，眼皮跳动频率减少，睡眠改善，神疲乏力，视物不能持久症状尚存，仍守前方加黄芪 30g，10 剂，水煎服，每日 2 次。

末诊：2014 年 5 月 10 日。药后症状明显改善，效不更方，守前方每日一剂，10 剂。

随访：服药后随访 2 个月，诸症皆消，未再发病。

三、评析

例 1 患者体质虚弱，竭视资料，加班深夜，心神过劳，心阴不足，血不养睛而视力疲劳。心阴不足，血不养心，则见心慌。《素问·至真要大论》曰："诸风掉眩，皆属于肝"，因肝主筋而风性动，"掉"在局部则筋惕肉𥆧，血虚生风，风邪入侵，内外合邪，以致筋急振搐而发，故胞轮振跳。方中用四物汤滋阴养血，补血调血为主药；再加防风、羌活、白芷祛风散热，解在表之风邪；全蝎熄风止痉，除入里之风邪。本方以补血为本，内外兼治，故胞轮振跳能够痊愈。韦玉英老师认为本病虽属非致盲目病，但不及时治疗，不但影响学习及工作，且可进而转化为风牵偏视，不能忽略。

例2 韦企平老师选用韦氏养血熄风定惊汤（熟地、当归、川芎、白芍、白僵蚕、钩藤、伸筋草、全蝎）。功用：养血熄风、定惊止痉。其中熟地补血益精；川芎行血中之气；当归补血活血；白芍养血敛阴，缓解痉挛；四物汤补血活血，血滞能通，血虚能补，血枯能润，血乱能抚，补中有散，散中兼收；白僵蚕、全蝎虫类药具有熄风通络止痉；伸筋草舒筋活血以助药力，本方尤适用于血虚或气血亏损，筋脉失养者。只要辨证明确，及时用药，多有良效。

后天性麻痹性斜视

一、概述

麻痹性斜视系斜视的一种，它是由于眼外肌或其支配神经的器质性病变，系一条或数条眼外肌完全或不完全麻痹所引起的眼位偏斜。麻痹性斜视为临床常见病，多为一眼发病，起病突然，伴有复视，头晕，恶心呕吐，步态不稳等症状。

麻痹性斜视有先天和后天两种。先天性多在出生时或出生后早期发生，主要由于先天发育异常、产伤和眼外肌缺如等。后天性麻痹性斜视常急性发病，多因头部外伤、炎症、血管性疾病、肿瘤和代谢性疾病等引起。

中医所称的"目偏视""神珠将反""视一为二"等症与本病近似，如《诸病源候论·目偏视》中说："目是五脏六腑之精华，人腑脏虚而风邪入于目……睛不正则偏视。"《证治准绳·神珠将反》中说："谓目珠不正，人虽要转而目不能转，乃风热攻脑，筋络被其牵缩紧急，吊偏珠子，是以不能运转。"《审视瑶函·视一为二症》中记载："此症谓目视一物而为二也，乃光华耗衰，偏隔败坏矣"。

根据中医五轮学说，胞睑在脏属脾，脾主肌肉，胞睑与眼肌同属于肌肉组织，胞睑开合及眼球运动与脾气之盛衰有密切关系。气血充足则眼球运动自如，若脾虚气弱，中气不足，脉络空虚，气血不荣，目系弛缓，约束失灵；或因气虚，痰湿风邪，乘虚而侵，脉络失调，筋脉挛拘；或为急性热病后惊风、天吊等后遗症。亦有因跌仆外伤，引起经络受损者。故临床上必须审证求因，分辨虚实，方能取得满意效果。

二、验案

例1　韦文贵验案（《韦文贵眼科临床经验选》）

吴某，女，28 岁。初诊日期：1963 年 9 月 13 日。

主诉：左眼复视已一个多月。

病史：一个多月前先有头痛，上月十五日因事生气，第二天突然出现复视，伴有头眩耳鸣，三天后发现左眼内斜，不能外展，经当地医院诊治不见效而来北京治疗。

检查：视力右 0.9，左 1.0，近视力双 Jr1。左眼外展，外上、外下运动均受限制，眼球稍往外转即可出现复视。右眼上下左右运动自如。眼底双视乳头色泽正常，动静脉比例正常，黄斑中心凹反光可见，周边部未发现异常。血压 90/55mmHg。舌质淡红，苔微黄稍腻，脉弦数。

诊断：左目偏视，视一为二症（左麻痹性斜视）。

辨证：肝郁气滞，脉络受阻，风邪侵袭。

治法：平肝清热，熄风解痉。

方药；补肝散加减：车前子[包煎]9g，细辛 2g，茯苓 12g，防风 5g，玄参 9g，黄芩 5g，羌活 6g，党参 12g，石决明 24g，钩藤 5g，五味子 9g，僵蚕 6g，白附子 2g，27 剂，水煎服，每日 2 次。并用磁朱丸，每日 6 克，捣碎，温开水送服。

二诊：1963 年 10 月 28 日。服 27 剂药后，一尺以内复视已消失，偶尔往外斜看可出现复视，近日失眠，血压偏低。查视力右 1.0，左 1.2。左眼球位置已正常，上下左右转动自如。双眼底正常。舌质淡，苔白，脉象沉细。药后筋脉挛急已解，故目偏视基本消失。惟病久气虚，脾胃不足，目系弛缓，约束失灵，以致难收全功。拟益气升阳，宁心安神之法固本培元，以善其后。改用补中益气汤加减：炙黄芪 15g，炒白术 10g，陈皮 6g，升麻 6g，柴胡 6g，党参 10g，炙甘草 10g，丹参 10g，炒枣仁 15g，夜交藤 24g，五味子 6g，14 剂，水煎服，每日 2 次。带回原地服药，巩固疗效。

例2　韦文贵验案（《韦文贵眼科临床经验选》）

赵某，男，11 岁。初诊日期：1957 年 5 月 13 日。

主诉：右眼内斜，伴有复视已两周多。

病史：三周前曾患感冒，发烧，愈后右眼内斜，眼球运动不灵，伴有复视，眩晕，恶心，有时偏头痛，晨起痰多。

检查：右眼内斜，眼球外展受限，向上、向下、向内运动自如。左眼正常。双眼底正常。舌质色稍红，苔微腻，脉浮细而数，稍滑。

诊断：右目偏视，视一为二症（右麻痹性斜视）。

辨证：外感风邪，内有痰湿，风痰阻络。

治法：祛风化痰，舒经活络。

方药：正容汤加减：防风5g，羌活5g，秦艽5g，白附子3g，白僵蚕10g，半夏6g，木瓜6g，胆南星3g，甘草3g，黄松节6g，钩藤6g，全蝎3g，7剂，水煎服，每日2次。

二诊：1957年5月20日。患儿复视减轻，眼球较前灵活，眩晕恶心明显减轻，头痛已消，偶尔有痰。检查右眼尚有轻度内斜，往外看超过正中线仍出现复视，眼球外展仍受轻度限制，欠灵活。仍按前法，原方7剂。

末诊：1957年5月27日。上述症状均已消失，眼球活动自如，近日懒言少动，精神欠佳。检查：右眼已正位，无内斜，眼球上下左右活动自如，右眼底正常。辨证为风痰邪气已消，脾胃虚弱。治以补中益气升阳。改方为补中益气汤加味：柴胡5g，升麻1g，当归身6g，白术6g，炙甘草3g，炙黄芪6g，党参10g，陈皮2g，7剂，水煎服，每日2次。药后一切正常，停止治疗。

例3 韦企平验案

陈某，女性，52岁。初诊日期：2014年10月3日。

主诉：左眼骤然眼珠偏斜，视一为二已1个月。

病史：1个月前无明确原因左眼突然偏斜，视物发双，并有头晕目眩，步履不稳，曾在多家医院诊治，症状无明显改善，遂来院治疗。既往糖尿病史5年，口服降糖药血糖控制不良。

检查：视力右0.8，左0.8。左眼外展运动受限，向上、向下、向内运动自如。眼底检查正常。头颅CT扫描未见异常。舌淡红，苔薄白，脉缓。

诊断：左风牵偏视（左糖尿病眼肌麻痹）。

辨证：风邪中络，脉络失畅。

治法：疏风散邪，活血通络。

方药：养血熄风定惊汤加减：生地15g，当归10g，川芎10g，赤芍10g，白僵蚕10g，全蝎3g，防风10g，鸡血藤10g，伸筋草10g，木瓜15g，15剂，水煎服，每日2次。

二诊：2014年10月20日。眼珠偏斜减轻，头晕目眩、步履不稳消失，惟感神疲乏力，左眼球外展受限明显好转，复视像左右分离明显缩小。治拟益气健脾，祛风解痉。前方加炙黄芪20g，30剂，水煎服，每日2次。

末诊：2014年11月20日。视物无复视，复视像检查正常，效不更方，10剂，水煎服，每日2次，以善其后。

三、评析

本病的病因病机除前所述外，韦老认为和肝郁气滞有关。肝气不舒，络脉受阻，气血不荣，风邪易袭，以致目斜不正。

根据同病异治原则，上两例麻痹性斜视，因年龄和病因不同而治疗各异。

例1发病于暴怒后，用平肝清热熄风之法，辅以益气祛风解痉，服药27剂后，眼位已正，运动自如，复视基本消失。惟血压偏低，病久正虚，中气不足，故改为益气升阳之法，方用补中益气汤加味，因患者失眠，故加炒枣仁、夜交藤宁心安神，服药14剂而告愈。

例2发于感冒发烧后，儿童筋脉脆嫩，易被风邪所侵。内有痰湿，外感风邪，风痰阻络，筋脉挛急而为"目偏视"和"视一为二"。方用正容汤祛风化痰，舒经活络，另加钩藤、全蝎以助平肝熄风解痉之力。服药14剂而明显好转，因病后正衰，复以补中益气汤7剂以扶其正。韦老认为磁朱丸不但有镇肝明目之功，而且能治复视，但磁石为质重难化之品，儿童脏腑娇嫩故未用，所以在治疗上因人制宜很重要。

例3推测是糖尿病特有的微血管病变。长期糖尿病可促使末梢小动脉硬化导致缺血而致神经损害。糖尿病性眼肌麻痹为神经源性麻痹，其中动眼神经损害最常见，其次为展神经，往往以急性或亚急性发病居多，感觉、运动神经均可受累，临床表现为受损神经相应区域的感觉、运动障碍。病程可持续数周到数月，直到侧支循环建立才得以痊愈。方中全蝎、僵蚕、防风祛散风邪，全蝎为虫类药中熄风止痉力强者，能引导各种风药直达病所，使风邪无立足之地；伸筋草、木瓜舒筋活络，同为筋脉拘挛要药；当归、赤芍、川芎、鸡血藤养血祛风通络，取其治风先治血，血行风自灭之义。全方合用共奏疏风散邪，活血通络之效，使风邪疏而散之，脉络通畅，痹证除而复视去。病久气虚，又当加炙黄芪，益气健脾，扶正祛邪。同时糖尿病眼肌麻痹的治疗，尚应以严格控制血糖为基础，早期诊断，及时治疗，多数患者可获得良好疗效。

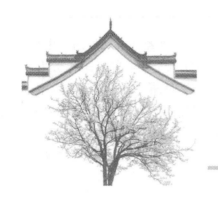

第四部分
医论医话

韦文贵医论医话

补中益气汤升眼压治验

二十三年前，韦文贵老中医在北京某医院眼科病房会诊。患者由西藏自治区转来，系全国群英会的西藏代表，素有"雪山英雄"的称号，赴京开会前夕因施工中雷管爆炸，致使面部及双眼严重外伤，转来北京某医院住院治疗。为竭力抢救患者双眼，使其重见光明，有关方面召集所有在京的著名中西医眼科专家会诊，共同研究治疗方案。讨论中，西医眼科专家认为必须尽快手术治疗，才能保住双眼，但因外伤造成房水外流，眼压太低，不能施行手术，故关键在于迅速提高眼压，创造手术条件，以便及时手术治疗。具体讨论到如何提高眼压，众医沉默寡言，殊少良策。韦老提出：可以先服中药，使其眼压接近正常后再施手术。诊病人：体质中等，面部因外伤出血颜色略显苍白，神疲气弱。双目黑睛受损，神水外溢，当时伤口已封闭，目珠内陷，眼胞按之软而少抗力。脉虚大少力，舌淡边有齿痕，苔薄白。病属中气不足，目珠下陷之症。拟补益中气，提举清阳之法以提升眼压。处方：炙黄芪15g，炒白术10g，野山参6g，陈皮6g，升麻6g，醋柴胡6g，炙甘草10g，当归身12g，水煎服。服十四剂后患者眼压升至5.5/5=17.30mmHg，全身情况好转。由于具备了手术条件，经及时手术治疗，视力恢复到0.8左右。

眼压低而目珠内陷为虚弱不足之症，房水与玻璃体禀受于先天，而依赖后天的濡养和补充。《灵枢经·口问》也说："目者，宗脉之所聚也，上液之道也……液者，所以灌精濡空窍者也"，这两段经文所提的"血气"和"液"与眼睛的泪水和房水以及玻璃体的形成都有一定的关系。五脏六腑之精皆上注于目，脏腑之气又以脾胃中气为物质基础。明·傅仁宇所著《审视瑶函》中记有补中益气汤"治两目日晡紧涩，不能瞻视，乃元气下陷。并治工作劳力，读书隽刻，勤劳伤神，饥饱失节。"并说："中气者，脾胃之气也，五脏六腑，百骸九窍，皆受气于脾胃而后治，故曰土者万物之母。"中气足则五脏六腑之气得充，况本方有提举中气之功，清气津液上承于目，双目得以濡养则眼压恢复有望。韦老在临床中遇有眼压低而兼气血虚弱，中气不足者，每用补中益气汤加减，多获良效。

补阳药小议

一些眼底疾患，如中心性视网膜病变、视网膜脉络膜炎、视神经萎缩、视网膜色素变性等，多属中医眼科文献中的视大为小、视惑、暴盲、青盲、视瞻有色、视瞻昏渺、阴风内障、高风内障等症的范畴，为内障眼病。韦文贵老中医认为，临床治疗当慎用壮阳药，特别是一些峻补之品鹿茸、附子、肉桂、巴戟天、淫羊藿、全鹿丸、参茸卫生丸之类一般慎用。确属阳虚非用不可者，也必须在养阴群药相伴之下，少用一二味温和之品，意图是在滋补肝肾之阴的基础上补阳，以免引动相火。

这类慢性眼疾，均非短期治疗所能奏效，患者整日闭居休养，无所用事，虽眼有病，但全身情况尚可，若滥用壮阳之品，往往造成思念过多，所欲无穷，每致成年之人房劳过甚，年轻未婚患者梦遗滑泄，欲火内动，火耗阴精，对眼不利。医者虽用药补，却如充填漏袋，随补随失，于病无益，每每目疾日甚，故壮阳之品应当慎用。

韦文贵老中医指出：眼科疾患，内障病虚多实少，外障病实多虚少。内障眼病虽有阴虚阳虚之分，但以阴虚者居多。《素问·阴阳应象大论》说"阴在内，阳之守也；阳在外，阴之使也。"《素问·生气通天论》也说"阴者，藏精而起亟也；阳者，卫外而为固。"阴为物质基础，阳为功能表现，二者有密不可分的有机联系，阳虚往往是从阴虚的基础上发展而来，阴虚日久必然会导致阳虚的结果。精明者所以能视万物审黑白辨短长，全赖五脏精血的濡养。肝开窍于目，内障病患，其病位在水轮内应于肾。肝属木主藏血；肾属水主藏精。二脏乙癸同源共藏龙雷之火，是为全身真阳所在。真精充沛，真阳才能旺盛，所以治疗内障眼病应用补药时，在照顾脾胃勿使过腻的前提下，滋阴养血益精明目的药物可重用；补阳壮阳的药物当慎用轻用。阴为物质基础，欲补其虚，达不到一定的数量就不能引起质的改变；阳是阴精的作用表现，补阳应取其巧，在补阴的基础上略加补阳之品，即可起到开启发机的作用，体用并补，功能也就恢复了。若妄用壮阳峻药，非但不能补阳，反因燥烈而引动相火，遂致相火炎炎，热灼阴伤，肾关不固，真精受戕，形成恶性循环，目病随之加重。考先贤仲景金匮肾气丸中以滋养肾阴之六味为基础，仅加桂、附二味益阳，则能补益命门之火，其制方意图亦在于此，医者不可不明此理。

审 方 有 感

韦文贵老中医二十多年前曾去某医院会诊。治一患者，系房山县一男性农民，因割麦时不慎，麦芒刺伤右眼黑睛，而变凝脂翳，进而黄膜上冲（前房积脓性角膜溃疡）。该患者年轻体壮，证见心烦口渴，溲赤便秘，舌红苔黄脉实等症，故辨证为黑睛破损，外邪乘隙侵入，热毒壅盛，上攻目窍，以致黑睛凝脂一片，因三焦实火上灼，故兼有黄液上冲。治以清热解毒，泻火破瘀为主，辅以养阴生津之法。韦老用自制眼球灌脓方：生大黄15g，枳实3g，元明粉6g，黄芩9g，瓜蒌仁9g，银花12g，生石膏15g，夏枯草9g，天花粉9g，淡竹叶9g，水煎服三剂。犀黄散一瓶，点患眼，一日三次。并嘱药后再诊。三日后复诊时患者云：取药时曾与药房司药争吵，因司药接过处方一看，问：此方是人吃还是牛吃？患者甚为生气，答曰：我是人，不是牛，服死不要你管。司药查对签字是中医研究院韦老签名，就照方配给了。韦老闻后甚为诧疑，查原处方，才知是抄方者误将大黄五钱（旧制）抄成五两，当时忙碌中未详查处方，便予签字。再问患者药后如何？云：服药后第一天腹泻两次，后两日每日一次溏便，略有腹痛，患眼视力显著进步，视物较前清晰。检查：患目风轮凝脂明显好转，前房积脓消失。仍以原方三剂进服收功。

诊后韦老反思：盖生大黄味苦性寒，归脾、胃、大肠、肝、心包诸经，可攻积导滞，泻火凉血，活血祛瘀，利胆退黄。其性猛烈，故古人有"将军"之称。《本经》谓其"下瘀血，血闭寒热，破癥瘕积聚，留饮宿食，荡涤肠胃，推陈致新，通利水谷，调中化食，安和五脏。"然久煎则其泻下通腑之功不著而清热解毒活血破瘀之效尚存。故用于通腑泻下，则煎时当后入或沸水泡服；用于清热祛瘀，可与诸药同煎；若避其泻下通便之功更可先煎本品。本例方中大黄剂量误重十倍，但因农家惜药，每每久煎多服，其泻下之功大减而清热通瘀之功发挥作用，加之患者体壮热盛，故幸免至祸。

大黄五两用之于人，实属太过，韦老每念及此事余悸尚存。医者悬系病家性命攸关，当胆大心细，审证求因，慎审处方，不容丝毫差错，特别是对攻下峻药，剂量更要严格斟酌审查，才能无误。今记于此，以为共戒。

（沙凤桐 整理）

治疗眼病要注重胃气

人的两目，乃五脏六腑之精气。而精是藏于肾的，所以眼与肾脏有密切的关系。又因肝开窍于目，《内经》中有"肝气通于目，肝和则目能辨五色"和"肝受血而能视"的说法，故而治疗眼病，着眼于肝肾者甚多。其实，根据中医的五轮学说，以及人体是一个统一整体的道理，其他诸脏和眼的关系也是甚为密切的，特别是脾胃之气，应时时处处注意其健旺与否。东垣说："五脏六腑之精气，皆禀受于脾，上贯于目。脾者，诸阴之首也，目者，气血之宗也。故脾虚则五脏之精气皆失所司，不能归明于目矣。"可知气血之强弱，精气之盈亏，眼目之明晦，都直接受着脾胃之影响。所以临床上不管何轮之疾，一旦出现脾胃之症状，都要立即调理脾胃，使生化之源充足，而有利于眼病的痊愈。

韦文贵先生认为，治病最要紧的是注重病人的胃气。胃气强，食欲佳，脾气盛，运化健，则气血旺盛，即使重症眼疾，也有恢复之望；相反，脾胃虚弱，虽系轻症，往往也不易治愈。因为脾胃极虚之时，连服下之药物也难运化开来，疾病何能向愈？有些慢性病如青盲之类，需要长期服药才能收效。但服药日久，常常损伤脾胃之气，引起食欲不振、痞塞满闷等症，甚至有呕吐不能纳谷者。此时应停攻病之药石，进以养病之饮食，以养脾胃之气。遇久病服药者，韦老常用轻剂，并嘱其隔日一剂，以免伤胃。治至将愈，也常嘱其停药，靠饮食调理以收功。

扶助胃气，是重要的补虚方法。胃气强则饮食进，饮食进则血气生，血气旺盛则五脏之精充盈而眼目明。扶胃气首先要考虑病人的运化能力及饮食喜恶，切忌蛮补。关于药物的用量，韦老提出不宜过重。因吃药亦如吃饭，消化不良的人进食过饱则伤胃，而若遇脾胃虚弱之人，投重剂补药，因消化无力，徒伤脾胃，反致病情加重。所以调理脾胃，须用轻剂助脾醒胃，增进饮食，使饮食有思，运化有权，用药方能见效。

在补肝肾或补心肺时，必须注意脾胃的强弱，不可过用甘寒黏滞之品，以免碍胃。要注意配伍醒脾胃、疏气血之药，使胃纳增加，脾胃之生气健旺，运化有力，方能滋养肺阴，并能使心、肝、肾精血充足。若不顾病人运化能力，一味蛮补，反而损伤脾胃。即使在病之后期，当余邪未尽之时，误补易使病邪稽留，造成病势缠绵。此时倒不如以米麦之属代补药，使正气恢复，病邪可望自退。

番泻叶治疗目赤眵泪

番泻叶味苦而性寒，质黏而润滑，是一种使用方便的泻下药，能入大肠经泻积热而润肠燥，可用于热结便秘之证，惟近代才被用于临床，古书并无记载，用于治疗眼疾的资料则更为罕见。

韦文贵老中医认为本品不但能利肠通便，而且可治目赤红肿、眵多壅结之证。韦老曾遇一在西藏工作的干部，其两目微赤，而两眦常有大量眼眵壅结，视物昏花不清，给予番泻叶 30g，嘱其每用 2~3g，泡水代茶饮之，尽剂而病愈大半，又服 30g，则两目完全恢复正常。盖目眵壅结，多属肺经实热。又因肺与大肠相表里，泻大肠即可清肺热。本品入大肠而泻热导滞，故可导肺经之实热下行，从大便而解。所以，韦老认为凡见白睛红赤，疼痛羞明，眵多泪热之证，均可用番泻叶治疗。而且本品可用开水浸泡代茶，服用甚为方便，颇受患者欢迎。应当注意的是本品的用量：小量使用可清肠胃之热而开胃进食；用 5~10g 即可在 2~3 小时内发生肠鸣、腹痛而致泻；过量则会引起恶心，甚或呕吐。所以，若非胸腹胀满，便秘不通而需要峻下者，用量一般在 3g 以下为宜。

谈谈"釜底抽薪"法

临床上常有这样的情况，即不少急性外眼病，用下法治疗常常收到满意的效果。这说明外眼病属于实火热毒者甚多，临床上要首先考虑一下是否适用于下法。如果病人兼有烦躁不宁、大便秘结的症状，或无大便秘结而眼部属于热毒交炽者，只要病人体质壮实，均可用下法直折其势。待病人畅泄多次，其眼部红肿疼痛、畏光羞明等症状，常可立即减轻，而收到立竿见影之效。就好比抽去锅底正在燃烧的柴草，以降低锅内的温度一样，是一种十分迅速、灵验的退热方法，故名"釜底抽薪"法。

眼目虽然居于头面，但其通过经络的联系，和五脏六腑有着十分密切的关系。如胃之经脉，起于目下，入齿、环唇，循咽喉、下膈、属胃。胃肠积热，可直接通过经脉上干目窍。泻其肠胃之热，则能直折其上炎之火热，使目赤胞肿、虬脉纵横、热泪如汤、翳膜遮睛、头痛如劈，甚或目珠灌脓等眼病急性症状，均能得以迅速控制。

眼科疾病，特别是外眼病，常常是由实火热毒所致。金代名医张子和说过："目不因火则不病。"这种说法虽不免过于片面，却说明了眼病属实热邪毒为害者甚多。而"釜底抽薪"属于寒下法，是用寒性而有泻下作用的药物通泄大便，从而泻出体内实热的治法。此法不仅能清除肠内的宿食燥屎，还能荡涤实邪热毒从大便而出。所以说，"釜底抽薪"是治疗外眼病重要的方法之一。

韦老在眼科常用的泻下剂有三个经验方（处方内容见韦文贵经验方）：①泻火解毒方；②眼珠灌脓方；③破赤丝红筋方。

下面介绍几个病例：

例一　陈某，男，10岁，门诊号79607。

患儿因双眼红肿眵多，畏光流泪10天，于1964年8月22日就诊，当时观其双眼白睛红赤，痛涩难睁，灼热羞明，眵多而黏稠。兼有大便燥结，小便色黄，舌苔薄黄而腻，脉象弦数，诊为暴风客热，证属脾肺风热壅盛，治宜泻火通腑，兼以清热祛风之法，用泻火解毒方加清热祛风药：

生锦纹12g，炒枳壳6g，玄明粉6g，生地15g，草决明9g，黄芩5g，炒栀子9g，连翘6g，荆芥5g，生甘草3g。

此方共服五剂，则大便通畅，小便变清，羞明涩痛减轻，眵泪减少，惟白眼稍有充血，证属风热未尽，又给荆芥、蝉蜕、防风、苏叶、木瓜、黄芩、桔梗、连翘、草决明等疏风清热药，数剂而愈。

例二　赵某，女，14岁，门诊号63317。

患者1961年至1963年患巩膜炎多次复发，1963年9月26日因右眼红肿疼痛、畏光、伴有流泪，在北京某医院治疗一周，因对氯霉素、阿托品等药物过敏而改中药治疗。就诊时右眼睑中度红肿，痉挛，风轮周围抱轮红赤，白睛上血丝满布，舌质较红，苔薄白，脉象细数。证属肺热乘犯肝经，热毒壅盛，阻血运行，脉络瘀滞，故红肿痛剧。治疗给予疏风清热、平肝明目之药，如防风、荆芥、苏叶、木瓜、黄芩、连翘、决明子、焦栀子、桑白皮、石决明等，连服七剂，再用犀黄散点眼，效果并不太明显，七日后症状基本同前。因悟到肺与大肠相表里，泻大肠即可以泻肺热，用"釜底抽薪"法收效岂不更快？于是又给泻火解毒方合桃红四物汤加减煎服：

生锦纹10g，玄明粉6g，生枳壳5g，桃仁3g，红花2g，赤芍10g，当归尾5g，生甘草3g，白菊花5g，密蒙花5g。

上方内服五服，则自觉诸证悉减，大便通畅，白睛上血管充血及抱轮红赤均已减轻，因峻下之剂不可久服，后改用清热凉血之剂，如广牛角、白芍、生地、丹皮、黄芩、白菊花、苍术、六一散等，数剂而愈。

例三　二十年前韦文贵老中医曾遇一六十岁老妇，患黄液上冲症，风轮内黄色脓液已掩及瞳仁，黄仁和风轮上之凝脂白翳粘连在一起，瞳仁偏向一侧，兼见抱轮红赤，头目剧烈疼痛难忍，叫苦不迭。韦老对她说："视力已经不能恢复，但红赤疼痛可除。"于是处以前述眼珠灌脓方五剂，其中大黄用至21g。当时有医生在侧，吃惊道："患者年纪高迈，服如此峻下之剂岂不有虚脱之虞？"韦老说："经有'有故无殒，亦无殒也'之言。此人年纪虽高，但体质壮实，服之无碍。且如此毒热壅盛之候，不峻下何以折其凶猛之势？"患者依言服，药后仅拉稀屎数次，并无大泻，而头目疼痛大减。连服五剂之后，风轮后脓液竟获全消，疼痛及抱轮红赤诸症均已消失，又处以清热养阴之剂以善其后。惜风轮所留冰瑕翳及瞳孔欹侧之症，已属不能恢复之疾。

应当注意的是，上述峻下之剂只可暂服，不可久用，以免损伤脾胃，使正气耗损而病势缠绵。万一有服上述泻剂而泻下过多者，可饮冷开水一碗，泻即立止，不必惧怕。下后再结合具体情况，权衡标本缓急，采用适当的治疗方法。总之，治病贵在随证变通，不可偏执一端。

（卢丙辰　整理）

韦玉英医论医话

漫谈视力疲劳症

1969年，朝鲜医疗考察人员来我国了解中医治疗视力疲劳症的情况，组织上派韦玉英医师参加学术交流会议。会上，韦医师谈了中医对本病的看法和个人临床治疗体会，引起朝鲜朋友的极大兴趣。今述于此，与诸同道共同切磋。视力疲劳症主要表现为注视物体时间长久后，产生眼胀、眼睑无力、视物模糊、头痛、眉骨酸痛等症状，甚者则伴有恶心，待休息后则症状改善或消失。现代医学把本症分为视网膜性视力疲劳、肌肉性视力疲劳、调节性视力疲劳等。中医眼科临床的青风内障、圆翳内障的早期、视瞻昏渺、视瞻有色、经脉目病、产后患眼、目病干涩、视近怯远、视远怯近、辘轳转关、视惑等证均有不同程度的视力疲劳症，但也有视力、眼压和眼底均正常而视力疲劳者，患者痛苦万分，医者往往忽略。从病因病机来分析，有属阳虚气虚，阳气不能上承于目而致视力疲劳者；有属阴虚血虚，阴血不能濡养于目以致视力疲劳者；或因玄府郁闭，目窍失养以致视力疲劳；亦有肾精亏竭，精明涵养乏源以致视力疲劳者。证型颇多，不能一概而论。每一证型，必然在眼部及全身症状、客观体征及舌苔脉象上有其相应的表现。所以临床治疗，必须结合眼部的其他症状和全身情况进行辨证施治，分析具体情况，制定切合实际的治法和处方，才能取得良好的效果。韦玉英医师通过多年的临床体会，认为本症以虚证居多，而血虚、阳虚二者尤为多见。她在临床中治愈本病甚多，兹举二例说明之。

1968年曾治一患者黄某，女性，26岁。分娩第一胎出血较多，本应产后逸养调摄，但患者年轻，不注意产后休养，产褥期连续看小说三部，兼织毛衣。满月后即感眼胀、眉骨酸痛，阅读15分钟则眼胀难忍，伴有头痛、恶心，自述经常心慌心乱。初疑为青光眼，经查，远近视力、眼压、眼底均为正常。望其面色苍白，舌质淡白，脉沉细。证属产后血虚，用目过久，久视伤血，血伤目危。《素问·金匮真言论》曰："东方色青，入通于肝，开窍于目。"《素问·五脏生成篇》亦曰："肝受血而能视"。今肝血不足，目失濡养故珠胀眉痛。心主血，其华在面；舌为心之苗，血虚则面色苍白，舌质淡白。心主神明，血不养心则神不守舍，故见心慌心乱。血虚则风邪乘隙而入故见头痛。此为血虚受风，目力过耗之证，治以养血祛风之法，方用当归养荣汤加蔓荆子为治，进药十四剂症状悉消而痊愈。

另一男患，年四十许。因患肺炎而服寒凉之药甚多，病虽治愈，但觉眼球隐痛，眼睑无力，阅读书报超过10分钟则疼痛加剧难忍。曾在某市医院检查，远近视力、眼压及眼底均正常。经治无效，来京就医，患者于苦恼万分中求治中医。韦玉英老中医观其精神萎靡，面色较淡，脉微细而舌体胖。证属重病之后气血亏损，又因服用寒凉药太过，折伐阳气，以致血凝气滞，清窍失充，故宜益气升阳、养血祛风为治，投以助阳活血汤：黄芪20g，当归12g，炙甘草5g，升麻3g，柴胡3g，白芷3g，防风6g，蔓荆子3g。方中重用黄芪益气补虚温阳；当归养血活血调阴；二者配合，气血兼顾，阴阳相得。复以升麻、柴胡舒肝升阳；防风、白芷、蔓荆子祛风止痛；甘草和中缓急，调和诸药。服药十剂诸症全消，患者颇为满意。

撞击伤目治验点滴体会

本病相当于现代医学的眼钝挫伤，眼球外观完好，因受撞击而暴盲或视瞻昏渺，睛珠胀痛，瞳神散大，重则血灌瞳神。

临证中对本病时有所见。如例1，张某，男性，17岁，右眼被顽童弹弓击伤，当即失明，经本市某医院急诊治疗，诊断眼挫伤后前房出血，眼底看不进，给服止血药而回家，翌晨眼胀难忍，白睛红赤，即来求治，余观其白睛混赤，血灌瞳神，肿胀疼痛，视力眼前手动，证属血瘀化热生风，急宜凉血止血，适加散瘀止痛之品，给服生地黄、炒蒲黄、旱莲草滋阴凉血止血，加大蓟凉血止血，破血消肿，复加五灵脂行血破瘀而达止痛，服药五剂前房出血基本吸收，眼痛明显减轻，改投除风益损汤十四剂而全部告愈，视力恢复1.5。

例2，高某，男性，14岁，5天前左眼被煤球击伤，当即视力减退，来诊时述视力模糊、视物变形、羞明、眼眶痛、偏头痛等症状，瞳神散大约7毫米，眼底黄斑部水肿范围约三个视盘直径，视网膜有弥漫细小渗出，诊断为外伤性瞳孔散大和视网膜震荡，视力左眼0.6，近视力耶格表3，中医辨证为撞击伤目，脉络受损，外邪乘虚而侵，局部血凝气滞，给服除风益损汤去前胡，藁本易细辛，炒荆芥散风止痛，因炒荆芥有去瘀止血之功。加灵磁石、五味子，磁石为补肾益精，重镇安神之品，五味子酸咸入肺肾二经，而有滋肾阴之效，韦文贵先生常用磁石和五味子缩瞳，因瞳神属肾，用磁石补肾重镇之力助以五味子酸入肾经而有收敛之功，二者合用，每获奇效。服药五剂，眼眶及偏头痛悉消，视物变形已不明显，瞳神较前缩小，查为5.5毫米，眼底黄斑区水肿范围缩小，渗出减少，但夜卧欠安，仍守前方，去细辛加决明子清肝明目，用山萸肉以助安神缩瞳之力，因山萸肉味酸而收敛，并有缩瞳之效，服药十二剂，瞳神恢复正常约3毫米，视力恢复1.5。给犀角地黄丸20丸，日服二次，每次1丸，借以巩固疗效，停止治疗。

韦玉英对本病的证治体会如下：

1. 撞击伤目应首辨是否出血，肿胀。若热胜生风，风动迫血所致。《素问·阴阳应象大论》说："风胜则动，热胜则肿"，治疗上应以凉血止血，化瘀止痛立法进治。凉血则血热减而肿胀消，化瘀则脉道通而血自止。

2. 撞击伤目，若患者主要表现为瞳神散大，视物变形，视力减退。这是外邪乘虚内侵，水轮受损所致。治当祛风缩瞳，补肾逐瘀。祛风以散内侵之外邪，补肾以收耗散之精气。缩瞳药中磁石配五味子力强，祛风药中，荆芥、细辛合用尤佳。

3. 撞击伤目，因被顽童用弹弓或乱掷石块、煤球等物击伤者不少，所以对于本病防治，必须依靠学校和家长加强对儿童或青少年进行教育，树立良好的社会风尚，引导他们参加正当的文体活动，避免本病的发生，这才是"不治已病治未病"的良策。

滋补肝肾法治疗玻璃体混浊

根据中医五轮学说，瞳仁在脏属肾，肾主水，故曰水轮。现代医学的眼底病和玻璃体混浊，均属瞳仁内部疾患，所谓从内而蔽，外不见症。"肝开窍于目"，"肝和则目能辨五色"；《银海精微·序》曰："肝肾之气充，则精采光明，肝肾之气乏，则昏蒙眩晕。"说明肝肾和眼的关系密切。韦医师在临床常用滋补肝肾法治疗玻璃体混浊，疗效颇佳，现试举治验一例如下。1958 年 9 月，黄某，女性，22 岁，双眼原有视近怯远症，两年来，眼前有团块状黑影，随眼飘动，如蝇蝶飞舞，仰视则上，俯视则下，看书即挡，头痛腰痛，头晕目眩，失眠健忘，影响工作，经本市某医院诊断为双眼屈光不正（不能矫正），双眼玻璃体混浊，经治未效。患者悲观失望，想进盲校，经友好劝阻，介绍求治中医。初诊视力右眼 0.1^{+1}，左眼 0.3^{-1}，双近视力，耶格表右 2^{-1}，左 2^{-2}（均模糊），散瞳所见，近视性眼底，玻璃体呈团絮状混浊，中医诊为云雾移睛，脉细尺微，舌淡红，证属肝肾不足。睛内神膏系肾之精气所化，目为肝窍，思神膏浑浊乃肾不足而肝血虚，肾藏精，肝藏血，肝肾不足，清窍失充而头晕目眩，头痛腰痛，血不养心而失眠健忘，法当滋补肝肾，投以六味地黄汤加桑叶 10g，黑芝麻 10g（桑麻丸），制首乌、枸杞子各 15g，菟丝子 10g 以助滋补肝肾之力，复加当归身养血补血，再以柏子仁补心宁神，水煎服。服药一个月，视力进步，右眼 0.6^{-2}，左眼 0.5^{-2}，双眼近视力正常，惟视力疲劳、眼胀、黑影减少，其他症状悉消，韦医师认为"通则不痛，痛则不通"，是"痛者气血不通"之意。局部血凝气滞，故眼胀，视力疲劳，仍宗原方去柏子仁、泽泻，加茺蔚子、夜明砂破瘀益精明目，并服磁朱丸，日三次，每服 3g，温水送下。续服汤药一个月，视力上升为右 0.6^{+1}，左 0.5^{+2}，黑影明显减少，症状全消，情绪乐观。因上班不便，给服明目地黄丸，日服两次，每服 1 丸（9g重），明目羊肝丸每日 1 丸（9g 重），继续服用近两个月，双眼视力恢复 1.0，散瞳检查玻璃体已呈少许尘埃状混浊，眼底同前，改用霜桑叶（去根茎）60g，黑芝麻 60g，青葙子 60g，共研细末，水泛为丸，为绿豆般大，日服三次，每服 6g，服完为止，停止治疗。

眼病寒热真假不可不辨

医者，意也。辨证论治当胆欲大而心欲细，智欲方而行欲圆。眼科辨证，更当详审眼部症状及全身情况，综合分析，才能正确认识疾病，予以恰如其分的治疗。切不可仅注重局部而忽略全身情况，甚至拘于某一方药治疗某一眼病的生硬格局，丢失了中医辨证论治精髓，以致被假象所迷惑造成误治。同内科疾病一样，眼证往往也因病人的体质、年龄、生活环境、工作特点及外邪的强弱、性质不同而造成寒热交错、真寒假热、真热假寒等错综复杂多种多样的病机，所以必须仔细了解病情，注意观察分析每一个细小环节，辨其寒热真假，方能透过现象，抓住本质。韦玉英早年曾治 1 例，因小有疏略，几成大错，至今铭记于心，自觉甚有所得。患者男性，系某学院讲师。两个月前突感右眼视物模糊，变形变小，眼眶酸痛，并神烦口干，腰背酸痛，脉细数，舌红少苔。视力右 0.5，近视力耶格表 3，眼底黄斑部水肿约 1 个乳头直径，内有黄白渗出点，中心凹反射未见。辨证为肝肾不足，阴虚内热之证。诊断：中心性浆液性视网膜病变属阴虚火旺型。治以滋阴降火，平补肝肾之法，方用知柏地黄汤加味：炒知柏各 9g，生地 20g，淮山药 10g，丹皮 10g，茯苓 10g，泽泻 10g，山萸肉 10g，淡竹叶 6g，生石膏 15g，水煎服。服药三剂后，眼症未见好转而增头晕目眩，少腹隐痛，大便溏稀，一日五六解。韦医师闻之甚惊，详询其情乃知患者平素便溏多年，喜热饮食，夜间畏寒盖被较厚，才恍然大悟，自责此前问诊不详，辨证有误。患者虽有口干神烦，舌红脉细而数之标象，但平素畏寒便溏，本为命火不足，脾肾阳虚，此真寒假热之证。阳虚正衰，复用寒凉克伐势必腹泻隐痛诸症不效，急以温补命门，益气健脾之法，脾肾兼顾，逆流挽舟以图补救。方用：上肉桂研末分冲 0.5g，熟附片 6g，熟地 15g，淮山药 10g，茯苓 10g，丹皮 6g，泽泻 6g，山萸肉 6g，党参 10g，黄芪 6g，炒白术 10g，水煎服。进药七剂后上症明显减轻，大便由稀转溏，日一二解，腹痛亦消。仍宗原方并加重温阳健脾药的剂量为：肉桂末 1g，熟附片 10g，另加炒苡米 10g，服药 14 剂后视力增进，右 0.8^{+1}，近视力耶格表 2^{+1}，眼底黄斑区水肿明显减轻，渗出部分吸收。原方再进十四剂后视力右 1.2，近视力耶格表 1，眼底水肿消失，渗出吸收。因患者时觉眼痛，予补中益气汤七剂，益气升阳，巩固疗效而获痊愈。

眼科子类明目药琐谈

古人认为："诸子明目"，多种子仁类药可入目以疗目疾。在《千金要方》中，孙思邈常用的治疗眼病药约百余种，子仁类药就占 21 种。代表方剂有补肝，治眼漠漠不明的瓜子散方，又名十子散方。《本草纲目》卷四，治昏盲所列中药，其中"草部"46 味，明确记载可明目的子类药 10 味。收辑明代以前医籍 150 多种加以汇编成书的《医方类聚》眼门类中，有九子丸治疗久患风毒眼赤，日夜昏暗；槐子丸治疗肝虚风邪所致目偏视等方。双眼雀目夜盲则用决明子、地肤子两味治之。以子类药冠称治疗多种眼病的丸散汤剂也很多，如青葙子丸、芜蔚子丸、决明子丸、车前子散、五味子丸、蔓荆子汤等，至于加用子类明目药的眼病专方更是不胜枚举。韦玉英老师认为临床应用这类药应注意三点：

一、子类明目药应辨证组方

并非眼病均可随意加之，尤其多味子类药组方必须以法统方，药随证加。

如顾锡所著《银海指南》中，治疗青盲和圆翳内障的方剂常多种子类药并用。卷三所载加减驻景丸、四物五子丸、六味五子丸及田氏五子饮等治疗肾亏血少，视物模糊，均以数种子类药合用以达补虚明目之效。《审视瑶函》中以三仁五子丸治疗体弱眼昏，内障生花，不计近远的视瞻昏渺症，主证必有肝肾不足所致诸证，其效才佳。常用四物五子汤治疗心肾不足，肝肾阴虚的多种内眼病，四物活血养血，五子补益肝肾，但不必拘泥，可少则三子、四子，多则七子、八子，总随证候而变通。如治疗一例视网膜中央静脉阻塞患者，53 岁，女性，眼底出血吸收后视力仅 0.2，不能矫正，经裂隙灯前置镜和荧光眼底血管造影，证实为早期黄斑囊样变性。有的医家认为视力不可能提高，结合病人年龄，全身情况，辨证属肝肾阴亏，以四物五子汤为主补肾养肝，加强子类明目药和活血理气药，坚持服汤剂 40 剂后，病人视力增至 1.0。

二、子类药明目途径有别

枸杞子甘平，入肝、肾、肺三经，凡肝肾阴虚所致视力减退，头晕目眩的内障为患均可加用。青葙子则通过清泄肝火，退翳明目取效。《秘传眼科七十二症全书》将中药分门别类，其中子类药按其归经功效分属专列的明目要药 11 味中，子类药占 5 味之多。韦氏认为子类药明目大致可分三类，一类性味甘苦偏寒凉，以清泄为主，如车前子、地肤子、决明子、青葙子、茺蔚子、牛蒡子、槐角子、蔓荆子、葶苈子，再按归经各司其主。地肤子凉血利膀胱热，清热利水明目；牛蒡子疏散肺经风热，去翳明目；蔓荆子散肝经风热、清利头目止痛明目；茺蔚子活血化瘀，清心凉肝明目。一类性味甘平以滋补肝肾为重，如菟丝子、枸杞子、女贞子、桑椹子、楮实子，多入肝肾二经，补益肝肾之阴而明目。但女贞子为清补之品，补而不腻，惟性偏凉，脾胃虚寒之体久用时应佐以温补之品。另一类味甘酸涩，性温或平，收涩固脱以取效。如五味子、金樱子、覆盆子、莲子。其中五味子收敛肺气而滋肾水，补虚缩瞳明目；莲子养心益肾，补中收涩，通过适当配伍可交通心肾，清心安神明目，或补脾止泻，使气血生化有源，目得荣濡而明；金樱子、覆盆子益肾固精缩尿，肾精充沛，血有所化，目有所养而能视。所举三种子类明目药，四气五味归经有别，治疗眼病殊途同归以达明目。

三、子类明目药可治兼证

子类药根据药性既可并用，加强药效，也可单用各取所需。眼病兼有风热头痛，头沉昏闷。目睛内痛可加蔓荆子，疗风止痛；视网膜脱离或中焦湿热偏重，可重用车前子清热利湿，消肿明目；老年性眼病伴有热结便秘或肠燥便秘者，倍加决明子润肠通便；精气耗散，瞳孔散大可加五味子、覆盆子补虚固精，缩瞳明目。凡此不一一遍举。当然，子类药亦有不同禁忌，瞳孔散大，血虚无瘀者慎用茺蔚子；肝肾阴虚及青光眼者忌用青葙子；五味子收涩功高，但有外邪者，不可骤用，恐闭门留寇，必先发散后用之乃良；脾虚便溏或虚寒泄泻较重者，不宜用枸杞子、女贞子，若确属病情需要，则可加用甘温健脾的党参、炒白术等以制约其阴润之性。

视物变形宜辨病辨证合参

1990 年底，韦玉英老师遇 1 例女性患者，32 岁，工人。主诉左眼视物变形，视直如曲已两周，自认为和加班、工作劳累、睡眠不足有关。检查右视力 1.2，左 0.6，不能矫正，左眼底黄斑部轻度水肿，范围约三分之二视乳头直径。初诊考虑左中心性视网膜病变，结合四诊，患者视力疲劳，眼睑无力，神疲面黄，纳谷不香，睡眠欠安，二便如常，舌质淡红，脉细弦，辨证为劳伤心脾，脾虚失运，水湿不化，浊阴上泛于目，清阳下陷不升。方选补中益气汤加茯苓、炒苡米、炒枣仁、益气健脾，利湿消肿，服药 21 剂后，全身症状明显改善，惟视力不增，视物仍变形，眼底望诊黄斑水肿不消，且范围扩大，并见稀疏散在黄白硬性渗出小点，按原方治则加陈皮。7 剂后患者自诉左眼前上方视野内隐见一暗淡长条阴影，经散大瞳孔，配合三面镜详查眼底，发现左眼下方、颞下方周边视网膜青灰局限脱离，并于周边 4 点处见一楔形视网膜破口，其四周网膜色泽污秽，分布灰白细线状或网格状变性灶。诊断为原发性视网膜脱离合并黄斑部水肿，嘱其先行手术治疗，术前可继续服完原方。1 个月后病人复诊，视网膜脱离已手术修复，但黄斑部仍见水肿光晕及渗出，视物变形，以原方化裁，健脾利湿为主，益气养血活血为辅，并加服琥珀还睛丸补益肝肾明目。用药 4 周后检查，左视力恢复至 1.0，视网膜复位良好，加压嵴上可见色素增生，黄斑部水肿消退，色素紊乱不均，视物变形消失。检查爱姆氏小方格表，中央小方格垂直线仍轻度弯曲。用本院自制眼科 3 号丸和明目地黄丸口服巩固疗效。

该病例诊治疗程共 3 个月余，虽辨证正确，但视物变形的根本病因未消除，故疗效不显，病根铲除后，仍按原治则用药，速见其效。说明对主诉视物变形者，辨病不可不细。西医认为，凡所视物像扭曲畸形、拉长、变扁，辨物失真均可称为视物变形症，多与视网膜病变有关，尤其黄斑部有水肿、出血、渗出物、瘢痕牵引等更易诱发视物变形。临床上，后极部病变，如外伤后黄斑水肿，中心性视网膜病变，黄斑盘状变性等，辨病常易一目了然，十分明确，但一些远离黄斑区的隐蔽病变，经验不足者常易忽视，如周边部色素膜炎，视网膜早期周边脱离，视网膜血管炎，外伤或术后长期低眼压，球后肿瘤压迫眼球，甚至全身性疾病，均可不同程度波及黄斑而致视物变形，故辨病应全面细致，避免漏诊。

一旦辨病正确，又当审证论治，中医眼科常把各种视物变形，如"视直如曲""视大为小""视小为大""视正反斜"等统归于"视惑"或"妄见"范畴内，根据古代文献记载和韦氏临证经验，视物变形分型施治，疗效可靠。肝肾阴虚型，多由房劳伤精，神劳伤血，精血亏损，不能上充清窍所致，治宜补益肝肾，方选杞菊地黄汤或明目地黄丸；若阴虚火旺者，治宜滋阴降火，养血活血，方选滋阴降火汤或知柏地黄汤加减；肝气郁结型，多由精神刺激，情志抑郁，肝气不舒，目窍失养所致，治宜舒肝解郁，方选丹栀逍遥散去生姜，酌加茺蔚子、决明子；脾虚气弱型，多由脾运失健，水湿不化，清阳下陷，浊阴乘虚凝聚目窍，或水湿上泛于目所致，治宜益气升阳，调脾健胃，方选补中益气汤或香砂六君子汤加炒苡米健脾利湿；心脾两虚型，多由劳伤心脾，气血亏损，脉络空虚，血不养睛所致，治宜补益心脾，方选归脾汤加减，或助阳活血汤加减；气滞血瘀型，多由外伤或久病，脉络气滞、血行不畅，不通则痛，一般病程较长，治宜活血破瘀，方选血府逐瘀汤，酌加夏枯草、三棱、莪术等软坚散结之品，若余邪未尽，正气未复，可加党参、太子参、生黄芪等益气活血、扶正祛邪。另有湿热熏蒸，头风痰火、肝阳上扰等不同证型，不一一例举。总之，视物变形虽仅四字，所含内容却十分丰富，孤立辨病，忽视整体，不能发挥中医全身调理的优势，只重全身，辨病不慎，又漏失局部病因，造成误治失治。故辨证毋忘结合辨病实为治疗视物变形等多种眼病的可靠途径。

活用成药，方便有效

中成药是根据疗效确切，应用广泛的中药单方、秘方、验方，经过精心研制生产的现成药剂。早在《内经》中就有丸、散、膏、丹等中成药的记载，张仲景所著《伤寒杂病论》中对中成药的配伍、制作、服法、禁忌等论述较为详细，历代中医眼科对中成药的临床应用也十分重视，如《审视瑶函》中共列108症，367首方药，其中丸类成药近90首，约占1/4。《目经大成》"凡例"中说："药用汤者，盖荡之也，治暴病用之。散者散也，治急病用之。丸者完也，治缓病用之。"明确提出了丸散成药，病急病缓，酌情用之。更有石寿棠所撰《医原·用药大要论》记载："燥病当用膏滋，湿病当用丸散。燥病扶湿，润药用炒，或用水丸；湿病化燥，燥药用蒸，或用蜜丸。"足见古代医家早已擅长以多种中药剂型治疗不同疾病。迄今，随现代科学的发展，许多用新工艺提炼、炮制的中成药剂型，如散剂、液剂、片剂、膜剂、胶囊剂及袋泡剂等，更为众多医家拓宽了用药思路，也使病家乐于服用。

中成药使用方便，适于携带，药性多平和，毒副作用小，如能正确合理应用，同样有助巩固提高疗效。但临床上中成药种类繁多，据不完全统计，目前已有近6000种注册中成药可供医疗使用，虽然明确注明治疗眼病的中成药仅几十种，但根据中医治病重视整体观念及异病同治、同病异治的特点，通过辨证论治，许多其他中成药同样可用于眼病防治。由于中医学术流派不一，用药风格各具特色，造成许多中成药为同名异物或同物异名，更有名不符实者，这又为正确选用成药，投其病所造成困难。我不赞同那种认为成药人人会用，按图索骥，或投其病家所好，惟求便利，不究病证，广开泛用的不实医风，如此治病，只能贻误病人，浪费药材。眼科用中成药，除应了解所选用成药的功能、主治、服法用量、注意事项外，对其主要成分，处方来源也应知道。尤其一些常用重要的中成药更要追本溯源，知其源流衍化过程。如地黄丸类药，六味地黄丸脱胎于《金匮要略》的金匮肾气丸，宋代《小儿药证直诀》所创其名，以治小儿肝肾阴虚不足之证。随后衍化的杞菊地黄丸、明目地黄丸及知柏地黄丸等均属当今治疗眼病良药，虽组方略有小异，但万变不离其宗，方中三补三泻，六味要药不动，只要辨证以肝肾阴虚为主均可选方用之。又如明目地黄丸一药，因各地不同药厂研制，成分有别，有选自宋代《太平惠民和剂局方》的明睛地黄丸加味，其六味地黄加石斛、丹皮、菊花等；有选自明代《万病回春》中明目地黄丸加味的，以杞菊地黄八味加当归、白芍、白蒺藜、煅石决明。临床治则大同小异。应强调中成药在眼科运用并非像西药治病，针对病源、病因用药，而是以中医基本理论为指导，不离专科辨证特色，谨守病机，分型选药。具体运用的点滴体会如下：

1. 辨证立法，以法统方。如视神经萎缩，临证有头晕耳鸣，目干昏蒙、腰膝酸软，脉细数舌质红，属肝肾阴虚型，可选杞菊地黄丸补益肝肾，若为脾肾阳虚型，投以附桂八味丸治之。各类青光眼属中医五风内障类，中医用药不管其开角或闭角、原发或继发、术前或术后，只要眼压控制良好，全身症状较多的，均可辨证选方。如有头痛目胀，口苦咽干，目赤耳鸣，小便短赤，大便干，舌红苔黄脉弦数等，为肝胆实火型，可用龙胆泻肝丸或片；肝郁气滞型可用丹栀逍遥丸；若为肝肾亏损有虚火，可用石斛夜光丸平肝清热，滋肾明目。另见内眼手术或外伤后眼压过低，可用补中益气丸补中升阳，充实眼压，尤其对兼有头晕气短，脾虚泄泻等中气不足者，更为适宜。

2. 辅助汤药，发挥药效。在汤剂药力不足或兼证过多时，可加中成药协助主药攻伐主证，速解其病，或充当佐药顾及兼证，如小儿温热病后热邪壅盛，热极生风，肝风内动的青盲内障，多为肝经风热所致。除用钩藤熄风饮平肝熄风，清热解毒外，再依不同兼证，喉鸣痰多用安宫牛黄丸豁痰开窍，抽搐拘急以紫雪丹镇痉开窍，但这类成药芳香辛散，走窜力强，仅用于急救治标，中病即止，不可长服。小儿青盲后期如为脾虚气弱型，兼见四肢麻木、筋骨痿软，步履艰难的，除以益气聪明汤补气健脾明耳外，常加虎潜丸或木瓜丸等舒筋活血通络，以利肢体恢复。此外，在病情需要虚实兼施，攻补选用，寒热同治，气血并调时也可汤丸并用。如《银海指南·卷二》"用药法"一节，遍举数例治验可资参考。

3. 慢性眼病，汤、丸交替。病情需要长期服药，尤其是顽固难愈的部分眼底病，可汤药、成药交替服用，或隔日，或5~7天分阶段轮流服用，亦可同日内晨取汤药、晚投成药，或以汤药取效后，用成药巩固疗效善后。如经验方犀角地黄丸药性平和，可滋阴补肾，平肝祛风、清心凉血，对阴虚肝旺的各类眼底出血，慢性开角型青光眼，在出血控制或眼压正常后，服用本方对缓解全身症状，防止病情复发有一定作用；老年性白内障初发到完全成熟失明，病程漫长。大多医家不主张汤剂治疗，病人也难以坚持长期汤药治疗，至今对全身无特殊症候的初期老年性白内障可用障眼明片长期服用。该药健脾补肝，升阳利窍，退翳明目。也适用于视力疲劳，精神困倦，头晕眼花，腰酸健忘，胃纳欠佳的陈旧性眼底病，久服多无不良反应，如有口干者可加淡盐水或菊花水送服。若早期白内障，肝热偏盛，素有痰火者，可选内障蕤仁丸（《经验选》）。至于传统治疗白内障的磁朱丸，组方中虽有六神曲健脾消食，但所含煅磁石类金石药物久用多服难免有损胃气，尤其老年人脾胃之气多偏衰，故不提倡多用此药。

4. 取代汤剂，缓图其功。病情需要治疗，患者无煎服汤药条件或组方缺药严重无法施以汤剂的，只能取其"丸者缓也，不能速去病舒缓而之也"，以免中断治疗。鉴于中成药力单效缓，又不能像汤剂可随证组方化裁而照顾到每个病人或各种病症的特殊性，故成药的选用应尽量遵循方剂的组成原则，可两种或两种以上中成药并用或交替服用，配伍原则为：

（1）功效相近，相辅合用。以增强疗效或扩大治疗范围。如重症肌无力或视网膜脱离，当全身有气血不足，心脾两虚证候时可用补中益气丸合归脾丸，此为异病同治，同药相助。视网膜中央静脉阻塞后期，长期出血，渗出，水肿致黄斑变性，可用琥珀还睛丸滋阴明目，活血通脉片或丹七片活血通脉以利血运，共奏其效，改善视力。

（2）功效有别，相须配伍。如前述青光眼，以龙胆泻肝丸清泄肝经实火外，若眼底视神经已有萎缩，并见病理陷凹者，可加明目还睛丸及丹参片等补肾活血明目；急性结膜炎为风热偏盛者，用明目上清丸或芎菊上清丸、明目蒺藜丸等以散风清热，若兼有腹胀食滞、吐酸或下利残食者，再加大山楂丸或保和丸消食导滞。

（3）相制配用，各克其弊。如视网膜色素变性，属中医高风雀目，以先天禀赋遗传为多见。其中脾肾阳虚型疗效较好，但本病终生缠绵为患，长期温补肾阳难免有升火之弊，尤其青壮年患者，可间断加服知柏地黄丸或大补阴丸滋阴降火，以达壮水之主以制阳光。

（4）中西医结合以利病缓。对一些急、重症，我主张中西医结合用药。急性虹膜睫状体炎，在激素类眼药水频繁点眼，睫状肌麻痹剂散大瞳孔前提下，若辨证为肝胆湿热型，加龙胆泻肝丸；虚火上炎型，用知柏地黄丸等，既可避免中药药力单薄，造成瞳神紧小或瞳神干缺症，又可调整全身情况促进病愈。

在临床上，对部分习用已久的传统眼科中成药，如石斛夜光丸，其内所含黄连苦寒伤胃，脾胃虚寒者不宜多服，羚羊、犀角，均属寒凉之品，二药合用清心凉血，熄风定惊。人体血液遇温则行，遇寒则凝，久服此丸可致气滞血凝，尤其老年脾肾阳虚之冠心病者，可诱使冠心病发作，不可不慎；该药长服久用还可致阳痿，这在临床上均已见到。像黄连上清丸、龙胆泻肝丸一类苦寒之品也应慎用，尤不可肆意妄用。近年新研制的许多中成药，用于眼科疾病，要结合临床密切观察，以尽快取得新的经验。但要强调，无论中成药由复方组成或单味药提炼，如果不能根据中药学理论，结合中医辨证论治指导用药，是不能称其为中医治病的。如我院研制的新清宁片，是从土大黄中分离而成，作用可清热解毒，活血化瘀，缓泻通便，可治疗红肿热痛为主的急性睑腺炎、角膜溃疡伴前房积脓，尤其对青壮年阳明腑实，肠燥便秘者更为适宜。取该药清热解毒，通腑缓泻，使久热之邪下散上消，此为釜底抽薪之成药所用。

行经目痛辨析

行经目痛是指妇女在行经之际，双眼或一眼隐痛、涩痛，甚则肿涩难睁，黑睛生翳的症状而言。

本症在《银海精微》称"血室涩痛症"，《眼科金镜》称"经脉目病"，

《医宗金鉴·眼科心法要诀·补遗篇》则称"行经目痛"。

若睛珠隐痛，伴有头晕眼花、面色苍白、心悸失眠、唇舌色淡、脉沉细，则为肝虚血亏行经目痛，多由妇女素禀虚弱，行经血去过多，营血不足，清窍失养所致。治宜补血养营，方选四物汤加减；但血虚常伴气虚，如兼见气短神疲者，酌加黄芪、党参。若睛珠疼痛、眉眶酸痛和偏侧头痛，伴有面色苍白、舌质淡、脉弦细，则为血虚受风行经目痛。多由经量过多，血损体虚，营养不能上充，风邪乘虚外侵所致。治宜养血疏风，方用当归养荣汤加荆芥、蔓荆子，其效尤佳。若白睛红赤、头目疼痛、羞明流泪，伴有涩痛难睁、黑睛星翳或凝脂，舌质较红、苔薄白或薄黄、脉弦细而数，则为肝热受风行经目痛。多由肝有积热，外受风邪，风热相搏，上攻于目所致。治宜祛风清热，滋阴活血，退翳明目，方用红肿翳障经验方。若行经量多，邪气方盛，正气不足，睛珠涩痛加剧，治宜清肝和营，祛风清翳，方用当归补血散或当归补血汤。若黑睛斑翳脆嫩，睛珠胀痛，行经加重，舌质淡红，脉细而缓，则为血凝翳留行经目痛。多由目疾久服寒凉和祛风之剂所致。血遇寒则凝，风药性燥每易伤阴化热，翳自热生，病在黑睛，故翳凝难退。治宜滋阴活血，退翳明目，方用四物退翳汤。

针刺眼病一夕谈

目者，宗脉之所聚也。"十二经脉，三百六十五络，其血气皆上于面而走空窍，其精阳气上走于目而为睛。"正是依靠这些经络为之贯通和运输气血，才能保证眼与脏腑在物质上和功能上密切联系。一旦经脉失调，就会引起眼部病症。利用针刺通其经脉，调其血气，营其逆顺出入之会，疏通其壅蔽，流畅其气血精津出入之路，既可开导以宣泄余热实邪，克伐郁瘀阻结，又可开导之后投药之，提高药效，以达药力不及之目的。韦玉英老中医对部分眼病，提倡针药并治，特别对视神经疾患。从经络角度认识，视神经、视网膜同属目系范围。足厥阴、手少阴及足三阳经的本经或支脉或别出之正经均和目系相连，故目系为病，针刺疗法常可奏效。

针刺选穴，常以局部为主，配合全身辨证循经取穴，眼肌麻痹所致口眼㖞斜，常选外睛明、瞳子髎、太阳、颊车、合谷、地仓等；能近怯远以攒竹、瞳子髎、四白、阳白、大椎、肾俞为主，配合光明、足三里等穴；视神经萎缩多选风池、内睛明、上明、承位、太阳、光明、足三里、三阴交、肝俞、肾俞、脾俞等穴；一些原因不明的功能性疾患，如头风目眩，取百会、上明、合谷；偏正头痛用丝竹空、攒竹、印堂等。韦老多年实践，眼病针刺多采取以下五法：

1. 喜用眼四周经外奇穴，如上明、球后、鱼腰、太阳穴及属于足太阳膀胱经的睛明穴。

2. 顽症、重症，如视神经疾病以深刺取效。眼球四周针刺要达一定深度，但避免提插以求针感，可轻度捻转或留针后定时轻弹针柄，以诱导和加强刺激，保持针感。

3. 常用透穴，如四白透下睛明，鱼腰透攒竹，太阳透瞳子髎。

4. 借用药物穴位注射，加强刺激，提高疗效，多用维生素 B_1、维生素 B_{12}、硝酸士的宁及葛根素、丹参注射液等行太阳穴、风池穴注射。

5. 因病制定疗程，疗程长者采用眼区上下内外轮流取穴，辅助全身四肢，背部循经配穴。如治疗一例前苏联驻华商务处外交官的女儿，14 岁，诊断为双眼原发性视神经萎缩。曾在莫斯科及北京几所医院治疗，久不奏效。1986年 1 月来院初诊视力双 0.1，不能矫正，先以中药治疗，视力无明显改善，后配合针灸，以睛明、太阳、风池、光明等穴为主，加神经兴奋剂硝酸士的宁穴位注射，经针药并用，视力提高至 0.4。韦玉英老中医认为，提高针刺治疗眼病疗效的关键主要有 3 点：①辨证论治，配穴合理。②取穴准确，刺激适当。重要交会之穴应定经定穴准确无误，行针候气、得气、引气、守气，循序渐进。其次，手法或补或泻，或深或浅，应据症权变，并力争做到古人所言："气至而有效。"一旦得气，则应"慎守勿失"。③坚持治疗。根据实践经验，一些眼科慢性顽症，常配合针刺，但往往要 2~3 个疗程后开始有效，故应坚持始终。最后，应该强调，目前大多医家多趋向局部取穴为主治疗眼病。眼为娇脏，其四周穴位下分布有丰富的血管、神经、肌肉，痛觉敏感，易出血。眼眶四壁孔裂又直通颅内或毗邻副鼻窦，故眼病针刺虽经济简便、有效，但操作者必先苦习基本功，熟练针刺手法，更要十分了解眼部解剖特点，严格掌握针刺方向、深浅，手法应轻巧无痛，选穴宜少而精，每次可上下内外穴位定期轮换，并可和患者适当交谈以分散注意力。只有注意了这些基本原则，才能真正做到针刺有效，并可减少患者恐针感和疼痛感，杜绝意外。

四物汤加味在眼科的应用

四物汤出于唐代《理伤续断方》，主治跌打损伤，肠肚中污血。早在宋代《和剂局方》中就有明确记载，最初方解着重于肝、肾、脾三经用药，是临床常用的补血活血基本方。后世专科医家又衍化出众多的以本方为主的方剂，如《保命集》中专治妇人杂证的加添四物汤就是一例。

韦玉英老中医在多年临床实践中体会到，本方加味可治多种眼病。中医眼科认为目为清窍，其内经络细微，脉道纵横密布，血运十分丰富；肝藏血，开窍于目，肝受血而能视，血为养目之源，血旺则目明，血亏则目暗，正如《儒门事亲》所言："血亦有太过不及也，太过则目壅塞而发痛，不及则耗竭而失明。"从现代医学眼组织解剖学和眼底荧光血管造影、视网膜电流图和视网膜振荡电位、眼病血液流变学指标变化及超声多普勒等检查，也足以证实眼和全身血液循环关系密切，全身或眼局部的缺血、瘀血，或血运障碍、血脉阻塞均可造成各种眼病。故眼病从血论治，"行血一法治目病之纲"，为古今中医眼科医家所推崇。作为治血要剂的四物汤自然也可施治于眼病，以本方为基础方，临证再圆融通变，化裁加味，每可取效。

四物汤组方简单，治则明确，其中当归补血活血，熟地补血益精，川芎行血中之气，芍药敛阴养血，全方补而不滞，行血而不破血，补中有散，散中兼收。故四物合用"血滞能通，血虚能补，血枯能润，血乱能抚"。但临床用于眼病还应注意两点：其一，根据脏腑、五轮学说，参照轮脏标本关系及现代眼底辨证，使用本方应既不失中医治病传统法度，又要突出眼病专科辨证特色，切忌有方无药，以方统法。投用本方必有其基本病因病机，即营血不足、血不荣目，或血行失度，气血不调；再依据血虚或血瘀程度及不同病因，是否兼气虚、阴虚、气滞，或夹有寒邪、热邪、表邪等，投以不同加味用药，才能方、证相符，药到病除。其二，本方四味药，其主辅安排有序，生用、熟用或加酒制有别。生、熟合用或单用不同，药量轻重不等，均影响其主治功效。如地黄生用甘苦寒，清热凉血为主；熟用大补真阴，为肾阴不足，血虚之要药；酒制则养血育阴力雄。对内障为患，日久阴虚血亏，瞳仁散大，视物昏蒙者，常以熟地之守聚其阴虚神散，量可加倍；为防其质重黏腻碍胃，可佐以陈皮或少量砂仁理气消滞。对阴虚内热并重者，可生、熟地并用，各图其功取效。此外，赤白二芍一散一敛；当归补血用归身，破血取归尾，和血投以全当归，酒制后加强活血功效；四物汤中，养血为主，熟地、当归量重，活血为先，突出赤芍、川芎、归尾，这些用药常理，当明辨分清。现将韦玉英老中医具体用该方加味治疗眼病的点滴经验介绍给同道。

1. 胞睑疔肿 患处红肿热痛，体有发热，口渴，舌红脉数。此为外受风邪，邪毒相搏，上攻于目，属热毒炽盛，血行不畅，脉络瘀滞为肿。方用生四物汤加金银花、元参、连翘、防风，以清热解毒、活血消瘀、祛风止痛。

2. 白睛眼病 如巩膜炎，中医称"火疳"，病程日久或反复发作，六淫外邪乘虚入里化火，脉络因热致瘀；或热病伤阴，阴虚火动者，可用滋阴降火四物汤，以生四物加炒知柏、元参、丹参、淡竹叶、木通、黄芩，治则活血化瘀，滋阴降火。对目赤肿痛暴作者，可速投四物龙胆汤（生四物加龙胆草、羌活、防风、防己），清热凉血，消肿止痛。

3. 黑睛为病日久　如病毒性角膜炎多次复发或细菌性角膜溃疡创面长期不愈，兼有气血不足全身证候的，除局部针对西医病因选用适当的点药外，可用参芪四物汤扶正祛邪，益气养血活血，以利溃疡愈合。四物中生熟地合用，加太子参、生黄芪补而不燥，因燥则伤阴化火，对病不利；再加赤石脂，取其性味甘涩温，能益精收涩明目，促进创面修复。

4. 白睛溢血，瘀血灌睛　若直接由外伤或呛咳频繁、便秘过力所致者，方选四物汤加桃仁、红花、白茅根，以凉血止血、活血化瘀，同时应对诱发出血的全身病因做对症处治；若瘀血灌睛兼有头晕目眩、烦热易怒、口干舌红、脉弦细数等阴虚火旺，肝阳偏亢者，可用知柏四物汤滋阴降火，活血化瘀，其中四物宜生用，再加生石决明平肝潜阳。

5. 各类眼底出血所致暴盲或视瞻昏渺，云雾移睛　发病早期即有眩晕、耳鸣、两目干涩、口干、舌红少津、脉细数，属阴虚肝旺，虚火上炎，迫血妄行所致，可用丹栀四物汤加生石决明、钩藤、生三七粉，以滋阴清热，平肝凉血止血；若为肝郁气滞，气血瘀阻脉络，血溢脉外者，可用逍遥四物汤加味。方中赤白芍并用，再加柴胡疏肝解郁，茯苓、陈皮理气健脾；后期陈旧积血夹杂渗出，则以四物二陈汤化裁，其中四物活血养血，陈皮、茯苓、枳实理气健脾化痰，可再加丹参、红花等加强化瘀作用。

6. 诸多退行性内障眼病　如各类视神经萎缩、视网膜色素变性、黄斑变性、内眼手术后视力不增加及先天禀赋不足的小儿眼底病，尤其全身有肝肾不足，气血两亏证候者，可选四物五子汤补肝益肾，养血活血明目。其中生熟地、赤白芍并用，以达养血补血活血；五子为菟丝子、枸杞子、五味子、覆盆子、车前子，共奏补肝肾明目之效。但五子不必拘泥原方，根据情况三子、四子，亦可七子、八子。此外，应适当加用理气之品，既可行气化瘀以助血药，又可健脾消食，以防补药滋腻。

7. 撞击青盲属现代医学外伤性视神经萎缩范畴之一，伤后早期气血逆乱，瘀血阻络，眼部以瘀、肿为主者，用四物汤加生黄芪、丹参、桃仁、红花，以活血化瘀，健脾消肿；后期以虚为主，视乳头苍白，血管偏细者，以八珍汤补益气血，再加枸杞子、女贞子、鸡血藤、石菖蒲养阴活血，通络开窍明目。

8. 产伤或其他病因所致亡血过多而双目涩痛，视物昏花，夜间尤重者，用四物补肝汤补血活血，理气清肝。方中熟地重用达50g，白芍、当归、川芎、制香附、夏枯草均为 24g，炙甘草 10g，取其量大效专力宏。

9. 眼外伤或眼手术后伤口已愈合，仍有头昏眼痛，眉棱骨酸胀，可用荆防四物汤养血活血，祛风止痛；若兼面色苍白、心悸失眠、食少气短、体倦神疲、舌淡脉虚等气血不足者，可以上方再加党参、炒白术补气健脾。

10. 用眼过度造成久视伤血，血不养睛的睛珠或眉棱骨疼痛者，可投以熟四物汤加防风、羌活、白芷、蔓荆子等养血祛风止痛。

11. 黄斑病变，如中心性视网膜病变，老年黄斑盘状变性，早期若见黄斑部视网膜神经上皮脱离，其下有积液水肿者，可用生四物汤合五苓散活血化瘀，利湿消肿。

总之，四物汤加味可治疗多种眼病，但必须辨病辨证结合，随证加减适当合宜，才能疗效满意。现举一例病案如下：

患儿，男，5 岁。病历号：194182。1988 年 5 月 17 日初诊。左眼被木棍击伤后视力明显下降 1 个月。检查视力：右 1.0，左 0.04，矫正左视力不提高；左瞳孔潜隐性扩大，直接对光反应极弱，间接对光反应正常，左眼底视乳头颞侧苍白，鼻侧色浅，血管细，黄斑中心凹反光隐见；视野因患儿不合作无法查。诊断为左外伤性下行性视神经萎缩，全身无特殊证候，舌质淡红，苔薄白，脉细。按中医五轮辨证为撞击伤目，目系受损，外不见证，伤后气血瘀阻日久，目失荣养，昏蒙失明，瞳仁聚光不灵为肝肾阴虚不能收敛缩瞳，证属气滞血瘀兼肝肾阴虚。治以活血化瘀通络，滋阴明目。方用生地、全当归、赤白芍、桃仁、红花、伸筋草、女贞子、鸡血藤各 6g，川芎 3g，枸杞子 10g，连服 21 剂。3 周后二诊：左视力 0.1，眼部所见如前，原方加五味子 6g。5 周后左视力 0.3，瞳孔对光反应较前灵敏，余无变化。停服汤药，以杞菊地黄丸巩固疗效。3 个月后复查，左视力为 0.4^{+2}，矫正视力 0.5，瞳孔对光反应正常，眼底所见仍同初诊。

婴幼儿眼病重视望诊

韦氏认为小儿眼病应重视望诊，因小儿每怯生人，不能正确诉说病情，婴幼病儿不会言语，初见生人更易神慌啼哭，手足不安，脉之本象很难明了。病史、病况只能依靠父母间接提供。小儿肌肤娇嫩，反应灵敏，脏腑病证每能形诸于外，比成人更为明显。说明小儿"皆以望面色，审苗窍为主"是有实际意义的。

韦玉英老中医多年勤于临床，擅长治疗小儿青盲，望诊强调察目辨指纹。目病望诊首先观察神态、头位、面容、目之开合形状，抬头睁眼仰望之势多属黑蒙不明三光，低头垂目寻物之态多为仍有残存光感或手动，歪头偏视可为热性病后风热之邪上攻于目，眼肌受损或能远怯近，能近怯远日久失治；或外伤所致。二目无神或久视无力，不愿多睁眼属肝血不足，脾气偏弱。凡内障眼病初诊必详查眼底，无法合作患儿均散瞳并暂时全麻检查，辨病明确后再结合全身证候理法方药。

指纹是两手虎口直到食指内侧的桡侧浅静脉，可分风、气、命三关。清代陈复正所著《幼幼集成》"指纹切要"一节中指出："小儿自弥月而至于三岁。犹未可以切诊。非无脉可诊。盖诊之难。而虚实不易定也……不若以指纹之可见者。与面色病候相印证。此亦中医望切两兼之意也。"《目经大成》提出："小儿五岁以下脉诊不定，惟看虎口食指纹色。"说明古代医家无论是儿科或眼科，都注意到小儿指纹对诊病的价值。现代医家60年代后曾对小儿指纹进行过系统研究和观察，证实古人所言浮沉主表里，颜色辨寒热，淡滞定虚实，三关测轻重等有一定临床意义。韦氏对3岁以下小儿常结合四诊合参验指纹，如小儿视神经萎缩，指纹以青紫多见，青色主风，肝为风木之脏，主筋、开窍于目，其华在爪，肝经有热或木郁不达，疏泄失职，玄府郁闭，气血不能荣目养筋，故青盲不见，指纹血络失其本色泛青。指纹色紫属热或瘀，紫而兼青，可因肝气横逆犯脾，脾气壅遏所致，指纹推之活动流畅为淡，但非色泽之淡，是言中气怯弱，气血不足，多因中焦阻抑日久，运化失职，后天失养，其他红、黄、黑、白颜色指纹本病极少见。至于三关，少数急性热病后双目失明患儿偶见青紫透视命关，多预后不良，大多本病患儿以风关或气关指纹多见。故小儿青盲指纹早期以青紫透见风关或气关为多，晚期以气关纹淡为多。但临床并非绝对，应结合全身情况综合判断才更可靠。如诊治一例女孩杨某，3岁半，流脑高烧抽风昏迷26天后双目失明一个月，初诊睑废遮瞳，右睑裂3毫米，左睑裂5毫米，目偏视，睛珠不能转动，瞳散神烦，四肢颤抖，脉弦数，指纹青紫透现气关，舌质绛。眼底视乳头苍白，动脉细，辨病为双视神经萎缩，双动眼神经麻痹。辨证属肝经风热证，是温热病后，热邪阻窍，玄府郁闭，目窍失养而双目青盲。热病伤阴耗液，筋脉失养，肢体颤抖。脉络空虚，风邪乘虚而侵，中邪之处血脉涣散，遂致睑废、目偏视。急用清热解毒，熄风通络，芳香开窍之法，方用钩藤熄风饮加减：银花9g，连翘6g，白僵蚕9g，全蝎3g，钩藤5g后下，地龙3g，薄荷3g后下，葛根6g，防风3g，黄芩3g，水煎服，每日一剂，并服局方至宝丹每日3g，温水调服。7日后因大便干燥将至宝丹改为紫雪丹每日3g，连服14剂后症状悉减，能见室外人和车，仍按原方去黄芩、薄荷，加牛膝3g、桑寄生6g、伸筋草6g，补肝肾，健筋骨，通经脉，续服 14 剂，并服紫血丹，每日 3g。药后视力 1 尺远，已能捡取 1 毫米×1毫米大彩色棉絮团，活动如正常小儿，睑裂大小正常，眼球转动灵活，四肢颤抖已消，惟下肢活动欠灵，又以汤剂原方再服 10 剂，巩固疗效，以善其后。

白睛溢血证候鉴别论

白睛溢血是指球结膜下小血管破裂引起的出血，其色鲜红，呈片点状，边界清楚，状似胭脂涂抹。故《证治准绳·七窍门上·杂病》曰："不论上下左右，但见一点或一片红血，状似胭脂涂抹者是也。"《审视瑶函》《眼科金镜》均称为"色似胭脂症"。《眼科抄本》（著者不详）名"血逆眼"。梁翰芬《眼科学讲义》称"白睛凝脂"。近代《中医眼科学》简称"白睛溢血"。

本症由鲜红而转紫暗，再变黄褐色，大小与部位均不一致，以后消失，不留痕迹，眼部余无不适，偶见眼胀、眼涩，两周内多能吸收。《审视瑶函》将本症包括在"目赤"篇。根据临床观察，"天行赤眼""暴风客热""血灌瞳神""赤脉贯睛""抱轮红赤""目生星翳""黄液上冲"等，虽均见目赤，但眼部都有不同程度的畏光、流泪、疼痛等症状。此外，小儿顿咳、妇女逆经，常可引起"白睛溢血"，均属其他眼病（同时表现儿科、妇科病症）所致，应予区别，白睛溢血证候及证候鉴别、用药分述如下。

风热犯肺白睛溢血：症状为咳嗽胸痛、咯痰黄稠、口渴引饮、发热头痛、微恶风寒、汗出，兼见咽痛，大便干燥、舌尖红、脉浮数。

风寒袭肺白睛溢血：为咳嗽胸闷，咯痰清稀、恶寒发热无汗、头身疼痛、脉浮紧、舌苔薄白。

燥热伤肺白睛溢血：表现为双眼干涩、头痛身热、周身痛楚、口渴咽干、干咳无痰或痰少而黏、舌尖红、脉浮细而数。

肝火上炎白睛溢血：头痛目胀、面红眩晕、口苦耳鸣、胸胁刺痛、烦躁易怒、尿黄、脉弦数、舌红苔黄。多见于高血压患者。

阴虚火旺白睛溢血：表现为神烦少眠、口干喜饮、舌红脉数。

撞击外伤白睛溢血：头痛眼胀、脉弦而数、舌稍红、苔薄白。

风热犯肺与风寒袭肺白睛溢血：两者皆因风邪外侵、内合于肺、肺气不清，滞而成患。但寒热属性各异、病因病机不同。风热犯肺是由于风热之邪外侵皮毛，内合于肺，热盛气壅，故咳嗽胸痛；热迫血溢伴有发热头痛、汗出；热盛伤津故口渴引饮；津灼成痰、痰热交阻而咯痰黄稠，咽痛；肺与大肠相表里，热移大肠则大便干燥，努责而出，用力过猛、脉络破损。舌尖红、脉浮数均为表热证。风寒袭肺是由于风寒之邪外袭皮毛，内合于肺，肺失宣降，水津不能通调输布、脉络受阻，血不循经而溢络外，伴有咳嗽胸闷、咯痰清稀。风寒外束，肺卫郁闭，故恶寒发热、无汗、头身疼痛。舌苔薄白，脉浮紧均为表寒症。以上二症当以白睛溢血多少，形态以及痰的性状和外证表现为辨证要点。风热犯肺症见白睛大片出血伴有少数点状出血，咳嗽胸痛，咯痰黄稠，伴有发热、汗出、脉浮数等风热表证。风寒袭肺则症见白睛小片出血，咳嗽胸痛，咯痰黄稠，伴有发热无汗，脉浮紧等风寒表证。风热犯肺治宜疏风清热，宣肺止咳，方选桑菊饮，酌加桃仁、红花等活血破瘀之品，促其溢血吸收。或用退赤散亦可。风寒袭肺治宜辛温解表，宣肺止咳，方选华盖散，酌加当归尾、赤芍等活血散瘀之品。临证必须审证求因，寒热辨治，收效较快。

燥热伤肺白睛溢血：这是燥邪与热邪相合，侵袭肌表，故又称温燥症。由于燥邪和热邪均伤津液，肺燥络伤，热迫血溢。其辨证要点为白睛斑点状溢血，大小不一，伴有口渴咽干，舌少津液。肺燥津伤而干咳无痰或痰少而稠。邪入肌表，故头痛身热，周身痠楚、舌尖红，苔薄白而少津、脉浮数。治宜清肺润燥，方选桑杏汤，或沙参麦冬饮加减。酌加生地、玄参、丹皮、红花等凉血止血、活血破瘀之品。标本兼顾、每获良效。

肝火上炎白睛溢血与阴虚火旺白睛溢血：二者均由于火热为患，火性上炎、迫血妄行，邪害空窍。但病因病机不同，症状各异。肝主怒，暴怒伤肝，肝有郁热，久而化火，肝火上炎，迫血妄行，辨证要点为白睛大片溢血，伴有面红眩晕、头痛目胀、口苦耳鸣，烦躁易怒。多见于高血压患者。治宜清肝泻火，少佐平肝潜阳，凉血散瘀，方选龙胆泻肝汤，酌加石决明、槐花、参三七粉（另包分吞）。阴虚火旺白睛溢血，常因竭视苦思、心神过劳、心阴不足、阴虚火动、心火上炎、百脉沸腾、血热妄行、邪害空窍，其辨证要点为白睛斑点状溢血。阴虚则生里热，热盛复伤阴津，致白睛反复溢血；心火内盛，扰及神明，则神烦少眠；津伤则口干喜饮，舌红脉数。多见于脑力劳动者。心与小肠相表里，心火内盛、热移小肠，故小便短赤而灼热涩痛。治宜清泻心火，方选导赤散加白茅根。或滋阴降火汤以清热泻火，活血破瘀。

撞击外伤白睛溢血：本症包括眼部撞击外伤（即眼挫伤），针刺球后、睛明穴过深而脉络破损所致。此外，连续呕恶、酗酒过度均可导致脉络破损而血溢络外。其辨证要点为，轻则白睛大片溢血，重则白睛全部赤如血贯。更因血瘀气滞，外邪每易乘虚而侵，常伴有头痛，眼胀。治宜养血活血，祛风止痛，方选除风益损汤加减，熟地易生地凉血止血，白芍易赤芍活血行瘀。如白睛溢血由鲜红而变紫暗者，改用养血活血，破瘀通络，方选桃红四物汤加干地龙。

此外，白睛溢血若自白睛四周开始向黑睛蔓延，且溢血浓厚，特别是有短期头部外伤史者，要警惕颅内或球后眶内出血的可能，及时采取相应措施或请内科会诊明断病因。

眼病养生不可轻视

眼病治疗固然重要，平日保健养生无论对防病治病或眼病恢复也很必要，不可不知。

1. 七情调和　古人强调对内在精神的调摄，《素问·上古天真论》说："恬淡虚无，真气从之，精神内守，病安从来。"只有心情舒畅，性格开朗乐观，才能气机调畅，气血和平有利健康。反之，心神过劳，思虑太过，精气耗散，易致目病。若遇到不如意的事，要制怒，以养肝气，否则暴怒伤肝，肝伤则血不和，肝阳上亢而致目病，重则肝火上逆，出现暴盲等，眼科临床常见到生气着急或大怒后造成青光眼急性发作，视网膜中央动脉阻塞失明的病例。明代胡文焕在《养生要诀》中说："戒暴怒以养其性，少思虑以养其神，省言语以养其气，绝私念以养其心"。《原机启微》等眼科专著也有因七情变化引起眼病的讨论。如《医宗金鉴·眼科心法要诀》曰："内障之病皆因七情过伤，过喜伤心，过怒伤肝，过忧伤肺，过思伤脾，过悲伤心，过恐伤肾，过惊伤胆，藏府内损，精气不上注于目。"严重的悲哀可使人心神摇动，悲伤心，心伤则血损，心主血，目受血而能视，血伤则目昏不明。应该像《目经大成》中所记载的："七情之来耶，薄以待之，其去也速，则九窍俱生。"这样才有利于眼病的恢复。

2. 劳逸适度　人体通过适当的运动或劳动不仅促进血脉流通，关节疏利，气机调畅，增强机体抗病力，同时也可治疗某些疾病。但若过劳则可损气亏血，伤精耗神，双目诸病由生，如暗光下常读细书，描刺雕刻目不转睛，久则伤血耗精，可能得视近怯远症。房劳过度，肾精耗损，真元亏虚，对许多先天禀赋不足，肾阴、肾阳本已偏虚的眼病，如视网膜色素变性、先天性黄斑变性、视神经萎缩等的治疗十分不利。相反，长期好逸恶劳，可使人懈怠安惰，纳谷不香，饮食难消，加之气血周流缓滞，久则目失后天所养，眼病随生。正如古代自创"五禽戏"锻炼身体的著名医家华佗所言："人体欲得劳动，但不当使极耳。动摇则谷气得消，血脉疏通，病不得生，譬犹户枢，终不朽也。"说明动静结合，适度劳逸对人体四肢百骸，经脉五官都有益处。气功可以防病治病已众所周知，气功还可以补益脑髓，生精益气。《灵枢·大惑论》："五脏六腑之精气，皆上注于目而为之精。"而目系上属于脑，后出于项中，脑为髓海，"髓海有余，则轻劲多力，自过其度，髓海不足，则脑转耳鸣，胫酸眩胃，目无所见，懈怠安卧。"因此，选择适当的气功对防病养目可有益处，眼科常用静坐功兼在眼周围局部按摩，可取晴明、攒竹、目窗、风池等穴，有利气血流通，筋脉舒利，消除疲劳。

3. 饮食有节 不要过纵口福，应戒烟慎酒，烟酒为辛热刺激之物，可助火上炎，贻害双目，临床有因烟酒成瘾无度致盲者，不可不防。饮食调理要适应身体阴阳虚实盛衰，若外眼热病或素体阳盛，应忌食辛辣姜蒜刺激性食物，更不可妄食参茸大补之品，否则可使新病加重，旧病复发或诱发他症。眼病应重视脾胃调理，小儿脏腑幼嫩，消化力弱；老人真气渐竭，五脏衰退，故老幼者，除遣方用药注意健脾消食外，平时饮食顾脾护胃也很重要，提倡饮食多样，荤素适当，食不过饱，饮不过量，食富营养，三餐规律。多吃蔬菜杂粮，少吃煎炸炙煿等燥热之品和年糕、元宵、肥肉等黏腻助湿之品。《内经》曰："粥浆入胃，则虚者治"。粥为煮米糜烂而成，易消化，可养胃，借助适宜肠胃吸收的稀粥适加食疗药品，可健脾气、益精气，有利眼病恢复。如山药粥、芡实粉粥、莲子粥、扁豆粥、鸡肝粥、菟丝子粥、薏苡仁羹等，均可根据个人情况选择食用，当然，五脏之虚都有食补之法，但其中的关键，是补脾胃这一后天之本。

关于五轮八廓学说

五轮八廓学说的起源、发展、临床价值一直存有不同观点，到明、清两代，更是处于百家争鸣的状态。八廓内容医家各执己见，分属配位、病因主病矛盾很多，理论和实际应用差距更大，其真正临床应用价值不大。五轮学说自《秘传眼科龙木论》中提出"五轮歌"后，《太平圣惠方》详载其用，各代医家大多遵而述之或有所补充、发挥，也有反对者。简述五轮，它主要包含定位各部和解释病机等方面的意义。所谓定位是将眼从外至内分为五轮：肉轮、血轮、气轮、风轮、水轮，轮是说明能灵活转运。所称病机，是将五脏配五轮，轮是标，脏是本，从五轮推断出脏腑的病变及脏气的盛衰，再确定治则方药。纵观古今文献及众多医家的临床实践，五轮学说作为中医眼科独有的理论和辨证方法，有一定的参考价值。特别是对外障眼病，明显直观的体征加上自觉症状，结合轮脏相关的辨证立法，治疗多可奏效。但内障眼病，外观可无任何翳障气色，仅靠五轮所述水轮属肾，水轮疾患每与肾、膀胱相关这一推论是无法全面认识眼底病变特征和病因病位的，治疗自然难以取得良效。故明、清医家有"内障难治，外不见症，无下手处"的感叹。所以，中医治疗眼病，在全身症状比较明显时，应以全身症状为辨证依据，眼部症状作为全身症状的一个组成部分；在眼部体征明显时，如一些外眼病，可将直观所见的外眼体征和体征部位结合轮脏关系，参照四诊八纲，脏腑辨证理论，进行理法方药。如胞睑下垂，从脾论治，依据病程日久，全身症候，或益气健脾升阳举陷，或燥湿健脾升清降浊，或疏肝理气健脾助阳。若全身情况一般，十问中无明确主诉，有视觉障碍，借助仪器检查可见眼底病变，即试行眼底辨证；对既有全身症状，又有眼局部症状和体征的，应权衡症状孰轻孰重，根据急则治其标，缓则治其本的原则，以解决主要矛盾或矛盾的主要方面为先。总之，辨证施治的精髓在于具体事物具体分析，要四诊合参，眼病的辨证和其他各科有其共性，也有其特性，总的指导思想、原则是一致的，离不开四诊八纲，脏腑经络，这是共性。五轮学说作为前人对临床经验的一种归纳总结方法，实践中行之有效的可继承发展，这又是眼科特有的，但不能拘泥轮脏相关理论不变，更要避免牵强附会，生搬硬套。

（韦企平　整理）

韦企平医论医话

不要忽视临床最常见的屈光问题

8 年前见到安徽来京的某服装公司经理刘某，52 岁，男性。因双眼看文件、看电视均模糊，且稍久即感到头痛、眼酸胀不适，无法坚持工作。在当地两所医院和先后两次来京就诊某大医院，仅路费、住宿费和各项检查（包括显然验光、视野、电生理及 MRI 等）已花费 1.7 万余元，其中还找中医大夫服了近 3 个月中药，仍未确认诊断和解决"眼病"问题。笔者耐心倾听病史和做基本眼科检查后，高度怀疑是屈光不正，并劝其用快速散瞳药多点几次使瞳孔充分散大，睫状肌部分麻痹后，采用电脑结合人工验光，结果病人是双眼均为垂直偏倾斜的 +4.75 度远视散光，试戴镜后病人顿感视物清晰，阅读轻松，不再疲劳。刘某十分感谢，当时连配两副眼镜。回安徽后专门发来感谢信。笔者认为，尽管眼病种类广泛，也有部分复杂的或隐匿的，临床难以很快确诊，甚或诊断难清的病例。但毕竟日常接诊最多见的是常见眼病和多发眼病。其中视光领域的屈光不正是最常见的导致视力障碍或视觉不适的"眼病"，而且无论是明确或排除屈光不正，都不必花费太多钱和时间。因此，临床每次遇到和视物或阅读有关的视觉症状或头痛不适等，首先应排除屈光不正。

中药参与或部分取代激素治疗的理论基础和临床应用

曾有学者尝试用中医药理论来分析归纳激素的适应证、禁忌证、副作用，并提出中药的防治对策。他们认为激素性大热，味甘，归肾、脾、肝、胆、心经。可大补元气，温阳固脱，开窍醒脑；并可疏肝利胆，纳气平喘，祛风止痒等。故应属"纯阳"之品。近些年对补益中药复方的基础研究证实，具有滋阴补肾功效的左归丸能有效参与下丘脑的调节，使左旋谷氨酸单钠（MSG）-大鼠下丘脑多巴胺等含量升高，改善该大鼠下丘脑-垂体-肾上腺轴功能亢奋状态。温肾填精的代表方右归饮能有效改善"阳虚"模型动物下丘脑-垂体-肾上腺-胸腺轴（HPAT）的功能，可调整激素对 HPAT 轴的抑制，使血浆促肾上腺皮质激素（ACTH）含量升高。而集补气养血、滋阴温阳的理血通经名方乌鸡白凤丸可作用于垂体前叶，引起 ACTH 释放，导致肾上腺皮质功能增强。概括这些复方，以补益气血、温阳滋阴类中药为主，更以补益肾阴肾阳药为重。早年有关"肾"本质研究中发现肾阳虚病人有垂体-肾上腺皮质兴奋性低下现象，温补肾阳有类激素样作用。眼科名老中医庄曾渊用朱丹溪"相火论"学说解释激素不良反应并加以临床应用和验证。认为大剂量激素应用的不良反应属相火妄动，应滋阴降火抑制；长期激素治疗可使 HPA 轴系统反馈抑制，激素分泌不足导致激素依赖，宜温补肾阳；由于"火内阴而外阳"，本《内经》"阳胜则阴病""壮火食气"及丹溪告诫的"阴虚则病，阴绝则死"等先贤经验，庄老提出，无论滋阴、补阳都应注意阴阳互根，用药兼顾阴中求阳，阳中求阴，以达到阴阳平衡，有助病情稳定和恢复。庄老以上述中医理论治疗以白塞病为主的疑难葡萄膜炎取得良好疗效。笔者对部分需要激素治疗的眼病常加用中药辅助治疗。早期或短期大量用激素，应配合滋阴降火或扶阴抑阳兼祛湿法。①在减药过程中，常出现阴阳两虚证，要注意阴阳转化时，及时调整滋阴药或温阳药的比例。②当激素减至维持量或完全停药后，多变成以阳虚证为主，可兼有气虚或阴虚血瘀，在重视补肾助阳治则的同时，要适当配伍益气、养阴、活血药。③有痰证或热证时慎用激素。④适用于用中药参与或部分取代激素治疗的眼病有：对激素不敏感的慢性葡萄膜炎，反复发作的视神经炎，白塞病，缺血性视神经病变，巩膜炎，进行性痛性眼肌麻痹等。

诊断眼肌麻痹后应追根溯源

眼肌麻痹的诊断并不困难，但确认眼肌麻痹的原因则需要在全面了解发病过程和全身情况的基础上，还要有仔细的临床检查、缜密的逻辑思维和一定的神经系统解剖知识的储备。

　　脑神经有十二对，其功能各异。支配 6 条眼外肌的是动眼神经、展神经和滑车神经。但不同的眼肌麻痹其临床意义不一样，如展神经支配的外直肌麻痹，其病因涉及外直肌本身（外伤、肌肉本身或眶内组织炎症或肿瘤压迫）、神经肌肉接头病变（重症肌无力）、颅内病变（核性、核上性及核下性）及全身疾病如糖尿病、高血压等。其中颅内病变病因复杂，脑桥占位（如胶质瘤、脑膜瘤）、出血性卒中、血管畸形、多发性硬化、基底动脉分支梗死、外伤和炎症均可能不同程度累及展神经。又如高颅压也可能导致两侧或单侧展神经麻痹，而单侧孤立的展神经麻痹还应注意排除糖尿病性神经病变。可见涉及神经系统疾病病因的复杂性。现以神经支配更复杂的动眼神经为例，将其有一定规律性的神经支配和临床指向简单概述如下。

　　动眼神经的躯体传出纤维（源自中脑动眼神经核）支配上直肌、下直肌、内直肌、下斜肌和提上睑肌，内脏传出神经（源自中脑艾魏核）支配瞳孔括约肌和睫状肌。支配瞳孔括约肌的纤维多分布于动眼神经束的外周，而支配眼外肌的纤维则主要在神经束的内部。因此，压迫性病变（如动脉瘤、脑膜瘤或其他占位性病变）极易引起瞳孔括约肌麻痹而造成瞳孔散大，而动眼神经本身的病变（如糖尿病等）则极易引起眼外肌的麻痹。在临床上碰到伴有瞳孔散大的动眼神经麻痹患者应高度警惕占位性病变，首先需证实有无威胁生命的动脉瘤存在。由此可见，眼肌麻痹患者虽然第一时间可能就诊于眼科医师，但在评价和确认哪条麻痹肌及麻痹程度的同时，更重要的是追根溯源，千方百计探查病因，尤其是颅内病变。当然，和颅内相关的眼肌麻痹也应及时请神经内科会诊，协助诊断和治疗。在病因查明并对因治疗后，仍存在的眼肌麻痹采用中药加针灸治疗有助于病情缓解并恢复。

视神经萎缩背后隐匿的病因

　　1995 年 5 月吉林某大学三年级学生白某，双眼视力先后无痛性下降 3 个月，在当地 CT 检查颅脑未见占位病灶。诊断双眼"视神经萎缩"，到北京中国中医研究院眼科医院二病区住院治疗。当时视力右眼 0.1，左眼 0.8，眼底视盘右眼淡白，左眼颞侧淡白。视野右眼颞侧及鼻上缺损，左眼仅颞侧不全缺损。我进一步详细了解病史，认为颅内肿瘤仍待排除，建议到外院行 MRI 检查，病人感到必要性不大，经耐心解释后，同意检查，但暂时拿不出钱，我们就先借钱给患者。MRI 检查结果是鞍区脑膜瘤（偏蝶鞍右侧生长），遂介绍到天坛医院顺利行颅内肿瘤摘除。术后继续中西医结合治疗视神经萎缩，最终视力右眼0.3，左眼1.2，视野部分恢复。1年后患者母亲从长春发来感谢信，信中提及："你们是我孩子的再生父母，孩子大学将毕业，他会感恩一辈子"。

老年眼病患者需进补参、茸、虫草类补品吗？

中医既有"虚则补之"的说法，又有"虚不受补"之言。医者多明其理，但病家及老百姓常困惑其言。《素问·阴阳应象大论》里说："年四十，而阴气自半也，起居衰矣；年五十，体重，耳目不聪明矣；年六十，阴痿，气大衰，九窍不利，下虚上实，涕泣俱出矣。"这是概论随年龄增长而人体虚的进程。但现代社会生活水平明显提高，饮食结构丰富多样，大多数老年人健康长寿。那么，具体到年过六十的老年眼病者是否需要吃些补品呢？应该如何选择补药呢？实际上身体不虚的人是不需要依靠补药来强壮身体的，否则不但无益，反而可能有害。因为无论是单味补品或补益方剂都是为体虚者而设的，故中医历来强调"虚则补之"。但"虚"仅是个笼统概念，体虚者可分气虚、血虚、气血两虚、阴虚、阳虚、阴阳两虚，而气、血、阴、阳又均由脏腑所主，所以在补益时必须考虑脏腑之间的内在联系及心、肝、脾、肺、肾何脏为虚。此外，补药应用还跟季节有关，如中医主张"春夏养阳，秋冬养阴"等。当然，这些复杂的辨证论补法要由专业中医师去完成。在此要告诫大家的是，对服用补药要有一个清醒的认识，不要盲目跟风或人云亦云。比如，你的身体属阴虚，可适当服用滋润的保健品，但阴虚又分肺阴虚、肾阴虚、胃阴虚等多种情况。如果你咳嗽痰少，口燥咽干，午后潮热，就应该服用滋补肺阴的保健品；若有眩晕耳鸣，烦热失眠，腰膝酸痛就应该服用滋补肾阴的保健品。以下具体谈谈参、茸、虫草类补品。

人参在《神农本草经》中记载能"补五脏，安精神，定魂魄，止惊悸，除邪气，明目，开心益智"。人参虽然品名繁多，形态各异。但不外野生和栽培两大类，野生者称野山参或山参，气香浓厚，药效力大，价格昂贵；人工培育的称园参或秧参，另有介于两者间的移山参，是把幼小野山参移植于田间人工培育生成。人参根据加工炮制方法不同，又分红参和白参两类。不管野参、园参、吉林参或朝鲜人参（又称别直参、高丽参），只要经两次蒸制加工而成的人参都称为红参。红参以外的其他各种加工人参统称白参，如生晒参、糖参、白干参等。另有产于美国、加拿大等地的西洋参，又名花旗参，我国华北等地也有栽培。日本栽培的东阳参也分白参和红参两种。以上这些人参都有补虚扶弱的作用，但其功效各有偏重。通常人参的主根（即参体）补益作用最强，其参须、参花、参叶也有不同的功效，惟力量较弱。还有以人参为主的参片、参膏、参精、参浆、参液和参茶等可供选用。总的来说，红参药性偏温，多用于气虚兼有肢冷、畏寒者；白参性味甘平，微苦稍寒，可用于气虚兼有热象和阴津不足者，如口渴少痰、年老便秘等；无论红参或白参，在身体有热证、实证而正气不虚者应忌用。西洋参味苦微甘，性寒。具有补肺气、养肺阴、降虚火、生津液的功效；但本品能伤阳助湿，故中阳衰弱，胃有寒湿者忌用本品。眼病患者用人参应注意几点：①要"虚则补之"，切不可自认为人参无毒或毒性极小，而不加选择，不问是否该补，任意妄施滥投，结果出现"上火""出鼻血"现象，或兴奋、失眠、高血压、欣快感等过补"人参综合征"。因为眼科疾病不像内科系统全身病，有的老年患者常仅有视功能异常，全身无任何不适，即"无证可辨"，也没有虚证症候。因此，也无必要再加补人参。②患者若有感冒发热，食欲不好，头昏、烦躁、大便干、小便黄等身体实火旺盛者，最好暂不用人参。③若患者年老体弱、精亏血虚，或病久气血两虚，可根据不同虚证选用人参，但要防止"虚不受补"，可先"投石问路"，用小剂量参品服用，再逐渐增量，取其缓慢收功。④眼部手术后炎症反应重，局部充血明显的，暂不用人参补品。⑤无论哪种青光眼，眼压控制不良的避免用人参。⑥在补参制品期间，不宜喝茶、喝绿豆汤、吃萝卜，以及服用含有莱服子、谷芽、麦芽类的中药。以免削弱补药的功效。⑦我国民俗进补习惯，可选用不同人参或再加用黄芪、当归等中药泡酒（肝肾功能不良者慎用）、炖肉、炖鸡等。但您是否需要进补人参及适用何种补法，最好先咨询懂中医的眼科医生。

鹿茸是"血肉有情之品"，该药味甘带咸，性温，走肝、肾经。具有生精补血，助肾阳、强筋骨功效，可用于眼病患者兼有阳虚精亏，畏寒肢冷，阳痿早泄者；或妇女兼有小腹虚寒，带脉不固，带下过多者。《本草纲目》记载其"治一切虚损、耳聋、目暗、眩晕、虚痢"。鹿茸骨化后又可分鹿角、鹿角胶、鹿角霜。商品鹿茸多为鹿茸片，按照切片部位不同，又分为血片、粉片、沙片、骨片。近顶处切下的叫血片，功效最好，价格也贵。骨片最近骨端，质量及药性也最差。鹿茸甘温，通常不宜单独进补，以中药配方中加用或入丸散膏方为主。补益该品应注意：①服用宜从小量开始，切勿骤用大量，以免阳升风动，头晕目赤，或伤阴动血。②凡阴虚阳亢、血分有热、胃火盛或外感热病者忌服本品。③对高血压、肝病患者应慎用鹿茸。

冬虫夏草为冬虫夏草菌在冬天侵入蝙蝠科幼虫体内，把虫体变成充满菌丝的僵虫，而春天又从幼虫头部长出子座而成。因其为虫与草的结合体，故名冬虫夏草。该品甘温平补，不燥不峻，以补肺阴，益肾阳为主；阴阳并举，精气同助，故常用于治疗虚损劳伤。但其药力缓和，需久服方能见效；且因主产于青海、西藏、云南、四川等西南地区，药源稀少，药价昂贵。当前完全可用相应药效的中药代而用之。老年眼病患者即使有相应虚证，也没有必要非用本品补食。总之，老年人有了眼病应当以治病为主，若确需服些补药，应在中医师的指导下选择为妥，不应滥用。

如何从中医角度认识睑板腺功能障碍

睑板腺功能障碍（meibomian gland dysfunction，MGD）是 1982 年 Cutgesell 等首次提出的概念，近 20 年国际 MGD 工作组发表了多篇有关该眼表疾病的综述。国内近 10 年文献已屡见报告，西医认为 MGD 是一种慢性、弥漫性睑板腺病变，以睑板腺终末导管的阻塞和（或）睑脂分泌的质或量改变为主要病理基础，临床上可引起泪膜异常、眼部刺激症状、眼表炎症反应，严重时可导致眼表损伤而影响视功能。本病在亚洲国家及地区并不少见。中国、日本、韩国、泰国及新加坡 40 岁以上人群 MGD 患病率在 46.2%~61.9%（孙旭光. 睑腺炎与睑板腺功能障碍. 北京：人民卫生出版社，2015，97-127）。

MGD 可分两大类：睑脂低排出性和睑脂高排出性，前者又分低分泌型和阻塞型。目前推荐的诊断标准包括无症状 MGD 诊断标准和 MGD 诊断标准。但临床除关注是否有症状外，其简化的诊断流程包括：测量下泪河高度及泪膜破裂时间、角结膜染色评分、Schimer 试验及睑板腺相关检查。西医对 MGD 的治疗原则是以局部治疗为主，寻找并消除可能的病因或危险因素，疗程要足够（3~6 个月），并同时治疗相关干眼或角结膜病变。具体治疗包括局部物理治疗（睑缘清洁、热敷、按摩）、局部药物治疗（人工泪液、抗菌药、抗炎药等）及全身药物治疗（口服抗菌药及不饱和脂肪酸）。

近年出版的中医眼科著作虽然未把 MGD 作为独立眼病讨论，但已散见中医或中西医结合治疗该病的相关文献。中医眼科既往虽然无对应 MGD 的病名，但 MGD 可有眼干涩、眼痒、磨痛、烧灼感、异物感，以及眼睑发黏、睑缘发红有分泌物及视力波动等临床表现。MGD 的这些症状和体征大多可从中医眼科古籍收录的眼病中找到类似的描述。如明朝《证治准绳·眼目集》中"风沿烂眼"（包括风弦赤烂、迎风赤烂和眦赤烂三证）、《银海精微》"胎风赤烂"和"风弦赤眼"，以及《审视瑶函》"白涩症"中的相关记载。而现代中医眼科已明确把"睑弦赤烂"归于西医学的睑缘炎，"白涩症"则和干眼类似。其次，国际上有关 MGD 与干眼关系的研究已有普遍的共识，即 MGD 是蒸发过强型干眼的主要原因。而 MGD 和睑缘炎虽然是两个独立的疾病，但又彼此相关，互为因果。因为 MGD 是后睑缘炎的主要病因之一，后睑缘炎又会直接或间接地影响睑板腺口的结构及睑脂分泌，从而导致或加重 MGD。因此，该三种病的临床表现和病因病机无论从西医或中医角度都有不同程度的互相影响和交叉重合。最后，无论中医眼科古代或现代专著记载，对睑缘炎和干眼的治疗除内服中药外，都特别提及外治法。如《审视瑶函》记载"眦帷赤烂症"，用东垣碧天丸研均为末，加热汤半盏洗之，用紫金膏点眼；对"迎风赤烂症"则专用疏风散湿汤加工后，用手蘸洗目烂湿处；用治烂弦眼生虫方或敷烂弦眼方，前者做成膏药贴眼上一夜，后者研极细为度，用荆芥、陈茶叶先煎水洗患处，再乘湿将药敷上。现代中医眼科对睑缘炎及干眼同样提出应配合中药熏洗及中药或西药眼液滴眼。由郝小波教授主编，笔者参与技术审读的近年出版的《眼病中医外治》一书中，对干眼更强调了加用不同中药的超声雾化疗法、离子导入疗法、针刺疗法、中药热罨包+睑板腺按摩疗法及雷火灸疗法等多种外治法。而孙旭光主编的《睑腺炎与睑板腺功能障碍》，其书名就可显示该两种病的密切关系。书中谈及该两种病的治疗，无论是局部物理疗法（热敷、睑板腺按摩、睑缘清洁），还是局部不同药物滴眼或涂睑缘，几乎都是外治法。这绝非中医和西医对待这些病治疗的机缘巧合。

　　通过以上三方面的概括介绍，笔者从中医角度对 MGD 这一较新又多见的眼表疾病的认识可分为：

　　（1）病名：可以直接沿用睑板腺功能障碍（MGD）这一西医病名，既有病变组织的解剖定位，又大致涵盖病变性质。

　　（2）病因病机：可参考 2016 年新版的彭清华主编的《中医眼科学》中"睑弦赤烂"和"白涩症"两节中的相关内容。

　　（3）治疗：中医辨证论治内服方药，仍可暂借鉴前述两个病的中医内容，但重点仍在根据 MGD 不同类别（见前述）选择适宜的多种外治法联合应用取效。

　　还有一点，MGD 病情重的可出现角结膜病变，可有角膜上皮或浅基质层损伤，类似中医眼科的"聚星障"表现。综前所谈，同道可能觉得韦大夫没有论及中医对 MGD 的具体辨证分型和方药。坦率而言，MGD 作为近年颇受关注的眼表疾病，中医对其从证型和体质上仍缺乏深入的理解，更无统一的共识和指南可供参考。该病在中国的流行病学特点也期待眼科同道多中心合作或大数据调查取得相对客观的数据。故笔者难以斗胆冒昧提出，该文仅当"抛砖引玉"，若能促进中医眼科同道对该病的研究热情，就自感未枉费笔墨了。

谈谈我所了解的针拨白内障

　　早在唐朝（618—907）已有印度医师将针拨白内障技术带到中国。此后这一手术技术从公元752年王焘所著《外台秘要》到宋元、明、清各代医籍都有记载。尤其是清代黄庭镜所著《目经大成》和张璐所著《张氏医通》等书，对针拨白内障手术的适应证、每一步操作方法和技巧、术中并发症处理及针具的制造和消毒都有明确记载。虽然1834年美国派传教医生Peter Parker到广州并开设"博济医院"后，国内极少数西医师开始学做白内障手术，但受时代所限，近70多年间全国有机会得到西医手术复明的白内障患者实属凤毛麟角，绝大多数因白内障"失明"者仍生活在茫茫黑暗中。尤其是清政府采取闭关政策，加上清朝后期到新中国成立前期（1912—1949）动荡的社会现状和战乱使各地老百姓生活清贫，因白内障失明的大量"盲人"不可能得到手术复明。

　　据笔者初步考证和查阅文献，从清朝末年到新中国成立初期，一直坚持在民间用该手术使白内障"盲人"复明，还设有眼科病房，并得到政府重视和西医眼科同道关注的中医眼科医师，主要是韦氏眼科三代医家。如1956年8月10日杭州日报专题报道介绍韦氏针拨白内障及浙江省西医专家鉴定结果等（见本书开言篇）。新中国成立后，韦氏医家开展针拨白内障及所用手术器件的报刊介绍及实物和图片均有据可查。当时杭州市还有一位中医眼科医师李云泉也开展针拨白内障手术，杭州日报（1961年12月2日）也曾有报道。

　　1949年新中国成立，百废待兴，杭州当时较少的眼科西医师无法满足众多期待复明的白内障患者的愿望，韦氏兄弟两家眼科医院在日常诊疗眼病中，仍继续开展针拨白内障手术。曾在省立杭州医院专修过眼科的韦玉英医师已意识到针拨术的器件和某些手法需要改进，并开始和西医眼科医师共同交流改进思路。但限于当时的条件和不久调离杭州，这一技术改进未能继续进行。1955年11月，韦文贵和韦玉英父女两代应卫生部邀请调到北京中医研究院。笔者从老人当年的同道回忆中和家中保留下来的1973年春季为中国出口商品交易会专门出版的《重见光明-中西医结合治疗眼病》图册中看到，韦文贵先生曾将韦氏手术技术演示介绍给广安门医院眼科同行。值得提出的是，国医大师唐由之教授1958年北京医学院毕业不久就开始了对中医古法金针拨障术的课题研究。唐老在继承传统中医针拨术切口等优点的基础上，扬长避短并补短，综合利用现代医学理念，完善手术方法并创新研制出操作更轻灵、安全的手术器件，又连续数年广泛临床实践结合实验研究，直至1966年春，唐老为主的研究成果经卫生部专家组审查答辩通过鉴定。并于 1975 年 7 月 24 日凌晨，唐老和其助手高培质教授成功地为毛泽东主席做了针拨白内障手术。客观地说，邀请唐老为毛主席做针拨术，这在当时的医疗环境和毛主席高龄多病的身体条件下，及主席所患核心白内障的晶状体比重大、易下沉稳定等因素，又经西医和中医眼科专家反复论证，中央政治局周总理等核心领导层亲自过问并慎重研究决定后，所做出的明智和适宜的选择。同时，唐老在专研继承中医传统经典基础上的创新思维和勤于实践精神值得后辈学习。

当然，随现代医学发展，更科学、安全、有效的超声乳化摘除白内障联合人工晶体植入术早已取代了针拨白内障术。但该手术在漫长的，尤其是缺医少药的时代已使众多白内障"盲人"重见光明，以及"文革"的特殊年代、特殊环境下为当代伟人成功复明的真实情况，已经在历史上留下厚重的一笔。

中医如何认识和治疗青光眼

中医对青光眼的认识源远流长，据考证要比西欧早 700 多年。南北朝时期眼科专著《龙树菩萨眼论》中已有绿风、黑风等类似青光眼的病名。公元 752 年出版的医书《外台秘要》中写道："其疾之源乃眼孔不通"。明代《证治准绳》对青光眼统称五风内障，并分门别类详细论述，这在全凭肉眼观察的古代是十分了不起的。直至现在，中医眼科仍沿用五风内障称呼青光眼，其中青风内障和绿风内障分别类似原发性开角型青光眼和急性闭角型青光眼，黄风内障相当于绝对期青光眼。对于青光眼大发作时的雷头风，小发作时出现的虹视，以及青光眼合并白内障的银风内障等，明、清两代医书中都有形象生动的描述。说明祖国医学自古对青光眼已有了初步认识。

青光眼患者围手术期或手术后患者有时会出现焦虑不安、食欲差、咳嗽、大便干燥、睡眠差等影响手术伤口愈合或导致眼压波动的症状。此时若能用中药调理，则有助于缓解症状和稳定眼压。如术后前房出血，可用中药凉血止血化瘀方剂，或单用云南白药或三七粉冲服。前房变浅和脉络膜渗漏脱离有关，可用淡渗利湿为主的五苓散加味治疗。中医辨证选方，随症加减用药的灵活治疗措施，为青光眼术后的调护提供了更多的途径。值得注意的是，部分青光眼患者在漫长的随诊用药或多次手术后难免产生急躁、忧郁或悲观消极情绪。尤其是有个别患者长期治疗过程中仍有视功能的进展性损伤，他们往往在失望的同时寄希望于中医眼科，甚至轻信个别广告或非专科诊所言过其实的所谓"包治包好"的"灵丹妙药"或"祖传秘方"。笔者在此坦诚地忠告患有青光眼的朋友们：①当前治疗青光眼仍无特效中药，更不存在"灵丹妙药"。只有在药物（即降眼压西药）、激光或手术把眼压控制正常后，根据患者全身情况，如有必要，再在医生指导下服用某种中药，切忌在高眼压状态下仅靠中药或针灸来治疗。②青光眼治疗最重要的手段是降低眼压，其次是视神经保护。只有把眼压降至正常范围内，有的要把眼压降得低至目标眼压（即比正常眼压水平再降低30%~40%），才能谈及视神经保护。③"耳闻目睹"并不靠谱。曾见到有位女性患者和眼科医生理直气壮地争辩，她听说并亲眼所见好几位青光眼患者吃了某诊所自配的中药，病情大有好转。自己服了一段时间药，也感到症状减轻，视力稳定。其实这种"耳闻目睹"并不可靠。这是因为青光眼，尤其是原发性开角型青光眼，漫长的病程不会因短期的治疗行为对视力、视野有明显的影响，而所称"好转""减轻"，也空口无凭，疗效的评价必须以眼压、眼底视乳检查为客观依据。其次，每个患者年龄、体质、青光眼类型、病情程度、依从性、视神经对眼压的耐受性、生活习惯及全身危险因素都不同，对治疗用药的反应也并不一致，对张三有效的治疗方案未必适宜于李四。张冠李戴，套用别人的治疗用药，可能适得其反，贻害自己。所以，不管什么"良方妙药"，都要以眼压、眼底、视野等客观指标为依据，并经过较长时间的观察对比才能评价优劣。

针灸能治疗青光眼吗？

针刺治疗青光眼早在成书于宋元时期的《眼科龙木论·第十七·绿风内障》中已有记载："宜服羚羊角饮子、还睛丸，兼针诸穴，眉骨血脉，令住却疾势也"。绿风内障相当于急性闭角性青光眼。笔者长期临床实践中曾对急闭青光眼针刺过攒竹、睛明、四白、阳白及大敦、行间、三阴交等穴，发现各有不同程度的止痛作用和短时间的降眼压作用。但这些疗法降低眼压的效果是短暂的，何况大多数青光眼是需要终生治疗的慢性病。不过，作为应急措施，青光眼急性发作时，针刺眼区及其他穴位，有短暂的止痛效果，尤其在缺医少药、无治疗青光眼药物的地区，针刺结合按摩眼球、对缓解病情和减轻病痛有一定帮助，也有轻度降眼压作用，但在以上应急处治的同时，应积极创造机会，争取尽快转到有眼科治疗条件的医院急诊处诊治，尽快把眼压降低。

漫谈近眼三针的进针手法和并发症

眼睛作为局部器官，和经络关系密切，早在《内经》即有"目者，宗脉之所聚也"，"十二经脉，三百六十五络，其血气皆上于面而走空窍，其精阳气上走于目而为睛"等论述。一旦经脉失调，经络不能贯通和运输气血就会引起眼部病症。尤其是视路系统属中医目系范围，根据经络在眼区的分布特点，足厥阴肝经、手少阴心经及足三阳经的本经或支脉或别出之正经均和目系相连，故目系为病，常应首选或争取配合针刺疗法。

我科曾统计 2000 年 4 月到 2011 年 1 月住院治疗的各类视神经疾病 1977 例，在以中药治疗为主的同时，都不同程度地配合针刺治疗，对视功能已明显损害的视神经萎缩，常规加用眼周透穴联合近眼三针治疗后，62% 的病例均有疗效，少数病例有显效。张宏等曾以眼三针（即近眼三针）为主治疗视神经萎缩 74 例，结果总有效率为 78.6%（新中医，2002 年，7 期：42-43）。鉴于近眼三针，即睛明、上明和承泣穴是大多数中医眼科和针灸科医师优选的治疗视神经萎缩穴位，而临床上，在该三个穴位针刺后皮下淤血、球结膜下淤血或眶内少许出血者时有所见，罕见时有眶内大量出血致眼球明显突出，甚至刺破眼球造成医源性视功能再度损害者。加上对该三个穴位在进针手法、针刺深度、是否行针和可否加药灸等各有见仁见智的不同看法。笔者早年曾跟随已故国内著名针灸师李志明和先师眼科名老中医韦玉英学习眼病针刺经验，现结合个人数十年临床，浅谈对近眼三针的应用心得，恳望同道指正。

近眼三针的概念和针刺原则：所称近眼，实则是贴近或毗邻眼球壁，意指该三穴和目窍最贴近，且忌误解为针刺是要贴着眼球壁行走。总的针刺原则是在确保安全的前提下，针感强，疼痛轻或无痛；出针则要求无痛、无出血。眼部穴位相对密集，眼睑皮肤相对菲薄细嫩但脆性差，皮下组织柔软，缺乏对皮肤的支持，加之眼部神经敏感，易于造成患者的紧张情绪。由于该三个腧穴所处的特殊解剖位置，其间血管分布丰富，眼球圆弧状外壁与骨性眶壁之间狭窄的间隙又非直线状，进针不慎可能刺破血管而造成出血，甚至损伤眼球，尤其是高度近视、内分泌突眼、发育性青光眼及反复眼内手术后球壁较薄或眼球轻度变形者更可能误伤眼球。因此在针刺时应准确、轻巧、从容、进退自如。具体手法包括左手食指深切定位，右手拇指与食指握住近针尖处，形成押手，速捻进入皮肤后缓慢进针，体会针感。也可用缓慢刺入法，一般不提倡快速刺入法。更忌提插捣针，但针尖到位后可原位捻转加强针感，常用平补平泻法，晚期虚证明显者以补法为主。出针时先以棉球按住穴位皮肤，可轻度捻转，无阻力后快速将针拔除，并按压针孔 3~5 分钟，避免出血。

关于睛明穴、承泣穴和上明穴的局部解剖、取穴、操作要点、并发症处理等请详见下篇——韦氏中医眼科常用针灸穴位之附篇：针刺治疗眼病相关危险穴位详解。

最后，笔者根据临床所遇围绕眼周穴位针刺的正反经验教训，提出几点参考意见：①针刺治疗视神经萎缩同样强调辨证选穴配穴，辨证补泻针法。因本病疗程长，除视功能已严重损害的晚期病例可同时针刺近眼三针并持续 2~4 个疗程（每个疗程 10~14 天，每天一次，疗程间休息 3 天）外，建议轻度或中度病情可每次选其中 1~2 个穴，再配合眼周透穴和头部及四肢末端取穴，如丝竹空、攒竹、鱼腰、阳白、四白、太阳、风池、眉冲、目窗、光明、太冲及地五会等。②不宜追求深刺，上明刺入 1 寸即可，睛明和承泣不超过 1.5 寸。③禁忌提插捣针，但可适当原位捻转或轻弹针柄以加强针感。④该三个穴位原则上不宜灸，尤其热性或感染性眼病禁灸。⑤以下病况不宜太早针刺该三个穴位：内眼手术后，尤其是青光眼外引流术后，且青光眼性视神经病变一定要将眼压控制在理想水平（即目标眼压水平）后再予针刺治疗。有眶壁骨折的外伤性视神经病变，在外伤早期眶内骨壁结构不清及组织水肿或有出血时不宜针刺。学龄前幼童恐惧或哭闹不安者不宜强行针刺，必要时应请熟悉眼区解剖且临床经验丰富者操作。

韦氏眼科针刺治疗眼病的常用腧穴和取穴规律

韦氏中医眼科四代治疗眼病历经百年以上，其中采用三联九针疗法，尤其是近眼三针联合眼周透三针治疗各种疑难眼病，特别是视神经疾病和部分外眼疾病有其专长，多见良效。现结合针刺治疗眼病的文献介绍如下。

1. 针刺治疗眼病的理论回顾

眼睛虽为局部器官，但和经络关系密切，早在《灵枢·邪气脏腑病形》即有"目者，宗脉之所聚也"，"十二经脉，三百六十五络，其血气皆上于面而走空窍，其精阳气上走于目而为睛"等论述；《灵枢·口问》也有："目者，宗脉之所聚也"之说。说明脏腑和眼关系密切，且眼与脏腑的关系是通过经络联系的，一旦经脉失调，经络不能贯通和运输气血就会引起眼部病症。同样，针灸无论是选穴取穴，运针手法等都遵循中医基本理论，即在辨证论治的原则指导下，结合腧穴的功能、特性，组织选穴配伍处方并确定针刺手法和疗程等。前人几千年针灸实践沉淀并积累总结下来的宝贵经验，以及大量散见于针灸相关文献内的古代医家论述对我们理解并掌握针灸基本原则和手法很有启发，至今仍对临床有较大指导意义。如《灵枢·官针》所言："九针之宜，各有所为，长短大小，各有所施也，不得其用，病弗能移"。告诫针刺所用针具，不同长短要因人、因病、因穴位所在部位等各取所需。又如"虚则补之，实则泻之"，说明针刺手法遵循辨证施治。"为刺之要，气至而有效"，说明得气才有效。"经气已至，慎守勿失"，说明留针行针十分必要。"宁失其穴，勿失其经"，说明取穴时要循经定穴。"知为针者信其左，不知为针信其右"，说明"押手"（左手）配合"刺手"（右手）协同操作更有效。

2. 针刺治疗眼病的文献依据

早在《内经》就有针灸治疗眼病的记载，《素问·缪刺论》曰："邪客于足阳跷之脉，令人目痛从内眦始，刺外踝之下半寸所各二痏，左刺右，右刺左，如行十里顷而已"。《标幽赋》中提出："交经缪刺，左有病而右畔取，泻络远针，头有疾而脚上针。"该书中又指出："眼痒眼疼，泻光明与地五"。表明古人对外眼病已采用下肢远端选穴取效，并常采用左病右取，右病左针之法。《灵枢·寒热病》提及"足太阳有通项入于脑者，正属目本，名曰眼系。头目苦痛，取之在项中两筋间"。该段可提示脑髓和视神经之间有关联，是治疗视路疾病最早的理论依据。到宋元时期，王惟一所撰的《铜人腧穴针灸图经》所收录的 354 个腧穴中，已载录 94 个治疗眼病的腧穴。我国现存的最早眼科专著《秘传眼科龙木论·卷之八》在其针灸经（71 个腧穴）和针灸经补遗（31 个腧穴）中共收录 102 个治疗眼病腧穴。并提倡应针药并用治疗眼疾。明代高武《针灸聚英·百症赋》记载："攀睛攻少泽、肝俞之所，泪出刺临泣、头维之处。目中漠漠，即寻攒竹、三间……观其雀目肝气，睛明、行间而细推。"可见当时医家对不同眼症已采用头部或四肢远端取穴。同时代的傅仁宇所撰《审视瑶函》专列"眼科针灸要穴图像"，其内介绍 13 种常见眼病针刺治疗。从所列 30 个穴位经络归属发现，眼病主要选取手足三阳经、足厥阴经和任督二脉的常用穴位，另加几个奇穴。早年夏贤闽所撰《眼科针灸疗法》中共收录治疗眼病腧穴 132 个。直至近年出版的曹仁方编著《常见眼病针刺疗法》收录治疗 48 个眼科病（症）经穴共计 135 个穴位。

3. 对眼病针刺取穴特点的探讨

早年高景秀根据经络在眼区的分布，概括其规律性特点为：①阳经皆通于目，阴经仅心肝而已；②上下内外筋和络，脏腑经脉至目系；③内眼非肾所独主，尚有心肝胆胃膀胱经；④眼与心肝更为密切，各经不能等同看待；⑤精液气血上注于目，依赖经络为之转输；⑥经络辨证，分别五方。由此提出"五方辨证法"。高氏侧重于经络走行分布所提出的五方辨证可供后学参考，但应在理论上进一步解惑探讨，并在实践中验证。因经络走行过程阴经中唯肝经是本经直接上连目系，心经其支脉系目系；阳经中膀胱经其直行者，从巅入脑，连属目系。说明心、肝、膀胱经所属穴位和目窍目系关系更为密切。但具体选穴中，心、肝两经从走行路径看，前者从胸走手，后者从足走腹（胸），均无直接分布头面，尤其眼区腧穴。故应结合脏腑理论理解，如肝和胆互为表里，通过针刺多个分布于足少阳胆经在头面和眼区的腧穴可达到疏通调养肝经的目的；而手少阴心经除其支脉连属目系外，因足少阳胆、足阳明胃经之正，均上通于心；足太阳之正"当心入散"等，对临证多取分布于阳明经为主的腧穴就不难理解了。祁宝玉结合《内经》中有关针灸的论述及古代中医涉及眼病治疗的理论，曾提出："《内经》中有关眼与经络的关系，除了标明与眼有关经络具体走行之外（此点功不可没），对眼科临床指导意义不大"。并指出，论及五脏六腑之精如何上注于目，奇经系统不可忽视。奇经八脉虽与脏腑无直接络属关系，但又交叉贯穿于十二经脉之间，具有加强经脉之间联系，以调节正经气血的作用。特别是冲、任、督三条经脉与脊髓、脑、眼目关系极为密切，五脏六腑之精靠其上灌于目。而奇经中其他五条经脉（带脉、阴跷、阳跷、阴维及阳维脉）也不同程度和眼目有生理和病理联系。祁老的学术观点值得后学反思和在临床实践中深入探讨。

4. 韦氏中医眼科针刺治疗眼病常选腧穴

韦氏眼科常用的腧穴合计70个。现按经络排序分别列出十二经脉及奇经八脉所选腧穴，包括手太阴肺经：太渊、列缺。手阳明大肠经：合谷、曲池、三间、迎香。足阳明胃经：承泣、四白、头维、足三里、冲阳、颊车、地仓。足太阴脾经：三阴交、阴陵泉。手少阴心经：神门、通里。手太阳小肠经：养老。足太阳膀胱经：睛明、攒竹、眉冲、曲差、五处、承光、通天、络缺、昆仑、肝俞、肾俞。足少阴肾经：涌泉、太溪。手厥阴心包经：间使、内关、大陵。手少阳三焦经：外关、支沟、翳风、角孙、丝竹空。足少阳胆经：瞳子髎、率谷、阳白、头临泣、目窗、正营、脑空、阳陵泉、风池、光明、足临泣、地五会。足厥阴肝经：行间、太冲。督脉：印堂、百会、上星、神庭。任脉：中脘、关元、气海、承浆。

奇穴：四神聪、鱼腰、上明、太阳、球后、翳明。

其中韦氏最常用的腧穴有30个，按腧穴离眼区远近依次有：①近眼三穴：睛明、上明、承泣（必要时可深刺，亦可球后取代承泣）。②眼周七穴：攒竹、鱼腰、丝竹空、瞳子髎、阳白、四白、太阳。③头面区十一穴：神庭、眉冲、目窗、百会、四神聪（四穴）、风池、翳明、头维。④全身九穴：足三里、三阴交、光明、行间、太冲、地五会、昆仑、肝俞、肾俞。

此外，对于重症或急性视神经疾病或视路病变，韦氏眼科多配合头针治疗。头针又称头皮针，是通过针刺头皮上特定的刺激区来治疗疾病，是大脑皮质功能定位理论与针刺方法相结合以治疗全身疾病的现代较新的针刺疗法。头针疗法具有疏通经络，流畅气血，促进循环，改善神经的传导功能和调节神经肌肉兴奋的作用，尤其对中枢神经系统疾病疗效明显。主治癔病性黑蒙、中枢盲、视网膜色素变性、视神经萎缩及其他视神经视路疾病。由于视神经及视网膜在眼球胚胎发育上属于脑发生的一部分，即视神经是脑的直接延续，视网膜神经节细胞的轴突汇聚而成的视神经本质上是中枢神经系统脑白质的一部分。临床实践证明，对视路系统疾病辅助头针中的视区治疗有增效促效作用。视区在枕骨粗隆顶端旁开1cm处向上引平行于前后正中线长4cm的直线（即头部前后正中线的后点旁开1cm处的枕外粗隆水平线上，向上引平行于前后正中线长4cm的直线）。一般选2~3寸长的26~28号毫针，手持针柄，与头皮呈30°快速刺入皮下帽状腱膜下层或肌层。平刺于头皮下，捻转进针，勿刺至骨膜。达到该深度后快速捻转，不做提插。使有明显麻胀痛针感后，留针15~30分钟，其间再捻转2次。起针后用棉球压迫针眼数分钟，以防出血。

5. 韦氏中医眼科针刺选穴特点和规律

归纳韦氏眼科常选治疗眼病腧穴和一般取穴规律特点为：

（1）取穴以阳经腧穴为主，如在前述十二经脉53个腧穴中，阳经穴位40个，占75.5%，阴经穴位仅13个，占24.5%。同时重视经外奇穴中的9个奇穴的选取。

（2）阳经腧穴选择又以足三阳经腧穴为主。40个腧穴中有30个均属足三阳经，占75%。即足三阳经腧穴占眼目头面穴位的56.7%（30/53）。对于治疗眼病局部取穴以足三阳经腧穴为多的理论依据在本文第3节"对眼病针刺取穴特点的探讨"中已大致说明。

（3）内障眼病，尤其是久病、重病、虚证、瘀证，可用三联九针疗法，先取近眼三针（睛明、上明和承泣）和眼周透三针（阳白透鱼腰或攒竹、丝竹空透鱼腰、瞳子髎透承泣等），再结合全身辨证取三穴，并可辅助头针治疗，但近眼三针每次不必都选，可依据病情取其1~2个穴，轮换选刺。近眼三针又称眼三针，鉴于眼三针针刺定位和针法应避免风险，笔者曾专题提出探讨。

（4）无论内障和外障重病、顽症，以及一般眼病，凡适宜或需配合针刺者，在遵循中医整体观念基础上，应以眼局部取穴为主为多，配合眼周、头面选穴和全身选穴，全身选穴又以四肢末梢及背部腧穴为主。若存在脏腑气血经络的病理状况，则应根据证候辨明寒热虚实，进行循经辨证取穴为重，再结合眼部不同病变，选择局部取穴；并在针刺手法上或补或泻，强、缓刺激适宜；还可配合电针不同疏、密波或间断脉冲波以持续或重复刺激。

6. 韦氏中医眼科三联九针疗法简介

韦氏三联九针疗法是在传承前辈经验基础上，经长期临床实践后，总结提炼的主要用于治疗疑难视神经疾病的针刺方法。三联九针是指，一联：近眼三针，即睛明、承泣、上明；二联：眼周透三针（或称眶缘透三针），即丝竹空透鱼腰、阳白透攒竹、四白透下睛明；三联：即头、体全身三针，常根据全身辨证，从风池、目窗、翳明、合谷、足三里、光明、太冲、三阴交、地五会等腧穴中选取三穴。

理论依据：现仅以近眼三针为例给予介绍。近眼三针（睛明、承泣、上明）：睛明穴为足太阳膀胱经起始穴。睛，指穴所在部位及穴内气血的主要作用对象为眼睛；明，光明穴之意。睛明意指眼睛接受膀胱经的上行气血而变得光明。其气血乃体内膀胱经吸热上行的气态物所化之液，性温热。膀胱经之血由本穴提供于眼睛，因而眼睛受血而能视。同时睛明穴为手足太阳、足阳明、阴跷、阳跷五脉交回穴，故本穴内气血同时具有温热的天部水气与地部经水（血），注于目窍，实为眼病治疗第一要穴。承泣所在足阳明胃经，起于鼻旁迎香穴，并上行经过目内眦睛明穴后，直达目珠和下眶缘间隙的眼病要穴，阳跷、任脉、足阳明之会，穴名意指胃经体内经脉气血物质由本穴而出。胃经属阳明经，阳明经多气多血，胃经的体表经脉气血运行是由头走足，为下行，气血物质的运行则为散热上行。气血物质的阴阳相济之性同于跷脉，故为跷脉足阳明之会。本穴物质即为胃经体内经脉气血升腾所化，并上注于目窍，故有宣通气血，利窍明目之功。上明穴位于面部，眉弓中点垂线，眶上缘下凹陷中，为头颈部奇穴，尤善治疗眼疾，有明目利窍之功效。此外，临床取穴亦非一成不变，睛明亦可换上睛明，承泣可换球后穴，有类似之功效，而球后穴同为治疗视神经病变的经外奇穴，临床上两组穴可交替灵活使用，尤其是外伤骨折、内眼手术过或有解剖变异患者。

针刺手法：《素问·刺要论》指出："病有浮沉，刺有浅深"。如视神经萎缩属眼底病，故近眼三针采用深刺法为主，其意在疏通目络气血、宣畅气机。以毫针轻刺缓压，徐徐进针，不可提插，但可原位轻捻转或使用弹法、刮法及飞法等针刺手法，至眼球出现明显酸胀感或眼球突出感时为度，或针感向眼球底部和后部扩散，得气应柔和而较持久为宜；部分患者针感可柔和放散至同侧耳部、额部或巅顶，以达到较好针感；少数患者在留针过程中针感慢慢显现，或得气始终自然舒适为经气来复现象，也有一定疗效。近眼三针可行手法具体如下：

弹法：针刺后在留针过程中，以手指轻弹针尾或针柄，使针体微微振动，以加强针感，助气运行。《素问·离合真邪论》有"弹而努之"之法，其后《针灸问对》亦说："如气不行，将针轻弹之，使气速行。"本法有催气、行气的作用。

刮法：毫针刺入一定深度后，经气未至，以拇指或食指的指腹，抵住针尾，用拇指、食指或中指指甲，由下而上频频刮动针柄，促使得气。《素问·离合真邪论》有"抓而下之"之法；姚止庵注云："抓，以爪甲刮针也"。本法在针刺不得气时用之可以激发经气，如已得气者可以加强针刺感应的传导与扩散。

飞法：针后不得气者，用右手拇食两指执持针柄，细细捻搓数次，然后张开两指，一搓一放，反复数次，状如飞鸟展翅，故称飞。《医学入门》载云："以大指次指捻针，连搓三下，如手颤之状，谓之飞"。本法的作用在于催气、行气，并使针刺感应增强。

此三手法加原位轻捻转，手法特点轻巧，不易引起眼周局部出血、血肿等损伤，并有较好的催气、行气效果，以增强针刺疗效。

应当加强对视神经萎缩的认识

视神经萎缩（optic atrophy，OA）病因复杂，有时隐匿或难以澄清，任何疾病只要造成前视路（视网膜外侧膝状体通路）的神经纤维、神经节细胞及其轴突的不可逆损害，均可能导致OA。因此OA又泛指非特异性的、各种不同视神经病变造成的共同病理过程或结果。由于炎症、缺血、外伤、遗传、中毒、青光眼、肿物压迫、脱髓鞘疾病、营养障碍、先天因素等都可能导致不同程度的OA，本病临床并不少见。鉴于眼科界对OA的定义理解、临床分类、诊断标准及治疗等诸多方面均有不同认识，有必要对相关问题做进一步讨论。

1. 视神经萎缩的定义

既往无论是眼科专著或教科书在论及OA时均称其是视神经不可逆病理损害后的最终结果。我们已注意到近年葛坚主编的五年制和七年制教材《眼科学》的提法，即"视神经萎缩指外侧膝状体以前的视神经纤维、神经节细胞及其轴索因各种疾病所致的传导功能障碍所致"。北京协和医院近年编著的《眼科诊疗常规》对本病的定义和前述一致。笔者赞同葛坚等的提法，认为既往将OA定义为疾病的最终结果不够确切和严谨，还易引起误解。因为其一：OA是视神经纤维病理损害过程中呈现的临床征象，这一损害过程依据不同原发疾病，可以是急剧的，如缺血、外伤、炎症等，也可以是亚急性或缓慢进展的，如遗传、中毒或压迫性病变，也可能是反复发病、病理损害阶梯进展的，如自身免疫系统疾病和中枢神经系统脱髓鞘疾病。而放射性视神经病变是因放射剂量累计损害导致的视神经迟发性病理坏死，可在放射治疗后平均 6~18 个月才出现 OA。视神经纤维有 100 万~120 万根，完全萎缩的神经纤维是不可逆的病理结果，但正在病理损害中或仍未被侵害的神经纤维，只要及时发现原发病灶并尽早处治，或采取防范复发措施，是有机会恢复或改善其功能的，至少可以维持原有视功能。如颅内占位灶根治后，部分患者的视功能明显改善，青光眼性视神经病变即使视野已明显缺损，只要将眼压控制并稳定在目标眼压之内，视力、视野能长期稳定。药物中毒或放射性 OA，只要有防范意识或及时发现并终止毒源就可能挽救部分视力。其二，认为 OA 是不可逆病理损害后的最终结果，易使少数缺乏经验的临床医师不再追查其病因，尤其在繁忙的门诊中仅简单解释，促使病人因不理解或不满足医生的草率结论而到处求医问药，加重经济负担，甚至因漏诊或误治导致更严重的视功能损害。因此，笔者认为 OA 的定义应涵盖两方面内容，OA 根据其病理损害范围和程度不同，既可以是疾病的最终结果，也可能是病因尚未解除的病变过程，前者病程长，病理损害广泛，视功能丧失已呈不可逆性；后者病程较短，病理损害相对局限或正在进展中，只要及时发现病因，有望控制病情或恢复一定视力。如中枢神经系统脱髓鞘疾病中伴随出现的视神经病变，少数病例眼底已见视盘苍白，但视力仍可维持在 0.5 以上，而 MRI 扫描可发现隐匿性脑白质活动病灶，若忽视定期随访，草率下结论，病情可反复加重，造成失明。

2. 视神经萎缩的临床分类

我国 1996 年出版的《眼科全书》将 OA 分为原发性（下行性）、继发性（视盘水肿或视盘炎所致）及上行性（视网膜性或连续性）三类。Yanoff 等将 OA 分为上行性：其原发病灶在视网膜和视盘，继发损害在视神经和脑白质系统；下行性，原发病灶在颅内或球后段视神经，继发损害累及视盘及球内视神经轴突；遗传性则单列一类。Kanski 从临床角度将 OA 分为原发性和继发性。张晓君等最新主译的《Walsh and Hoyt 精编临床神经眼科学》及 Spoor 均病理结合临床，将 OA 分为：①上行性 OA，又称 Wallerian 变性或顺向性变性，发生于已经与细胞体分离的病灶远端的轴突。②下行性 OA，又称逆向性变性，发生在仍与细胞体联系的病灶近端的轴突。笔者认为，本病按原发性（即下行性）和继发性（即上行性）分类较合理。因为首先，根据眼底表现分为原发或继发性 OA 可明确部分 OA，尤其是继发 OA 的病因，但对原发 OA 仅提示其病因可能来自球后、眶内或颅内病变。而我国近年流行的三分法中的继发性 OA，即视盘水肿或视盘炎所致者，仅说明 OA 发生前的眼底视盘临床征象，无法确认甚至可能误导病因。如视盘水肿可由包括高颅压在内的诸多颅内、眶内、眼内或全身疾病所致；而同样由颅内肿瘤所致 OA，若占位灶阻碍脑脊液循环或使静脉回流受阻，可出现高颅压性视盘水肿，随后表现为继发性 OA 征象；若肿瘤直接压迫前视路或视神经供养动脉，则可仅表现为原发性 OA 征象。又如前部缺血性视神经病变，其视盘水肿可导致继发性 OA，后部缺血性视神经病变则多数无视盘水肿，仅表现为原发性视神经萎缩征象。其他如 Leber 遗传性视神经病变发病初期的假性视盘水肿、视盘炎程度不同的视盘水肿等，均需借助视野、FFA 及 mtDNA 等最终明确疾病名称或病因。因此，在上行和下行 OA 中又列出继发 OA，既无助病因诊断，又容易混淆病名。其次，原发和继发 OA 的分类主要依据临床表现所分，OA 的病因十分复杂，有的隐匿，使用各种检查手段仍难以澄清。根据本人多年临床教学体会，初学眼科者对原发和继发 OA 的二分类法更易理解和接受，而三分类法易使医师困惑于病因，也无助于病名诊断。近年赵堪兴、杨培增主编的《眼科学》（人民卫生出版社，2008 年 7 版）已将 OA 按眼底表现分为原发性 OA 和继发性 OA。因此，笔者建议国内应统一使用二分类法，实际也和国际上主流观点相一致。

3. 视神经萎缩的诊断

单凭眼底征象诊断 OA 应慎重。Walsh 等曾提出，OA 的临床诊断应根据：①眼底镜下视盘颜色和结构的改变；②可被定位于视神经的相应视功能损害（视力、色觉、瞳孔对光反应、视野、VEP 等）。

视盘即视神经的球内段，视网膜神经节细胞的轴突汇聚成约 120 万根神经纤维，集中于视盘，穿过筛板，成为有髓鞘的球后视神经。视盘在纵剖面上，从内向外分为浅表神经纤维层、筛板前区、筛板及筛板后区 4 个部分。组织学上视盘由神经节细胞轴突、星形细胞、毛细血管相关细胞及成纤维细胞组成。正常情况下，进入视盘的光线通过透明的神经纤维束传导，并在邻近的神经胶质细胞圆柱和毛细血管中弥散，使得视盘呈现特征性的粉红色。因此，视盘的正常颜色取决于其组织学不同成分的相互关系及从视盘表面反射或折射的光线，并与其毛细血管网的构筑相关，后者已在早年的荧光素眼底血管造影中得到证实，即当 OA 时筛板前区的神经纤维明显减少，血管网也随之减少。因此，造影所见视盘荧光普遍减弱，至后期则呈现强荧光。而视盘的外观取决于巩膜管的大小和巩膜管道通向眼外的倾斜度。巩膜管的大小可因人而异，巩膜管越大，视盘中央空间越大，则生理杯越大，反之则生理杯小甚至缺如。正常视杯并非居中，延伸到视盘颞侧更多些，并可能倾斜些，故视盘颞侧颜色通常比鼻侧稍淡。颞侧色淡的程度主要依赖视杯的大小、视杯偏离视盘正中的程度、颞侧半透明神经纤维层的厚薄程度及毛细血管的稀疏度。而生理性视杯明显后缩或凹陷增大，可造成视盘中央颜色变淡。此外，婴儿、轴性近视（尤其是高度近视）、强光源眼底镜检查及散瞳眼底检查、无晶状体眼或人工晶状体眼等均可能有非病理性视盘颜色变淡征象。

由此可见，单凭眼底视盘变白诊断 OA 并不可靠，临床医师除应熟悉视盘的组织解剖结构，正常生理变异外，更应注意要借助视野、光学相干断层扫描（OCT）、电生理等可定位于视神经损害的相关检查综合评价。

4. 神经萎缩的治疗

本病进展到什么程度可以治疗，疗程多长，视功能是否可能继续恶化？是否需要长期药物治疗？何时终止治疗？这除了检验接诊医生的专业水平、对神经眼科知识的了解深度和广度、人文素质及伦理道德外，还关系到患者生活质量、心理和经济承受能力及以后的职业方向等多方面问题。当然，不同病因、病变程度的个体化治疗十分必要。尽管已有大量西药或中药，或中西医结合治疗 OA 的临床报告，遗憾的是大多是缺乏对照研究的临床经验。笔者等曾从循证医学的角度评价针刺参与治疗 OA 的临床疗效，结果表明，针刺参与治疗本病，对患者视功能改善更有效。但由于仅纳入 3 个 RCT 和 4 个 CCT 研究，证据强度较低。而检索命中的 1 372 篇文献，单纯采用针刺治疗 OA 的研究都未设对照组，因此仍需更高质量的临床研究以提高针刺疗效的证据强度。笔者认为本病明确诊断后，首先通过病史及采用各项现代检查手段来尽量明确病因至关重要。若能尽快消除病因，如对颅咽管瘤或脑垂体瘤尽早手术，不仅挽救生命，更有机会恢复有用视力。即使是遗传所致 OA，若能从基因水平明确诊断，不但可解脱医患双方因困惑于病因不明，而重复多项昂贵的检查及长期无益的治疗，还可做到遗传病的症状前诊断并具有预警作用，更有利于优生优育。临床实践证明，OA 只要仍有一定基础视力（数指以上）或电生理 VEP 检测仍有一定波形，病程短于 3~6 个月，尤其是脑瘤术后、外伤后、感染性或炎性、脱髓鞘性 OA，积极采取中西医结合综合疗法，中药配合针灸，辅助神经营养剂及维生素类药物等，可使部分患者视功能改善或长期保持。如确属视功能已完全丧失，VEP 波形熄灭，则应如实告知患者病情，避免无价值的治疗。

眼病误诊误治 5 例分析

笔者从医临床已 43 年，一路走来，所遇不少眼病仍感到力不从心。医生的角度并非"医治众生"那么简单。不管你是高年主任医师还是低年医师。丰富的专业知识，高度的责任心和爱心，加上必要的社会人文、心理知识是诊断疾病的基本条件。占据全身体积实在少的微不足道的小眼球内却隐藏着难以数清的许多疾病，加上眼内极其丰富并和全身密切关联的血液循环以及直接经眼眶内通到颅内的视神经，要想在忙碌的门诊中通过病家未经条理化的诉说及眼部检查和不同医院各项检查结果中，短时间内得出正确诊断和治疗方案需要快速捋顺和抓住云山雾罩临床信息中的关键点，并通过缜密的思考推理以接近或确认诊断。遗憾的是，即使达到前述要求，实际临床上误诊、漏诊者仍不少见。儿童视力下降可由多种原因引起，由于小儿有限的语言表达和思维使其不能及时准确提供病史。而视神经炎或黄斑病变，尤其是遗传性病变，在发病初期常无明显的眼底征象，故小儿视力下降后误诊误治的屡见不鲜；而成年人并发性后囊下的白内障若不散大瞳孔细查，常易漏诊或误诊为其他眼病。现报告5例如下。

例1：功能性视力障碍误诊为视神经炎。患者张某，女，7岁，2011年9月21日初诊。家长代诉：患儿双眼视力突然下降两个月余，病初3天伴有眼球转动痛。发病前3个月曾持续发烧4天。在外院先后诊断球后视神经炎，屈光不正，远视性弱视，黄斑病变及视力下降待查等。曾用激素口服，神经生长因子肌内注射和弱视训练，均无疗效。检查视力右眼0.12，左眼0.1，矫正视力右眼+1.25S＝0.2；左眼+1.50S＝0.2，色觉检查无异常。双眼瞳孔等大，对光反应灵敏，眼压右眼12.1mmHg，左眼13.7mmHg。双眼底视乳头色泽红，边缘清，黄斑中心凹反光清晰，余未见异常。两次颅脑（外院1个月前查）MRI未见病灶，Octopus双眼中心30度视野均为不规则向心性缩小，FFA检查未见异常荧光像，FERG（国际五项）检测双眼暗适应b波潜伏期轻度延迟，双眼PVEP-P100波潜伏期正常，波幅轻度降低。全身常规血、尿生化检查正常。诊断：双眼屈光不正，心因性视功能障碍待诊。治疗：在维生素药物和中药明目地黄汤治疗同时，通过和患儿母亲交谈并详细了解孩子的性格、爱好及在学校的表现等，获得重要信息，即该患儿同桌的同学因近视在两个多月前刚配了眼镜，该患儿感到同学戴眼镜好看，又神奇，连续几天缠着母亲要戴同样的眼镜，并诉自己看不清东西，但母亲未满足其愿望，也未做耐心的解释。几天后孩子自诉看不清黑板并眼痛，进一步明确了孩子视力下降的心理因素后，笔者请主治医师带孩子到配镜部自选了一副色彩鲜艳的平光眼镜，患儿戴后视力马上提高到双眼1.0~1.2，且面部充满喜悦。自此，该例所谓视神经炎"治疗"结束。为防止该患儿心因性视力障碍再复发，我们又嘱咐其母亲应耐心疏导，逐渐使孩子不戴无助于视力的眼镜。近日电话随访，孩子仍保持正常视力。

误诊原因的剖析和防范：该例属心因性视力障碍，又不同于一般心因性疾病，其内又有当前多见的独生子女的任性。其误诊误治原因为：①家长和初诊医师都被孩子突发性视力明显下降所迷惑，其发病特点虽像视神经炎，但忽略了瞳孔对光反应正常，色觉检查无异常及黄斑中心凹反光清晰等征象，其视野不规则向心性缩小也不像视神经炎常见的中心和旁中心暗点，更似心因性或癔病性视野改变。②未全面了解患儿发病情况，故遗漏了患儿发病前强烈渴望戴漂亮眼镜的重要细节。③小儿视神经炎，双眼发病的约70%，且多属视盘有轻度水肿的视乳头炎型，病情若不能控制，多在4~8周内视盘色泽变淡，尤其视盘颞侧变白更明显。该例发病至到我院就诊时，眼底视盘色泽仍红润亦不支持视神经炎诊断。鉴于视神经炎，尤其是球后视神经炎，病人几天内可视力失明，医生又看不到眼底有阳性体征，在观察瞳孔对光反应，选择电生理 P-VEP 或 F-VEP 等检查外，全面了解病史也很重要，如本例就是从病史中获得患儿发病的关键信息。

例 2 和例 3：两例遗传性黄斑病变按视神经炎误诊误治。例 2，解某，女，10 岁，双视力下降 13 个月，不伴眼痛。视野为中心暗点，在多所医院诊断视神经炎，曾用甲强龙冲击治疗无效，又行 MRI 鼻腔及颅脑检查未见病变。2007 年 7 月 26 日到我院会诊。检查：双视力 0.1，矫正 0.3（-1.50SD），近视力 0.5，瞳孔对光反射灵敏，眼底视盘正常，黄斑中心凹反光消失，色素不均，呈蜗牛黏滞物样外观。多焦 ERG：双眼中央区 P1 波振幅及密度中度降低。Amsler 方格表：无线条变形。FFA 检查，动脉前期即可见黄斑部窗缺样透见荧光，晚期呈对称性椭圆形色素上皮萎缩样高荧光区，且高荧光区形态、大小基本不变。最后诊断：Stargardt 病。例 3，钟某，男，9 岁，2007 年 3 月 2 日在我院初诊，主诉双眼视力下降 2 个月余，无明确原因，不伴有眼痛和头痛。在当地医院未明确诊断，介绍到北京某医院，颅脑 MRI/CT 等均正常。该院诊断球后视神经炎，经 250mg 甲强龙冲击治疗 5 天并口服强的松 30mg，25mg，20mg，15mg，10mg，5mg，无效。检查：视力右 0.12，左 0.1，均不能矫正。双眼瞳孔对光反射灵敏，眼底视盘颜色正常，黄斑部色泽不均，呈轻度斑驳状色素改变，中心凹反光不清，余无异常。FFA 检查，双眼黄斑部呈典型对称性视网膜色素上皮萎缩性、"牛眼样"高荧光区。最终诊断：Stargardt 病。

该两例误诊误治的剖析和防范：误诊原因主要是：①对儿童视神经炎的临床发病特点了解不够。儿童视神经炎多双眼发病，且主要以视乳头炎的眼底征象出现，视野可有中心或旁中心暗点，对激素治疗敏感。该两例均无前述特点。②Stargardt 病初发期黄斑部色素改变很轻微或仅有中心凹反光消失，易使临床漏诊，故未能尽早做 FFA 检查，而 FFA 下黄斑区的特征性表现是诊断该病、排除视神经炎的重要证据。因此，防范黄斑疾病误诊为视神经炎的关键点，是熟悉和掌握该两类眼病的发病特点、眼底表现，首选的必要检查，如视野、电生理（ERG 或 VEP 等）、FFA、OCT，一些简单易行的检查如瞳孔对光反应、色觉图检查都可能提供有价值的诊断线索。

例 4：范某，男，43 岁，公务员，2011 年 4 月 9 日首诊于笔者门诊。主诉右眼视力模糊已 8 个月，近一个月更明显，无疼痛感，否认外伤、感染等病史。全身体健，无烟酒嗜好。从自述病史和原病历记录中获知，患者 8 个月前偶尔遮眼发现右视力明显低于左眼，遂到某大医院眼科就诊，当时右眼视力 0.3，矫正视力 0.5；左眼 1.5。先后看过普通和专家门诊数位医师，分别诊断为右眼屈光不正，弱视，陈旧黄斑病变，黄斑变性，球后视神经炎及早期年龄相关性白内障等；曾做过视野、电生理、OCT、FFA、ICGA 及脑部 MRI 等，均未见视力明显下降的阳性证据。近半年来，长期服用改善循环药和神经营养药，间断用过复明片等中成药和白内障滴眼剂，视力反而进一步下降。检查：视力右眼 0.1，矫正不提高，左眼 1.0；眼压右眼 14.57，左眼 15.0，双眼前节正常，右眼 KP（－），Tyndall（－），瞳孔直接和间接对光反应正常。因小瞳孔下右眼底欠清，左眼底视盘、视网膜均正常，双眼散瞳在裂隙灯下可见右晶状体后囊弥漫淡黄混浊，尤其中央轴心部混浊密度高。眼底在双目间接镜下可见视盘色泽红，视网膜、黄斑未见病变。笔者还注意到患者散瞳后右眼周围视野清晰些，但中心视力仅 0.12；左眼视力轻度模糊。故笔者认为，该患者右眼视力明显低下，主要是右眼后囊下晶体混浊所致，其原因可能是曾患有轻度中间型葡萄膜炎，病情轻、无自觉症状，自限后残留并发性白内障。该例患者转到白内障组进一步检查并行超声乳化白内障摘除加人工晶体植入术。术后两周患者专程到笔者处表示感谢，检查其右眼视力达 1.0。

误诊原因的剖析和防范：该例提示我们在忙碌的临床中对客观检查不能合理解释的视力下降，应全面了解病史、重复必要的常规检查，尤其有单眼后囊下白内障者，在小瞳孔下难以看清其后囊混浊程度，必须充分散瞳，在裂隙灯下评估该晶体混浊密度、部位对中心视力的影响程度，以避免长期误诊误治。

例 5：李某，女，4 岁，1997 年 3 月 7 日就诊。其母代诉：患儿双眼失明已 3 个月。1 年前无意中发现孩子视力不如同龄儿童，先后在当地及北京检查，均诊断为视神经萎缩，曾做 CT 等检查，未发现颅内占位病变。仅给维生素类营养药口服。近半年孩子看不清小的珠子及彩色橡皮，又辗转几家医院，诊断如前。直至 3 个月前视力失明，某医院检查视力无光感，接诊医师嘱咐患儿家长不必再花钱治疗。家长又带孩子来我院就诊（笔者当时就职于中医研究院眼科医院）。检查患儿双眼无光感，眼底视盘均苍白，动脉细。F-VEP波形熄灭。笔者在向患儿家长如实解释病情的同时，也详细讯问了患儿的发病经过，发现孩子视力是逐渐下降，但无全身其他不适或内分泌相关症状。影像检查仅做了1次CT，未发现异常。孩子既往健康，无类似眼病家族史。从视力进展性下降特点，仍不能排除颅内肿瘤。故在取得患儿家长理解下，又到北京某医院做了MRI，结果提示位于视交叉上的颅咽管瘤，并安排在该院手术切除，因肿瘤较大，残存瘤体又转诊到某医院行伽马刀切除。手术均很顺利。术后2个月，又采用中西医结合治疗近3个月，视力仍无光感。但患儿家长很感谢，认为我们虽然没能挽救视力，使其复明，但根除了对生命有潜在威胁的颅内肿瘤。此后该患儿在上海某盲校上学，直至患儿职业学校毕业，其家长还和我们有联系。

误诊原因的剖析和防范：该患儿脑瘤导致不可逆转的失明，除了影像检查选择得不够准确、接诊医生的经验有限外，一定程度上和医生的惯性思维有关。总认为视神经萎缩是"各种病因造成视神经损伤的最终结果"，是"不治之症"，故无需再检查及深究病因。导致患儿仍有视力时未能切除肿瘤，终致全盲后才发现颅内病灶，造成不可挽回的终生残疾。在此，我们要重复一遍前述的告诫："视神经萎缩既可以是疾病的最终结果，也可能是病因尚未解除的病变过程，前者病程长，病理损害广泛，视功能丧失已呈不可逆性；后者病程较短，病理损害相对局限或正在进展中，只要及时发现病因，有望控制病情或恢复一定视力"。

（韦企平　整理）

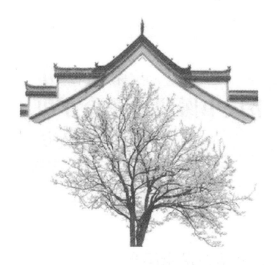

下编

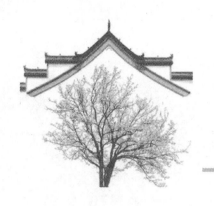

第一部分
韦氏中医眼科经验方和常用方

韦文贵老中医经验方及常用方

中药方剂的范围很广，不论单味多味，凡对中药进行一定方法的加工炮制，并制成一定的剂型，即能用于临床者，均可称作方剂。

单味中药制成的方剂，称作单方。适用范围比较明确，作用比较单一，便于就地取材，便于分析研究药物的性能、作用和有效成分等，是组成中药复方的基础。

两味或更多的中药配合制成的方剂，称作复方。一个方剂的组成，不论是古方或今方，都有一定的治则和适应证。根据中医辨证施治的原则，在临床应用方剂时，要随着病情的变化、体质的强弱、年龄的大小，灵活加减运用。

中药方剂的常用剂型是汤、丸、散、膏、丹五种。后四种属于成药，即通常所称的"丸、散、膏、丹"，其中一些虽有丸散之名，实际多作为汤剂应用。

韦文贵老中医几十年来，在长期医疗实践中，摸索出一些有效的经验方，有些是根据前人经验成方，通过临床实践，化裁增减，删繁就简，使之取精用宏，扩大了治疗范围。韦玉英主任医师幼承庭训，将先父诸多经验方归纳分类，融为己见，验之临床，又在继承的基础上有所创新、发展，总结出独具特色的有效经验方，现一并编集两代医师的经验方及常用方，分内服与外用两大类。内服方药中，为了便于临床参考，又大致归纳为疏风、清热、泻下、祛痰、利水祛湿、舒肝、平肝、理血、补气、补血、温中、滋阴、和解、治疳、退翳、宣窍等十六种常用治法，135首方剂中，经验方70首，常用方65首，附方12首，均为韦氏两代医家喜用或常用方药。另列韦玉英主任医师所创内服方剂 9 首，附后以供读者参考。

内　服　药

汤剂：俗称汤药和煎剂，将药物用水煎成汤液（有时加酒少许），去渣存汁温服，叫做汤剂。具有吸收快，作用速，照顾全面，适应复杂的病症，调整局部和整体的关系，补泻兼施，标本兼顾，且有随证加减、使用灵活等优点。在临床应用中，化裁方便，是各种剂型中为最常用的一种。

一、疏风剂

风有外风、内风之分。外风，是指外感六淫之风邪引起的病证；内风是肝脏功能平衡失调而发生的病证。

本章讨论的是外感之风邪，风为阳邪，百病之长，其性开泄，善行而速变，具有主"动"、主"升"的特点，四季均可发病，且寒、热、燥、湿诸邪均可依附风邪而侵犯人体，为外感疾病的先导，故称"风为百病之长"。

风邪伤人，容易侵犯人体的上部和肌表，所谓"巅顶之上，惟风可到"。《内经》谓："伤于风者，上先受之"，因此和眼科关系尤为密切。眼科常见病中，伤于风热者较多见，特别是外障眼病更多见。风热之证，除了眼部出现红、肿、痛、羞明、流泪之外，间或伴有头痛、发热、恶风、咽痒、鼻塞流涕，脉浮数等全身性证候。风邪常可见夹寒、夹湿、夹痰的变化，可依眼部和全身症状灵活应用。

临床治法，风盛者以疏风为主；有表证者解表为主；热盛时以清热为主，但应分辨表热、里热，表热者应辛凉疏解，里热时应兼清里热，表里俱实，风热两盛，则应表里双解，风热兼治。疏风解表药多辛散而燥，久服易伤阴津，所以表虚不固，或阴虚体弱者，均宜慎用，或在方剂中加扶正祛邪和滋阴生津之品，以标本兼顾，有利病机转化。

（一）经验方

1. 偏正头风方

组成：防风 5g，荆芥穗 5g，木瓜 3g，苏叶 5g，蝉蜕 3g，甘草 5g。

功用：发表散寒，祛风止痛。

主治：外感风寒所致的偏头痛或偏正头风。常和其他方剂参合应用。可治疗风邪偏盛的上巩膜炎、角膜炎、角膜溃疡、慢性单纯性青光眼兼偏正头痛者。

方义：荆芥穗、苏叶发表散寒，祛风止痛；防风祛风除湿止痛；木瓜和中去湿，舒筋止痛；蝉蜕散风除热；甘草和中。

2. 湿热头痛方

组成：淡豆豉 10g，防风 5g，浙贝母 5g，荆芥 3g，杏仁 9g，金佛草 6g，茯苓 10g，桑叶 10g，玄参 6g，甘草 3g，地栗 5 个。

功用：祛风清热，润肺化痰。

主治：外感风邪，内有湿热之角膜炎，单纯性青光眼，急性结膜炎。韦老医生常用本方治疗上述眼病兼有痰湿内阻，久而生热，湿热上冲之头痛。

方义：荆芥、桑叶、防风、淡豆豉发表散寒，祛风止痛；贝母、杏仁、金佛草润肺泄热，化痰行气；玄参滋阴润燥；茯苓、地栗补脾清热化痰；甘草和中。

3. 风热头痛方

组成：蔓荆子 10g，木瓜 3g，荆芥 5g，防风 5g，苏叶 5g（后下），蝉蜕 3g，川芎 3g，藁本 6g，白芷 6g，桑叶 10g，细辛 3g，升麻 1g，钩藤 12g。

功用：祛风止痛，活血破瘀，舒筋活络。

主治：感受风热，络脉瘀滞之眼胀，眼眶及眉棱骨痛、头顶痛者。常用本方治疗风热重兼有瘀滞之巩膜炎、角膜炎、青光眼、眼底出血等。

方义：蔓荆子、荆芥、防风、藁本、白芷、细辛祛风止痛为主药。蝉蜕、钩藤、木瓜，平肝熄风，舒筋活络而止痛为辅助药；川芎活血破瘀止痛；桑叶散风热，清肝明目；升麻提升阳气而解表，兼治风火头痛；苏叶解表散寒。

4. 见风流泪方

组成：生石膏 20g，黄芩 6g，瓜蒌仁 6g，白菊花 6g，细辛 3g，车前子 10g（包煎），焦栀子 5g，川连 3g，羌活 5g。

功用：清热降火，清肝止泪。

主治：心肺有热兼有风邪之眼流热泪者，如巩膜炎、角膜溃疡等。

方义：生石膏、焦栀子、川连清热降火止泪为主药。羌活、菊花、细辛疏风平肝清热为辅助药。黄芩清热燥湿而止泪；瓜蒌仁清火化痰，润肺下气而通便；车前子利尿渗湿，清肝明目。

5. 平肝止泪方

组成：川芎 6g，木贼 6g，荆芥 6g，防风 6g，羌活 6g，甘草 3g，白菊 6g，生石膏 12g，石决明 24g，蝉蜕 3g。

功用：祛风止泪，平肝清热。

主治：肝经风热壅盛所致流泪，如虹膜睫状体炎、角膜炎、角膜溃疡等。

方义：荆芥、防风、羌活、木贼、蝉蜕疏风清热止泪为主药。生石膏清热降火；草决明、白菊清肝肺之热止泪为辅助药。川芎活血破瘀退赤止痛；甘草和中。

6. 双眼肿胀如桃方

组成：牛蒡子 3g，黄芩 5g，川连 5g，防风 6g，羌活 5g，连翘 6g，薄荷 3g，荆芥 6g。

功用：清热解毒，疏风消肿。

主治：风热外侵，热毒壅盛所致眼睑水肿，临床用于过敏性眼睑炎、麦粒肿、急性结膜炎等。

方义：薄荷、羌活、荆芥、防风祛风清热，解表止痛而消肿；牛蒡子散风消肿；连翘清热解毒消肿，都是主药。黄芩、川连清热降火，燥湿消肿为辅助药。

7. 治蟹珠方

组成：党参 10g，生石膏 15g，赤芍 10g，桔梗 3g，黄芩 6g，甘草 3g，细辛 3g，防风 5g，远志 6g。

功用：清热降火，益气活血，祛风止痛。

主治：邪正俱虚的角膜溃疡穿孔、虹膜脱出者。

方义：根据韦老医生的经验，蟹珠症起病急剧，角膜溃疡穿孔，虹膜脱出，肿痛难忍，急宜泻肝经实火，痛消珠平，重在扶正祛邪。本方以石膏、黄芩清肝肺之热而降火；党参、赤芍益气活血而扶其正；用防风、细辛祛风散寒止痛，都是本方的主药。甘草和中；远志宁心安神；桔梗载药上行。补泻兼施，标本兼顾。

8. 补肝散

组成：车前子 9g（包煎），黄芩 9g，羌活 6g，细辛 3g，玄参 9g，党参 6g，茯苓 9g，防风 6g，生石膏 15g（先下）。

功用：祛风清热降火，益气扶正，清肝明目。

主治：肝肾不足，外受风邪，症见视物昏蒙变色和视一为二。常用于中心性视网膜病变、眼肌麻痹、早期白内障等。

方义：羌活主散肌表游风；防风祛风而不燥；细辛散风祛寒，通窍止痛；党参益气健脾而扶其正；为本方主药。石膏清热降火；黄芩清热燥湿，兼有清肝明目之力，为本方辅助药。玄参滋阴润燥清热；车前子利尿渗湿，清肝明目。本方祛风而不燥，补中有泻，泻中有补，补泻兼施。

（二）常用方

9. 羌活胜风汤（《原机启微》）

组成：白术 2g，枳壳、羌活、川芎、白芷、独活、防风、前胡、桔梗、荆芥、甘草各 1g，柴胡 2g，黄芩 2g。

功用：祛风解表，清热止痛。

主治：风盛热浅，太阳脑巅头痛、少阳头痛、眉棱骨痛、鼻塞流涕、睑肿热泪如汤，外障疾患。适用于流行性结角膜炎、角膜溃疡、巩膜炎、虹膜睫状体炎等。

方义：羌活、独活、白芷、防风、荆芥祛风散邪止痛；柴胡、前胡疏少阳与上焦之风邪；黄芩清上焦风热，兼有清肝明目之功；桔梗疏风载药上行；白术、枳壳、甘草健脾和中。

10. 防风羌活汤（《审视瑶函》）

组成：防风 6g，羌活 6g，姜半夏 6g，黄芩 6g，制南星 6g，细辛 2g，炒白术 9g，甘草 3g。

功用：祛风散寒，除湿化痰止痛。

主治：因风寒而致头痛、后枕骨痛、眉棱骨痛或因痰湿上泛引起头痛目胀。可用于慢性单纯性青光眼、睑板腺囊肿、风热型结角膜炎。

方义：羌活、防风祛风治太阳头痛；细辛散寒治少阴头痛；川芎活血行瘀治前额、巅顶部头痛；黄芩、半夏辛开苦降而化湿痰；南星祛风化痰；白术、甘草健脾化湿，以保胃气。

11. 驱风一字散（《审视瑶函》）

组成：制川乌 6g，川芎 9g，防风 6g，荆芥 6g，羌活 6g。

功用：祛风散寒，活血止痒。

主治："痒如虫行，病属心肝"，韦老医生用本方治疗风湿偏重的春季卡他性结膜炎。

方义：川乌温通经络，有祛风散寒、燥湿止痒之功；川芎活血通络止痒；羌活、防风、荆芥祛头面之风邪而止痒。

12. 驱风散热饮（《审视瑶函》）

组成：连翘 9g，牛蒡子 10g，羌活 10g，薄荷 5g（后下），大黄（酒浸）6g，赤芍 10g，防风 10g，归尾 10g，甘草 3g，炒栀子 9g，川芎 9g。

功用：清热泻火解毒，祛风活血破瘀。

主治：感受风热之邪的急性结膜炎，角膜炎、角膜溃疡的早期及外麦粒肿红肿期。

方义：大黄、连翘、炒栀子清热泻火而解毒，为主药。防风、羌活、薄荷、牛蒡子祛风散热解表，为辅助药。归尾、川芎、赤芍活血破瘀消肿；甘草和中。

13. 除风清脾饮（《审视瑶函》）

组成：大黄 6g，黄芩 6g，黄连 6g，玄明粉 5g（冲服），知母 6g，连翘 9g，玄参 9g，陈皮 6g，桔梗 6g，荆芥 6g，防风 6g，生地 10g。

功用：清热化湿，滋阴凉血，祛风泻火。

主治：脾经风热蕴结，羞明、流泪、沙涩难睁之沙眼、睑缘炎。

方义：防风散风除湿；荆芥祛风止泪；生地、玄参、知母滋阴清热，凉血降火；连翘清热解毒，风热消退则羞明流泪亦随之而消，故均为主药。陈皮、桔梗行气化滞，载药上行；大黄、黄芩、黄连、玄明粉清热泻火，荡涤肠中之湿滞。

二、清热剂

清热剂是根据《内经》"热者寒之"的治疗原则组成的。通过清热、凉血、泻火、解毒以清除里热的一类方剂，属于八法中的"清法"。

热有实热和虚热之分。随着病邪的浅深、轻重和病人体质强弱的不同，有清泄气分、清营凉血、清热解毒、清热养阴、清透少阳、清热泻火之别。以脏腑辨证而论，又有泻心、泻肺、泻肝、清脾之异。分别适用于各种不同类型的里热证。

实热多因六淫外侵所致，证见目赤肿痛，眵多干结，热泪如汤，怕热羞明，壮热烦渴，口干唇燥，溲赤便秘，头剧痛或痛如斧劈，眼胀欲突，苔黄脉数等。热为火之渐，火为热之极，两者仅是程度上的差别，火热之甚则为毒，常称热毒或火毒，故有清热泻火、清热解毒和泻火解毒之法。临床上热邪又常与风邪、湿邪相夹，所以有清热祛风，清热利湿，清热化湿法。火热之邪上炎清窍，内灼脏腑，伤津耗液，而有化燥之变，治疗时必须照顾津液，因此有清热养阴或清热生津法，邪盛正虚时，又需益气养血，扶正祛邪。

清热剂为清里热之剂，表邪未解，不宜过早使用，先以解表，适加清热之品，否则有凉遏恋邪之弊。清热剂组成多为苦寒药，寒凉太过，易损脾气，中虚胃寒者应慎用。韦老医生常在清热剂中加炒白术、山药之类，以益胃气而扶后天生化之源。虚热皆由阴津不足或阴血亏损而生内热，久热亦可伤阴化火，治宜滋阴降火（详见补益剂滋阴法）。

（一）经验方

14. 红肿翳障方

组成：生地 15g，赤芍 10g，蒙花 10g，白芷 6g，石决明 25g（先煎），赤石脂 10g，焦冬术 6g，夏枯草 10g，细辛 3g，川芎 6g，黄芩 10g，甘草 5g。

功用：祛风清热，滋阴活血，退翳明目。

主治：肝肺风热壅盛，羞明、流泪、疼痛等刺激症状明显的角膜炎和角膜溃疡。

方义：石决明、蒙花平肝清热，退翳明目，治目赤翳障，是主药；生地、赤芍、川芎滋阴活血、退赤明目，为辅助药；白芷、细辛祛风止痛；夏枯草、黄芩清肝散结明目；赤石脂收敛生肌，根据韦老医生的经验，对久治不易愈合的角膜溃疡有促进愈合之功；焦白术、甘草健脾和中，调和诸药。本方标本兼顾，药性平和，适用于男女老少，是治疗各种角膜炎、角膜溃疡的主方。

15. 退红主方

组成：龙胆草 6g，甘菊花 6g，生地 15g，焦栀子 6g，蒙花 6g，夏枯草 5g，黄芩 3g，连翘 6g，桑叶 6g，草决明 10g。

功用：清肝泻火，滋阴清热，退翳明目。

主治：肝胆火盛之头痛目赤，口苦舌红，临床如巩膜炎、单纯性青光眼、角膜溃疡、色素膜炎等。

方义：龙胆草泻肝胆实火；夏枯草、炒栀子清肝泻郁火以助龙胆草之力，为主药。生地滋阴凉血，防火邪伤阴为辅助药。黄芩、连翘清肝解毒；草决明、蒙花清肝退翳明目；桑叶散风清热，退翳明目；甘菊花平肝清热，退翳明目。

16. 退眼角红方

组成：炒栀子 6g，知母 5g，黄芩 5g，桑叶 6g，菊花 9g，生地 15g，薄荷 5g（后下）。

功用：滋阴降火，散风清热。

主治：适用于火盛伤阴，眦部红赤，涩痒兼作，舌红少津，脉细稍长者。常用于眦部结膜炎、泡性眼炎、上巩膜炎等。

方义：生地滋阴凉血，润燥而扶正；炒栀子清三焦郁火而退赤；黄芩清肺明目；桑叶、菊花平肝、清肝、退赤明目；薄荷散风清热而解表邪；知母滋阴降火而退赤。

17. 菊栀散热饮

组成：甘菊花 6g，焦栀子 6g，蒙花 9g，黄芩 6g，连翘 6g，桑叶 6g，草决明 10g。

功用：清热降火，平肝退翳。

主治：用于郁火未解，眼红迟迟不退，羞明流泪，涩痒并重之沙眼性结膜炎、急慢性结膜炎、巩膜炎、角膜炎等。

方义：草决明、菊花、蒙花、黄芩、桑叶清热祛风，退翳明目；连翘、栀子清热泻火。

18. 红肿痛方

组成：柴胡 6g，黄芩 6g，赤芍 6g，川芎 6g，夏枯草 6g，生锦纹 12g，苏薄荷 5g，木贼草 9g，枳壳 9g，生地 15g。

功用：泻火解毒，活血行瘀，清肝明目。

主治：红肿赤痛，眉棱骨痛，羞明流泪眵多，腑气不通，证属肝胆实火之角膜炎或角膜溃疡。

方义：柴胡、黄芩、夏枯草、木贼草清热泻肝；生锦纹、枳壳泻热行滞助清热泻肝之力，为本方主药。川芎、赤芍凉血活血而退赤；薄荷清头目风热；生地滋阴凉血。

19. 治脓漏眼方

组成：银花 9g，川连 2g，黄芩 6g，防风 6g，木贼草 6g，丹皮 6g，桑叶 9g，白蒺藜 9g，石决明 20g（煅，先下），甘菊 6g，蜕衣 3g，焦山栀 10g，羌活 6g。

功用：祛风平肝，清热解毒。

主治：卡他性结膜炎、急性泪囊炎等。

方义：防风、羌活祛风解表；桑叶、菊花、蝉衣、木贼草，白蒺藜祛风平肝，退翳明目；石决明平胆明目；银花清热解毒；川连、黄芩、丹皮清热泻火凉血。

20. 经常流泪方

组成：羌活 6g，滁菊 6g，地骨皮 9g，生锦纹 9g，桔梗 6g，桑叶 5g，连翘 6g，川芎 5g，木贼草 6g，甘草 3g。

功用：祛风平肝止泪，清热泻火。

主治：常用于由炎症刺激引起的以流泪为主的眼科疾患，如急性结膜炎、巩膜炎、角膜炎、角膜溃疡等，如无分泌物，可去生锦纹、连翘。

方义：羌活、菊花、桑叶、木贼草清热疏风，平肝止泪，为本方主药。川芎活血，行血祛头面之风；连翘、生锦纹清热泻火；桔梗、甘草调和诸药，引药上行。

21. 消炎退障方

组成：柴胡 6g，黄芩 6g，川芎 6g，白芷 5g，薄荷 6g，夏枯草 6g，牛蒡子 6g，生锦纹 9g，木贼草 6g，炒枳壳 9g，石决明 24g（先煎），蛇蜕 2g。

功用：清肝祛风，退翳明目，泻火导滞。

主治：本方适用于目赤疼痛，怕光羞明，眵泪交流，肝胆实火，大便干结之角膜炎、角膜溃疡。或角膜溃疡初愈，黑睛翳膜未消，兼有上症者。

方义：柴胡、黄芩、夏枯草、生锦纹清肝泻火，破瘀退赤；川芎、白芷行血祛风止痛；薄荷、牛蒡子散风解热；石决明、木贼草、蛇蜕平肝祛风，退翳明目；枳壳宽中理气，助生锦纹导滞之力。

22. 眼珠痛如针刺方

组成：丹皮9g，地骨皮9g，龙胆草9g，杞子9g，川连5g，苍白术各6g，蝉衣3g，防风5g。

功用：平肝祛风，泻火止痛为主。

主治：心肝实火所致的眼珠针刺样疼痛。

方义：龙胆草、川连泻心肝实火而止痛，为本方主药。丹皮、地骨皮清虚热而凉血，为辅助药。蝉衣、防风清热散风而止痛；苍白术健脾化湿而扶中；枸杞子清肝益肾而明目。

23. 目珠突出方

组成：炒栀子6g，薄荷3g（后下），赤芍10g，枸杞子10g，苍术5g，车前子10g。

功用：清热散风，活血行瘀，清肝明目。

主治：韦老医生常用此方治疗眶内炎症所致眼球突出、视网膜母细胞瘤（猫眼期）。

方义：焦栀子清热泻火；薄荷散风清热；杞子清肝明目；赤芍活血行瘀；苍术健脾燥湿；车前子清肝利湿明目。

（二）常用方

24. 龙胆泻肝汤（《医宗金鉴》）

组成：龙胆草10g，黄芩6g，炒栀子6g，泽泻6g，木通6g，车前子3g，当归3g，柴胡6g，生地6g，甘草2g。

功用：清肝利湿，滋阴降火。

主治：胆经湿热内蕴，久而化火生风，上炽清窍，头痛目胀，白睛红赤，胁痛口苦，耳鸣、耳聋，眉棱骨痛；如湿热下注则为小便淋浊，下肢红斑结节等。韦老医生常用于肝胆实火，兼有湿热的角膜溃疡、虹膜睫状体炎、毕夏综合征，以及急性闭角型青光眼的辅助治疗。

方义：龙胆草泻肝胆实火；黄芩、栀子助龙胆草清肝泻火之力；木通、车前子、泽泻清热利湿，引热下行；当归、生地养血滋阴而防火热伤阴；柴胡疏肝理气、发散抑郁之邪火。

25. 导赤散（《小儿药证直诀》）

组成：生地 18g，木通 10g，淡竹叶 9g，生甘草梢 6g。

功用：清热滋阴，利湿泻火。

主治：心经热盛，面赤神烦，口舌生疮或小便赤涩，尿道刺痛之眦部睑缘炎、泡性结膜炎、巩膜炎等。

方义：生地清热凉血；淡竹叶清心除烦；木通利尿降火；生甘草梢泻火止痛。数药相合，清心而兼养阴，利湿而能导热，为上病下治之法。

26. 三黄汤（《金匮要略》）（亦名三黄泻心汤）

组成：黄芩 12g，黄连 9g，大黄 9g。

功用：泻火解毒，清热化湿。

主治：溃疡性睑缘炎、眼底出血、急性渗出性虹膜睫状体炎，湿热结滞，火热亢盛者均可用之。

方义：大黄苦降行瘀，有通腑泻火，止血之功；对血热妄行之眼底出血常用此方为基础化裁，因无留瘀之弊。

三、泻下剂

泻下剂亦称攻里剂，属八法之一，具有荡涤肠胃，攻逐实积的作用。六腑以通为顺，眼科运用泻下剂，是借通腑导滞之法，泄头目之热邪毒火，从而达到上病下治，导热下行的目的，韦老医生称之为"釜底抽薪"法。临床热盛毒深之实热证，可适当选用泻下法，并与清热泻火，清热解毒法合并使用。

泻下剂所用药物多为猛烈克伐之品，易伤正气，凡年高体弱，胎前产后，妇女经期，大病后伤津亡血之体，确有里实，也要兼顾其虚，剂量适当减小。如大便畅行，热毒已减，峻下之剂则应停用。韦老医生常在方中加入全瓜蒌、火麻仁、决明子等，使之润肠通便而缓下。六腑和顺，五脏调和，气不滞而血不逆，头目邪热下行，病机转化，达到上病下治之目的。

（一）经验方

27. 泻火解毒方

组成：生锦文 12g，生枳壳 6g，玄明粉 9g。

功用：泻火解毒。

主治：热盛毒深之角膜溃疡、角膜炎、巩膜炎、急性结膜炎、急性泪囊炎、麦粒肿等。

方义：生锦纹泻火解毒，行瘀破积；玄明粉清火泻热，润燥软坚为本方之主药。枳壳破气消积以助药力，为辅助药。

28. 破赤丝红筋方

组成：生锦纹 12g（后下），玄明粉 9g，生枳壳 9g，桃仁 3g，归尾 9g，红花 3g，赤芍 6g，白菊 6g，蒙花 6g，生甘草 3g。

功用：活血破瘀，泻火解毒为主，辅以退翳明目。

主治：前房积脓性角膜溃疡，因炎症所致球结膜混合充血经久不退者。

方义：生锦纹、玄明粉泻火解毒，为主药。生枳壳、桃仁、红花、归尾、赤芍行滞消积，以助药力为辅助药。白菊、蒙花清肝消翳明目。

29. 眼球灌脓方

组成：生锦纹 12g（后下），枳实 6g，玄明粉 9g（冲服），瓜蒌仁 9g，银花 10g，黄芩 6g，生石膏 12g（先煎），夏枯草 6g，天花粉 6g，淡竹叶 6g，甘草 3g。

功用：清热解毒，泻火破瘀，养阴生津。

主治：本方应用于大便燥结，小便短赤之角膜溃疡所致前房积脓者。

方义：生锦纹、枳实、玄明粉泻火解毒，使头目热邪下泄而积脓自消，是釜底抽薪之法；银花清热解毒排脓都是本方主药。黄芩、夏枯草清肝明目；淡竹叶、生石膏清热泻火是辅助药。天花粉生津存阴，清热除烦；甘草调和诸药。

（二）常用方

30. 大承气汤（《伤寒论》）

组成：大黄 12g（酒洗后下），厚朴 9g，枳实 9g，芒硝 9g（冲服）。

功用：泻火解毒，破气消积。

主治：眼科常用于热盛毒深之急性结膜炎、前房蓄脓性角膜溃疡、巩膜炎、各种急性传染病后双目失明，大便燥结、项强、四肢发痉或手足抽搐者。通里是手段，泻火解毒是目的，因此韦老医生常与清热解毒剂配合应用，引头面热毒下行。如温热病后邪实正虚，改用紫雪丹（详见宣窍剂）。

方义：大黄苦寒峻下，攻结散热；枳实破气消积；厚朴下气除满；芒硝软坚润燥。四药相配，能通结泄热，消痞软坚而存阴液。本方量重力猛，韦老医生特别提出，眼科病人，非实证莫用，孕妇禁用。

31. 泻脑汤（《审视瑶函》）

组成：防风 6g，车前子 9g，木通 5g，茺蔚子 9g，茯苓 12g，熟大黄 9g，玄参 15g，玄明粉 9g，桔梗 6g，黄芩 5g，连翘 6g，六一散 9g（包煎）。

功用：清肝泻火，破瘀利水。

主治：本方用于热毒亢盛，脉络瘀滞，目珠欲爆，犹鹁鸟之眼珠，目赤而不能转动，韦老医生常用本方治疗视网膜母细胞瘤眼内生长期（猫眼期）。

方义：黄芩、玄明粉、大黄清肝泻火；连翘清热解毒为主药。木通、茯苓、六一散、车前子、茺蔚子清热破瘀利水为辅助药。玄参养阴生津；防风祛头面之风邪；桔梗引药上行，直达病所。

韦老医生特别提出，如好眼尚未转移者，尽量劝说家长将患儿患眼摘除，然后再服上方，最多两周，以保好眼和生命。

四、祛痰剂

祛痰法是通过化痰和涤痰，以治疗因痰致病的一种方法。

痰为人体功能失调的病理产物，同时又是致病因素。痰在人体内随气血升降，无处不到，病变多种多样，极为复杂。因此，前人称"痰为百病之母"，在肺则咳嗽气逆喘满；在脾胃则恶心呕吐痰涎；在心则痰迷心窍，神昏癫狂；在头则眩晕头痛；在肌肤经络则麻木不仁，或生痰核肿块瘰疬诸症等。眼科痰证如睑板腺囊肿（胞生痰核）、眼肌麻痹、青光眼、中心性视网膜病变、色素膜炎、玻璃体混浊等。

痰为津液，水湿所化，产生的原因不一，或为外感风寒，肺热所生；或为脾失运化，水饮停留；或为气滞血瘀，痰饮壅塞经络所致；或为肾阳不振，不能蒸化输布水饮所致。因此在治疗方面，化痰不离燥湿、渗湿、行气、健脾，使津液输布，水湿消散，其他如配合温阳、清热、润燥、消食、攻逐等法。

常用方

32. 正容汤（《审视瑶函》）

组成：羌活5g，防风5g，秦艽6g，胆星3g，白附子5g，姜半夏9g，木瓜3g，白僵蚕6g，黄松节（即抱木茯神）3g，甘草3g，生姜3片。加黄酒少许同煎。

功用：祛风化痰，舒筋活络。

主治：口眼歪斜。韦老医生常用本方治疗风痰阻络，筋脉挛急之麻痹性斜视；面神经麻痹所致口眼歪斜；急惊风后眼肌及动眼神经麻痹等。

方义：羌活、防风祛风化湿；秦艽活血祛风；木瓜舒筋活络而化湿；僵蚕、白附子、胆星祛风化痰，燥湿解痉，都是主药。姜半夏燥湿化痰；黄松节主治风痰，口面歪斜，毒风筋挛不语，心神惊虚，是辅助药。生姜祛痰和胃。本方加黄酒少许同煎，上走头面，旁通脉络，以助药力。

33. 牵正散（《柏氏家藏方》）

组成：白附子、僵蚕、全蝎各等分，共研细末，每服 3g，温酒调服。

功用：熄风化痰，解痉活络。

主治：风痰阻络所致的眼肌麻痹、面神经麻痹、动眼神经麻痹。

方义：白附子祛头面之风而解痉；僵蚕熄风化痰定惊；全蝎熄风镇痉。热酒调服引药上行，直达头面，以助药力。

34. 二陈汤（《局方》）

组成：制半夏 10g，陈皮 10g，茯苓 10g，炙甘草 5g，生姜 2 片。

功用：燥湿化痰，理气和中。

主治：咳嗽痰多，恶心呕吐，头晕头痛。韦老医生用本方加味治疗湿痰内困，湿浊上泛之中心性视网膜脉络膜病变（黄斑部水肿渗出期）、湿浊上扰清窍所致的偏正头风和慢性单纯性青光眼、湿痰壅阻经络之睑板腺囊肿等。

方义：半夏燥湿化痰止吐，兼有软坚散结之效，为主药。茯苓、陈皮健脾利湿，理气化痰为辅助药。生姜温中化痰；甘草补中祛痰。

五、利水、祛湿剂

湿邪的来源有二：一是外湿浸淫，如淋雨涉水，居处潮湿，或长期在水中作业；二是湿从内生，如过食生冷，饮酒不已，脾阳不振，运化失健，湿邪内困。湿邪又常与其他六淫兼见，有湿从热化、湿从寒化之不同；有夹风夹痰之异。湿邪在上则头重目黄；湿邪在外则寒热，关节疼痛或肢体浮肿；湿邪在中则胸痞呕恶，脘腹胀满或周身发黄；湿邪在下则足胫浮肿，或小便淋浊。湿邪在眼，证见眼睑湿疹、睑缘炎、湿浊上泛之中心性浆液性脉络膜视网膜病变黄斑区水肿期、早期青光眼等。

治疗方面，根据病因病机不同，参合脉症，分别选用燥湿化浊，利水化湿，清热利湿，温化水湿等法。但应注意燥湿之药过量或久服易伤阴耗津，利水渗湿之剂亦能伤阴劫液，因此，韦老医生临证处方常酌加生津养血之品，以护津液。

（一）经验方

35. 治暑湿头痛方

组成：藿香 9g，木贼草 6g，省头草 9g，块滑石 9g，白蒺藜 9g，炒陈皮 5g，黄芩 5g，白菊 5g，生熟苡仁各 12g。

功用：芳香化浊，健脾利湿，平肝止痛。

主治：暑温湿困所致头痛眼痛为主症的慢性单纯性青光眼、球后视神经炎、中心性浆液性脉络膜视网膜病变等。

方义：藿香、省头草祛暑化湿，芳香化浊，为本方之主药。滑石清热利湿；陈皮、生熟苡仁健脾化湿，为清热利湿之要药；黄芩清热燥湿而有清肝明目之功；白菊、白蒺藜、木贼草平肝祛风止痛，且有明目之效，是本方之辅助药。

（二）常用方

36. 五苓散（《伤寒论》）

组成：泽泻 10g，茯苓 10g，猪苓 10g，白术 10g，桂枝 6g。

功用：温阳化气，利水化湿。

主治：脾阳不振，湿浊内困，上泛清窍之慢性单纯性青光眼、中心性浆液性脉络膜视网膜病变（黄斑部有水肿及渗出者）、原发性视网膜脱离术前或术后恢复期、早期视网膜震荡（视网膜有水肿者）。经常与其他方剂配合使用。

方义：茯苓、猪苓、泽泻利水渗湿而消水肿，为本方主药。白术健脾燥湿；桂枝温阳化气，气化则水自行，为本方辅助药。

六、舒肝剂

肝藏血，主疏泄，开窍于目。目受血而能视。肝气具有舒展、升发的生理功能，喜条达。气机调畅，则气血调和，升降有序。七情内伤和肝气郁结均能影响到肝气的条达，气机不畅升降失序，玄府郁滞或闭塞，精血不能上承，目窍失养而失灵明。

肝藏血，脾统血为生化之源。肝气条达，脾得健运，肝血畅旺，神光充沛。肝气不舒则易侮脾，使运化失健，津液气血之源受到影响。肝郁则气滞，久郁生热化火而肝气横逆。血随气涌上犯空窍，或血热妄行，邪害空窍均可引起眼底出血。因此眼和肝的关系最为密切。疏肝解郁，通利玄府是韦老医生治疗眼底病的重要方法之一。

（一）经验方

37. 逍遥散验方

组成：归身 9g，焦白术 6g，甘草 3g，柴胡 6g，丹皮 6g，茯苓 12g，焦山栀 6g，白菊 6g，白芍 9g，杞子 9g，石菖蒲 10g。

功用：舒肝解郁，清热养血，平补肝肾。

主治：七情内伤所致肝郁气滞，或温热病后，玄府郁闭而致双眼失明，如球后视神经炎、视神经萎缩、皮质盲（近似中医青盲），或突然失明如视网膜中央动脉阻塞、缺血性视神经病变、视网膜中央静脉血栓形成、视网膜静脉周围炎所致玻璃体出血（近似中医暴盲）。韦老医生在古方"丹栀逍遥散"的基础上，去生姜，加杞子、菊花、石菖蒲化裁增减，扩大治疗范围。这是中医"异病同治"的特点。特别是儿童急性热病后视神经炎、视神经萎缩、皮质盲临床表现为"血虚肝郁型"者，均可用本方治疗，疗效十分显著。若表邪已解，亦无低烧，可去薄荷；药后大便溏稀者，可去栀子、菊花，加党参益气健脾，而扶其正。

方义：柴胡舒肝解郁；归身、白芍养血柔肝而和脾；茯苓、白术、甘草健脾燥湿和中；丹皮、栀子清热、凉血而泻郁火；菊花平肝明目；杞子清肝、益肾明目；石菖蒲芳香开窍明目。韦老医生认为，本方应用于眼科上述疾患，不但有舒肝行气解郁之功，且有平肝、益肾明目之效。"木郁达之"，玄府通利，则目得濡养而神光充沛。

38. 止痛散

组成：瓜蒌根（即天花粉）10g，柴胡10g，甘草10g，生地12g，黄芩10g，生姜2片，大枣5枚。

功用：疏肝清热，滋阴润燥，生津止痛。

主治：肝郁气滞，久而化火，伤阴生燥；或肝火上炎，而犯清窍，症见头额部痛、眼胀痛，或目赤疼痛之虹膜睫状体炎、巩膜炎等。

方义：柴胡疏肝解郁，配合黄芩能清肝火而止痛；生地、天花粉滋阴生津而润燥；大枣和脾健中；生姜散寒止痛。原方止痛散来自《保命集》，韦老认为方中少量生姜已有辛散温热作用，故将原方中味辛性温、有养血活血作用的当归减去，以消肝郁化火之势。

39. 和胃止呕方

组成：柴胡5g，姜半夏10g，川朴6g，淡豆豉10g，黄芩5g。

功用：疏肝、和胃、止呕。

主治：肝气犯胃，胸膈苦满，作逆呕吐。可用本方治疗妊娠呕吐和肝胃不和、浊阴上逆之青光眼、视网膜玻璃体出血以及小儿温热病后，肝强胃弱所致呕吐。

方义：胃失和降、气逆于上而发呕吐。柴胡、黄芩疏肝清热，和胃止吐，为本方主药。川朴化湿而除胸腹之胀满；豆豉解表除烦；姜半夏降逆止呕。古人有半夏"堕胎"和厚朴孕妇慎用的理论，韦老医生用于妊娠恶阻的眼病患者，均和砂仁配用，因砂仁有行气和中，止痛安胎之功，故服后无损胎儿。

40. 双目干痛方

组成：柴胡6g，荆芥5g，香附3g，车前子6g，防风5g，焦栀子9g，青皮

5g，川芎 6g。

功用：疏肝理气，祛风清热。

主治：肝气郁结，风邪乘虚外侵所致双眼干痛症。韦老医生常用本方治疗情志不遂、肝郁气滞或产后哭泣而致双目无病干痛者。

方义：柴胡、青皮疏肝理气，解郁；香附理气解郁，调经止痛，能除三焦气滞和通行经脉，是本方主药。栀子清热降火；车前子清热利水，而有明目之效，是辅助药。川芎活血行瘀止痛；防风、荆芥散风清热止痛。

（二）常用方

41. 逍遥散（《和剂局方》）

组成：柴胡 10g，当归 12g，白芍 15g，茯苓 12g，白术 10g，甘草 3g，生姜 3 片，薄荷 2g（后下）。

功用：疏肝解郁，健脾和营。

主治：情志不遂，肝气郁结，头晕目眩，两胁作痛，乳房胀痛，月经不调。本方加减可治疗多种眼内病。如肝郁气滞型的球后视神经炎、视神经萎缩、巩膜炎等。以本方为基础，一般均去生姜。

方义：柴胡舒肝解郁；当归、白芍补血养血都是主药。茯苓、白术、甘草健脾益气和中；薄荷散风清热解表；生姜温中散寒止呕（如无中寒泛恶者去之）。

42. 丹栀逍遥散（《医统》）

组成：逍遥散加丹皮、栀子。

功用：疏肝解郁，健脾养血，清热凉血。

主治：除同逍遥散外，韦老医生常用本方治疗血虚有热，头痛目胀，肝经郁滞型急性球后视神经炎、儿童视神经萎缩、视网膜静脉周围炎引起的玻璃体出血、视网膜中央静脉血栓形成（早期）等。

方义：栀子、丹皮清热凉血，兼清肝火。其他同逍遥散。

43. 柴胡参术汤（《审视瑶函》）

组成：柴胡 5g，党参 12g，熟地 18g，白芍 10g，白术 10g，甘草 3g，青皮 3g，川芎 5g，归身 10g。

功用：疏肝理气，补养气血。

主治：肝经郁滞，气阴两虚的暴盲，如急性球后视神经炎、早期视网膜中央静脉血栓形成、暴怒伤肝后视网膜血管痉挛以及视神经萎缩等眼底病。韦老医生认为，本方和逍遥散类方剂相比，在舒肝基础上，更偏重于调养气血。

方义：肝经郁滞，"郁者达之"，故用柴胡、青皮疏肝理气解郁，气机通利，气血畅旺，目得濡养则神光充沛；党参、白术、甘草益气健脾和中；熟地、当归、白芍、川芎养血活血而明目。

七、平肝剂

风邪外侵，上先受之，外感之风邪，法当疏解，而肝为风木之脏，又为刚脏，主藏血，以阴为本，以阳为用。由于阴阳失去平衡可以引起肝风内动，但原因不一，有肝阳上亢，肝热动风，阴虚动风等不同机制，均属本虚标实。肝阴不足则肝阳上亢，风阳上扰清窍，临证头目眩晕，头痛目胀，两目干涩，耳鸣，失寐健忘，肢麻，舌红少津，脉弦数，当以滋阴潜阳。如因肝热生风，症见头部抽痛，头晕眼花，手足震颤，目紧上视，瞳孔散大，咬牙踢足，常用平肝熄风，滋阴明目法治之。

本类方剂，药多重坠，金石蚧贝之类易损脾胃，因此脾虚胃弱者慎用或适减剂量。

经验方

44. 青光眼三方

组成：石决明 24g，白蒺藜 10g，决明子 15g，防风 6g，羌活 6g，蝉蜕 6g，蒙花 6g，白术 10g，白芷 6g，细辛 3g，生地 20g。

功用：平肝清肝，祛风止痛，滋阴明目。

主治：对阴虚肝旺，兼感风邪之偏头痛，眉棱骨痛，眼胀，口干神烦，头晕耳鸣，时轻时重，时发时止之慢性单纯性青光眼（开角），眼压在 25～35mmHg 左右，常用此方，配合西药局部滴眼，对消除或减轻症状，缓降眼压有一定作用。

方义：石决明、白蒺藜、决明子平肝、清肝而明目，根据韦老医生的经验，同时有降眼压的作用，是本方主药。防风、羌活、白芷、细辛祛风邪而止痛，是辅助药。蒙花、蝉蜕疏风清热，兼有退翳明目之效。本方风药较多，易伤阴生燥，故用生地滋阴润燥明目；白术健脾燥湿而扶正气。标本兼顾，是韦老医生治疗慢性单纯性青光眼之主方。

45. 慢性青光眼方

组成：防风 5g，羌活 5g，细辛 3g，蝉蜕 3g，石决明 24g，菊花 5g，蒙花 9g，生地 15g，川芎 5g，石斛 9g，僵蚕 6g。

功用：祛风平肝，滋阴活血，清热化痰。

主治：肝阳上亢，风邪外侵，兼有痰湿内蕴之偏正头风，适用于治疗慢性单纯性青光眼，兼有上述症状者。

方义：防风、羌活、细辛祛风邪而止痛；蒙花、菊花、蝉蜕平肝散风、退翳明目；生地、石斛、川芎滋阴生津，活血祛风；石决明平肝降压明目；肝热生风故用僵蚕平肝熄风，清热化痰。

46. 平肝退翳明目方

组成：白蒺藜9g，青葙子9g，蔓荆子9g，珍珠母15g，谷精草10g，夜明砂10g（包煎），山药10g，川芎6g，菊花9g。

功用：平肝活血，退翳明目。

主治：角膜溃疡后视物不清，眼球疼痛。

方义：黑睛留有云翳，故用白蒺藜、青葙子、珍珠母、谷精草、夜明砂平肝清肝、退翳明目；肝热生瘀，脉络受阻，血不养睛而视物模糊、睛珠疼痛，用川芎活血行瘀止痛；蔓荆子散风止痛；山药健脾益气扶正；菊花平肝明目。

47. 平肝养血明目方

组成：当归身10g，白芍10g，茯苓10g，谷精草15g，夜明砂15g，石决明20g，蔓荆子10g，黄柏6g，杞子12g，甘草10g。

功用：平肝退翳、养血明目。

主治：肝虚血少，血不养睛之双眼隐痛；或阴虚肝旺，视物昏暗至晚尤甚的维生素A缺乏性夜盲症以及视网膜色素变性、早期白内障等。

方义：石决明、夜明砂（合称决明夜灵散），有平肝退翳，益精明目之功，是本方主药。血不养睛而视物昏暗，睛珠疼痛，故用归身、白芍养血、活血、止痛而明目，是本方辅助药。谷精草、杞子清肝益肾明目；蔓荆子祛头面之风邪而治眼球痛；茯苓、甘草补脾宁心和中；阴虚而生热，因热而化火，故以黄柏清热降火。本方对角膜炎、角膜溃疡愈后视力久不恢复者，亦有促进视力恢复、退翳明目作用。

48. 养阴平肝止痛方

组成：炙鳖甲（先煎）24g，炙龟板（先煎）24g，石决明（先煎）24g，桑叶10g，野菊花10g，沙苑蒺藜（盐水炒）10g，天麻3g，白芷5g，蝉蜕5g，川芎6g，制女贞10g。

功用：清热养阴，平肝熄风，祛风止痛。

主治：阴虚肝旺，兼夹风邪之头痛眼胀，如急性闭角型青光眼、慢性单纯性青光眼为上述证型者。

方义：肝阴虚则阳亢，肝阳上亢则头痛眼痛，故用鳖甲、龟板滋阴潜阳；以石决明平肝潜阳而止痛；桑叶、野菊花平肝清热，散风止痛；天麻平肝熄风而止痛；川芎活血化瘀而止痛。古人有"肝虚不足者宜天麻、川芎以补之，更疗风热头痛"的记载；沙苑蒺藜、女贞子补益肝肾而明目；白芷祛风化湿而止痛。因此本方既有育阴潜阳，平肝熄风之力，又有祛风止痛之效，内外兼顾，标本兼施。

49. 平肝熄风止痛方

组成：石决明24g，菊花10g，桑叶10g，天麻3g，蝉蜕3g，茯苓12g，陈皮5g，谷精草10g，女贞子10g，生熟谷芽各12g。

功用：平肝清热，熄风止痛。

主治：阴虚肝旺兼有风热之角膜炎、角膜溃疡、患者有头晕头痛等证候。

方义：石决明、菊花、桑叶平肝熄风而散头面风热，兼能退翳明目；天麻平肝熄风，为治阴虚肝旺眩晕之主药；蝉蜕、谷精草清肝明目，祛风消翳；陈皮、茯苓理气化痰，生熟谷芽调脾健胃；女贞子滋阴，益肾明目。故本方对肝热头痛及虚风眩晕均有疗效。

50. 平肝熄风降压方

组成：生地15g，制首乌15g，女贞子9g，明天麻5g，钩藤5g，僵蚕6g，潼蒺藜10g，蔓荆子10g，冬虫夏草6g，决明子12g，川芎5g，神曲12g。

功用：滋阴潜阳，熄风止痛。

主治：肝阳偏亢的头痛头晕和眼胀，或痰湿内困的头痛头晕，临床应用于阴虚肝旺的慢性单纯性青光眼。

方义：生地、潼蒺藜、嫩钩藤、明天麻滋阴平肝熄风，根据韦老医生的经验，对有高血压的青光眼患者效佳，上述四味是本方之主药。蔓荆子、川芎祛风止痛，活血行瘀；决明子清肝明目，都是辅助药。首乌、女贞子、冬虫夏草滋阴益肾明目，韦老医生认为冬虫夏草兼有化痰降压的作用；神曲行气消食，健脾开胃。

八、理血剂

"营行脉中，卫行脉外"。气血运行周养全身经络脏腑，四肢百骸，从而维持人体的正常生理功能。《灵枢·大惑论》说："五脏六腑之精气皆上注于目，而为之精"，《素问·金匮真言论》说："肝，开窍于目"。《素问·五脏生成篇》说："肝受血而能视"。说明肝和眼有密切关系。脏腑功能失调，气机不畅可以影响到眼的正常功能，发生气滞血瘀。而"目为火户"，因外感风热而伤肝阴或高烧伤阴，阴虚火旺以及外伤等均可引起眼内气血的运行失调，因热而迫血妄行，因气滞引起血瘀等病理改变。

眼部症情因为血瘀者，每见赤紫肿硬，虬脉满布，血灌瞳仁，目昏暴盲等症。由于病因不一，治法各异，临证因热者当凉血止血，辅以活血散瘀；因阴虚火旺者当滋阴降火，凉血止血为主，适加活血化瘀之品；因外伤而致气滞血瘀者当用疏肝理气，活血化瘀。"失血以滋为养，以行为用，守为顺，溢为逆，善理血者，枯者滋之，瘀者行之，逆者顺之"，这是单从血分而言，同时气血互依互存，善治血者必调其气，尤其在瘀阻之证更应配合行气之剂，如瘀阻重时适加破气逐瘀或破瘀消积之品。

早期出血应审证求因，不能单一凉血止血，血遇温则行，寒凉太过有留瘀之弊。

（一）经验方

51. 眼底出血四方

组成：石决明 24g，决明子 10g，益母草 10g，归尾 10g，赤芍 6g，滁菊 5g，柴胡 5g，五味子 3g，天冬 6g，山药 10g，茯苓 10g。

功用：活血破瘀，平肝清热为主；佐以滋阴明目。

主治：肝火上逆所引起的各种眼底出血，如视网膜静脉周围炎、血管炎、视网膜静脉血栓形成、高血压性及糖尿病性眼底出血等。

方义：肝藏血，脾统血，肝阴不足，肝火上逆，故以石决明、白菊花、决明子平肝清热，为主要药。柴胡疏肝理气；归尾、赤芍、益母草活血和营，破瘀生新，为辅助药。五味子、天冬滋阴生津明目；淮山药、茯苓健脾益气而扶正。

52. 瘀血灌睛方

组成：生地 20g，焦栀子 10g，归尾 10g，赤芍 10g，炒荆芥 3g，龙胆草 3g，黄芩 5g，黄连 3g，炙甘草 3g，白芷 5g，槐花 10g。

功用：清肝泻火，凉血止血，活血破瘀。

主治：肝胆火盛引起的前房出血、高血压性眼底出血等。

方义：龙胆草泻肝火，黄芩泻上焦之火，川连泻心火，焦栀子泻三焦之火，均为主要药。生地滋阴凉血止血；归尾、赤芍活血破瘀而生新为辅助药。槐花凉血止血，能减弱毛细血管脆性，韦老医生对高血压性眼底出血常用槐花；炒荆芥入血分，清血热；白芷祛风止痛；甘草和中，调和诸药。

53. 泻火破瘀退赤方

组成：归尾 9g，赤芍 6g，桃仁 3g，炒山栀 5g，黄芩 5g，木贼草 9g，石决明 24g，甘草 3g，白菊 6g，生地 15g。

功用：活血破瘀，滋阴降火，平肝退赤。

主治：翼状胬肉手术后，球结膜充血水肿尚有炎症者。

方义：桃仁、归尾、赤芍活血破瘀而退赤；生地、栀子凉血清热，泻火消肿退赤；黄芩泻肺火；石决明、菊花、木贼草平肝退赤，祛风消翳；甘草和中。

54. 活血芩连汤

组成：生地 15g，赤芍 6g，丹皮 5g，归尾 6g，黄芩 5g，黄连 3g，木通 5g，焦栀子 6g，甘草梢 3g。

功用：清热泻火，活血破瘀。

主治：肝胆火旺的抱轮红赤，赤丝虬脉。韦老医生常用本方治疗巩膜炎、角膜炎、角膜溃疡之睫状充血久而不退者。

方义：黄芩、黄连、焦山栀清热泻火；丹皮凉血化瘀，平肝；生地、赤芍、归尾活血破瘀；木通导热下行；甘草梢清热泻火。

55. 丹栀四物汤

组成：丹皮 9g，炒栀子 9g，生地 15g，赤白芍各 15g，当归 9g，川芎 6g。

功用：凉血活血，清热降火。

主治：阴虚肝旺，迫血妄行之眼底出血早期，如中心性渗出性脉络膜视网膜炎、老年黄斑变性及高度近视眼底出血。

方义：丹皮凉血散瘀；栀子清热降火；生地滋阴凉血、止血；赤白芍、当归、川芎养血活血。

56. 滋阴降火汤

组成：生熟地各 15g，白芍 10g，当归 10g，川芎 6g，炒知柏各 10g，麦冬 10g，黄芩 6g，柴胡 6g，甘草梢 5g。

功用：滋阴降火，养血活血。

主治：阴虚火旺，血热妄行之眼底出血，如前方所列眼病。

方义：炒知柏、生熟地、麦冬滋阴生津而降火；白芍、当归、川芎活血养血；黄芩、柴胡清肝疏肝；甘草梢清热泻火。

57. 滋阴降火四物汤

组成：炒知柏各 9g，玄参 15g，丹参 10g，黄芩 9g，生地 15g，赤芍 10g，全当归 9g，川芎 6g，淡竹叶 5g，木通 5g。

功用：滋阴降火，活血散瘀，养血明目。

主治：阴虚火动，迫血妄行，脉络受阻，血瘀气滞之眼底出血兼有口干，小便赤涩。

方义：炒知柏、玄参、淡竹叶、木通滋阴降火而导热下行；丹参、赤芍、川芎活血散瘀，通脉络、解瘀滞；全当归养血活血而明目；生地滋阴凉血；黄芩清肝明目。

58. 活血祛风止痒方

组成：归尾 10g，川芎 3g，薄荷 3g，甘草 3g，生大黄 12g，生地 12g，羌活 3g，焦栀 9g，防风 5g，龙胆草 6g，地肤子 10g。

功用：祛风泻火，活血止痒。

主治：肝肺郁热，复感风邪，眵泪较多，痒涩难开，怕日羞明。适用于风热偏盛兼有湿热之春季卡他性结膜炎、沙眼性结膜炎。

方义：薄荷、羌活祛风清热；炒栀子、龙胆草泻火解毒；大黄泻热祛瘀；归尾、川芎活血破瘀；生地滋阴凉血；甘草调和诸药；地肤子祛风利湿止痒。

（二）常用方

59. 桃红四物汤（《医宗金鉴》）

组成：桃仁 10g，红花 10g，生地 15g，赤芍 10g，当归 10g，川芎 6g。

功用：活血破瘀为主。

主治：月经不调，血多有块，色紫稠黏。治疗视网膜中央静脉血栓形成（眼底出血偏陈旧者）、视网膜中央动脉阻塞（早期）、中心性渗出性脉络膜视网膜炎（陈旧性出血尚未吸收者）。

方义：桃仁、红花活血破瘀，祛瘀生新，为主药。生地凉血止血为辅助药。当归、赤芍、川芎养血活血行瘀以助药力。

60. 血府逐瘀汤（《医林改错》）

组成：生地 10g，赤芍 6g，当归 10g，川芎 5g，桃仁 12g，红花 10g，牛膝 10g，柴胡 3g，桔梗 5g，枳壳 6g，甘草 3g。

功用：活血祛瘀，行气化滞。

主治：瘀血内阻，头痛眼胀。常用于视网膜中央静脉血栓形成（晚期）、视网膜中央动脉阻塞（早期），其他原因所致眼底出血积久不化者。

方义：桃仁、红花、牛膝破血行瘀是主要药。川芎、赤芍活血养血而行瘀。柴胡、枳壳疏肝理气化滞都是辅助药。生地、当归滋阴养血以补不足，桔梗载药上行，甘草调和诸药。

61. 补阳还五汤（《医林改错》）

组成：黄芪 15g，归尾 6g，赤芍 5g，川芎 6g，桃仁 6g，红花 6g，地龙 6g。

功用：益气活血，祛瘀通络。

主治：因气虚血瘀而致半身不遂，口眼歪斜，语言不利。韦老医生常用于儿童各种急性传染病和热病后邪正俱虚，眼肌和面神经麻痹、偏瘫、高血压性中风等。

方义：桃仁、红花、赤芍、川芎、地龙，活血破瘀通络都是主要药。"气为血帅"，气行则血行，重病后正衰气虚，用黄芪益气活血而扶其正是辅助药。归尾活血破瘀和营以助药力。上方系成人量，十二岁以下儿童剂量酌减。

62. 坠血明目饮（《审视瑶函》）

组成：生地 24g，知母 3g，石决明 20g，五味子 3g，赤芍 10g，川芎 3g，归尾 6g，牛膝 6g，党参 12g，山药 10g，白蒺藜 10g，防风 3g，细辛 3g。

功用：滋阴平肝，活血破瘀，益气明目。

主治：视网膜静脉周围炎所致眼底反复出血，时发时愈，时轻时重者。其次为外伤性前房或眼底出血、视网膜中央静脉阻塞等。

方义：生地、知母滋阴降火，凉血止血；石决明，白蒺藜平肝清热明目，都是本方之主药。赤芍、川芎、归尾、牛膝活血破瘀，导热下行是辅助药。党参、山药益气健脾而扶其正；五味子滋阴涩精，补虚明目；防风、细辛祛风止痛。

九、补气剂

气是生命活动的物质基础，也是生命活动的内部动力，有维持身体健康，抵抗病邪侵袭的作用。气的病变主要表现为脏腑功能活动的改变，凡脏腑功能减弱的可见气虚证。脏腑功能失调的可见气滞（郁）证。气虚与气滞有时也可互相兼见。补气剂的适用范围是气虚证，如气短，动则气喘，面色㿠白，目无光彩，懒言少动，耳鸣以及脉虚大或沉细者。临床上眼科常见视物昏花、夜盲、内障、上睑下垂、眼睑无力、视力疲劳、头痛绵绵、黑睛翳陷，久而不能愈合者。

补气剂在临床使用中，常配伍芳香理气及行气之品，如陈皮、木香、砂仁有补而不滞之功，由于补气药性多偏温，易化燥助火伤阴，故阴虚火旺者不宜应用。韦老医生常在补气剂中加补血养阴之品，防其化燥伤阴之弊，以利病机转化。

（一）经验方

63. 加味定志汤

组成：石菖蒲 6g，党参 3g，远志 6g，白茯神 10g，枸杞子 10g，五味子 9g，菟丝子 9g，石决明 24g（先煎）。

功用：益气养心，补益肝肾。

主治：心脾两虚，肝肾不足之近视眼。

方义：党参益气健脾；远志、茯神养心定志；菖蒲芳香开窍而明目；杞子、五味子、菟丝子补肾益精；石决明平肝益精明目。

［附方］

定志丸（《审视瑶函》）

石菖蒲、远志、人参、茯神、朱砂为衣。治能近怯远症（即近视眼）。主治同上。

（二）常用方

64. 四君子汤（《和剂局方》）

组成：人参（或党参）10g，白术 10g，茯苓 10g，炙甘草 6g。

功用：益气健脾。

主治：食少便溏，面色萎黄，懒言少动，四肢无力，脉象细弱或沉细，舌质淡白或胖嫩，是脾虚气弱，中气不足的基本方。临床常加味应用。韦老医生常用于脾虚气弱所致的眼睑浮肿、上睑下垂、视力疲劳、中心性视网膜脉络膜病变、视神经萎缩、视网膜色素变性等。

方义：人参（或党参）益气健脾；白术、茯苓健脾渗湿；甘草益气和中。

［附方］

（1）异功散（《小儿药证直诀》）：上方加陈皮。健脾益气，有补而不滞之功。主治同上。

（2）六君子汤（《外科发挥》）：即四君子汤加陈皮、半夏。有健脾化湿，和胃止吐之功。

（3）香砂六君子汤（《名医方论》）：即六君子汤加木香、砂仁。治疗脾胃虚弱，不思饮食，恶心呕吐，或胃寒作痛，食欲不振，泛酸胸闷。韦老医生常用此方治疗小儿温热病后，调护失宜，脾虚气弱之视神经炎、皮质盲、视神经萎缩。

65. 补中益气汤（《脾胃论》）

组成：人参（或党参）15g，炙黄芪 15g，炒白术 12g，陈皮 5g，当归身 10g，升麻 5g，柴胡 5g，炙甘草 5g，生姜 3 片、大枣 3 枚。

功用：益气升阳，调脾健胃。

主治：头痛恶寒，食不知味，懒言少气，四肢倦怠，动则气喘，脱肛，子宫下垂，胃下垂。韦老医生常用本方治疗上睑下垂、重症肌无力、病后眼睑无力、视力疲劳、视网膜色素变性；服用寒凉之药太过或久病正衰，中气不足，清阳下陷，角膜溃疡迟迟不能愈合；病后调护失宜，脾虚气弱之视神经萎缩、视神经炎、皮质盲等。此外，对眼部外伤、眼球内异物由于眼压太低不能手术者，及视网膜脱离手术后恢复期，用此方效佳；对于气虚不能摄血所眼底出血患者，用本方收效。因气为血帅，气虚则脾失统摄，血不循经而溢络外，所以，补气可以止血，对于脾虚气弱之眼内出血及多种眼底病患者可用此方化裁应用。

方义：柴胡、升麻升举清阳之气；黄芪、党参、白术、甘草补中益气升阳，为本方之主药；当归补血；陈皮理气，补而不滞；姜枣温中和胃。在临床应用中，一般去姜枣。若脾虚胃寒，大便溏薄者加煨姜，温中散寒。

66. 调中益气汤（《脾胃论》）

组成：黄芪15g，党参12g，陈皮3g，炙甘草5g，苍术12g，木香6g，升麻5g，柴胡5g，大枣3枚 生姜3片。

功用：益气升阳，调和脾胃。

主治：脾虚湿滞，腹胀肠鸣，中气不足，手足倦怠等证。适用于消化不良，吸收不好，病后脾虚泄泻之夜盲症、视网膜色素变性、视神经萎缩等。

方义：黄芪、党参、苍术、炙甘草益气健脾燥湿；升麻、柴胡升发清阳，都是本方之主药。陈皮、木香理气行滞、姜枣调和营卫，为本方之辅助药。

67. 益气聪明汤（《东垣十书》）

组成：人参（或党参）15g，黄芪15g，蔓荆子10g，黄柏6g，白芍6g，炙甘草3g，升麻5g，葛根10g。

功用：益气升阳，聪耳明目。

主治：脾虚气弱，清阳下陷，清窍失养所致视物昏花、双耳失聪、头昏、耳鸣等证。可治疗视网膜色素变性、视神经萎缩、视力疲劳等有上述症状的。

方义：人参、黄芪、炙甘草益气健脾；葛根、升麻、蔓荆子升阳利窍，祛风止痛，均为本方之主药。白芍养血柔肝明目；黄柏滋阴清热。

68. 人参补胃汤（《原机启微》）

组成：人参9g，黄芪5g，白芍3g，黄柏3g，蔓荆子3g，炙甘草3g。

功用：益气养血，滋阴明目。

主治：脾虚气弱，肝血不足之视网膜色素变性；小儿麻疹腹泻后夜盲，常加夜明砂。

69. 助阳活血汤（《原机启微》）

组成：黄芪20g，当归12g，炙甘草5g，升麻3g，柴胡3g，白芷3g，防风6g，蔓荆子3g。

功用：益气升阳，祛风止痛。

主治：服用寒凉之药太过，清阳下陷，清窍失充而眼睑无力，不愿睁眼、头痛、眼胀和眼肌疲劳者。

方义：黄芪、当归、甘草益气和血；升麻、柴胡升举下陷之清阳，均为主药；防风、白芷、蔓荆子祛风止疼。

70. 生脉散（《内外伤辨惑论》）

组成：人参（或党参）10g，麦冬 6g，五味子 3g。

功用：补气敛汗，生津止渴。

主治：暑天汗出过多，津液耗伤，肢体倦怠，气短懒言，口干作渴，眩晕少神，脉象虚细。用于热伤津气，口渴自汗，气短倦怠的球后视神经炎、视神经萎缩、皮质盲、中心性视网膜炎、视网膜色素变性等。一般常与其他方剂合用，特别是温热病后，津伤气耗之儿童患者，尤为适用。

方义：人参补气生津；麦冬养阴清热生津；五味子有敛肺气滋肾阴，生津止汗的作用。

71. 升阳益胃汤（《汤头歌诀》引李东垣方）

组成：黄芪 60g，人参 30g，半夏 30g，炙甘草 5g，羌活 6g，独活 6g，防风 6g，白芍 15g，陈皮 6g，白术 9g，茯苓 9g，泽泻 9g，柴胡 9g，黄连 6g，加生姜 3 片、大枣 2 枚。

功用：益气升阳，健脾和胃。

主治：脾胃虚弱、运化失职，腹胀便溏，外感风湿，肢体酸痛等证。常用于治疗邪正俱虚之角膜炎久而不愈或角膜溃疡时久不能愈合，头目隐痛，时轻时重者。

方义：黄芪、人参、白术、茯苓、甘草、半夏、陈皮，补气健脾，助阳益胃；为本方之主药；羌活、独活、防风发散风邪；白芍敛阴和营；柴胡提升清阳；泽泻渗湿泄热；黄连苦寒泄热；姜枣调和营卫。

72. 神效黄芪汤（《审视瑶函》）

组成：蔓荆子 3g，黄芪 5g，党参 9g，甘草 3g，白芍 3g，陈皮 2g。

功用：益气养血，祛风止痛。

主治：两目紧急缩小，怕日羞明，涩痛难睁或视物无力，睛痛昏花。可治疗眼肌麻痹所致之上睑下垂、重症肌无力、视力疲劳、劳役过度兼感风邪之睛珠疼痛、温热病后眼神经麻痹等。在临床上黄芪剂量可逐渐增加。

方义：黄芪、党参益气升阳，为本方之主药。白芍养血柔肝止痛，为本方之辅助药。蔓荆子祛头面之风而治睛珠痛；陈皮理气行滞；甘草调和诸药。

73. 参苓白术散（《和剂局方》）

组成：党参 30g，茯苓 30g，白术 30g，炙甘草 15g，山药 30g，白扁豆 24g，桔梗 15g，薏苡仁 15g，砂仁 5g，莲子肉 15g（一方加陈皮）。共为细末。

日服 2 次，每服 10g。亦可作汤剂。

功用：益气健脾，和胃止泻。

主治：脾虚便溏或泻泄，消化不良，胸脘胀满，脉虚而缓等。治疗脾虚便溏所致之角膜软化症、视神经萎缩等。

方义：本方以四君子汤益气健脾为基础，加山药、扁豆、莲子、大枣健脾以固泻；砂仁、陈皮理气和胃；苡仁健脾渗湿；桔梗祛痰止咳，载药上行。

十、补血剂

补血剂适用于血虚证，气足则神旺，血盛则形强，心主血，肝藏血，脾统血。所以血虚往往影响这三脏功能的正常活动。血布于肺，根于肾，灌溉一身，为七窍之灵，四肢之用。血虚者在全身方面出现面色苍白，头晕眼花，唇爪色淡，心悸失眠，月经不调或手足震颤（或发麻）等症状。"目为肝窍"，"肝受血而能视"，因此在眼部症状为视物昏花，视瞻昏渺，目珠干涩，甚则血不养睛而眼球酸痛或隐痛。常用方剂如四物汤、人参养荣汤、归脾汤、十全大补汤之类。但血的生成，来源于脾胃气化，所以补血法中常配党参、黄芪一类补气药，以益气生血。气为血之用，血为气之体，如血虚而导致气虚时，就需气血双补，甚至补气药重于补血药。但补血药质多黏腻，对脾虚气弱，食少便溏者，须配伍益气健脾或温阳益气药。以免影响脾胃的运化和转输。

（一）经验方

74. 补气养血方

组成：黄芪 15g，白术 10g，川芎 9g，熟地 15g，知母 9g，川朴 6g，赤芍 9g，党参 12g，全当归 10g，陈皮 9g，甘草 3g，茯苓 12g。

功用：补气养血，滋阴和胃。

主治：气血不足的视神经萎缩病人。对外伤后眼压偏低有睫状体脱离或早期眼球萎缩者亦可试用。

方义：黄芪、白术、川芎、熟地、党参、赤芍、当归、茯苓、甘草大补气血；川朴、陈皮理气和胃化湿；知母滋阴清热。

（二）常用方

75. 四物汤（《和剂局方》）

组成：熟地 12g，当归 10g，白芍 12g，川芎 6g。

功用：补血活血。

主治：一切营血虚滞，妇女月经不调，脐腹作痛和崩中漏下及产后等，证见面色无华，头昏目花，心悸失眠，舌淡脉细者。韦老医生常用于亡血过多，阴血不足及妇女月经不调所致的各种眼病，作为基本方随证加减运用。

方义：四物汤是从金匮艾胶汤（本方加艾叶、阿胶、甘草）化裁而来。方中地黄滋阴补血；当归养血活血；芍药养血柔肝；川芎行血中之气而活血。本方作为补血之剂可重用熟地、白芍、当归身；作为活血之剂，可改用归尾、赤芍，重用川芎；作凉血之剂可重用生地。如有瘀血加用桃仁、红花之类；若兼气虚，可加党参、黄芪。气为血帅，血为气母，气行则血行，所以血瘀或血虚的病人，都选加补气药。

76. 知柏四物汤（《银海精微》）

组成：四物汤加知母、黄柏。

功用：滋阴降火，养血活血。

主治：阴虚火旺之巩膜炎、视网膜静脉周围炎（眼底出血者，熟地改生地）。

方义：知母、黄柏滋阴降火；四物汤养血活血。如熟地改生地，兼有凉血止血之功。亦可炼蜜为丸，名坎离丸。再加玄参名"滋阴降火汤"。主治同上。

77. 当归养荣汤（《原机启微》）

组成：熟地 15g，白芍 10g，当归 10g，川芎 6g，防风 6g，羌活 6g，白芷 6g。

功用：养血活血，祛风止痛。

主治：各种原因所致之眼珠疼痛及眉棱骨痛。韦老医生常用本方治疗用眼过度，久视伤血，血不养睛而眼珠疼痛者；或亡血过多而致眉棱骨及眼珠疼痛者；对屈光不正所致之视力疲劳和眼珠疼痛者亦有效；眼球外伤后（包括穿通伤及钝挫伤）之眼球痛服此方立效。

方义：目为肝窍；肝藏血，目受血而能视。本方四物汤有滋阴养血、活血止痛之效；白芷解表而有祛风止痛之效，都是本方主药。防风、羌活祛风止痛，为本方辅助药。韦老医生治疗一例产后月内连续看三部小说之女性患者，满月后眼珠疼痛难忍，眼压眼底均正常，证属竭视伤血，兼之产后血虚，血不养睛而疼痛，服本方七剂立效。另有一例宫外孕患者，两周后双眼疼痛，经医院检查前后节及眼压均正常，韦老医生投以本方，七剂痛消。对于外伤后风邪乘隙而入之眼珠痛，韦老医生常重用熟地，如有炎症，熟地更生地，白芍易赤芍，用本方眼痛即消。

78. 四物补肝汤（《审视瑶函》）

组成：熟地 50g，白芍 24g，当归 24g，川芎 24g，制香附 24g，夏枯草

24g，炙甘草 1g。

功用：养血活血，清肝理气。

主治：亡血过多所致眼目涩痛。

方义：熟地滋阴，阴血不足故用当归、白芍、川芎补血，活血明目，兼有止痛作用；制香附疏肝理气止痛；夏枯草清肝明目；甘草和中，调和诸药。韦老医生临床用于产后或亡血过多后眼目涩痛病人，尤以夜间痛甚者效佳。

79. 除风益损汤（《原机启微》）

组成：熟地 15g，白芍 10g，当归 10g，川芎 6g，藁本 9g，前胡 9g，防风 9g。

功用：滋阴养血，祛风止痛。

主治：眼球挫伤兼有头眼痛者；眼球穿通伤，待异物取出后再服此方；外伤后前房或眼底出血者，熟地改生地，白芍改赤芍，适加凉血止血之品；出血积久不化，可加破瘀消积之品（详见眼底出血篇）。

方义：熟地、当归、白芍、川芎养血活血；藁本、前胡、防风祛风止痛。

80. 八珍汤（《正体类要》）

组成：党参 10g，白术 12g，茯苓 12g，炙甘草 5g，当归 10g，川芎 6g，熟地 12g，白芍 12g。

功用：益气补血。

主治：气血两虚，面色苍白，心悸失眠，头昏眼花，食少气短，体倦神疲，舌淡脉虚等证。韦老医生常以本方为基础，治疗气血两亏的球后视神经炎、视神经萎缩、中心性视网膜病变、视网膜色素变性等。

方义：本方为四物汤和四君子汤合方组成，具有气血双补之功。

［附方］

当归补血汤（《内外伤辨惑论》）：黄芪 30g，当归 6g。补气生血。用于各种亡血过多所致的视力障碍和眼底病变。

81. 十全大补汤（《和剂局方》）

组成：党参 10g，茯苓 12g，白术 12g，炙甘草 5g，当归 10g，熟地 12g，白芍 12g，川芎 6g，黄芪 10g，肉桂 1g（另包冲服）。

功用：温补气血。

主治：本方主治同八珍汤，偏于温补，有补火归元之功，阴虚火旺者不适用。可治疗气血双亏，偏于虚寒者之慢性眼底疾患。

方义：方中八珍汤合黄芪大补气血；肉桂温肾益火，有引火归原之效。

［附方］

（1）人参养荣汤（《和剂局方》）：即本方去川芎加五味子、远志、陈皮、姜枣煎服。温补气血，养心安神，理气和胃。主治同上。

（2）河间当归汤（《审视瑶函》）：即本方去熟地，加陈皮、细辛、干姜。益气养血，散寒祛风。韦老医生常用此方治疗气虚血少，见风流冷泪症。

82. 归脾汤（《济生方》）

组成：白术 9g，茯神 9g，黄芪 9g，龙眼肉 9g，炒枣仁 9g，人参（或党参）9g，木香 2g，炙甘草 5g，当归 9g，远志 9g，大枣 5 枚，生姜 3 片。

功用：养心健脾，益气补血。

主治：神劳过度，心脾两伤，证见心悸健忘，多梦失眠，神疲体倦，自汗或盗汗，食少气短，妇女月经不调，脾虚气弱者。适用于心脾不足之球后视神经炎、视神经萎缩、中心性视网膜炎、视网膜色素变性、眼内出血等。

方义：党参、黄芪、白术、炙甘草益气健脾；茯神、远志、枣仁、龙眼肉、当归补养心脾，安神定志；木香理气行滞；姜枣调和营卫。

十一、温中剂

脾胃为后天生化之源，运化水谷，输布精华，内荣五脏六腑，外润四肢筋骨，分清降浊，上濡头目，下传糟粕。若脾胃阳虚有寒，常表现为呕吐，泄泻，腹痛，食欲不振，四肢倦怠，或则浊阴上逆呕吐涎沫，厥阴头痛。苔白滑，口不渴，脉沉迟是中虚有寒之依据。凡阴虚或有热均忌用。温中剂性多偏热，易化燥伤阴，临床用时当慎之。

常用方

83. 理中汤（《伤寒论》）

组成：人参 3g（或党参 9g），白术 9g，干姜 5g，炙甘草 6g。

功用：温中散寒，补气健脾。

主治：中焦虚寒，脾胃阳虚，脾运失健，呕吐腹泻，舌淡苔白，或舌质淡嫩，脉沉细者。韦老医生常用本方治疗脾胃虚寒所致之角膜软化症、视网膜色素变性、视神经萎缩等。可与补益肝肾之剂合用。

方义：干姜温中散寒；人参、甘草益气健脾；白术健脾燥湿。

［附方］

附子理中丸（《证治准绳》）：即本方加附子炼蜜为丸，日服 2 次，每服 1 丸（即 10g）。韦老医生常用于脾胃虚寒较重，四肢不温，泄泻频频，脉细无力的眼病患者。

84. 吴茱萸汤（《伤寒论》）

组成：吴茱萸 10g，人参 3g（或党参 12g），生姜 3 片，大枣 5 枚。

功用：温中散寒，降逆止痛。

主治：干呕，口吐涎沫，胸满肢冷，头痛，脘痛，吞酸嘈杂，舌质淡白。常用于脾胃虚寒头眼疼痛，呕吐涎沫之青光眼，可与其他方剂合用。

方义：吴茱萸温中散寒，下气止痛；人参、大枣补气益胃；生姜散寒止呕。故本方具有温中补虚，降逆止痛之功。

十二、滋阴剂

"阴平阳秘，精神乃治"，人体阴阳平衡，才能维持正常的生理功能。从病因上分析，伤精、失血、亡液以及各种急性热病后，均可伤阴；此外久病正虚，过服温燥之药，或风热壅盛之外眼病，过服祛风药可以伤阴，因此在病理上由于阴液不足，精血不滋，清窍失养而头目眩晕，视瞻昏渺；全身方面因为肝肾阴虚，证见头晕耳鸣，健忘失眠，腰腿酸痛，舌红少苔，脉细等；肾阴不足，火失所制，又可导致阴虚火旺，证见口眼干涩，虚烦不眠，潮热盗汗，腰酸梦遗，小便黄或大便秘，舌红少苔脉细等。治宜滋阴降火为主。补阴药性质黏腻，容易壅塞气机，影响脾胃运化，体质虚弱、脾虚气弱的病人，在滋阴的基础上，应选配砂仁、山药、茯苓、白术等行气健脾药。

（一）经验方

85. 平肝镇惊安神方

组成：白菊、杞子各 10g，远志 6g，菖蒲 10g，飞辰砂 1g（另包分冲），麦冬 12g。

功用：平肝清热，润肺清心，镇惊安神。

主治：心肺有热，脉络瘀滞或心火上炎之早期翼状胬肉。常用此方控制翼状胬肉的发展；或手术后服用防止复发；小儿温热病后，双目青盲、夜寐不安者亦可服此方。剂量酌减。

方义：白菊、杞子平肝清热而明目；远志、菖蒲安神定心，芳香开窍；辰砂安神镇惊；麦冬润肺清心。上方因有辰砂最多服 7 剂。

86. 眼底出血二方

组成：生地 15g，三七粉 3g（另包分吞），党参 12g，白术 10g，茺蔚子 10g，玄参 10g，车前子 9g（包煎），炒火麻仁 10g，五味子 6g，淡竹叶 6g。

功用：活血化瘀，凉血止血，滋阴降火。

主治：积血不化，久瘀生热化火，眼底出血未能控制者，韦老医生常用本方破瘀生新。

方义：三七、茺蔚子活血化瘀而达止血目的，为主药；生地、玄参凉血止血而滋阴；党参益气扶正而摄血；火麻仁、淡竹叶清热降火；车前子泄热利尿。均为上病下治引热下行之药。

87. 眼底出血三方

组成：炒荆芥9g，三七粉3g（另包分吞），茺蔚子9g，珍珠母25g，生地15g，焦白术9g，玄参12g，薄荷5g，青葙子9g，党参12g，白蒺藜10g，火麻仁15g。

功用：活血行瘀，滋阴益气，平肝明目。

主治：气虚血瘀，阴虚肝旺，眼底反复出血者。

方义：三七粉、茺蔚子活血行瘀而止血；生地滋阴凉血止血；党参、白术益气健脾而扶正，都是主药。珍珠母、白蒺藜、青葙子平肝、清肝明目，是辅助药。炒荆芥入血分，散血中之风，助止血之功；薄荷散风解表，散头面风热；玄参、火麻仁生津润燥通便，使热邪下泻，从而腑气畅行，使百脉和顺，血逆可平。

88. 青盲方

组成：制首乌12g，蔓荆子9g，天麻5g，天麦冬各9g，桑叶6g，制女贞子9g，茺蔚子9g，龟板15g，山萸肉5g，滁菊6g，熟地24g，藁本5g，归身9g，荆芥5g，杜仲6g。

功用：平肝熄风，滋补肝肾，祛风止痛。

主治：慢性单纯性青光眼、慢性闭角型青光眼或青光眼术后，眼压基本控制，但仍有眼胀眼痛者；球后视神经炎，阴虚肝旺之其他眼底病，伴有头晕眼胀者。

方义：当归、首乌养血；熟地、龟板、天麦冬滋阴；女贞子、山萸肉、杜仲补肝益肾；菊花、桑叶、天麻平肝熄风止痛；荆芥、藁本祛风止痛；茺蔚子、蔓荆子破瘀散风而消眼胀。

韦老医生经验：遇有年高体弱者，若无头风可去天麻、藁本、荆芥。

89. 瞳仁散大方

组成：熟地24g，丹皮6g，薄荷5g，山药9g，山萸肉6g，茯苓9g，白菊9g，泽泻9g，五味子9g，灵磁石（打，先煎）30g。

功用：镇肝益肾，滋阴明目，活血去风。

主治：麻痹性瞳孔散大、外伤性瞳孔散大以及急性热病后双目青盲、肝风上扰之瞳孔散大。

方义：方以六味地黄汤加薄荷、菊花，重用熟地之滋阴补肾"取其阴虚而神散，非熟地之守，不足以聚之"；薄荷清轻凉散上清风热，疏肝而不伤阴，下解郁滞而通玄府；菊花平肝祛风明目。

兼有头痛眼痛则加羌活、防风；眉棱骨痛加蔓荆子、白芷；遇妇人月经不调可加香附、泽兰；痛经加艾叶、木香。常加五味子以收敛耗散之精气；用磁石以重镇安神、平肝明目，二者同用，有镇肝益肾滋阴缩瞳之效。

90. 养阴清热明目方

组成：熟地30g，生地15g，归身9g，熟川军9g，羌活6g，黄芩3g，木通3g，防风3g，玄参6g，木贼草6g，炙甘草3g，谷精草15g。

功用：滋阴养血，清热祛风，平肝明目。

主治：各种白内障手术后或其他内眼术后前房出血或玻璃体出血者。

方义：熟地滋阴血，填精髓，阴虚而火升者，非重用熟地，不足以降火，阴虚而刚者，以熟地之甘足以缓之，生地合玄参滋阴清热，凉血止血；川军破瘀泻火都是主药。木通、黄芩泻心肝之火，以助川军之力；内眼手术后风邪乘隙而入，用羌活、防风散头面之风邪而止痛；木贼草、谷精草祛风清肝，退翳明目；当归身有益血补虚，润燥通便之功，用以扶正。若术后出血多，可去熟地，重用生地，适加丹皮、赤芍凉血散瘀。

91. 沙参饮

组成：沙参10g，苦杏仁9g，玉竹10g，川贝母6g，石斛10g，苡仁12g。

功用：润肺止咳，生津养胃。

主治：肺阴不足，肺火亢盛，肺热燥咳，胃阴不足，咽干口燥之泡性结膜炎、角膜炎和束状角膜炎等。

方义：北沙参、玉竹、石斛养阴润肺，生津止渴，对温热病后阴亏津少，咽干口燥或肺胃阴虚燥热者适用，但不宜早用，有恋邪助湿之弊；杏仁宣肺润肠，止咳平喘；川贝母润肺散结除热；苡仁健脾补肺，利湿消肿。

（二）常用方

92. 补水（肾）宁神汤（《审视瑶函》）

组成：生熟地各20g，白芍10g，归身10g，麦冬12g，五味子5g，朱茯神12g，甘草3g。

功用：养心滋阴，安神明目。

主治：早期老年性白内障、玻璃体混浊。对阴虚不足，头晕眼花，心慌心悸，失眠多梦者更适宜。

方义：二地、归身、白芍养血滋阴；麦冬、五味子滋阴生津；茯神补心安神；炙甘草调和诸药。本方有缓解早期老年性白内障发展之效。

93. 六味地黄汤（丸）（《小儿药证真诀》）

组成：熟地 25g，山萸肉 12g，山药 12g，泽泻 10g，茯苓 10g，丹皮 10g。

主治：肾阴亏损，虚火上炎，腰腿酸软，齿牙不固，头晕目眩，耳鸣眼花，咽干舌燥，足跟疼痛，遗精尿频等症。适用于肝肾阴虚之中心性视网膜脉络膜病变、球后视神经炎、视神经萎缩、慢性单纯性青光眼等病变，兼有上述两症以上者。

方义：本方为钱仲阳从肾气丸减去附桂而成。方中熟地滋阴补肾；萸肉补肾涩精；山药健脾补肺兼能涩精；茯苓淡渗补心；泽泻宣泻肾浊；丹皮凉血活血而泻胆火。补中有泻，补而不滞，临床可随证加减，为治疗内眼病的基本方之一。

［附方］

（1）知柏地黄汤（或丸）（《医宗金鉴》）

组成：上方加知母、黄柏。

功用：滋阴降火，补益肝肾。

主治：因阴虚火旺所致的各种眼底疾病及眼底出血。

方义：知母、黄柏滋阴降火；其他同上。

（2）杞菊地黄汤（或丸）（《医级》）

组成：六味地黄汤加杞子、菊花。

功用：滋补肝肾，明目。

主治：肝肾不足所致头晕眼花，视惑，口眼干涩等，如视神经萎缩、中心性视网膜病变、视网膜色素变性、早期老年性白内障、早期单纯性青光眼等。

方义：杞子、菊花平肝、清热明目，其他同上。

（3）滋阴肾气丸（又名明目地黄丸）（《原机启微》）

组成：上方加柴胡、当归、五味子。

功用：滋补肝肾，明目。

主治：同上述疾病，对玻璃体混浊亦有一定疗效。

方义：六味地黄汤滋肝补肾明目；加柴胡疏肝理气；当归养血明目；五味子滋阴益肾涩精，以助药力。

94. 明目地黄汤（或丸）（《和剂局方》）

组成：生熟地各 15g，防风 9g，牛膝 9g，杏仁 12g，石斛 12g，炒枳壳 10g。

功用：滋阴补肾，破瘀润燥，祛风止痛。

主治：上巩膜炎、慢性单纯性青光眼、球后视神经炎等。

方义：二地滋阴而补不足；牛膝、杏仁破瘀下气而润燥；防风祛风化痰而止痛；石斛养阴生津；枳壳宽中理气，破积导滞，以助药力，而泻余热。

95. 滋阴地黄汤（《东垣十书》）

组成：当归15g（酒炒），生地45g，熟地15g，枳壳10g，天冬10g，柴胡9g，五味子9g，黄连6g，地骨皮6g，黄芩10g，党参10g，甘草10g。

功用：滋阴清热，补气养血为主。

主治：阴虚火旺之视网膜静脉周围炎、色素膜炎、视神经炎等。

方义：生地滋阴清热而泻火；熟地滋阴益肾而明目；党参、甘草益气补中而扶正；当归养血活血而明目；天冬、地骨皮滋阴清热；柴胡、枳壳疏肝理气；五味子滋阴涩精而明目；黄芩、川连泻心肺之火。

96. 四物五子汤（《审视瑶函》）

组成：生地12g，当归10g，白芍10g，川芎6g，菟丝子10g，枸杞子10g，五味子10g，覆盆子10g，车前子10g。

功用：养血滋阴，补益肝肾。

主治：韦老医生用本方治疗肝肾不足、气血两虚的视神经萎缩、视网膜色素变性、中心性视网膜脉络膜病变、黄斑部变性、高度近视以及因血不养睛伴有睛珠疼痛、月经期视力模糊兼症者。

方义：本方以四物汤加朱丹溪之五子衍宗丸，二方结合组成四物五子汤。肝藏血，目受血而能视，故以四物汤养血滋肝；肾生精，神光的充沛有赖肾精的上承，精亏则血亏，而七窍不灵，用菟丝子、覆盆子补肝益肾而固精；枸杞子补肝肾之阴而明目；五味子滋阴涩精而明目；车前子清肝而明目。

97. 三仁五子汤（《审视瑶函》）

组成：苡仁15g，炒枣仁15g，柏子仁15g，当归10g，熟地15g，五味子10g，菟丝子10g，覆盆子10g，车前子10g（包煎），杞子10g，茯苓10g，肉苁蓉10g，沉香1g（另包分冲）。

功用：养血安神，补益肝肾，滋阴明目。

主治：视神经炎、视神经萎缩、中心性视网膜脉络膜病变、视网膜色素变性等适宜本方治则者。

方义：当归养血；熟地、杞子滋补肾阴；茯苓健脾宁心；肉苁蓉、覆盆子补肝肾而固精；五味子补肾敛阴；苡仁健脾利湿，安神补心；炒枣仁、柏子仁补心宁神；沉香降气纳肾，温中止痛，无脘腹痛者可去之。

98. 酸枣仁汤（《金匮要略》

组成：茯苓 10g，甘草 3g，知母 12g，川芎 3g，酸枣仁 15g。

功用：养心安神，清热降火。

主治：营血不足，阴虚火旺，虚烦不寐，韦老医生用于阴虚火旺，而失眠的各种急慢性眼底病和慢性单纯性青光眼。

方义：酸枣仁补肝宁心安神而有收敛瞳神之功；川芎养血调肝；茯苓宁心安神；知母滋阴清热，补阴不足，泻其有余；甘草养胃和中，清热除烦。

十三、和解剂

和解剂是调和表里、寒热、虚实的方法，在"八法"中属于"和法"。本法原为治少阳病而设，后世又有发展，即凡具有调和作用或适应证类似少阳病的，均归纳在和解剂的范围。根据和解剂的不同作用，可分为和解少阳，调和肝脾，调和肠胃，治疟等四类。

和解少阳法一般用于外感热病的少阳证，称为半表半里证，其既有"寒热往来"，邪未离于表的半表证，又有胸胁苦满，默默不欲食，心烦喜呕，口苦、咽干，目眩等邪气影响脏腑的半里证。对此，汗、吐、下法均属禁忌。治疗当以和解之法，既和里，又透邪。小柴胡汤是本法的代表方剂。

常用方

99. 小柴胡汤（《伤寒论》）

组成：柴胡 6g，黄芩 6g，半夏 6g，党参 10g，炙甘草 3g，生姜 3 片，大枣 4 枚（打）。

功用：和解少阳，扶正祛邪。

主治：韦老医生用以治疗温热病后表邪未解，寒热往来或低烧不退者，全身兼有项强、四肢痉挛、神烦抽搐，不欲饮食之小儿青盲者，常用本方加全蝎、钩藤、僵蚕、木瓜等。低烧久而不退者加常山，体虚阴伤者加青蒿、鳖甲。

方义：柴胡透达少阳之表邪，疏解气机的壅滞，黄芩清少阳之里热，二药配合，解除寒热往来，口苦咽干，为本方主药。生姜、半夏和胃降逆，主治心烦喜呕，并助柴胡疏解胸胁郁结苦满；党参、甘草扶正和中，使邪气不得入里；大枣配生姜不但能助半夏和胃止呕，更有调和营卫，协助柴胡解表的作用。前人称本方为"少阳输机之剂，和解表里之总方"。

100. 四逆散（《伤寒论》）

组成：柴胡 6g，炒枳实 5g，白芍 10g，炙甘草 3g。

用法：原为散剂，开水调服。今常作汤剂，水煎 2 次分服。

功用：解郁泄热，调和肝脾。

主治：热病期中，邪热内郁，以致四肢厥逆；肝气郁结，胸胁脘腹疼痛或泄痢后重；妇女月经不调，胸胁引痛，腹中胀痛等症。韦老医生常用此方治疗四肢厥冷，肝脾不和之胸胁胀满或腹胀之眼病患者。

方义：柴胡不仅善于达阳于表，透邪外出，而且是疏肝解郁的要药，治胸胁胀满，兼调寒热；枳实行气消滞，泄热降浊，治胸脘痞塞，腹中胀痛，二者一升一降，疏和解结；芍药柔肝敛阴止痛；甘草和中益气，二者相配，调和肝脾，缓解疼痛。

十四、治疳剂

疳疾为婴幼儿常见疾病，乃年幼气血未充，脏腑娇嫩，饮食失节，饥饱失调所致。小儿疳眼症见双眼干涩羞明，频频瞬目，入暮视物不清，俗称"鸡盲"，伴有咬甲、揉鼻、神烦，继而白睛萎黄而无光泽，黑珠上有白膜。白珠呈同心圆样堆起白晕。早期表现为夜盲，晚期则面黄腹大，皮毛干枯，咽干声哑，泄泻频频，黑睛溃烂，已成危笃重候。疳疾初起多属实证，由积滞所成，宜消导化滞，调理脾胃为主；初起失治形成脾虚肝热，虚实夹杂之证，宜攻补兼施，泄热化积，益气健脾；久则脾虚溏泄，病情危重，以培补为主，极力抢救。若因虫疳攻目，则以杀虫为主，或在上述治法中加入杀虫药。

（一）经验方

101. 雀目内障方

组成：谷精草 15g，夜明砂 15g。

功用：清肝消积明目。

主治：小儿疳积所致夜盲（包括维生素 A 缺乏症）。

方义：谷精草清肝退翳明目；夜明砂清热消积，益精明目。

附注：上方煎汁去渣，羊肝或猪肝 60g，切片放入药汁内煮熟（不要过熟，防止不易消化、吸收），连药汁一起内服。治小儿麻疹腹泻及营养不良维生素 A 缺乏之夜盲效佳。

102. 小儿疳积上目方

组成：石决明 10g，夜明砂 10g，谷精草 5g，槟榔 3g，神曲 3g。

功用：平肝明目，杀虫消积，健脾开胃。

主治：学龄前儿童瞬目揉鼻，目涩难睁，入暮不能见物，挑食，消化不良，证属内有虫疾，肠胃积滞。

方义：石决明、谷精草平肝清肝，退翳明目；夜明砂、槟榔可破瘀消积，杀虫治疳；神曲有健脾消积开胃之效。

（二）常用方

103. 猪肝散（《银海精微》）

组成：海蛤粉、谷精草、夜明砂各10g。共研细末，用猪肝60g切片，将药末夹于中间，以线扎定，煮熟后将药汁和猪肝共食之。

功用：补肝养血，清热除疳，退翳明目。

主治：血虚肝热或小儿疳积所致的夜盲症、结角膜干燥症、角膜软化症之早期。

方义：本方又称退翳散。猪肝滋补肝血，以肝补肝之意，韦老医生用本方治肝虚血少之夜盲；海蛤粉清热消疳；夜明砂入肝经血分，有清热消积，消翳明目之功；谷精草清肝退翳明目。

十五、退翳剂

角膜易为外邪所侵或外伤所损。发病以后，非翳即膜。一般原发于黑睛者称翳，继发于白睛疾病而侵入黑睛者则称膜。有赤丝缠绕者名赤膜，无赤丝或有少许赤丝者称白膜。

翳有新旧之分，新翳为角膜有炎症性病变如角膜炎、角膜溃疡等或炎症初愈及溃疡刚愈合，尚有轻度刺激症状者。时久无炎症者称旧翳，又称宿翳或老翳，为角膜炎或角膜溃疡愈后遗留之瘢痕。

新翳多属风热偏盛，治以疏风清热为主，退翳明目为辅。风热已减，改用退翳明目为主，祛风清热为辅。退翳法中必须辨明证候，有祛风退翳，清肝退翳，活血退翳，疏肝退翳，平肝退翳，滋阴退翳等法。因翳自热生，病在黑睛，故祛风、清肝、平肝、疏肝、滋阴、活血等均有退翳作用。

退翳法中切忌过用寒凉之药，以免翳凝难散，影响退翳。

（一）经验方

104. 新老翳障方

组成：蒙花6g，蝉衣5g，川芎5g，川楝子6g，白菊花5g，羌活5g，白蒺藜10g，当归身10g，薄荷3g，瓜蒌仁12g，地骨皮10g，木贼草10g，生石决明20~25g，生地15g。

功用：滋阴活血，平肝疏风，退翳明目。

主治：韦老医生常用本方治疗角膜炎或角膜溃疡初愈，羞明、流泪等刺激症状尚未完全消退者；或角膜炎和角膜溃疡后，角膜遗有薄翳、斑翳。

方义：当归、川芎养血活血；石决明、白蒺藜、蒙花、木贼草平肝清肝，退翳明目，都是本方主药。生地滋阴明目；川楝子疏肝理气、退翳明目，为辅助药。蝉衣、菊花、薄荷疏风散热、退翳明目；羌活祛风止痛；地骨皮、瓜蒌仁清上焦积热而润燥通便。腑气通畅则气机转化，有利退翳明目。

105. 四物退翳汤

组成：生地 15g，赤芍 10g，归尾 10g，川芎 5g，木贼草 10g，白蒺藜 15g，蒙花 10g，谷精草 10g，青葙子 10g。

功用：滋阴活血，退翳明目。

主治：角膜炎或角膜溃疡后，服用寒凉药和祛风药较多，阴血不足，黑睛属肝，故翳凝难退，白睛属肺，脉络瘀滞，致白睛赤脉未消。韦老医生常用本方治疗球结膜充血未消、角膜溃疡初愈之角膜薄翳和角膜斑翳。对球结膜充血已消之角膜翳亦适用。

方义：生地、白芍、归尾、川芎滋阴活血，行瘀退赤；木贼草、白蒺藜、蒙花、谷精草、青葙子、清肝、平肝、退翳明目。

（二）常用方

106. 消翳汤（《眼科纂要》）

组成：木贼草 10g，密蒙花 6g，当归尾 10g，生地 10g，蔓荆子 5g，羌活 9g，川芎 6g，柴胡 5g，防风 9g，荆芥穗 9g，甘草 3g。

功用：祛风清热，活血退赤，消翳明目。

主治：风热未尽之角膜翳，临床尚有泪多睛痛之症状者。

方义：防风、荆芥穗、羌活祛风止泪兼有清热消翳作用；蔓荆子散头面之风而治睛珠疼痛；生地滋阴扶正，防伤阴之弊；木贼草、蒙花，清肝退翳明目；归尾、川芎活血行瘀，退赤明目；柴胡疏肝理气，升发阳气，兼有退翳明目之效；甘草和中。

十六、宣窍剂

宣窍法具有清热解毒，清心开窍，熄风镇惊（或解痉）的作用，凡气味芳香，而以通关开窍，醒神为主的药物统称芳香开窍药。

各种温热病后，毒陷心包或痰热内闭，邪蒙心窍者，均可出现壮热，神志昏迷，惊风，甚至痉厥等现象。对秽浊闭窍，高烧神昏者亦可选用。本法治疗的窍闭是由温热病毒内陷而致，所以离不开清热解毒和芳香开窍、芳香逐秽等法，如犀角、玳瑁、黄连之类有清心、凉血解毒作用；清窍郁闭，非开不能透邪醒脑，所以又须与芳香开窍的麝香、冰片、安息香之类相结合；牛黄既能清热解毒，又有开窍豁痰和芳香逐秽，清心镇惊的作用，以上是本法的主要药。

同时窍闭则心神不安,或狂躁不宁,所以朱砂、磁石、琥珀等是本法镇惊安神的常用辅助药。若素有痰浊,因热邪熏蒸,蒙蔽心窍者,需配伍清化热痰的胆星、天竺黄、贝母、珍珠之类;若热盛动风,则配以熄风镇痉的羚羊角、全蝎、白僵蚕、龙齿、钩藤之类。

窍闭神昏的病证,又有热闭和寒闭之分,因此,开窍剂也有凉开和温开两法。但不论凉开或温开,只适用于邪盛气实的闭证。如有口张目合,手撒遗尿,气微自汗等,则为"脱证",虽有神志昏迷,也不可使用本法。

开窍剂的剂型都是丸、散成药,以便急救时立即应用。给药方法可用温开水化服或鼻饲,不宜加热煎服。

常用成药

107. 安宫牛黄丸(散)(《温病条辨》)

组成:牛黄、郁金、犀角、黄连、朱砂、炒栀子、雄黄、黄芩各30g,珍珠15g,冰片、麝香各8g。

功用:清热解毒,开窍安神。

主治:热性病窍闭神昏,抽搐惊厥,身热烦躁,小儿急惊风等。韦老医生常用此药治疗急性热病后双眼青盲,全身尚有壮热神烦,夜卧不安,肢体强直,项强口噤的小儿患者。

用法:上药研极细末,炼蜜为丸,每丸3g,每日服1~2次,每次1~2丸,散剂每次4~5g,小儿根据年龄酌减。

方义:热性病出现窍闭、神昏、惊厥,皆因热毒归心,内闭心窍所致。故用牛黄、犀角清营凉血而解毒;黄芩、黄连、山栀清热泻火解毒;麝香和郁金同用,能开窍醒脑;配朱砂、珍珠镇痉安神;雄黄辟秽解毒。

[附方]

牛黄清心丸(《痘疹世医心法》):牛黄1g,黄连15g,黄芩、生山栀各10g,郁金6g,朱砂5g,共研细末,炼蜜为丸,每丸重10g,每服1丸,每日服1~2次,温水化服。

功用:清热解毒为主,开窍安神为辅,适用一般高热烦躁不安等症。

108. 至宝丹(《和剂局方》)

组成:乌犀屑、玳瑁屑、琥珀(研细)、朱砂(研细水飞)、雄黄(研细水飞)各13g,冰片、麝香(研)各10g,牛黄(研)15g,安息香45g(以酒搅澄净,另煎成膏;如无,以苏合香油代之)。(金银箔各50张,现多不用)。

制法:将乌犀、玳瑁研为细末,入余药研匀,将安息香膏得汤煮烊,入诸药中,和合成剂,如干,可加熟蜜少许,旋丸,每丸3g重,每服1丸,小儿减半，研碎温水调服。

功用：祛痰开窍，辟秽解毒。

主治：中暑、中风、温病、痰热内闭，神昏谵语，痰盛气粗，痉厥抽搐，小儿急惊等。韦老医生常用本药治疗温热病后，尚有壮热抽搐，肢体强直，双眼青盲者。

方义：犀角、牛黄、玳瑁清热解毒；朱砂、琥珀清脑热，安心神，止痉挛；麝香、冰片、安息香芳香开窍，辟秽化浊；雄黄劫痰解毒。

109. 紫雪丹（《和剂局方》）

组成：生石膏、寒水石、滑石、磁石（均碎）各 1000g，加水 25 倍，煮至 20 倍时去渣。次入青木香、沉香（均打碎）各 150g，玄参、升麻各 300g，甘草 250g，丁香（打碎）30g，以上六味入前药汁中，再煮至 15 倍水，去渣，然后再用芒硝（精炼者）3000g，硝石（即火硝）600g，入煎药汁中，微火煎煮，用木棍不断搅动，至水分蒸发后，投入盆，半日后，欲凝时，再入犀角粉、羚羊角粉各 150g，麝香（研）40g，朱砂（水飞）100g，于前药中搅调均匀，放置两天，药成霜雪紫色，瓷瓶收贮。用法每服 2~3g，小儿随症酌减。温水调服，每日 1~2 次。

功用：清热解毒，镇惊开窍。

主治：热邪内陷，高热烦躁，神昏谵语，尿赤便秘，甚则痉厥。韦老医生常用本药治疗小儿温热病后青盲兼尿赤便秘、壮热烦躁者。

方义：石膏、寒水石、滑石清泻实火；玄参、磁石滋肾益阴；甘草清热解毒；沉香、木香、丁香、麝香行气开窍；朱砂镇惊安神；芒硝、硝石泻热散结。

110. 紫金锭（又名玉枢丹）（《片玉心书》）

组成：山慈菇、五倍子各 90g，麝香 10g，雄黄、朱砂、续随子（千金子）霜各 30g，红芽大戟 45g。

用法：各取净粉，除麝香外，先将朱砂、雄黄研透、加入其余药粉和匀，研至极细，最后加入麝香研匀。用糯米面糊为锭。每锭重 10g，每服 1 锭，重者 2 锭（小儿酌减），温水调服。

功用：辟秽化浊，清热解毒，活血消肿。

主治：感受外邪、食物中毒等引起恶心、呕吐、腹痛、泄泻。韦老医生常用此锭治疗温热病后，恶心腹痛或邪热不退者。

方义：时邪外感与饮食不洁是本病的成因，方中山慈菇、雄黄、五倍子辟秽解毒；麝香通窍开闭；续随子、大戟峻泻，以排出秽恶痰浊，朱砂安神定惊。

十七、其他（丸、散、膏、丹剂）

丸剂：将药物研细，水泛为丸，或以蜜和，或以粉糊制成圆形粒状的制剂叫丸剂。丸者缓也，适于慢性病，长期服用，优点是携带和服用方便，亦可与汤药交替服用，借以巩固疗效。一般分水丸、蜜丸两种。水丸（如梧桐子大），入胃后易于溶化；蜜丸入胃后慢慢溶化（有梧桐子大及 10g 一丸）。作用较汤剂慢，多用于久服缓治。缺点是药物有效成分未经提炼，连渣制成，服用力量效力不高（开窍剂除外）。一般不易变质，如保藏不好，陈久过时，则易发霉失效，如发现这种情况，应改为汤剂或另制新鲜丸药。

散剂：将药物研成粉状细末，叫做散剂，分内服和外用两种。内服散剂可以温水调服，或入汤剂（包煎）冲服。作用和汤剂相似。缺点是服用不太方便，且较丸药更难保存。外用散剂是将药物研成极细粉末，舌粘无渣为度。眼科常用点眼，因有冰片、牛黄等，所以只要不使受潮，贮藏瓷瓶，保存得法，不易变质。

膏剂：眼科常用，将药粉研极细和凡士林、凤凰油（即鸡蛋油）、芝麻油以及其他药膏调匀外用。

丹剂：经过提炼或精制的丸散，叫做丹剂。丹剂有散、丸、块（锭）等各种不同形状，可以内服或外用。

（一）经验方

111. 犀角地黄丸

组成：犀角（锉末）、川芎各 100g，当归、熟地、白菊、淮山药、远志、白蒺藜、白芍、茺蔚子、菟丝子、决明子、蒙花各 120g，石菖蒲、黄柏、青葙子、巴戟天、蝉衣、知母各 60g，石决明、女贞子各 240g，杞子 200g，五味子、肉苁蓉、青盐各 30g。

上药共研细末，蜜丸，重 10g，辰砂为衣，成人日服 2 次，每服 1 丸，小儿酌减。

功用：滋阴补肾，平肝祛风，清心凉血。

主治：肝肾阴虚，肝热偏重的各种眼底病。韦老医生常用本丸治疗阴虚肝旺的眼底出血、慢性单纯性青光眼、早期白内障、中心性浆液性脉络膜视网膜病变、视神经炎、视神经萎缩等。

方义：犀角清心凉血兼有止血作用；白蒺藜、白菊、蒙花、蝉衣平肝明目，祛风止痛；决明子、青葙子清肝明目；熟地、菟丝子、巴戟天、肉苁蓉、五味子、女贞子、杞子滋阴补肾明目；当归、白芍、川芎、茺蔚子养血活血破瘀明目；石菖蒲、远志芳香开窍，聪耳明目；山药健脾益气；知母、黄柏滋阴清热而降火；青盐引药入肾。本丸为眼科临床常用药，疗效好，服用方便。

112. 明目还睛丸

组成：生熟地各 500g，枳壳、石斛、防风、杏仁、牛膝、川芎、夜明砂、青葙子、女贞子各 250g，石决明、白茯苓各 300g。

上药共研细末，炼蜜为丸，每丸 10g，辰砂为衣，日服 2 次，每服 1 丸。或水泛为丸，如梧桐子大，每袋 18g，日服 3 次，每服 6g。

功用：滋阴益肾，理气宽中，平肝明目。

主治：阴虚不足，肝阳偏亢，视物昏蒙，头痛，烦渴，便燥，胸腹胀满。适用于慢性虹膜睫状体炎、色素膜炎、外伤性白内障、慢性单纯性青光眼以及伤阴、烦渴之玻璃体出血和其他眼底病。

方义：熟地、女贞子滋阴补肾；枳壳、茯苓健脾理气、宽中化滞；石斛、生地滋阴清热而生津；石决明、青葙子、夜明砂有平肝清肝明目之功；杏仁有润燥下气之效；防风温而不燥，祛散风邪；川芎活血行气，和牛膝同用，有逐瘀血，通经脉引热下行，消肿止痛之力。为眼科临床常用药，服用方便。

113. 内障蕤仁丸

组成：蕤仁（去壳）120g，海螵蛸 40g，广木香 15g，石决明 240g，川连 60g，玄精石 60g。

上药共研细末，每料用羊肝一具（连胆），用竹刀刮去筋膜，切片，用新瓦焙干，研作糊，梧桐子大，合并前药为丸，每日早晚各服 6g，淡盐汤送服。

功用：平肝清热，滋阴泻火，退翳明目。

主治：素有痰火，肝热偏盛之早期老年性白内障或外伤性白内障等。韦老医生常用此丸治疗痰火偏盛或肝热偏盛之白内障患者。

方义：石决明、蕤仁平肝清肝、退翳明目；川连、射干泻火解毒而消痰；海螵蛸消翳明目；广木香行气宽中而无寒滞之弊；玄精石泻热滋阴而治头风。

114. 内外障丸

组成：熟地 240g，归身 180g，川连 60g，柴胡 60g，菊花 240g，杞子 180g，生地 450g，桑叶 300g，石决明 300g，青葙子 300g，决明子 300g，五味子 150g，炒枳壳 150g，女贞子 300g，川芎 300g，白芷 300g，蝉衣 180g，凤凰衣 300g。

上药共研细末，水泛为丸，日服 2 次，每服 9g。

功用：滋阴降火，平肝补肾，清肝退翳。

主治：韦老医生用于肝肾阴虚之内外障，临证用于角膜变性、角膜薄翳、角膜斑翳、早期白内障。

方义：熟地、五味子、女贞子、杞子滋肝益肾；归身、川芎养血活血；生地、川连滋阴降火；青葙子、菊花、决明子清肝退翳明目；石决明平肝退翳明目；白芷、桑叶、蝉衣祛风清热，消翳；柴胡、枳壳疏肝理气；凤凰衣能退新老翳障而明目。

115. 镇肝明目羊肝丸

组成：柏子仁 150g，羌活 150g，五味子 150g，白菊 150g，白术 150g，细辛 150g，黄连 200g，肉桂 150g，石决明 300g，夜明砂 240g。公羊肝半个，用竹刀去其筋膜，放瓦上文火焙干，连同上药共研细末，和匀水泛为丸，如桐子大，日服 2 次，每服 25 丸。

功用：平肝明目，祛风清热为主，辅以温中散寒。

主治：肝有郁热，兼夹风寒之视网膜色素变性、维生素 A 缺乏所致夜盲症。

方义：羌活、菊花、细辛祛风清热；石决明、川连平肝泻火；柏子仁养心补脾；五味子入肾敛阴；夜明砂清肝破瘀明目；肉桂温中益火，散寒止痛，归肝肾二经，守而不走入血分，能引火归元，配川连以寒温互用，防伤伐太过，标本兼顾则有利病机转化。

（二）常用成药

116. 石斛夜光丸（《原机启微》）

组成：天门冬（玄心）、人参、茯苓各 60g，五味子 15g，甘菊花 21g，麦门冬、熟地各 30g，菟丝子（酒浸）、淮山药、枸杞子各 25g，牛膝、杏仁（去皮尖）各 23g，生地 30g，白蒺藜、石斛、肉苁蓉、川芎、甘草、炒枳壳、青葙子、防风、黄连各 15g，草决明 24g，乌犀（锉细末）、羚羊角（锉细末）各 15g。

上药共研细末，炼蜜为丸，重 9g，蜡封，日服 2 次，每服 1 丸。或炼蜜为丸桐子大，每服 35 丸，温酒或淡盐汤送服。

功用：清心凉血，滋补肝肾。

主治：肝肾不足之白内障、瞳神散大、复视、慢性单纯性青光眼和各种眼底疾患。

方义：二冬、二地、五味子、菟丝子、枸杞子、石斛、淡苁蓉、牛膝滋阴填精，滋补肝肾；人参、茯苓、淮山药、甘草益气健脾，宁心安神；菊花、杏仁、白蒺藜、青葙子、决明子、防风清肝祛风，退翳明目；犀角、羚羊、黄连清心、凉血，平肝泻火；炒枳壳宽中理气消积；川芎活血明目。

117. 桑麻丸（《医方集解》引胡曾方）

组成：桑叶 500g，黑芝麻 150g，白蜜 500g。将芝麻捣碎熬浓汁，和蜜炼至滴水珠，入桑叶末为丸，日服 2 次，每服 10g，早晚分服。

功用：滋补肝肾，散风明目。

主治：韦老医生常用本药或方剂中加桑叶、黑芝麻，治疗肝肾阴虚之中心性视网膜炎、色素膜炎、玻璃体混浊、早期白内障、视神经萎缩等。

方义：桑叶散风明目，黑芝麻滋肝补肾。

118. 磁朱丸（《千金方》《和剂局方》）

组成：磁石 60g，朱砂 30g，神曲 220g。共为细末，以神曲打糊为丸（或炼蜜为丸）桐子大，日服 3 次，每服 3g。

功用：平肝潜阳明目。

主治：眼科用于初起白内障、青光眼、玻璃体混浊，瞳孔散大属于阴虚肝旺者。脾虚气弱者慎用或少用。

119. 黄连羊肝丸（《药典》）

组成：黄连 60g，石决明、蒙花、青皮各 120g，黄柏 60g，决明子、柴胡、木贼、胡黄连、黄芩、夜明砂、茺蔚子各 120g，龙胆草 60g，鲜羊肝 50g（切碎蒸熟烘干）。共为细末，炼蜜为丸，重 10g。日服 2 次，每服 1 丸。

功用：清肝泻火，破瘀益精，养血明目。

主治：本方适用于心肝火盛，肝血不足之视网膜色素变性、球后视神经炎、视神经萎缩等。

方义：龙胆草、黄芩、黄连、黄柏清热泻火；决明子、蒙花、木贼草清肝退翳明目；茺蔚子破瘀，益精明目；柴胡、青皮疏肝理气；石决明、夜明砂、羊肝合称决明夜灵散，有平肝清热、养血明目之效。

120. 拨云退翳散（或丸）（《银海精微》）

组成：楮实子、菊花、蝉蜕、蒙花、蛇蜕、木贼草、薄荷、蔓荆子、荆芥穗、 白芷、防风、黄连、甘草各 15g，川芎 45g，天花粉（生用）9g。上药共研细末，炼蜜为丸，重 6g，日服 3 次，每服 1 丸。

功用：疏风清热，退翳明目。

主治：角膜溃疡初愈之角膜斑翳、角膜白斑、角膜薄翳，亦可治疗角膜炎症尚未消退，伴有羞明涩痛者。本药对时间较久之斑翳有一定的疗效。

方义：防风、荆芥穗、薄荷、蔓荆子、白芷祛风散热止痛；蛇蜕、木贼草、菊花、蒙花、蝉蜕、楮实子平肝退翳明目；川芎活血行瘀而止痛，兼有明目之效；黄连清心热而泻火；天花粉养阴生津而润燥；甘草调和诸药。

121. 肾气丸（《金匮要略》）

组成：附子 30g，肉桂 30g，干地黄 240g，淮山药 120g，山萸肉 120g，泽泻 90g，茯苓 90g，丹皮 90g。共研细末，蜜丸，重 10g，日服 2 次，每服 1 丸。

功用：温补肾阳。

主治：肾阳不足，命门火衰。常用于治疗脾肾阳虚之视神经萎缩、视网膜色素变性、黄斑部变性、高度近视等。

方义：肾阳不足则下元不温，肾阴不得蒸化，用附子、肉桂温阳补火，引火归原，兼逐寒湿；配六味地黄滋补肾阴，使阳有所附，阴得温化，二者协调，肾气充沛，诸症悉消。

122. 还少丹（《洪氏集验方》）

组成：熟地、山萸肉、杜仲、牛膝、肉苁蓉、楮实子、巴戟天、枸杞子、石菖蒲、远志各 10g，小茴香 5g，五味子 3g，茯苓 10g，大枣 3 枚。（研末、蜜丸，重 6g，日服 3 次，每服 1 丸）。

功用：温补脾肾，芳香开窍，清肝明目。

主治：肝肾不足或脾肾阳虚之视神经萎缩，视网膜色素变性。

方义：肉苁蓉、巴戟天、小茴香、楮实子温补肾阳；熟地、杞子滋阴清肝明目；远志、菖蒲交通心肾，开窍明目；山萸肉、五味子固肾涩精而明目；杜仲、牛膝补肝肾，壮筋骨；山药、茯苓、红枣健脾和中。

123. 防风通圣散（丸）（《宣明论》）

组成：防风、荆芥、连翘、麻黄、薄荷、川芎、当归、炒白芍、白术、黑山栀、大黄（酒蒸）、芒硝各 15g，石膏、黄芩、桔梗各 30g，甘草 60g，滑石 90g。共研细末，水泛为丸（如梧桐子大），日服 3 次，每服 6g。

功用：疏风清热，泻火利湿，表里双解。

主治：风热壅盛，头痛目昏，目赤睛痛，口苦口干，便秘尿赤等。韦老医生用于表里俱实之青光眼、巩膜炎、急性卡他性结膜炎、角膜炎、角膜溃疡等。

方义：本方是表里双解的复方，多用于外感风邪，内有蕴热，表里俱实，风热壅盛的实热症。防风、麻黄、荆芥、薄荷疏风解表，使风邪从汗而解，祛风止痛；大黄、芒硝荡热于下，配山栀、滑石泻火利湿，使里热从二便而解；以桔梗、石膏、黄芩、连翘清解肺胃之热，上下分消，表里同治；当归、川芎、白芍养血柔肝而止痛；白术、甘草健脾和中。可使攻邪而不伤正，从而解表通里，标本兼顾。

外 用 药

一、散剂（药粉）

散剂一般称药粉或药面，由一味药或复方组成。经过碾研成末，点眼用需研极细，舌粘后无渣为度。用玻璃棒将药粉直接点于眼内眦部，通过泪液饱和、溶化、渗透而起治疗的作用。散剂保存时间长，不易变质。

经验方

124. 犀黄散

组成：西月石粉60g（将生月石粉研细，砂锅内微炒至松为度，用纸包裹，放在土上去火气，十天即成），冰片10g，麝香1g，犀牛黄1g。

制法：先用西月石15g，冰片10g，麝香、犀黄各1g，和匀共研约两小时，然后加入西月石45g同研细，无声，舌粘无渣为度。瓷瓶收贮备用。

用法：每日点眼2次，早晚分点，每次点半粒芝麻大为度。点于内眦部，点后闭眼5~10分钟。

功用：清热镇痛，退赤消肿，退翳明目。

主治：沙眼、急性或慢性结膜炎、巩膜炎、角膜炎、角膜溃疡等。

125. 珠黄散

组成：飞澌珠粉2g，犀黄1g，麝香1g，冰片5g，西月石60g。

制法、用法：同上。

功用：退赤消翳，镇痛明目。

主治：角膜炎、角膜薄翳、角膜斑翳。

126. 明目清凉散

组成：西月石60g，冰片6g，麝香0.5g。

制法、用法：同上。

功用：退赤消肿明目。

主治：慢性结膜炎、急性结膜炎、泡性角结膜炎。

127. 荸荠退翳散

组成：荸荠粉50g，西月石15g，冰片5g，麝香0.5g。

法：先将西月石粉15g及冰片、麝香和匀共研两小时，再加入荸荠粉50g，同研极细，无声、舌粘无渣为度。放贮瓷瓶备用。

用法：每日2次，早晚分点，每次二分之一芝麻大。点后闭眼5~10分钟。

功用：退翳明目。

主治：角膜翳。

荸荠粉制法：先去荸荠外皮，捣碎砸烂，用细纱布过滤，去渣存汁，24 小时后澄清将浮面清水倒净，取沉淀极细之粉晒干备用。

128. 朱砂拨云散

组成：飞辰砂 1g，冰片 4.5g，麝香 0.5g，西月石 45g。

制法：先将飞辰砂、冰片、麝香和匀，加月石粉 15g，共研两小时，再放月石粉 30g，同研极细，舌粘无渣为度。

用法：点眼，一日 2 次，早晚分点，点后闭眼五分钟。

功用：退翳明目。

主治：各种角膜炎、角膜溃疡后角膜翳。

129. 止泪散

组成：西月石 30g，麝香 0.5g，制炉甘石粉 15g，净乌贼骨粉 15g，冰片 5g。

制法：乌贼骨炒黄研细，过细筛去壳渣、净粉，制炉甘石粉 15g，再加冰片、麝香先研两个小时，后加西月石粉 30g，共研极细，备用。

用法：点眼，一日 2~3 次。

功用：因沙眼、慢性结膜炎、泪腺分泌过多等流泪或迎风流泪，点此药可止泪。

二、膏剂

膏剂相当于软膏，是眼科常用的一种剂型，用单味药或多味中药粉和基质组成。基质一般多用蜂蜡、麻油、蛋黄油、凡士林等调制而成，直接点眼或涂布睑缘，易于渗透，效果较好，保持药效时间较长。

经验方

130. 凤凰油膏

组成：煅炉甘石 30g，西月石 15g，冰片 3g，凤凰油（即蛋黄油）适量。

制法：先将西月石、冰片研细，然后加炉甘石粉和匀共研极细，最后以蛋黄油调匀成糊状备用。

用法：点涂睑缘，一日 2 次。

功用：退赤消肿、止痒。

主治：各种睑缘炎。

131. 麻蜂膏

组成：乌贼骨 30g，制炉甘石 30g。共研细，用细筛去壳和渣，再研极细，用麻油和蜂蜡适量，调成膏状，涂布患处，一日 2 次。

功用：收湿止痒，退赤消肿。

主治：各种睑缘炎，尤以湿疹性睑缘炎为佳。

132. 蚕砂膏

组成：晚蚕砂 15g，置瓦上文火焙焦研细，香油（即麻油）调成糊状，涂患处，一日 3 次。

功用：润燥软坚，消肿止痒。

主治：睑缘炎，尤以鳞屑性睑缘炎为佳。

133. 炉蜂膏

组成：炉甘石 30g，西月石 15g，冰片 3g，和匀研极细，加蜂蜜适量，调成膏状，点内外眼眦，亦可点眼内。每晚 1 次。

功用：收湿止痒，退赤止泪。

主治：眦角性睑缘炎，因慢性泪囊炎经常流泪所致湿疹性睑缘炎。

134. 犀黄膏

组成：犀黄散眼药粉等量，1%黄降汞软膏适量。

制法：上药调匀成膏状，点涂睑缘，一日 2 次。

功用：退赤消肿，镇痛止痒。

主治：溃疡性睑缘炎。

三、洗剂

经验方

135. 桑明液洗剂

组成：霜桑叶 10g，元明粉 5g，煮沸 5 分钟后，去渣，澄清过滤，取汁备用，洗眼，一日 2 次。

功用：消炎止痒。

主治：韦老医生常用于沙眼、滤泡性结膜炎所致的眼痒及分泌物较多者。亦可用于春季卡他性结膜炎所致之眼痒。

韦玉英主任医师经验方（内服药）9 首

1. 降压明目汤

组成：生地、熟地、淮山药、丹皮、茯苓、泽泻、山萸肉、蔓荆子各 10g，车前子 15g（包煎），石决明 15g（先煎）。

功用：健脾利湿，补肾明目。

主治：各种类型青光眼，手术后或病程日久，已有青光眼性视神经萎缩，证属脾虚有湿，兼有肾阴不足者。眼压仍偏高者，可在配合西药控制眼压的基础上，服用本方。

方义：六味地黄汤中三补三泻等量并重，共为主药，取其健脾利湿，泻肾降浊，补肾明目之义。蔓荆子辛凉，体轻而浮，疏风散热，清利头目，尤其适宜头部两侧近太阳穴区的头痛及热邪引起的目红肿痛，在此辅助主药治疗本病，可缓解症状；车前子消水肿，益肝肾，既可用于肝肾阴虚所致两目昏暗，视力减退，又能利湿消肿，有利眼压缓降；石决明平肝潜阳，清热明目，对肾阴不足，风阳上扰清窍之头痛目胀，常配伍应用。本方对眼压控制理想，但双眼常胀闷不适，头痛头晕者可隔日 1 剂长服，或制成丸药服用。

2. 眼球震颤方

组成：天麻、全蝎各 3g，僵蚕、木瓜、伸筋草各 6g，钩藤 6g（后下）（小儿剂量均减）。

功用：平肝熄风定惊。

主治：各种病因所致眼球震颤，中医称"辘轳转关"或"目睛瞤动"。以肝风内动者疗效好，因血虚生风或脾虚生风者应以本方为基础，适当加用益气、养血药。

方义：天麻甘、平，入肝经，可平肝熄风，祛痰止痉；全蝎为虫类药中熄风止痉力强者，能引导各种风药直达病所，共为主药。钩藤熄风镇痉，舒筋通络；僵蚕祛风解痉，消痰散结；伸筋草、木瓜舒筋活络且能化湿，同为筋脉拘挛要药，四药共助主药。全方药效集中，又不过峻猛，为多种病因所致肝风内动，眼球颤动不止的基础方。因血虚生风者宜加当归、阿胶养血活血祛风，先天禀赋不足或久病肝肾阴亏者应加生地、熟地、山萸肉、女贞子等，风痰上扰者可和温胆汤合方化裁，热留经络所致眼颤不止者适加丹皮、栀子、夏枯草等清热凉血之品。

3. 清热消脓方

组成：银花、野菊花、防风各 20g，生石膏 20g（碎后先煎），生大黄 15g（后下）、全瓜蒌、天花粉、夏枯草、赤石脂各 15g，黄芩 10g。

功用：泻火解毒，清热消脓。

主治：大便燥结，小便短赤，苔黄脉实，属邪盛正实的角膜溃疡合并前房积脓者。

方义：大黄性寒味苦，生用泻下力猛，可攻下泻火，推陈致新。加银花、野菊花、夏枯草、黄芩清热解毒；全瓜蒌荡热涤痰，润燥开结，六药以生大黄推荡壅滞为先，共为主药，合用使头目实热之邪下泄而热清脓消。防风疏散外邪；天花粉清热除烦，生津存阴；生石膏清火止渴除烦，兼有收敛疮疡作用；赤石脂酸涩，有利溃疡愈合；同为辅助主药之品。本方是韦玉英主任医师在继承韦老大夫经验方"眼球灌脓方"的基础上，化裁加减而组成，仍取釜底抽薪之法。虽药力较前方稍缓，但应中病即止，不宜久服，老幼体弱、妊娠、产妇则当禁用。

4. 化裁四物五子汤

组成：生地 12g，川芎 6g，当归、白芍、菟丝子、枸杞子、覆盆子、女贞子、茺蔚子、陈皮各 10g。

功用：养血活血，补益肝肾。

主治：肝血不足，肾精亏损之各类眼底病，如视神经萎缩，视网膜色素变性，各种黄斑变性。

方义：生地、川芎、当归、白芍养血活血；枸杞子、女贞子滋补肝肾明目，均为主药。菟丝子、覆盆子补阳益阴，固精明目，以达阳中求阴，刚柔相济，辅助主药发挥药效；茺蔚子活血化瘀，又能凉肝明目；陈皮理气调中，共为佐药，既可以通助补，又防补药滋腻。本方应用日久，若腹胀纳呆，可加枳壳、鸡内金等以行气宽中除胀，消食以助脾运。

5. 钩藤熄风饮

组成：钩藤 10g（后下），银花、连翘、生地各 6g，白僵蚕、全蝎、蝉蜕各 3g，薄荷 3g（后下），石菖蒲 9g。

功用：清热解毒，熄风定惊，开窍明目。

主治：各种急性热病后风热未解，双眼青盲或视瞻昏渺，瞳神散大，兼有身热神烦，肢体强直，屈伸不利，手颤项强等症。如急性视神经炎、视神经萎缩等，尤其适宜于小儿视神经萎缩和小儿皮质盲有以上诸症者。

方义：银花、连翘清热解毒，取其"热极生风，热解风自灭"之意；钩藤为手、足厥阴药，《药性论》谓："主小儿惊啼"。可平肝熄风，通络镇痉，兼清肝热，和银花、连翘共为主药。薄荷、蝉蜕凉肝熄风，又能疏解肝郁，定惊止痉；白僵蚕、全蝎熄风止痉力强，又可化痰散结，尤适用于风痰上扰清窍的口眼歪斜，抽搐痉挛，语言不利等症；四药同为辅助药。风火相煽，易耗阴灼液伤津，故加生地养阴增液，石菖蒲辛温入心、肝、胃经，可豁痰宣壅，开窍通闭，用于痰浊上蒙清窍诸症，以助药力。全方标本兼顾，风静火熄，诸证易除。若病重阴伤明显，生地可倍量，并加麦冬、石斛等养阴生津之品。

6. 活血通络方

组成：熟地 15g，当归、赤芍、白芍、川芎、鸡血藤、丝瓜络、路路通、女贞子各 10g，太子参 15g，红花、炒枳壳各 6g。

功用：养血活血，益气通络。

主治：缺血性视神经病变，辨证属气滞血瘀，气血偏亏者。有类似证型的高血压动脉硬化、老年性动脉硬化或动脉粥样硬化、高度近视眼底退行性改变等，凡血管变细，视乳头小，血管稀少，视网膜色泽变浅者均可适用。

方义：气亏血少，血脉空虚，行无动力，故用熟地、当归、太子参养血益气，使脉充血行，共为主药。赤芍行血散瘀，白芍养血益阴，一散一补，互助其效；川芎为血中气药，可活血行气，其辛香善行之力可直达头目巅顶；鸡血藤养血活血，红花活血化瘀，通络开闭，五药共为辅药。佐以炒枳壳调理气机，疏解气滞；丝瓜络味甘、性平，路路通味苦、性平，二药常合用，可增强其通经活络作用，虽无全蝎、蜈蚣等虫类药走串通络力强，但药性平缓，毒性小，可持久应用。女贞子性味平和，可"强阴，健腰膝，变白发，明目"。加入本方有滋阴养液，生津润络之效，久服可见疗效。全方以活为要，以补助通，药性和缓，可长服久用。若遇久病或年老阴亏津耗明显之患者，可适加西洋参、黄精、麦冬、石斛类滋阴增液，生津润络之品，并佐以陈皮、香附疏理气机，发挥药效。

7. 夜视复明汤

组成：黄芪、党参各 15g，升麻、柴胡各 6g，葛根、鸡血藤、白芍、菟丝子、覆盆子、紫河车各 10g，石决明 10g（先下），夜明砂 10g（包煎）。

功用：益气升阳，健脾补肾，通络明目。

主治：视网膜色素变性，以脾胃虚弱，清阳不升，兼有肾阳不足的更适宜。

方义：黄芪、党参补中益气，健脾养血；菟丝子、覆盆子温补肾阳，固精明目，共起脾肾双补之效，同为主药。升麻、柴胡升阳举陷，疏肝理气；葛根升发清阳，鼓舞脾胃清阳之气上行而奏效；紫河车为血肉有情之品，补精髓、滋肝肾、益气血；夜明砂味甘性温升阳，主夜明，均为辅药。佐以鸡血藤养血活血，通补结合；白芍、石决明养血柔肝，平抑肝阳，其敛阴潜阳功能可防益气补阳药升发太过。全方以升补为重，除视网膜色素变性外，凡以脾肾阳虚为主的视网膜脱离手术后恢复期，老年性黄斑变性及高度近视眼，均可适用。对脾虚有湿者，可加炒白术、茯苓、车前子等健脾燥湿，淡渗利水之品。

8. 养血熄风定惊汤

组成：熟地 15g，当归 10g，川芎 6g，白芍 10g，白僵蚕 10g，钩藤 10g（后下），伸筋草 10g，全蝎 3g。

功用：养血熄风，定惊止痉。

主治：眼睑痉挛，眼轮匝肌频跳不能自制。中医称"胞轮振跳"或"胞睑振跳"。以上睑为主，甚则牵动眉际。尤以血虚或气血亏虚，筋脉失养者适宜本方。

方义：四物汤养血活血，白僵蚕、全蝎熄风通络止痉，伸筋草舒筋活血以助药力。

阴虚阳亢所致者，本方加生石决明、生赭石各 15g，脾气虚弱助湿生痰者，加炒白术、茯苓、党参、苍术等益气健脾，除湿解痉。

9. 加味益气聪明汤

组成：党参、黄芪各 15g，蔓荆子、葛根、丹参、石菖蒲、炒谷麦芽各 10g，黄柏、白芍、升麻各 6g，炙甘草 3g。

功用：健脾益气升阳，活血开窍明目。

主治：脾虚气弱，清阳下陷，清窍失养所致视物昏花或视力障碍的眼底疾病。如钝伤性低眼压、视网膜脱离术前或术后恢复期、玻璃体切割术后、视网膜色素变性及视神经萎缩等。

方义：党参、黄芪益气健脾，葛根、蔓荆子、升麻升阳举陷，清利目窍，均为主药。白芍养血柔肝，丹参活血通脉，石菖蒲开窍明目，合用辅助主药发挥药效。黄柏滋阴清热，以防生发太过，炒谷麦芽消食开胃，使补而不滞，炙甘草调和诸药。

韦企平主任医师经验方 11 首

1. 疏风祛痒饮

组成：白蒺藜 10g，荆芥 10g，野菊花 10g，银花 10g，浮萍 10g，地肤子 10g，丹皮 10g。

功用：疏风止痒，清热凉血。

主治：春季卡他性结膜炎、过敏性结膜炎及外感风热，目赤目痒的浅表眼病。

方义：方中以辛温之荆芥、白蒺藜，与寒凉之银花、野菊花合用，疏散头目风热而止痒，共为主药；且荆芥、蒺藜、银花兼入血分，与辅药丹皮共奏凉血活血之效，正所谓"治风先治血，血行风自灭"；浮萍与地肤子除疏散风热外，皆有消肿止痒之功，共为辅药。全方温凉并用，疏风而不助热，解毒安血而无凉遏之弊。

2. 散结丸

组成：夏枯草 15g，连翘 15g，生牡蛎 30g，玄参 15g，浙贝母 15g，陈皮 10g，赤茯苓 15g，赤芍 10g。

功用：清热散结，消肿止痛。

主治：巩膜炎、泡性角结膜炎、眼眶炎性假瘤及甲状腺相关眼病。

方义：夏枯草与连翘皆为清热解毒、散结消肿之主药，生牡蛎、浙贝母为辅，共助软坚散结之功；陈皮合赤茯苓行气化痰利湿，赤芍凉血散瘀，使气血畅行，病邪消散；玄参清热解毒兼以滋阴，以防诸苦寒药驱邪的同时有伤阴之弊。

3. 退翳汤

组成：生黄芪 30g，生地 15g，木贼草 10g，密蒙花 10g，石菖蒲 10g，青葙子 10g，白蒺藜 10g，天花粉 15g，柴胡 10g，蝉蜕 6g。

功用：益气滋阴，退翳明目。

主治：反复发作或久病迁延，正虚邪留的不同病因角膜炎，角膜溃疡恢复期及早期角膜白斑，云翳。

方义：久病耗气伤阴，本方以益气之黄芪、滋阴之生地，与明目退翳之木贼、蒙花、蝉蜕合用扶正祛邪，且黄芪有托邪外出之功；天花粉助生地滋阴清热。黑睛角膜在脏属肝，故辅以清肝、平肝、疏肝之青葙子、蒺藜、柴胡，且柴胡兼有疏散外邪之效；再以菖蒲为佐助，开窍明目，全方共奏益气滋阴、退翳明目之效。

4. 青盲一号方

组成：柴胡 10g，当归 10g，白芍 10g，党参 15g，白术 10g，菊花 10g，枸杞子 10g，石菖蒲 10g 等。

功用：益气养血，补肾明目。

主治：用于治疗原发病已去除或病因不明，病程迁延而导致精血不足、情志不畅、脉络不通的"肝郁血虚型"视神经萎缩患者。

方义：本方是以疏肝养血之逍遥散为基础，方中柴胡疏肝解郁，当归、白芍养血柔肝和脾，三药合用补肝体而助肝用，为主药；党参、白术等补中健脾，枸杞子等补益肝肾，均为臣药；石菖蒲、菊花为佐使药，开窍明目，并有引经之用，使药力上达目窍。诸药合用，则肝郁得解、精血得补、脾虚得健、脉络得通、目系得养而神光复明。

5. 目舒丸

组成：熟地 15g，当归 10g，川芎 6g，白芍 10g，防风 10g，白芷 10g，木瓜 10g，全蝎 3g。

功用：养血活血，祛风通络。

主治：血虚血瘀性目痛目胀，久视书本、电脑后目痛不适，视疲劳者及眼睑痉挛者，对排除了器质性眼病或病因不明的眼痛也可服用。

方义：凡疼痛性疾病无外乎"不通则痛"与"不荣则痛"，本方以四物汤养血活血，使瘀者通、虚者荣；再以防风、白芷疏风止痛，其中白芷入阳明经，善治前额眉棱骨痛；虫类药全蝎搜剔经络中之风邪、瘀血，木瓜舒筋活络，且木瓜味酸，与甘味药合用酸甘化阴，与"风中之润剂"防风皆有虽疏散走窜而不伤阴血之特性。诸药合用，则外邪去，脉络畅，目珠得养，病自除。

6. 目络通

组成：黄芪 30g，太子参 20g，生地 15g，当归 10g，川芎 10g，鸡血藤 10g，丝瓜络 10g，丹参 10g，路路通 10g，枳壳 10g，红花 10g，桔梗 10g。

功用：益气养血。

主治：气虚血瘀或气血偏亏的缺血性视神经病变、视神经萎缩、青光眼视神经病变、外伤性视神经病变及高度近视眼底病变。

方义："气为血帅"，气行则血行，本方以益气之黄芪、太子参为君，以四物减白芍之收敛，养血活血为臣；鸡血藤、丹参皆助养血通络之效，丹参更有"一味丹参饮，功同四物汤"之称；丝瓜络、路路通、红花为佐，加强化瘀之力；枳壳、桔梗一升一降，使气机通畅，气血通行，目系得养，且桔梗为佐使药，兼有引诸药力上达目窍之功。

7. 参芪苓桂术甘四子丸

组成：生黄芪 30g，党参 15g，炒白术 15g，茯苓 10g，桂枝 6g，甘草 6g，当归 10g，木香 10g，车前子 15g，枸杞子 10g，菟丝子 10g，楮实子 10g。

功用：健脾利湿消肿，补肾开窍明目。

主治：视网膜脱离手术前后，玻璃体切割或视网膜光凝术后，以及多种眼底血管性或炎性疾病伴有黄斑水肿者。

方义：脾胃为后天之本，运化之枢，方中以黄芪益气利水消肿，参、苓、术、草益气健脾，合桂枝温经通脉、助阳化气，则中焦健运，水液畅行，湿利肿消；当归养血活血、木香行气；枸杞、菟丝、楮实、车前四子明目并滋补肝肾阴阳，车前助前诸药利水渗湿。全方先后天并补、阴阳同治、气血双行，则邪去正安目自明。

8. 消肿散结丸

组成：银花 10g，连翘 10g，玄参 10g，生牡蛎 15g，浙贝母 10g，牛蒡子 10g，神曲 10g，鸡内金 10g，生甘草 6g。

功用：清热消肿，健脾化痰。

主治：麦粒肿。

方义：本方以银花、连翘清热解毒、消痈散结为主药；玄参味苦咸，性寒，可解毒，疗瘰疬、疮毒而消肿；牛蒡子辛散苦降，可宣肺祛痰，解毒消肿，共为辅药；浙贝、牡蛎、鸡内金化痰散结软坚，且鸡内金与神曲、甘草合用可健运中焦，以防诸寒凉药祛邪的同时中伤后天之本；生甘草更有解毒、调和诸药之佐使之功。诸药合用，既祛邪为重，又注意顾护脾胃之本。

9. 桑菊增液汤

组成：桑叶 15g，菊花 10g，丹皮 10g，生地 20g，麦冬 15g，玄参 10g，石斛 10g，枸杞子 10g 薄荷 8g。

功用：养阴增液，清肝明目。

主治：睑板腺功能障碍，尤其是伴有蒸发过强型干眼的患者，干眼。

方义：主药生地、麦冬、玄参三味组成的增液汤来自《温病条辨》，原方药量大，又均属质润多汁偏寒之品，重用意在攻下润燥通便；然本例旨在补液"增水行舟"，又加石斛、枸杞子滋肺、胃、肝、肾诸脏之阴精，濡养目珠，共为辅药；方中桑叶、菊花归肺、肝、肾三经，可清肝明目，清肺润燥，且桑、菊味甘苦疏散，轻清上扬，既制诸阴药之滋腻凉遏，又引诸凉药上达目窍、眼表；丹皮清热凉血、活血散瘀，络脉通、津血行，目睛才得以滋养；加上薄荷辛凉发散清热，芳香通窍透疹，兼能祛眼睑皮肤瘙痒。故该四味药同为引经报使的佐使药，又有一定的辅药作用。

说明：内服或熏蒸均可。

10. 杞菊甘露方

组成：枸杞子 10g，菊花 10g，石斛 10g，北沙参 10g，玉竹 10g，麦冬 10g，桑叶 10g，薄荷 10g。

功用：补肝肾之阴，生津润目。

主治：干眼，干燥综合征，伴有蒸发过强型干眼的睑板腺功能障碍。

方义：枸杞子甘平质润，补肾益精，养肝明目；菊花甘寒清凉，散风热，清肝明目；两药合用，共为君药。石斛味甘，性微寒，养胃阴，生津液，滋肾阴兼除虚热；北沙参味甘淡，性微寒，清肺热，养肺阴，又能养胃阴，生津液；麦冬清养肺胃之阴而润燥生津，玉竹补阴润燥，生津止渴；四药合用皆可增强养肺胃、肝肾之阴，润肺胃、肝肾之燥，同为臣药。桑叶轻清疏散，又甘寒清润，既善祛风热之邪，又清肺润燥；薄荷味辛性凉，轻浮上升，功善疏散上焦风热；该两药既辅助君臣药，又可引诸药上行直达病所。

说明：熏蒸为主，也可内服。

11. 黄斑水肿方

组成：防己 30g，黄芪 30g，白术 20g，炙甘草 10g，青风藤 15g，茯苓 15g，生姜 6g，大枣 6g。

功用：益气祛风，健脾利水。

主治：各种眼底血管性或炎性疾病伴有黄斑水肿者，葡萄膜炎伴发黄斑水肿及中心性浆液性脉络膜视网膜病变等。

方义：防己入膀胱、肺、脾、肾四经，可祛湿利水消肿，配黄芪补气固表，行水消肿，二药辛甘发散为阳，既可益气扶正，又可祛邪利水，标本兼顾，补泻兼施，同为主药；青风藤入肝、脾二经，通经入络，善治一切风疾，以风气通于肝，风能胜湿，湿气又通于脾，故有祛风胜湿之功；白术健脾燥湿，茯苓健脾渗湿，三味药均为辅药；生姜健脾化湿，大枣健脾，固水之上源，共为佐药；炙甘草健脾益气，调和诸药，为使药。

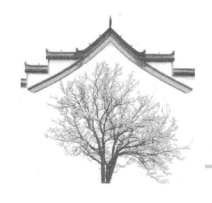

第二部分
韦氏中医眼科常用针灸穴位

十四经穴

一、手太阴肺经

1. 太渊

［定位］在腕掌侧横纹桡侧，桡动脉的桡侧凹陷中。

［取穴］仰掌，当掌后第一横纹上，用手摸有桡动脉搏动处的桡侧凹陷中取穴。

［功能］补肺益气，止咳化痰，通经复脉。

［主治］咳嗽气喘，咯血胸痛，咽干咽痛；无脉症；目生翳膜；手腕疼痛无力。

［刺法］避开桡动脉，直刺0.3~0.5寸。

2. 列缺

［定位］桡骨茎突上方，腕横纹上1.5寸。

［取穴］在前臂的桡侧缘，太渊穴斜上1.5寸。简便取穴法：两手虎口交叉，一手食指按在桡骨茎突上，指尖下凹陷中是穴。

［功能］疏风宣肺，通经活络，利咽宽胸。

［主治］头痛，项强，咳喘，咽喉肿痛，目痛，口眼㖞斜，齿痛，手腕无力，半身不遂，三叉神经痛。

［刺法］向上斜刺0.3~0.5寸。

二、手阳明大肠经

1. 合谷

[定位]　手背，第一、二掌骨之间，约平第二掌骨中点处。

[取穴]　在第一和第二掌骨之间，靠近第二掌骨的桡侧缘之中点取之。简便取穴：以一手的拇指指骨关节横纹，放在另一手拇、食之间的指蹼缘上，当拇指尖下是穴。

[功能]　疏风解表，清热醒脑，行气调血明目。

[主治]　头痛，目赤肿痛，睑弦赤烂，胬肉攀睛，瞳神紧小，黑睛翳障，绿风内障，目视不明，暴盲，青盲，雀目，口眼㖞斜，鼻衄，齿痛，耳聋，面肿，咽喉肿痛，牙关紧闭，感冒等病症。

[刺法]　直刺 0.5~1.5 寸。

2. 阳溪

[定位]　腕骨横纹桡侧端，拇短伸肌腱与拇长伸肌腱之间的凹陷中。

[取穴]　腕骨之桡侧，在拇短伸肌腱与拇长伸肌腱之间的凹陷中。

[功能]　疏风解表，行气清热。

[主治]　头痛，目赤肿痛，耳聋，耳鸣，齿痛，视昏，咽喉肿痛，手腕痛。

[刺法]　直刺 0.5~0.8 寸。

3. 曲池

[定位]　屈肘，当肘横纹外端凹陷中。

[取穴]　当屈肘 90° 时，肘窝桡侧横纹头与肱骨外上髁连线之中点取穴。

[功能]　疏风解表，清热利湿。

[主治]　咽喉肿痛，齿痛，目赤肿痛，视物模糊，眼球突出，风赤疮痍，绿风内障，上肢不遂，腹痛，吐泻。

[刺法]　直刺 1~1.5 寸。

4. 臂臑

[定位]　在曲尺穴与肩髃穴的连线上，曲尺穴上 7 寸，当三角肌下端。

[取穴]　垂臂屈肘时，在三角肌下端微后方取之。

[功能]　通络明目，活血止痛。

[主治]　肩臂痛，颈项拘急，瘰疬，胞轮振跳，视物昏花，目赤肿痛，黑睛生翳等。

[刺法]　直刺或向上斜刺 0.8~1.5 寸。

5. 迎香

[定位]　鼻翼旁 0.5 寸，鼻唇沟中。

[取穴]　平鼻翼外缘中点，鼻唇沟取之。

　　[功能] 清热祛风，通窍。

　　[主治] 鼻塞，鼻衄，口眼㖞斜，目赤流泪，头痛目痛。

　　[刺法] 斜刺或平刺 0.3~0.5 寸。

6. 三间

　　[定位] 微握拳，在食指桡侧，第 2 掌指关节后凹陷处。

　　[取穴] 侧掌，微握拳，当第 2 掌指关节后方桡侧凹陷处取穴。

　　[功能] 清泻阳明，通调腑气，通经活络。

　　[主治] 目痛，天行赤眼，齿痛，咽喉肿痛，身热，手背肿痛，腹胀，肠泻。

　　[刺法] 直刺 0.3~0.5 寸。

三、足阳明胃经

1. 承泣

　　[定位] 目正视，瞳孔直下，当眶下缘与眼球之间。

　　[取穴] 在眶下缘与下眼睑的交界处，眼轮匝肌中取之。

　　[功能] 散热明目。

　　[主治] 目赤肿痛，流泪，夜盲，眼睑瞤动，睑弦赤烂，黑睛星翳，风牵偏视，近视，远视，口眼㖞斜，暴盲，青盲，视瞻昏渺。

　　[刺法] 以左手拇指向上轻推眼球，紧靠眶缘缓慢直刺 0.5~1.5 寸。

2. 四白

　　[定位] 正直视，瞳孔直下，当眶下孔凹陷中。

　　[取穴] 在眼眶孔处，当眼轮匝肌与上唇方肌之间。

　　[功能] 祛风明目，疏肝利胆。

　　[主治] 目赤肿痛，目翳，口眼㖞斜，眼睑瞤动，近视，远视，针眼，青风内障，绿风内障，头痛眩晕，胆道蛔虫症。

　　[刺法] 直刺或向上斜刺 0.3~0.5 寸。不可深刺，免刺伤眼球。

3. 地仓

　　[定位] 口角旁 0.5 寸。

　　[取穴] 在口外角，口轮匝肌中，深层为颊肌。

　　[功能] 疏风通络。

　　[主治] 口角㖞斜，流涎，眼睑瞤动，三叉神经痛。

　　[刺法] 斜刺或平刺 0.5~0.8 寸。

4. 颊车

　　[定位] 下颌角前上方一横指凹陷中，咀嚼时咬肌隆起处。

[取穴] 在下颌角的前上方，咬牙时，咬肌隆起取穴。

[功能] 祛风通络，利牙关。

[主治] 口眼㖞斜，齿痛，颊肿，口噤不语。

[刺法] 直刺 0.3~0.5 寸，平刺 0.5~1 寸。

5. 下关

[定位] 颧弓与下颌切迹之间的凹陷中。合口有孔，张口即闭。

[取穴] 闭口，颧骨弓下方，下颌关节突之前方凹陷处，为咬肌的起始部。

[功能] 疏风通络，消炎止痛。

[主治] 耳聋，耳鸣，聤耳，齿痛，口噤，口眼㖞斜，下颌关节炎。

[刺法] 直刺 0.5~1 寸。

6. 头维

[定位] 额角发际直上 0.5 寸。

[取穴] 在颞肌上缘，帽状腱膜中。

[功能] 散热明目，祛散风邪。

[主治] 头痛，眩晕，目痛，流泪，面瘫，眼睑瞤动，目视不明，目痛如脱，绿风内障。

[刺法] 平刺 0.5~1 寸。

7. 足三里

[定位] 在小腿前外侧，当犊鼻下 3 寸，距胫骨前嵴外 1 横指处。

[取穴] 伸足取之，在膝下胫骨粗隆最高点下一寸，外开一寸处。

[功能] 燥化脾湿，生发胃气。

[主治] 胃痛，呕吐，呃逆，腹胀，腹痛，肠鸣，泄泻，便秘，痢疾，咳嗽气喘，心悸气短，乳痈，失眠，癫狂，头晕，虚劳羸瘦，水肿，膝痛，下肢痿痹，脚气。

[刺法] 直刺 1~2 寸。

8. 冲阳

[定位] 在足背最高处，当瞬长伸肌腱和趾长伸肌腱之间，足背动脉搏动处。

[取穴] 仰卧或正坐位，在足背的最高处，动脉搏动处取穴。

[功能] 和胃化痰，通络宁神。

[主治] 口眼歪斜，面肿，齿痛，癫狂痫，胃病，足痿无力。

[刺法] 避开动脉，直刺 0.3~0.5 寸。

四、足太阴脾经

1. 三阴交

[定位] 在小腿内侧，当足内踝尖上 3 寸，胫骨内侧缘后方。

[取穴] 正坐或仰卧位，胫骨内侧面后缘，内踝尖直上 4 横指（一夫法）处取穴。

[功能] 健脾理血，益肾平肝。

[主治] 肠鸣腹胀，泄泻，月经不调，带下，阴挺，不孕，滞产，遗精，阳痿，遗尿，失眠，下肢痿痹，脚气。

[刺法] 直刺 1~1.5 寸。孕妇禁针。

2. 阴陵泉

[定位] 在小腿内侧，当胫骨内侧髁后下方凹陷处。

[取穴] 正坐屈膝或仰卧位，在胫骨内侧髁后下方约胫骨粗隆下缘平齐处取穴。

[功能] 益肾利湿，行气消肿。

[主治] 腹胀，泄泻，水肿，黄疸，小便不利或失禁，膝痛。

[刺法] 直刺 1~2 寸。

五、手少阴心经

1. 灵道

[定位] 在神门穴上 1.5 寸。

[取穴] 在前臂掌侧面下段的尺侧，去掌后 1.5 寸处取穴。

[功能] 清心安神。

[主治] 目赤肿痛，暴喑，视物昏花，心脏疾患，胃脘部疼痛，干呕，肘臂挛痛。

[刺法] 直刺 0.5~0.8 寸，灸 10~20 分钟。

2. 神门

[定位] 腕横纹尺侧端，尺侧腕屈肌腱的桡侧凹陷中。

[取穴] 掌后锐骨之端凹陷处取之。

[功能] 宁心安神。

[主治] 心痛，心烦，惊悸，善忘，不寐，狂痫，胁痛，掌中热，精神病，视物昏花，视瞻昏渺，视疲劳，绿风内障。

[刺法] 直刺 0.3~0.5 寸，温灸 5~10 分钟。

3. 通里

[定位] 在前臂掌侧，腕横纹上 1 寸，当尺侧腕屈肌腱的桡侧缘。

[取穴] 仰掌，于尺侧腕屈肌肌腱桡侧缘，腕横纹上 1 寸取穴。

[功能] 清心安神，通利喉舌。

[主治] 心悸，怔忡，头晕，目眩，目痛，暴喑，舌强不语，腕臂痛。

[刺法] 直刺 0.3~0.5 寸。

六、手太阳小肠经

1. 前谷

[定位] 握拳，第五掌指关节前尺侧，横纹头赤白肉际。

[取穴] 在手小指尺侧，当第五掌指关节前下方之凹陷处。

[功能] 清热解表，舒筋活络。

[主治] 头痛，目痛，目生云翳，耳鸣，耳聋，鼻塞，鼻衄，疟腮，咽痛，咳嗽胸痛，疟腮热病无汗，手指麻木，手心发热，前臂酸痛。

[刺法] 直刺 0.3~0.5 寸，温灸 5~10 分钟。

2. 后溪

[定位] 握拳，第五掌指关节后尺侧，横纹头赤白肉际。

[取穴] 小指尺侧，当第五掌骨小头后方，当外展小指肌外缘。

[功能] 解表清热，醒脑通阳。

[主治] 头痛，项强，目翳，耳聋，睑弦赤烂，流泪症，鼻衄，咽喉肿痛，齿痛，癫狂，疟疾，肘臂挛痛。

[刺法] 直刺 0.5~1 寸，温灸 5~10 分钟。

3. 腕骨

[定位] 微握拳，在手背尺侧，豌豆骨前凹陷中。

[取穴] 在手背尺侧，当第五掌骨的基底与三角骨之间的凹陷中处。

[功能] 疏太阳经邪，清小肠湿热。

[主治] 热病无汗，头痛。耳鸣，目生云翳，冷泪，肩臂颈痛，指挛腕痛，手腕无力，痹症，黄疸，疟腮。

[刺法] 直刺 0.3~0.5 寸，温灸 5~10 分钟。

4. 养老

[定位] 以掌向胸，当尺骨小头桡侧缘凹陷中。

[取穴] 屈肘小指向前，以指摸尺骨茎突部之桡侧缝，掌心转向对面，穴在尺桡骨交界缝隙中。

　　［功能］舒筋，明目，散风。

　　［主治］目视不明，青盲，落枕，腕部及前臂疼痛，肘部红肿，腰痛，肩背酸麻冷痛。

　　［刺法］直刺或斜刺 0.5~0.8 寸。

　　5. 小海

　　［定位］屈肘，当尺骨鹰嘴与肱骨内上髁之间凹陷中。

　　［取穴］在肘内大骨外，去肘端 0.5 寸陷中取穴。以手重按之可麻至手指。

　　［功能］疏风解郁，理气调血。

　　［主治］目眩，目黄，耳聋，颊肿，齿龈肿，颈项痛，肩、臂、肘酸痛，瘰疬等。

　　［刺法］直刺 0.3~0.5 寸。

　　6. 颧髎

　　［定位］目外眦直下，颧骨下缘凹陷中。

　　［取穴］在颧骨下颌突的后下缘稍后，咬肌的起始部，颧肌中。

　　［功能］理气解郁。

　　［主治］口眼㖞斜，眼睑瞤动，目偏视，齿痛，颊肿，目黄，目下部肿痛。

　　［刺法］直刺 0.3~0.5 寸，斜刺或平刺 0.5~1 寸。

七、足太阳膀胱经

　　1. 睛明

　　［定位］目内眦 0.1 寸。

　　［取穴］眼眶缘内，内侧有睑韧带，深部为眼球内直肌。

　　［功能］疏风清热，滋阴明目。

　　［主治］各种眼病：目赤肿痛，内眦痒痛，流泪，目眩，雀目，火疳，天行赤眼，针眼，胬肉攀睛，视瞻昏渺，圆翳内障，绿风内障，青盲等。

　　［刺法］闭目，医者左手轻推眼球向外侧固定，右手缓慢进针，紧靠眶缘直刺 0.5~1 寸。不捻转，不提插。出针后按压针孔片刻，防止出血。本穴禁灸。

　　2. 攒竹

　　［定位］眉头凹陷中。

　　［取穴］眉毛之内侧，下与睛明穴直对。

　　［功能］祛风明目，通络散热。

［主治］一切眼病：目赤肿痛，眉棱骨痛，头痛目眩，目翳，雀目，迎风流泪，视物不明，眼睑瞤动，青盲，面神经麻痹等。

［刺法］平刺 0.5~0.8 寸，禁灸。

3. 眉冲

［定位］在头部，当攒竹直上入发际 0.5 寸，神庭与曲差连线之间。

［取穴］正坐仰靠或仰卧位，神庭与曲差的连线，与攒竹垂线之交点处取穴。

［功能］通窍醒神、祛风明目。

［主治］目视不明，目痛，目赤，头痛眩晕，癫痫，鼻塞。

［刺法］平刺 0.3~0.5 寸。

4. 曲差

［定位］在头部，当前发际正中直上 0.5 寸，旁开 1.5 寸，即神庭与头维连线的内 1/3 与中 1/3 交点。

［取穴］正坐或仰卧位，在神庭旁 1.5 寸，入发际 0.5 寸，当神庭与头维（胃经）连线的中 1/3 与内 1/3 的连接点取穴。

［功能］清热解表，散风止痒，消肿止痛，调和气血，疏经通络。

［主治］目赤肿痛，目视不明，头痛，眩晕，耳鸣，耳前疼痛，牙痛，颈肿，咽喉肿痛，鼻塞，衄衊。

［刺法］平刺 0.5~0.8 寸。

5. 五处

［定位］在头部，当前发际正中直上 1 寸，旁开 1.5 寸。

［取穴］正坐仰靠，从曲差直上，入发际 1 寸处取穴。

［功能］清热散风，明目镇痉。

［主治］目视不明，头痛目眩，惊风癫痫，衄血，鼻炎。

［刺法］平刺 0.5~0.8 寸。

6. 承光

［定位］在头部，当前发际正中直上 2.5 寸，旁开 1.5 寸。

［取穴］正坐或仰卧位，在五处后 1.5 寸，五处与通天之间取穴。

［功能］疏风散热。

［主治］头痛，青盲，目眩；鼻塞，热病。

［刺法］平刺 0.3~0.5 寸。

7. 通天

［定位］在头部，当前发际正中直上 4 寸，旁开 1.5 寸。

［取穴］正坐仰靠位，在承光后 1.5 寸，承光与络却之间取穴。

［功能］清热祛风，通利鼻窍。

［主治］目视不明，头痛，眩晕，鼻塞，鼻渊，鼻衄。

［刺法］平刺 0.3~0.5 寸。

8. 络却

［定位］在头部，当前发际正中直上 5.5 寸，旁开 1.5 寸。

［取穴］正坐或仰卧位，在通天后 1.5 寸，距督脉 1.5 寸处取穴。

［功能］清热安神，平肝熄风。

［主治］青风内障，目视不明，目不能远视，头痛，眩晕，耳鸣。

［刺法］平刺 0.3~0.5 寸。

9. 玉枕

［定位］脑户穴旁开 1.5 寸。

［取穴］在后头部，枕外隆凸上缘（脑颅）的外侧 1.5 寸。

［功能］祛风明目，通络。

［主治］头痛，眩晕，目痛不能视，近视，鼻塞，流泪。

［刺法］平刺 0.3~0.5 寸，灸 5~10 分钟。

10. 大杼

［定位］第一胸椎棘突下，旁开 1.5 寸。

［取穴］平陶道穴旁开 1.5 寸，斜方肌中。

［功能］祛风解表，舒筋活血，宣肺定喘。

［主治］头痛，项背痛，咳嗽，发热，脊强，喉痹，虚劳，目眩，伤寒汗不出等。

［刺法］斜刺 0.5~0.8 寸，温灸 5~10 分钟。

11. 肝俞

［定位］第九胸椎棘突下，旁开 1.5 寸。

［取穴］平筋缩穴旁开 1.5 寸处，背阔肌中取之。

［功能］清肝明目，祛湿熄风。

［主治］黄疸，肋痛，吐血，鼻衄，目赤，目眩，雀目，目上视，流泪，瞳神紧小，白睛及黑睛干燥，目中生翳，视瞻昏渺，绿风内障，青盲。

［刺法］斜刺 0.5~0.8 寸，温灸 5~10 分钟。

12. 肾俞

［定位］第二腰椎棘突下，旁开 1.5 寸。

［取穴］平命门穴旁开 1.5 寸处取穴。

［功能］强腰补肾，利水明目。

［主治］遗精，阳痿，遗尿，月经不调，肾虚，腰痛，目昏，眼花，视物不明，暴盲，青盲，耳鸣，耳聋。

［刺法］直刺 0.5~1 寸，灸 10~30 分钟。

13. 束骨

［定位］第五跖骨小头后缘，赤白肉际。

［取穴］在足外侧缘，当第五跖趾关节后上方的凹陷处。

［功能］祛风解毒，舒筋活络。

［主治］痢疾，癫狂，头痛，项强，目眩，目黄，目内眦赤烂，耳聋，痔疮，腰背痛，髋部肿痛不能屈伸等。

［刺法］直刺 0.3~0.5 寸，灸 5~10 分钟。

14. 至阴

［定位］足小趾外侧趾甲角旁约 0.1 寸。

［取穴］在足小趾外侧，去爪甲角如韭叶。

［功能］清头目，理气机，通血脉。

［主治］头痛，目痛，目生白翳，鼻塞，鼻衄，胎位不正。

［刺法］浅刺 0.1 寸。

15. 昆仑

［定位］在足部外踝后方，当外踝尖与跟腱之间的凹陷处。

［取穴］正坐垂足着地或俯卧位，在跟腱与外踝之间凹陷处取穴。

［功能］疏风通络，活血止痛。

［主治］头痛目眩，目赤肿痛，鼻塞鼻衄，齿痛颊肿，难产，癫痫。

［刺法］直刺 0.5~0.8 寸。

八、足少阴肾经

1. 涌泉

［定位］足底中，足趾跖屈时呈凹陷处。

［取穴］足心中央前部，约当足底前 1/3 与中 1/3 联结处。

［功能］苏厥开窍，滋阴清热，除烦宁神。

［主治］目痛目眩，视物昏花，眼睑痉挛，青盲，咽痛，失音，小儿惊风，足心热痛，癫疾。

［刺法］直刺 0.5~1 寸，灸 5~10 分钟。

2. 太溪

［定位］内踝与跟腱之间凹陷中。

［取穴］在内踝尖与跟腱后缘连线之中点处取穴。

［功能］滋补下焦，调理冲任，清肺止咳。

［主治］咽喉痛，齿痛，耳聋，咳血，气喘，月经不调，不寐，遗精，阳痿，小便频数，大便难，腰脊痛，牙痛，足跟痛。

［刺法］直刺 0.3~0.5 寸。

3. 水泉

［定位］太溪穴下 1 寸。

［取穴］在足跟内侧，当太溪穴直下与照海穴直后的交点处。

［功能］清热泻火，调理冲任，疏通下焦。

［主治］经闭，月经不调，痛经，阴挺，目不能远视，小便淋漓等。

［刺法］直刺 0.3~0.5 寸，灸 5~10 分钟。

九、手厥阴心包经

1. 内关

［定位］腕横纹上 2 寸，掌长肌腱与桡侧腕屈肌腱之间。

［取穴］仰掌，腕横纹正中直上 2 寸，两筋之间。

［功能］宁心安神，理气镇痛，降逆止呕。

［主治］目赤痛，视物昏花，青光眼，眶上神经痛，心痛，心悸，呕吐胃痛，癫狂，热病。

［刺法］直刺 0.3~0.5 寸，灸 5~15 分钟。

2. 劳宫

［定位］手掌心横纹中，第二、三掌骨之间。

［取穴］屈指握拳时中指指尖所点处。简便定位法：握拳，中指尖下是穴。

［功能］清心泻热。

［主治］心痛，癫狂，痫症，呕吐，口疮，口臭，食不下，黄疸，手颤。

［刺法］直刺 0.3~0.5 寸，灸 5~10 分钟。

3. 间使

［定位］腕横纹上 3 寸，掌长肌腱与桡侧腕屈肌腱之间。

［取穴］伸臂仰掌，在腕横纹上 3 寸，掌长肌腱与桡侧腕屈肌腱之间取穴。

［功能］宽胸和胃，清心安神。

[主治] 心痛，心悸，胃痛，呕吐，热病，烦躁，疟疾，癫狂，痫证，腋肿，肘挛，臂痛。

[刺法] 直刺 0.5~1 寸。

4. 大陵

[定位] 在腕掌横纹的中点处，当掌长肌腱与桡侧腕屈肌腱之间。

[取穴] 伸臂仰掌，于掌后第一横纹正中，当掌长肌肌腱与桡侧腕屈肌肌腱之间处取穴。

[功能] 宁心安神，和营通络，宽胸和胃。

[主治] 身热头痛，目黄，目赤痛，喉痹，咽干，心痛，心悸，胃痛，呕吐，癫狂，痫症，腕关节痛等。

[刺法] 直刺 0.3~0.5 寸。

十、手少阳三焦经

1. 关冲

[定位] 第四指尺侧指甲角旁约 0.1 寸。

[取穴] 俯掌，沿无名指尺侧缘和基底部各作一平线，相交取穴。

[功能] 疏风，清热，解郁。

[主治] 头痛，目赤，目生翳障，视物不明，咽喉肿痛，舌强，热病心烦。

[刺法] 浅刺 0.1 寸，温灸 5~10 分钟。

2. 液门

[定位] 握拳，第四、五指之间，掌指关节前凹陷中。

[功能] 疏经络气滞，清三焦邪热。

[主治] 头痛，目赤，目涩，目眩，耳聋，咽喉肿痛，疟疾，手臂痛，手腕无力。

[刺法] 直刺 0.3~0.5 寸，温灸 5~8 分钟。

3. 阳池

[定位] 腕骨横纹中，指总伸肌腱尺侧缘凹陷中。

[取穴] 俯掌，在尺骨与腕骨的关节处，当指总伸肌腱尺侧凹陷处取之。

[功能] 舒筋通络。

[主治] 肩臂痛，腕痛，耳聋，消渴，口干，目赤痛，扁桃体炎等。

[刺法] 直刺 0.3~0.5 寸，温灸 5~8 分钟。

4. 外关

[定位] 腕背横纹上 2 寸，桡骨与尺骨之间。

[取穴]　在阳池穴上2寸，当尺骨与桡骨之间取之。

[功能]　解表清热，行气通络，退翳明目。

[主治]　热病，头痛，耳鸣，耳聋，目赤肿痛，角膜炎，角膜白斑，胬肉攀睛，流泪，瘰疬，胁肋痛，手指痛，偏瘫等。

[刺法]　直刺0.5~1寸，灸5~10分钟。

5. 翳风

[定位]　乳突前下方，平耳垂下缘的凹陷中。

[取穴]　在耳垂后方，当下颌角与乳突之间取之。

[功能]　疏风通络，聪耳明目。

[主治]　耳鸣，耳聋，口眼㖞斜，目赤痛，赤白翳膜，口噤，齿痛，颊肿。

[刺法]　直刺0.8~1.2寸。

6. 角孙

[定位]　当耳尖处的发际。

[取穴]　耳尖之上，发际内，开口有孔，正坐位取之。

[功能]　散三焦风邪，清经络郁热。

[主治]　耳鸣，目赤肿痛，黑睛翳障，龈肿，唇燥，项强，耳痛，耳廓红肿。

[刺法]　平刺0.3~0.5寸。

7. 丝竹空

[定位]　眉梢处凹陷中。

[取穴]　在瞳子髎穴直上方，额骨颧突外缘取之。

[功能]　清火明目，散风止痛。

[主治]　头痛，目赤痛，眼睑瞤动，羞明流泪，瞳神紧小，风牵偏视，火疳，圆翳内障，绿风内障，视瞻昏渺，雀目，青盲，齿痛，癫痫。

[刺法]　平刺0.5~1寸，禁灸。

8. 支沟

[定位]　在前臂背侧，当阳池与肘尖的连线上，腕背横纹上3寸，尺骨与桡骨之间。

[取穴]　伸臂俯掌，于腕背横纹中点直上3寸，尺、桡两骨之间，与间使相对处取穴。

[功能]　清利三焦，通腑降逆。

[主治]　目赤，目痛，头痛风热，热病，暴喑，耳聋，耳鸣，肩背酸痛，胁肋痛。

[刺法]　直刺0.5~1寸。

十一、足少阳胆经

1. 率谷

[定位] 在头部，当耳尖直上入发际 1.5 寸，角孙直上方。

[取穴] 正坐或侧伏，在耳廓尖上方，角孙穴之上，入发际 1.5 寸处取穴。

[功能] 疏风活络，镇惊止痛。

[主治] 头痛，目眩，耳鸣，呕吐，惊痫。

[刺法] 平刺 0.5~1 寸。

2. 目窗

[定位] 在头部，当前发际上 1.5 寸，头正中线旁开 2.5 寸。

[取穴] 于前发际上 1.5 寸，瞳孔直上。正坐仰靠取穴。

[功能] 明目开窍，祛风定惊。

[主治] 目赤肿痛，青盲，目翳，视物模糊，远视，近视，面目浮肿，头痛眩晕。

[刺法] 平刺 0.5~0.8 寸。

3. 正营

[定位] 在头部，当前发际上 2.5 寸，头正中线旁开 2.5 寸。

[取穴] 于前发际上 2.5 寸，瞳孔直上。正坐仰靠取穴。

[功能] 平肝明目，疏风止痛。

[主治] 青盲；头痛，头晕，目眩，齿痛。

[刺法] 平刺 0.5~0.8 寸。

4. 脑空

[定位] 在头部，当枕外隆凸的上缘外侧，头正中线旁开 2.5 寸，平脑户。

[取穴] 正坐或俯伏，在风池穴直上，与脑户穴相平处取穴。

[功能] 疏风泻火，清脑通窍。

[主治] 头痛，颈项强痛，目眩，目赤肿痛，鼻痛，耳聋，癫痫，惊悸，热病。

[刺法] 平刺 0.5~0.8 寸。

5. 阳陵泉

[定位] 在小腿外侧，当腓骨小头前下方凹陷处。

[取穴] 侧卧或仰卧位，腓骨头前下方凹陷处取穴。

[功能] 疏肝利胆，舒筋活络。

[主治] 胁肋痛，口苦，呕吐，黄疸，半身不遂，下肢痿痹，脚气，小儿惊风。

[刺法] 直刺或斜向下刺 1~1.5 寸。

6. 地五会

[定位] 在足背外侧，当足第 4 趾关节的后方，第 4、5 趾骨之间，小趾伸肌腱的内侧缘。

[取穴] 仰卧或垂足，于第 4、5 跖骨之间，第 4 跖趾关节的后方，小趾伸肌肌腱的内侧缘取穴。

[功能] 清肝泄胆，聪耳明目。

[主治] 目赤肿痛，耳鸣，吐血，乳痈，足背红肿。

[刺法] 直刺或斜刺 0.5~0.8 寸。

7. 瞳子髎

[定位] 目外眦旁 0.5 寸。

[取穴] 在眼外眦外侧，当眶骨的外缘，上与丝竹空直对。

[功能] 疏风散热，消肿止痛，泻火明目。

[主治] 头痛，目赤痛，目翳，流泪，针眼，上胞下垂，瞳神紧小，青风内障，绿风内障，圆翳内障，近视，夜盲，青盲，视网膜出血等。

[刺法] 平刺 0.3~0.5 寸。

8. 上关

[定位] 颧弓上缘，下关穴直上。

[取穴] 在面部，当目外眦与耳屏之间中点取之。

[功能] 通经活络利胆，清肝开窍益聪。

[主治] 头痛，目眩，耳聋，耳鸣，齿痛，口眼㖞斜，视瞻昏渺，口噤，惊痫，青盲。

[刺法] 直刺 0.5~1 寸，灸 5~10 分钟。

9. 阳白

[定位] 目直视，瞳孔直上，眉上 1 寸。

[取穴] 在前额眉中心上方，当眉心与前发际下 1/3 交界处，额肌中。

[功能] 祛风明目，清脑宁志。

[主治] 头痛，目痛，目昏，口眼㖞斜，上胞下垂，近视，夜盲，青风内障，绿风内障，黑睛翳障等。

[刺法] 平刺 0.3~0.5 寸，灸 3~5 分钟。

10. 头临泣

［定位］阳白穴直上，入发际0.5寸。

［取穴］在目上，入发际0.5寸取之。

［功能］清脑明目，宣通鼻窍。

［主治］头痛，目翳，多泪，绿风内障，黑睛翳障，视瞻昏渺，瞳神紧小，圆翳内障，鼻塞，鼻渊，惊痫等。

［刺法］平刺0.3~0.5寸，灸3~5分钟。

11. 风池

［定位］胸锁乳突肌与斜方肌之间，平风府穴处。

［取穴］在后头部，枕骨之下，平风府穴处，重按时鼻腔有酸胀感。

［功能］解表醒脑，聪耳明目。

［主治］头项强痛，目赤痛，上胞下垂，目珠偏视，视物昏花，迎风流泪，睑弦赤烂，暴风客热，电光性眼炎，鼻衄，夜盲，青盲，耳鸣，落枕，痹症等。

［刺法］针尖向对侧眼球方向刺入0.5~1寸，灸5~8分钟。

12. 光明

［定位］外踝上5寸，腓骨前缘。

［取穴］在小腿外侧的下部，外踝上5寸，腓骨前缘处取穴。

［功能］疏肝明目，通经活络。

［主治］目赤痒痛，目中生翳，视物昏花，雀目，暴盲，夜盲，膝痛，下肢痿痹等。

［刺法］直刺1~1.5寸，灸10~20分钟。

13. 足临泣

［定位］第四、五跖骨间，侠溪上1.5寸。

［取穴］在足小趾与四趾结合部前方的凹陷中取之。

［功能］清肝利胆，泻火明目。

［主治］目外眦痛，目赤肿痛，目涩，目中生翳，瘰疬，胁肋痛，月经不调，遗尿，足跗肿胀，足趾挛痛，回乳。

［刺法］直刺0.3~0.5寸，灸5~10分钟。

十二、足厥阴肝经

1. 行间

［定位］足背，第一、二趾间的缝纹端。

［取穴］在足第一、二趾缝间，趾蹼缘上0.5寸处取之。

［功能］舒筋活络，清肝泻火。

［主治］头目疼痛，口渴流泪，口眼㖞斜，胬肉攀睛，黑睛生翳，视瞻昏渺，雀目，青盲，腹痛胀满，小便不利，月经不调等。

［刺法］斜刺 0.5~0.8 寸。

2. 太冲

［定位］足背，第一、二跖骨底之间凹陷中。

［取穴］在足背，第一、二趾本节后 1.5 寸的凹陷处。

［功能］理气平肝，通经活血。

［主治］目赤，目眦痛，目生翳障，视物昏蒙，暴盲，雀目，头痛，头昏，口㖞，胁痛，心痛，脚软无力等。

［刺法］直刺 0.5~1 寸，灸 5~8 分钟。

十三、任脉

1. 关元

［定位］脐下三寸。

［取穴］仰卧，脐下三寸，中极上一寸，腹白线上取之。

［功能］培肾固本，理气和血。

［主治］视力疲劳，视瞻昏渺，暴盲，青盲，雀目，疳积上目，遗精，遗尿，小便频数，月经不调，中风脱证。

［刺法］直刺 1~2 寸。

2. 承浆

［定位］颏唇沟的中点。

［取穴］下颌正中，下唇缘下方凹陷处。

［功能］祛风，消肿，通络。

［主治］口眼㖞斜，目瞑不开，面肿，龈肿，齿痛，流涎，暴喑，癫狂，口腔溃疡等。

［刺法］斜刺 0.3~0.5 寸，灸 5~10 分钟。

3. 中脘

［定位］在上腹部，前正中线上，当脐中上 4 寸。

［取穴］仰卧位，于胸剑联合至脐中连线的中点处取穴。

［功能］理气和胃，化湿降逆。

［主治］胃脘痛，腹胀，呕吐，呃逆，黄疸，肠鸣，泄利，便秘，头痛，失眠，惊悸，怔忡，脏躁，癫狂，痫证。

［刺法］直刺 0.5~1 寸。

4. 气海

［定位］在下腹部，前正中线上，当脐中下 1.5 寸。

［取穴］在脐下 1.5 寸，腹中线上，仰卧取穴。

［功能］补气理气，益肾固精。

［主治］腹痛，泄泻，便秘，痢疾，遗尿，疝气，遗精，阳痿，月经不调，经闭，崩漏，虚脱，虚劳羸瘦。

［刺法］直刺 1~1.5 寸。

十四、督脉

1. 印堂

［定位］在两眉中间陷中。

［取穴］在面部，当两眉之中点，正对鼻尖。

［主治］胞睑肿痛，白睛红赤，黑睛星翳，鼻衄，鼻渊，头痛，小儿惊风，失眠等。

［刺法］平刺 0.3~0.5 寸，灸 5~10 分钟。

2. 命门

［定位］第二腰椎棘突下。

［取穴］在第二、三腰椎棘突之间，俯卧位取之。

［功能］培元补肾，固精壮阳，强利腰脊。

［主治］脊强，腰痛，阳痿，遗精，遗尿，泄泻，头痛，痛经，赤白带下，耳鸣，麦粒肿，眼痛，面神经麻痹，神经衰弱。

［刺法］向上斜刺 0.5~1 寸，灸 10~30 分钟。

3. 大椎

［定位］第七颈椎棘突下。

［取穴］在背上部，当第七颈椎与第一胸椎棘突之间的正中处，伏卧或坐位取之。

［功能］解表通阳，清脑宁志，疏风散寒。

［主治］暴风客热，天行赤眼，黑睛生翳，头项强痛，胸胁胀满，肩背痛，热病，癫痫，骨蒸盗汗，咳嗽气喘等。

［刺法］向上斜刺 0.5~1 寸，灸 10~30 分钟。

4. 风府

［定位］后发际正中线上 1 寸。

［取穴］在项上部，后正中线上，入发际 1 寸，坐位微仰头取之。

［功能］疏风祛邪，清心安神，通利关节。

［主治］头目痛，视歧，项强，目眩，鼻衄，咽喉肿痛，中风不语，半身不遂，癫狂等。

［刺法］直刺或向下斜刺 0.5~1 寸，不可深刺。

5. 百会

［定位］后发际直上 7 寸。

［取穴］简便定位法：耳尖直上，头顶正中。

［功能］清热开窍，健脑宁神，回阳固脱，平肝熄风。

［主治］头痛，目眩，鼻塞，目中生翳，头胀欲脱，视物昏花，流泪，雀目，耳鸣，中风，失语，癫狂，昏迷等。

［刺法］平刺 0.5~0.8 寸，灸 5~10 分钟。

6. 上星

［定位］前发际正中直上 1 寸。

［取穴］在头前部，正中线上，入前发际 1 寸处。

［功能］散风热，通鼻窍，明目。

［主治］头痛，目痛，流泪，不能远视，胞肿难开，目中生翳，绿风内障，鼻衄，疟疾，热病，癫狂，面部红肿等。

［刺法］平刺 0.5~0.8 寸，或点刺出血；灸 5~10 分钟。

7. 水沟

［定位］人中沟中央近鼻孔处。

［取穴］在面部，人中沟中央上 1/3，坐位或仰卧位取之。

［功能］清热开窍，镇痛宁神，回阳救逆，清热化痰。

［主治］癫狂，痫症，小儿惊风，中风，昏迷，牙关紧闭，口眼㖞斜，糖尿病、慢性肾炎及高血压眼底病变，头痛，面肿，腰脊强痛，暑病等。

［刺法］向上斜刺 0.3~0.5 寸，灸 5~10 分钟。

8. 神庭

［定位］在头部，当前发际正中直上 0.5 寸。

［取穴］正坐或仰靠，在头部中线入前发际 0.5 寸处取穴。

［功能］清头明目，宁心安神。

［主治］头痛，眩晕，目赤肿痛，泪出，目翳，雀目，鼻渊，鼻衄，癫狂，痫证，角弓反张。

［刺法］平刺 0.3~0.5 寸。

经外奇穴

1. 鱼腰

［定位］眉毛中心。

［取穴］瞳孔直上，眉之中点处取穴。

［主治］眉棱骨痛，眼睑眴动，眼睑下垂，目翳，目赤肿痛，针眼，近视，面神经麻痹，中心性浆液性脉络膜视网膜病变等。

［刺法］平刺 0.3~0.5 寸。

2. 上明

［定位］眉弓中点，眶上缘下。

［取穴］在上睑板上方，眉弓中点取之。

［主治］目眶疼痛，目赤生翳，近视，青盲，肝劳等。

［刺法］轻压眼球向下，向眶缘缓慢直刺 0.5~1.5 寸，不提插。

3. 太阳

［定位］眉梢与目外眦之间向后约 1 寸处凹陷中。

［取穴］在面部，当目外眦上方之凹陷处取之。

［功能］疏风散热，清头明目。

［主治］头痛，目涩，上胞下垂，针眼，胬肉攀睛，黑睛翳障，视瞻昏渺，瞳神紧小，青风内障，圆翳内障，雀目，目偏视，牙痛，面神经麻痹等。

［刺法］直刺或斜刺 0.3~0.5 寸，或点刺出血。

4. 球后

［定位］眶下缘外 1/4 与内 3/4 交界处。

［取穴］眼平视，下睑板外下方，眼轮匝肌中取之。

［主治］圆翳内障，绿风内障，近视，远视，斜视，视瞻昏渺，暴盲，青盲等眼底病。

［刺法］轻压眼球向上，向眶缘缓慢直刺 0.5~1.5 寸，不提插。

5. 牵正

［定位］耳垂前 0.5~1 寸。

［取穴］在咬肌中，耳垂前 0.5~1 寸处取穴。

［主治］口眼㖞斜，面神经麻痹，口腔溃疡，腮腺炎等。

［刺法］直刺或斜刺 0.5~1 寸。

6. 翳明

[定位] 翳风穴后 1 寸。

[取穴] 在胸锁乳突肌前部纤维中，当翳风穴后 1 寸取之。

[主治] 目赤肿痛，黑睛生翳，瞳神紧小，圆翳内障，视瞻昏渺，夜盲，青盲，近视，远视，耳鸣，失眠，眩晕等。

[刺法] 直刺 0.5~1 寸。

7. 四神聪

[定位] 在头顶部，当百会前后左右各 1 寸，共四穴。

[取穴] 正坐或仰卧位，先取百会，于其前、后、左、右各旁开 1 寸处取穴。

[功能] 镇静安神，清头明目，醒脑开窍。

[主治] 目疾病诸证；头痛、眩晕、失眠、健忘、癫痫等神志病证。

[刺法] 平刺 0.5~0.8 寸。

附：针灸治疗眼病相关危险穴位解读

针刺治疗是一种比较安全、有效的疗法，由于种种原因，也会出现一些意外情况，如晕针、滞针、断针、出血等，因此在针刺时应当注意：保持室内空气流通，避免过冷过热；施针时有条件尽量让患者采用仰卧位或俯卧位；避免空腹行针；对患者，尤其是初次接受针灸治疗，精神紧张，体质虚弱的患者，应在针刺前做好解释工作，解除思想顾虑及恐慌心理，帮助患者建立信心，更好地配合针灸医师；施针过程中医生应当随时观察患者的神态，出现不适及时处理。

但是由于一些穴位的特殊位置，若操作时不注意，也可能在针刺过程中出现一些相对严重的并发症，需要施针医师给予充分的重视。以下主要介绍与眼病密切相关的几个危险穴位的操作方法、可能出现的意外情况及处理、预防措施等，以供临床医师借鉴。

（一）睛明

1. 体表定位　目内眦的上外方凹陷中。

2. 操作方法　患者闭眼，医生左手轻推眼球向外侧固定，右手缓慢进针，靠近眶缘直刺 0.5~1 寸，不可提插捣针，必要时可轻度原位捻转。

3. 临床主治　视神经炎，缺血性视神经病变，视神经萎缩，视网膜出血性疾病，青光眼，视网膜色素变性。

4. 针刺意外及防治

（1）出血：内眦部血液循环丰富，因此出血为针刺睛明穴最常见的并发症。在皮下组织，有来自眼动脉的眶上动脉及来自面动脉的内眦动脉的分支分布，伴行静脉在睑内侧汇入内眦静脉，同时因眼睑皮下组织疏松，针刺时损伤这些血管会引起眼睑瘀血瘀斑，重者局部明显肿胀青紫；在眶内侧壁中后部的前筛骨孔和后筛骨孔内有发自眼动脉的筛前动脉和筛后动脉，细小而深在，不易察觉搏动，且位置相对固定，如进针较深或针尖紧贴眶内壁，容易损伤此两处动脉，引起明显出血，患者自觉眼球突出，胀痛，眼睑可有瘀血肿胀呈青紫样外观；针刺过深时可能伤及眼动脉，引起眼眶深部出血。

对于仅有眼睑小片瘀斑的患者，可不予特殊处理。对于眼睑肿胀淤青明显的患者，首先进行冷敷，促进血管收缩，避免进一步出血。48小时后改为热敷，促进瘀血迅速吸收。对于损伤深部血管，眼睑血肿，胀痛突出者应立即给予止血敏或立止血等止血剂，必要时加压包扎患眼，减少出血。出血稳定后根据时间给予冷敷或热敷治疗。凡是针刺后出现出血的，无论出血量大小，均应注意安抚患者情绪，作好解释工作。

要防止针刺过程中的出血，主要注意以下几点：①进针宜慢：因皮下组织疏松，活动度大，进针时可因组织的移动而避免损伤。②进针时适度对眼睑组织加压，可以减少出血。③进针不宜紧贴眶内壁，避免损伤深部血管。④先用棉球或棉棒轻压局部后再出针，动作宜轻快，出针后用棉球或棉棒继续压迫局部2~3分钟。⑤针刺时避免提插捻转。

（2）刺穿眼球：如在针刺时过分贴近眼球或进针过快，容易发生该并发症，特别是在高度近视患者或既往有视网膜脱离等手术史的患者。

处理：对怀疑眼球刺穿的患者，应立即散瞳进行详细的眼底检查，小的视网膜破孔可以进行激光治疗封闭裂孔，避免视网膜脱离的发生，视功能的损害。如未及时发现，会发生视网膜脱离，视力严重下降或丧失，需要进行视网膜脱离复位手术。

避免眼球刺穿的发生，应注意：①进针时一定以左手向外轻推眼球，加大进针间隙，以安全进针。②进针位置不宜过分贴近眼球。③进针宜轻柔。④进针速度不宜过快：因眼球巩膜壁十分坚韧，刺中时阻力较大，不易刺穿。

（3）眼肌损伤：针灸医师如不熟知眼部解剖，没有避开眼肌，进针时可能损伤内直肌，引起外伤性眼肌麻痹，出现复视，斜视，眼球运动痛等。针尖太靠近球壁，又可能穿过内直肌误伤其内的肌动脉，除出血渗入结膜下外，还会因内直肌血肿使其内转受限。更有甚者，可能刺穿肌圆锥而刺入包绕眶内段视神经的富含致密微血管的三层鞘膜，造成鞘膜下血肿，直接压迫视神经而损伤视力。

处理：口服营养神经药物，观察，解释。一般数日内可自愈。

预防：熟悉眼部解剖，左手定位，避开肌肉谨慎进针，不可野蛮操作。

（4）其他并发症：①刺伤视神经：进针过深，超过 45mm 时，易刺中围绕视神经孔的总腱环并累及视神经，患者出现眼冒金星感，头痛、头晕，甚至恶心，呕吐等不适。此时应退针，对症处理。②针刺过深，如损伤鼻侧的睫状后短动脉或睫状后长动脉可引起出血，甚至引起色素膜的供血不足，坏死。③眼球左右横径最大处，即眼球赤道部，是巩膜最薄弱之处，针刺时针尖过于向内偏斜，易刺破筛骨纸板，损伤筛窦。④针尖过分偏向后外方刺入时，针刺深度如超过50mm，可能透过眶上裂，损伤穿行其中的动眼神经、滑车神经、展神经及眼神经，引起眼肌麻痹，斜视。如继续深入则损伤海绵窦，造成颅内出血。

要避免上述并发症，务必要注意针刺的深度及方向，不可盲目操作。深度越深，手法越重，危险性越大。

（二）承泣

1. 体表定位　目正视，瞳孔直下，眶下缘与眼球之间。

2. 操作方法　请病人患眼向前（坐位时）或向上（仰卧位时）正视，医师目测在瞳孔直下，眶下缘与眼球之间。操作时嘱患者轻闭眼，医师以左手拇指向上轻推眼球或左手食指指腹将下睑压向下眶缘，紧靠眶缘缓慢直刺 0.5~1.5 寸。

3. 临床主治　视网膜色素变性，眼肌麻痹，面神经麻痹，缺血性视神经病变，视神经炎，视神经萎缩，屈光不正，溢泪，睑缘炎。

4. 针刺意外及防治

（1）出血：在眶下壁中部，有一自后向前纵向走行的眶下沟，眶下动、静脉由此经过。针刺时如果损伤眶下动、静脉，可以导致比较严重的出血。如果进针过深，有可能刺伤走行在视神经外侧偏下方的眼动脉，引起严重的出血。

处理：早期冷敷，48 小时后热敷，必要时进行止血剂治疗及加压包扎治疗。

（2）针刺承泣穴时注意用手向上推开眼球，缓慢进针，不宜过于贴近眶下壁，不宜提插捻转，不宜进针过深，超过 1.5 寸。

（3）刺穿眼球：针刺本穴时，注意推开眼球，预留进针空间，不野蛮操作，一般不会刺穿眼球。

（4）损伤眼眶深部结构：眼眶下壁较上壁短，进针过深，易损伤眶上裂中的动眼神经、滑车神经、展神经、眼神经等结构，还有总腱环及视神经。针刺时注意不得深刺。

（三）上明

1. **体表定位** 眉弓中点（即鱼腰穴）与瞳孔直对处直下，眶上缘下凹陷处。

2. **操作方法** 针刺时请患者闭眼，左手食指指腹轻向下压眼球，操作者紧沿眶上缘与眼球上方之间空隙进针，针尖略向上倾斜，进针无阻力时可缓慢深刺达1寸。该穴不可提插捣针，但可适当原位捻转或轻弹针柄以加强针感。

3. **临床主治** 视神经萎缩，缺血性视神经病变，视神经炎及Leber遗传性视神经病变等。

4. **针刺意外及防治**

（1）出血：上睑由浅至深依次为皮肤、皮下组织、眼轮匝肌、提上睑肌、眶脂体。皮下组织由疏松结缔组织构成，又有丰富的动脉及伴行静脉细分支。若误伤这些血管分支，即使进针浅也可引起眼睑皮下淤血。该穴深刺时若误伤上直肌随行的睫状后长动脉，严重者可引起眶内出血。浅表皮下出血先冷敷，每日两次；24小时后改为热敷以促进出血吸收。眶内深部出血可在出血当天四头带轻压包扎，口服云南白药或三七片。熟悉该穴解剖关系，避免针尖紧贴眼球及禁忌提插手法可防治这类出血。

（2）刺伤视神经：若刺中视神经，患者即有强烈放电感，眼前闪金星感，应立即退针，并安慰患者。避免刺伤视神经应注意两点：①针刺时要紧贴眶上缘进针，切忌向下斜刺，进针深度不超过1寸。②操作医生手下应有进针层次感，视神经由肌圆锥包绕，正如球后注射时，针尖通过肌圆锥时应有轻度阻力，即有一个落空感，提示贴近或刺向视神经，此时应立即退针。

（3）刺入眼球：罕见情况下误伤眼球多因操作粗暴，不熟悉解剖关系及患者眼球壁解剖变异等因素造成。眼球壁的巩膜组织有一定的韧性和硬度，但在内分泌性突眼症、病理性近视、青少年发育性青光眼因幼年长期高眼压球壁伸展变薄、曾多次做过内眼手术及眶壁多发性骨折患者，其正常的组织结构变异，针刺时易误伤眼球。防止的措施是：①请有经验的医生谨慎操作，针刺中严格掌握针尖方向，宁向上勿向下，遇阻力时退针改变角度。②眼球明显变薄或膨大紧贴眶上壁的患者，避免针刺该穴。③一旦刺入眼球，应立即检查眼底，除加用抗生素防止眼内感染外，在刺穿眼球处四周做冷冻治疗，以防视网膜脱离；若发现眼内有视网膜针尖状破口时可行眼底激光封孔。

（四）四白

1. **体表定位** 目正视，瞳孔直下，眶下孔凹陷处。

2. **操作方法** 直刺或向上斜刺0.3~0.5寸，不可深刺。

3. 临床主治　头痛眩晕，眼肌麻痹，面神经麻痹，三叉神经痛，青光眼，视神经炎，视神经萎缩，目赤肿痛，角膜斑翳，屈光不正，麦粒肿。

4. 针刺意外及防治　主要是出血：因为针刺过深，直入眶下管，损伤其内走行的眶下动、静脉所致。处理同前所述。防治措施主要是熟悉解剖结构，不要深刺。

（五）风池

1. 体表定位　胸锁乳突肌与斜方肌上端之间凹陷中，即项后外侧，平风府穴处。

2. 操作方法　患者低头伏案，针尖朝向对侧眼内眦方向直刺 0.8~1.2 寸，此时针刺深面正对同侧的寰枕关节。

3. 临床主治　耳鸣，耳聋，齿痛，面瘫，腮腺炎，颞下颌关节炎，目痛，视神经疾病。

4. 针刺意外及防治

（1）损伤延髓：进针方向不正确，偏向对侧眼外眦部，进针过深时依次通过枕下三角、寰枕后膜、硬膜等结构，故进针过程中有松软-硬韧-突破-松软的层次感，同时患者出现延髓损伤的症状，可有触电感，感到恐慌，头颈强烈疼痛，眩晕，恶心，呕吐，心悸，汗出，精神异常等表现，重者或抢救不及时者因延髓出血，出现呼吸困难，昏迷，甚至死亡。处理：立即退针，按照延髓损伤进行抢救。

（2）损伤椎动脉：若进针时偏向同侧眼的内眦部，深面则正对椎动脉。针刺过深时如损伤椎动脉，可见针的搏动，此时应立即退针并加压数分钟。如有出血征象，则予局部冷敷并密切观察患者血压，疼痛等征象。

针刺风池时要避免刺伤深部的延髓和椎动脉，必须牢记：①严格控制进针方向，针尖朝向对侧眼内眦部，不得有偏移，以确保深层有寰枕关节的阻挡和保护；②绝不可过深进针超过 1.2 寸，以免穿透枕下三角。③避免提插捻转。④针刺时密切观察患者表现，及时发现不良反应，及早退针，避免严重后果的发生。

（六）翳风

1. 体表定位　耳垂后方，乳突与下颌角之间的凹陷处。

2. 操作方法　直刺 0.8~1.2 寸。

3. 临床主治　耳鸣，耳聋，齿痛，面瘫，腮腺炎，颞下颌关节炎，目痛，视神经疾病。

4. 针刺意外及防治　损伤大血管：包括其深面偏前方的颈外动脉、颈内动静脉和深面偏向后方的椎动脉。一旦伤及这些大血管，会引起颈部大出血，导致严重后果。

预防大血管的损伤，主要是掌握适度的进针深度和角度，注意体会针感，一旦有搏动感，马上退针并压迫局部。同时观察患者有无头晕、头痛、血压下降等不适。

（七）肝俞

1. 体表定位 第九胸椎棘突下，旁开 1.5 寸。

2. 操作方法 斜刺 0.5~0.8 寸。

3. 临床主治 腹胀，胁痛，癫狂，痛症，神经衰弱，月经不调，骨蒸，潮热，青光眼，白内障，视神经炎，视网膜色素变性，视神经萎缩，睑缘炎，角膜炎，角膜斑翳，结角膜干燥症，翼状胬肉，流泪，虹膜睫状体炎等。

4. 针刺意外及防治 主要并发症为刺透胸腔，刺伤肺脏从而引起气胸。患者有胸闷、气短、呼吸困难等表现。处理：立即起针，嘱患者半卧位休息，安慰患者消除恐惧心理，同时给予必要的抗感染，镇咳药物，防止因咳嗽导致的肺部创口扩大继发感染，加重病情。一般少量漏气可以自行吸收，漏气量较大者必须马上给予胸腔闭式引流等对症处理，以免发生休克，危及生命。

预防措施：医师在针刺时应集中精神；选择适当的体位；控制进针方向：一般采用斜刺法，向脊椎方向进针，因为内侧的肌肉相对丰厚，比较安全。控制进针深度：以 0.5~1 寸为安全。如采用直刺法，深度以 0.3~0.5 寸为宜。

（八）肾俞

1. 体表定位 第二腰椎棘突下，旁开 1.5 寸。

2. 操作方法 微斜向内直刺 1~1.5 寸，可温灸。

3. 临床主治 遗精，遗尿，阳痿，月经不调，腰痛，耳鸣耳聋，视网膜出血性疾病，缺血性视神经病变，遗传性视神经疾病，视神经萎缩，屈光不正，目眩，睑缘炎，虹膜睫状体炎。

4. 针刺意外及防治 肾俞穴位层次较厚，一般针刺比较安全。主要并发症是肾脏损伤。当针刺方向斜向外侧，针刺过深时会损伤肾脏，引起患者针下疼痛，甚至整个腰部疼痛。此时应立即出针，轻者卧床休息，给予抗感染治疗，重者需输液、输血治疗，进行内科或外科相关处理。

防治措施主要是进针时以微斜向内的直刺法为宜，进针深度不宜超过 1.2 寸。

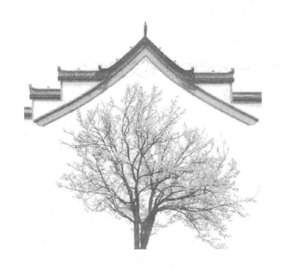

附篇

眼科同道和后学回忆或
讲述韦氏眼科

永远缅怀我的恩师——名老中医韦文贵先生

高培质

我1962年医学院本科毕业后,分配到中医研究院外科研究所,并拜师于眼科名老中医韦文贵门下。近六十年来一直从事中医、中西医结合眼科临床、科研、教学工作。

从跟随韦老师学习以来,总是形影不离地帮助韦老写病历、抄方、外出会诊,学到韦老的很多学术经验,特别是学习到了韦老的高尚医德,老师对病人一视同仁,对患者耐心、热情、细心,得到广大患者和患儿家长的好评。

韦老临证经验极其丰富,学术思想独树一帜,如经他治疗的儿童视神经萎缩取得的疗效十分喜人。如巴某,男,3岁,蒙古族,1962年5月某日,我陪韦老到北京协和医院儿科病房会诊,看到患儿仰卧在病床上,角弓反张,头向后仰,双目上吊,瞳孔扩大,对外界毫无反应。从病历记载中得知患儿患结核性脑膜炎。双眼视神经萎缩,已无光感。体温升高。该院已告知患儿家长,患儿结核性脑膜炎后遗症,西医已无有效疗法,嘱患儿回家休养。其父恳求医生尽量救治患儿眼疾,故该院特请韦老会诊。

韦老通过全面了解病史病情,并仔细查看患儿指纹后,胸有成竹地开了药方。药方由小柴胡汤加钩藤、全蝎、僵蚕及伸筋草组成,煎剂,每剂分两次煎服。患儿服六剂后,第二次会诊时,略有好转,原方又服两周后,患儿体温已降至正常,双目可以随医生的手指转动,角弓反张已明显好转。此时,韦老给予改服"加味明目逍遥散"加钩藤、全蝎、僵蚕、伸筋草,煎服。服药后,患儿可以坐立、走路,但不稳。此后,患儿由其父陪同按时来中医研究院广安门医院门诊请韦老继续治疗。原方连续服用六个月左右,患儿可以跑跳游玩,可以从地上捡起2毫米×2毫米的彩色小珠子(这是当时评估该年龄段儿童视力基本正常的办法之一),韦老嘱其再服三个月中药后停止治疗。1979年远期随访,患儿已成为健壮的青年,双眼视力均为1.5,视野正常,学习成绩优良。

韦老治疗儿童视神经萎缩的经验独特,已使众多失明儿童恢复了光明,更为这些患儿的家庭带来了欢乐幸福。感到庆幸的是,在党和政府对中医中药发展的一如既往的支持下,尤其是多年来国家中医药管理局高度重视各地名老中医药专家的学术继承和弘扬,使韦文贵老师的学术经验已经传承给后代和多位中医眼科医师，让这一珍贵的中医瑰宝能为我国和人类防盲治盲继续做出贡献。

高培质简介：主任医师，全国名老中医，1975 年协助唐由之教授为毛泽东主席的左眼成功实施白内障针拨术手术。

回忆韦文贵先生

高健生

我未曾拜韦老为师，但我私淑于韦老。韦老豁达、无私奉献的精神至今仍感动着我。1963 年，我分配到广安门医院，不久，韦老即将家传眼科《经验方》给我抄录学习，这让我有机会学习韦氏眼科。七十年代我有幸协助韦玉英师姐（也是我的老师）整理编写《韦文贵眼科临床经验选》一书，给了我学习、交流韦老临床经验的好机会。在韦玉英师姐的指导下，以及临床经验的积累，我逐渐领悟了韦老学术精髓，用于治疗眼科疑难病症，效果良好。

高健生简介：主任医师，全国名老中医，首都国医名师。曾任中华中医药学会眼科分会主任委员等，现任中国民族医药学会眼科分会主任委员。

回忆韦文贵、韦玉英

庄曾渊

韦文贵老大夫世代名医，对眼病的治疗有一套系统的理法方药，在学习过程中备有韦老经验方手抄本计 135 方，用于临床十分灵验。如青光眼三方（见经验方）滋阴平肝，祛风止痛，治疗原发性开角型青光眼迅速缓解头痛、眼胀等症，患者反映很好。又如红肿翳障方（见经验方）祛风清热，滋阴平肝，退翳明目，用于治疗单纯性角膜溃疡、卡他性角膜溃疡。韦老的经验，赤石脂有促进角膜溃疡愈合的作用。韦老治外障眼病以祛风清热、理血为主，如退红方以龙胆草、山栀、苦参、夏枯草、连翘、草决明清肝火，桑叶、菊花疏风，配生地凉血，体现了韦老用药特点。韦老自制的眼科外用中药犀黄散，清热凉血，退翳消肿，用药后患者顿感清凉，干涩、刺激症状减轻，很受患者欢迎。

韦老学验俱丰，德高望重，在学术界有很高的声誉，有幸向韦老学习领会了中医眼科辨病辨证制方用药的专科特色。

韦玉英主任继承了韦老的学术思想，认为外障眼病六淫所伤居多，尤以风火为首，这与病位和风邪上受、火性炎上有关。内障眼病，久病必虚，虚而致郁，宜健脾补肾，行气活血。跟韦主任抄方学习期间，体会到其遣方用药风格除继家传以外，博采众方，用方更加灵活精准。临床经验丰富，对视神经病变尤其是儿童视神经萎缩和外伤性视神经病变等疑难眼病的治疗有深入研究，形成了较为完善的识病辨证体系。她主持的《明目逍遥汤治疗血虚肝郁型儿童视神经的临床研究》《中医治疗外伤性视神经萎缩的临床及实验研究》分获部、局级科研奖，奠定了中医治疗视神经病变的学术地位。由韦企平教授整理的《韦玉英专病论治特色》中总结出："儿童视神经萎缩重在治肝，外伤性视神经萎缩化瘀为先，以及视神经萎缩治疗九法"，系统总结了中医治疗视神经病变的经验，示人以法，具有重要学术价值，我已将其录入《今日中医眼科》中，让更多人受益。

韦玉英主任亲切和蔼，平易近人，不但在韦氏学术传承中起到了关键的作用，在广安门医院眼科乃至中医眼科界亦起到了承上启下的作用。有时遇到业务上的问题，找老大夫不方便就直接找韦玉英主任，她有问必答，所以她身边总有一批进修医生、年轻医生，形如"众星捧月"，深受大家的爱戴。

庄曾渊简介：主任医师，全国名老中医，首都国医名师。曾任中国中西医结合学会眼科专业委员会主任委员等，现任《中国中医眼科杂志》主编。

忆韦文贵老中医二三事

祁宝玉

1962 年我毕业后被留校，为了筹备成立眼科教研组和扩大眼科门诊，组织派我再一次到中医研究院广安门医院眼科进修，为时一年。当时西苑医院眼科与广安门眼科合并，故可谓阵容庞大、人才济济，门诊盈门、病种齐全、享誉中外。我来此真是得天独厚、大开眼界。此间除继续随诊唐亮臣老中医外，还有幸与卫生部邀请由杭州来京的浙江眼科世家并冲破秘传家规，将家传经验秘方和金针拨内障公开献出的韦文贵老中医见面并侍诊左右。见后不久即感韦老平易近人、和蔼可亲，毫无专家教授的架子，使后学门人缓解拘谨之心，敢于请教而学业倍增。我随韦老出诊时间不长，但至今印象深刻，现回忆其中三事以资纪念。

一、倾囊相授，毫无保留

凡随韦老侍诊者，无论资历深浅、学历高低，只要是从事中医眼科者，韦老即把家传治疗眼科经验秘方手册让从学者抄录。例如偏正头痛方、退红良方、眼珠灌脓方、青光眼三方、眼底出血四方，等等，并结合病人有针对性地逐方加以剖析，以帮助记忆和今后在实践中的使用。至今在临床中，如退红良方、眼珠灌脓方、眼底出血四方等还被用来治疗沙眼、严重角膜血管翳、匐行性角膜溃疡前房积脓、眼底血证中，经过随证加减使用，均取得较好疗效。

二、提携鼓励，宽严适度

我在韦老身边侍诊时，韦老曾不止一次地对我们说："你们是新中国培养的新一代大学生，比我们过去随师学徒相比具有很大的优势，你们基础扎实、理解快，中西医都会，日后一定能超过我们。"在门诊中如遇患者不配合我们检查和切脉者，韦老总是耐心解释说："他们是学校的老师，来帮助我们搞科研，总结经验，不是一般的学徒实习。"这样每多取得患者的主动配合。在治疗方案开具处方方面，韦老每次都让侍医者主动思考，开动脑筋，提出初步想法，草拟方药，而后韦老在保证疗效的前提下，对所开的处方上画龙点睛进行删加。这样既对患者负责也调动了后学者的主观能动性，而不是一般的只是抄方而已。

三、体贴关怀，胜似亲人

我随韦老侍诊时，正值自然灾害困难时期，粮食紧张、食物短缺，此时韦老总是千方百计地争取让我们进修学习的加入职工食堂就餐，以便享受国家和副食基地的补助。还有韦老的病人很多，往往不能正常下班吃饭，为此常轮流值班帮助韦老抄方，但韦老总是慈祥地说，你们年轻人正是长身体的时候，不能饿着肚子，这样会有伤气血，不用管我，我有国家特殊照顾，不必轮流值班，有事不是还有韦大夫（韦玉英医师）吗？有时韦老还从家中带些糖果给我们吃，在当时情景下我们的心情是何等的感触，至今想起仍是暖意融融，很难忘怀。

祁宝玉简介：教授，全国名老中医，曾任中华中医药学会眼科分会秘书长、副主任委员等。

中医眼科应比其他临床科室更重视师徒传承（摘要）

卢丙辰

师徒传承的重要性，在今天显得尤为突出，它是弥补中医院校教学不足的一剂良药。因此，凡是有志于中医眼科事业的青年中医，都应该在深入研习经典理论的同时，利用不同的途径，寻找自己的良师，虚心请教。

笔者在跟随韦文贵老中医学习的过程中，深刻体会到跟师的重要性。师徒传承的鲜活性、实用性，是教科书中学不到的。笔者体会到，韦老对眼病的诊治，有其独到的见解和方法，与《中医眼科学》教材有很大不同，例如治疗天行赤眼，韦老常使用大承气汤泻下通腑，使眼病迅速痊愈。这种治法和处方用药，都是他书不载、他人不用的。韦老习用的名方，如"泻火解毒方"，也是大承气汤演变而来；"破赤丝红筋方""眼珠灌脓方"等都是由大承气汤加减而成。我认为，善于治疗急性眼病，擅用釜底抽薪之法而泻火通腑、清热解毒来治疗汹汹的眼科炎症，是韦氏眼科的重要特色之一。这些特色，若非跟师学习，亲身体会，仅靠教材是永远学不到，也不敢大胆用的。

历史上，所谓"金眼科"，实际就金在眼科的外用药上（单凭内服中药是"金"不起来的）。外用药一般具有解毒杀虫、消肿定痛、去腐生肌、收湿敛疮之功效，它可直接作用于眼的局部，常收内服药物起不到的作用。过去的中医眼科医师，每家都有数种有效、特效的外用眼药。譬如韦文贵老中医所传的犀黄散、珠黄散、明目清凉散、荸荠退翳散、朱砂拨云散、止泪散等，临床效果十分好；上海的姚和清在《眼科证治经验》中，也介绍有九一丹、五胆膏、黄连散、八宝眼癣软膏、炉甘石散、真珠散、化铁丹眼药水、灵飞丹、胬肉散、开瞽散、阴阳卷云丹等传统的外用眼药，并详细记载了各种原料药物的炼制方法。而今全国的中医眼科工作者，还能用上传统眼药吗？如果在内服药方面，不少中医还在运用中药治病的话，他在眼病外治时也必然千病一律地在点用抗生素、抗病毒药、人工泪液，等等。故在此提出，希望引起中医眼科同道的关注。

以上仅从中医内治和外治两方面简单举例，就可以说明中医眼科应比其他临床科室更重视师徒传承。

卢丙辰简介：教授，河南省名老中医，是韦文贵先生和韦玉英主任医师首届医学硕士研究生。

我的母亲，我的老师

韦企平

母亲故去过百天了。79 岁高龄的母亲是在坚持看完 14 位眼病患者过劳后，突发心肌梗死去世的。从小给予我们启蒙教育和百般关爱的母亲匆匆走了，走得那么仓促，那么突然，没有留下一句话……听到电视剧《母亲》中"世上最是母亲好……"的歌声时，我和母亲 50 余年相处的情景一幕幕在泪水中重现。我仿佛看到充满青春活力的母亲怀抱妹妹奔波在浙江绍兴血吸虫病防治工作的田间小路；又仿佛看到动乱年代，母亲顶着外公、父亲被批判、下放，及四个儿女上山下乡的巨大精神压力和亲离之痛，仍以人民医生的良知连续三年到甘肃等贫困地区巡回医疗的瘦弱身影；还仿佛看到母亲手捧和同事们历经数年努力获得的卫生部甲级成果奖时，疲惫的脸上露出的笑容……

母亲性格开朗，明理大事。对孩子们既疼爱、宽容，又讲原则，明是非。哥哥两次出国留学已显露专业才华，国外著名电信公司数次邀请他加盟工作，母亲却多次去信催他回国服务。我从小任性，最让母亲操心，"文革"中上山下乡，作为工农兵学员走上从医之路，在 30 年专业道路上，母亲的言传身教一直伴随着我。记得 1977 年底，我刚在几所大医院进修完眼科，兴趣全在眼科手术上，又想出国深造以弥补学业上的先天不足，并不自觉地把中、西医眼科对立起来。母亲耐心和我交谈了多次，并列举亲身治疗的多种眼病分析中医治病的特色和优势。她支持和鼓励我掌握西医眼科新技术，学好英语，了解国际上的前沿知识。母亲的西医老师是已故全国著名眼底病专家罗宗贤教授，使她在眼底病的诊疗技术上基础扎实。但母亲多次教诲我，中西医眼科各有所长，数千年来几十代医家与眼病作斗争积淀下来的丰富经验，是中医学的宝贵遗产，是中医眼科学发展的原动力。她要求和指导我通读几本中医眼科经典，提醒和启发我应扬长避短，优势互补，开展中西医结合诊疗眼病，并告诫我，不要浮躁，要脚踏实地，虚心学艺。在母亲的不断教诲下，我刻苦掌握临床基本功，撰写了数十篇中医及中西医结合眼科论文，综述翻译了 10 余篇英文及日文专业文章，并系统整理了韦氏两代中医眼科学术精华。

新千年初，东方医院牵头成立了全国中医系统首家视神经疾病诊疗中心，母亲作为中心顾问，除了在中心学术上给予指导外，还经常不顾高龄到我院会诊疑难眼病。值得母亲欣慰的是，该中心至今已为万余名各类视神经疾病患者进行了诊疗，在全国各地有一定的影响，并得到眼科同道的关注和肯定。目前又和广东中山眼科中心、温州医学院及北京多所医院展开了各种形式的合作。母亲一生在医疗战线上勤奋耕耘，待病人不分贵贱亲疏，一视同仁，热心诊疗。她患有严重的糖尿病、冠心病、高血压等，但为了满足各地慕名求医者，从不草率怠慢每一位病人，经常抱饥延诊，以致为眼病患者服务到生命的终结。许多患者听到母亲病故的噩耗后，都以各种不同方式表达了深切的哀悼和痛惜。内蒙古自治区一位领导专程送来亲自赶写的《缅怀韦老》悼念诗，其中一段写道："不嫌贫病重，常怜苦难颜，细细诊脉象，娓娓道由来。妙手报春晖，深情融冬寒，人生虽有尽，精神时代传……"

母亲走了，默默地去了另一个世界，我站在母亲的灵像前，心痛地梳理着曾经拥有的母爱。母亲虽然没有留下多少家产，但她给予我的无形财富足以使我受益一生。

安息吧，我的母亲，我的老师。

（本文荣获 2005 年度北京市卫生好新闻评比二等奖）

随韦玉英老师临证有感

杨薇

我曾有幸断断续续跟随韦玉英老师抄方多年，受益匪浅。韦老开出的处方常有奇效，现举 2 例。例 1：患者，男，50 岁（住院号 000776）。因右眼视力下降 3 个月，于 1996 年 4 月 2 日住院。患者 3 个月前"感冒"，当地医院予青霉素静脉点滴后出现右眼疼痛并视力下降，曾多处就诊，分别诊断为"病毒性角膜炎""盘状角膜炎""角膜溃疡"等，予以相应的治疗，病情无好转，而且出现前房积脓，之后在北京同仁医院行病原学检查，确诊为"棘阿米巴角膜炎"，予以相应治疗病情仍无明显好转。眼科检查：视力右眼手动/眼前，左眼 2.0。右眼睑高度肿胀，球结膜水肿，混合充血，角膜中央约 10mm 直径圆形黄白色混浊溃疡，前房积脓，虹膜及瞳孔看不到。左眼正常。常规处理后，因为当天下午有个学术会议，在会上可以见到韦老，所以我把患者的四诊信息采集后，就在会上请韦老给开了中医处方，具体如下：双花 10g，连翘 10g，生地 10g，赤石脂 10g，密蒙花 10g，大黄 6g，白芷 10g，石决明 10g，炒白术 10g，黄芩 10g，柴胡 10g，赤芍 10g，太子参 30g。4 剂水煎服。当晚给患者急煎 1 剂。第二天查房，患者见到我就深深鞠了一躬（其实这个鞠躬应该是韦老接受才对），详问原因才知，患者近半个月来眼部持续剧烈疼痛，每晚需要肌内注射杜冷丁才能止疼，而打杜冷丁后也只能坚持 2 个小时，之后又被疼醒，由于长期无法入睡，患者来住院时的神情极度疲惫；而现在仅仅服用 1 剂中药后患者眼睛居然一夜未疼，终于睡了 2 周来第一个好觉。眼科检查，前房积脓也有减少。韦老治疗该病使用的是"釜底抽薪"疗法，这也是韦氏眼科的特色疗法。赤石脂是一种具有活血化瘀作用的收敛药，既可收敛生肌，又可活血祛瘀，韦老常用该药治疗角膜溃疡，颇有佳效。另外，韦老治病特别重视脾胃，该患者由于久病，正气已虚，故方中用炒白术健脾，重用太子参补虚。韦老强调，临床上不管何轮之疾，一旦出现脾胃症状，都要立即调理脾胃，使生化之源充足，从而有利于眼病的痊愈。韦老的谆谆教导，仿佛还在耳边回响，其经验之谈常使我在临床中颇多受益。

　　例 2 是一个视神经萎缩的患者。刘某，男，16 岁（住院号 001937），因双眼视力下降半年，于 1999 年 1 月 12 日入院。患者半年前发现双眼视力下降，右眼重，当地医院诊断为"弱视，右眼外斜视"，予以"斜视矫正术"。1 个月前就诊于北京某医院，予以西药及中成药治疗，效果不佳。眼科检查：视力右眼 0.03，近视力 J7；左眼 0.05，近视力 J7；均无法矫正。前房深浅适中，瞳孔对光反应迟钝，眼底双眼视盘颞侧色淡，其余未见明显异常。眼压：双眼均为 17.30mmHg。诊断：双眼视神经萎缩（肝肾不足）。住院期间复查视野进一步缩小，监测发现眼压高（最高右眼 81.78mmHg，左眼 73.03mmHg），诊断为青少年性青光眼，行右眼小梁切开联合小梁切除术（左眼用降眼压滴眼液眼压可控，故未做手术），术后予营养神经、扩张血管及补益肝肾药物治疗，但视力无提高。住院 2 个月后因病情仍无变化请韦老会诊，开处方如下：①金樱子 10g，芡实 10g，菊花 10g，枸杞子 15g，丹皮 10g，生地 15g，熟地 15g，山药 15g，山萸肉 10g，茯苓 10g，丹参 10g，炒知母 10g，炒黄柏 10g，女贞子 10g，石菖蒲 10g。②硝酸士的宁太阳穴注射，每日 1 次，共 10 次。患者坚持服用上述中药 9 个多月（中药处方未变），双眼视力均恢复到 1.0，瞳孔对光反应正常，眼底视盘颞侧色淡如前。视野基本恢复正常。分析韦老这张处方可以看到，主方是杞菊地黄汤，去泽泻加女贞子、石菖蒲、知母、黄柏和金樱子、芡实。方中用女贞子是为了加强补肾作用，知母黄柏泻肾中浮火，韦老治疗视神经萎缩常用石菖蒲开窍，这些都好理解，唯独金樱子和芡实，韦老为什么要用这两味药？《灵枢·师传》曰：入国问俗，入家问讳，上堂问礼，临病人问所便。我们在问病史时，对于一个 16 岁的女性患者，常常会问到她的月经情况，而对于一个 16 岁的男性患者，我们绝对想不到要问他是否有遗精，而这正是韦老的高明之处。此患者每月有 2~3 次遗精，故方中加了金樱子、芡实补肾固精止泻。

韦老治好的病例不胜枚举，韦老的离开，是中医眼科界的一大损失，愿韦老在天堂不再那么辛苦！

杨薇简介：主任医师，现任《中国中医眼科杂志》编辑部主任。

韦氏眼科在新加坡的发展年表

林秋霞

2008 年 8 月，为了宣扬中医眼科，新加坡专程邀请韦企平教授来新加坡主讲"眼科中医优势的临床治疗经验和进展"，这也是新加坡中医第一次有系统地接触有关中医眼科知识，开启了中医眼科发展之路。

我做为新加坡中医眼科先驱李金龙的学生，遵循恩师生前之理念，在本国中医学院毕业后，又到英国和美国先后读完医学本科和硕士学位。为了更健康和正规地发展新加坡中医眼科，在 2008—2010 年这 3 年里，多次赴北京拜访韦教授，学习中医眼科精髓，并在 2011 年 3 月，被北京中医药大学中西医结合临床（眼科）统考录取，成为韦教授海外博士生。

2011 年 5 月我在新加坡中华医院设立中西医结合眼科部门，引进眼科仪器设备，成为新加坡第一间设立中医眼科部门，及具备眼科仪器的中医院，给予病人中西医结合的眼科治疗，广受病人欢迎。

2012 年 9 月韦教授指导我设立临床课题，并提供临床经验方"杞菊甘露饮"，在新加坡中华医院招收 90 位病人，进行"杞菊甘露饮配合针刺治疗肺肾阴虚干眼症的临床研究"。

2012 年 12 月 15—16 日，新加坡中医师公会邀请韦教授来新加坡参加"第 10 届亚细安中医药学术大会暨第 3 届亚洲针灸高层论坛"当主宾及主讲人，发表"现代中医眼科名家暨韦氏中医眼科学术经验简介"，并由新加坡卫生部长颜金勇先生在会上颁发荣誉奖牌，感谢他为新加坡中医眼科发展所作的贡献。颜金勇部长也在会上宣布卫生部会拨款 300 万坡币充当中医科研基金，以推动有关中医科研在新加坡的发展及实践。

2012 年 12 月 19—21 日，新加坡中医师公会属下的新加坡中医学院在大会后邀请韦教授主讲《中医眼科》课程，受到新加坡注册医师及新加坡中医学院在籍学生的广泛关注和欢迎。

2014年1月2日，新加坡中华医院正式聘请韦教授为眼科组顾问，给予眼科组指导及培训。

2014年5月15日我通过博士论文答辩，获颁中西医结合眼科医学博士学位，并正式成为韦老师的海外学术继承人及韦氏眼科学术宣扬者。

2014年10月6日，我代表新加坡中华医院联合国立眼科研究中心申请国家卫生部中医科研基金，并获得新加坡卫生部首次给予的中医课题研究基金（约150万元人民币），我们采用中西医结合方式对150位病人进行以滴眼液、滴眼液+杞菊甘露饮、滴眼液+针刺的分组对照临床课题研究。进行三年的科研。

2015年3月20—26日，新加坡中华医院邀请韦教授来访，主讲《中医眼科在临床的优势》，指导中华医院中医眼科临床，访问新加坡眼科研究中心，并在中华医院举办一定规模的中西医结合工作坊，指导中医师了解操作及应用临床基本眼科仪器的使用及检测值的解读，广受新加坡中医师欢迎。

2015年3月—7月，我按照韦教授师训，积极地向新加坡西医眼科界、视光学界宣扬韦氏中医眼科，期间除了随韦教授远赴马来西亚槟城出席大会宣扬中医眼科，我本人也成为新加坡视光学师管理委员会旗下继续教育导师，向注册的西医眼科医生、视光学师、配镜师传达中医眼科知识，并在新加坡中医师公会属下的中华医院、中医学院、中医药学院、针灸学院等定期主办中医眼科讲座，迄今为止，已经进行了20场有关讲座。

2015年3月至2015年12月，新加坡卫生部专项经费资助的新加坡中华医院和新加坡国立眼科研究所合作项目（由韦教授提供中医处方）立项并取得科研成果。提示针刺组和中药治疗组，无论是症状改善和减轻炎症均明显优于单纯用人工泪液组，且临床实验相关数据也表明针刺或中药组治疗干眼是安全的。该项目研究结果的论文已被美国眼科杂志接受并将于2017年发表。这是在韦教授的协助下，新加坡中华医院完成的第一次临床科研课题，也是新加坡中医眼科开展的第一次临床科研项目并取得成果。

2016年韦教授又被聘请为全新加坡最有影响力的中医师公会顾问。并于2016年12月4日应邀参加新加坡中医师公会成立70周年庆典大会，作为国际中医药高层论坛的特邀主讲嘉宾发表主题演讲。

新加坡中华医院眼科组在韦教授的多年协助指导下，也逐渐成为新加坡中医眼科的先驱发展重点，病人日益增多，平均3小时内看诊人次达50~60位。所看病种也逐渐复杂多样化，除干眼、飞蚊症、黄斑病变、青光眼等，近期也开始收录很多有关白塞病、巩膜炎、葡萄膜炎、视神经炎、视神经病变，以及视神经萎缩等的成功病例。

林秋霞简介：现任新加坡中华医院副院长、眼科主任，兼任世界中医药学会眼科专业委员会副会长。

西为中用，锐意进取

孙艳红

自从 2000 年调入东方医院，至今已跟随韦企平老师工作学习了 16 个春秋。在老师的悉心指导下，完成了硕士研究生、博士研究生和名老中医学术继承学习。我也从一个不懂医事的小大夫成长为一个硕士研究生导师，开始了自己带学生的历程。16 年中，老师的勤奋严谨，真诚待人和对工作的全情投入深深地影响着我，而老师在学术上的西为中用，锐意进取也不断地激励着我。之所以用锐意进取这个词，是因为它的含义是意志坚定地追求上进，强化自己，力图有所作为，创造自我价值。它形象地勾勒出了老师在学术上像大海吸收所有河流的水一样，接纳西医的长处，并西为中用，从而促进中医眼科发展的特点。

西为中用是韦氏眼科一贯的特点，以我们在 LHON 方面的研究为例。老师最早关注 LHON 还是 20 世纪 80 年代在燕山石油化工总医院工作期间。首诊一位男性患者，无明显诱因出现双眼视力骤降，不足 0.1，辗转多家医院治疗后视力无改善，放弃治疗。但在 1 年后患者再次就诊，视力有一定的恢复，其姐姐也出现同样病变过程。老师意识到该疾病的发生可能有特殊的遗传背景。经过查阅国外文献，发现有相关青年性自限性视神经疾病的病例报道。但遗传类型众说纷纭，且大多临床眼科医师对本病缺乏认识。老师在繁忙工作之余一直关注本病，收集积累了数十个类似的家系并保留联系方式。

1988 年，美国的 Wallace 教授首次证实本病的发病机制与线粒体 DNA 突变相关，并陆续有新的突变位点被发现。老师及时认识到本病在国际上的最新研究进展，并在 2000 年主动找到中山眼科中分子遗传学研究室的张清炯教授，合作开展 LHON 的分子遗传学基因检测，首先对以前积累的 10 余个能联系到的家系进行确诊，均为 LHON。也是在那时，我开始跟随老师进行视神经疾病的临床学习和研究。在其后十余年的时间中，我们陆续与美国辛辛那提儿童医疗中心，温州医学院眼视光医院、北京眼科研究所建立合作关系，共同进行 LHON 的临床和基础研究。完成了 500 余例线粒体 DNA 基因检测工作，确诊

300 余个 LHON 家系。这项研究，我院眼科作为主要合作团队也获得了 2007 年国家科技进步二等奖。

研究过程中，我们注意到 LHON 发病仍然有着许多令人迷惑之处：为什么患者在青春期发病？为什么男性外显率明显高于女性？为什么有的患者发病，有的不发病？即使是同卵的双胞胎也存在 LHON 发病的不一致性。国内外众多研究表明：线粒体 DNA 突变的存在所导致的呼吸链复合体活性的降低并不是 LHON 发病的直接因素，还应当包括：环境因素，烟酒嗜好，营养状况，紧张情绪，自身免疫因素，线粒体 DNA 突变的异质性，X-连锁视力丧失易感部位的规律等因素。这与我们传统医学中的体质学说有些不谋而合。体质是指人体秉承先天遗传，受后天多种因素影响所形成的与自然、社会环境相适应的功能和形态上相对稳定的固有特征。体质的形成与先天因素（如禀赋、性别、年龄等）和后天因素（如精神、饮食、地理环境、疾病、体育锻炼、社会因素等）有关。人的体质决定了对某些致病因素的易感性。在某种程度上，体质因素决定着疾病的发生与证型，决定着证的转归和疾病的预后，体质和证共同反映着人的生理病理状态。由此，我们开始了对 LHON 的体质学研究。在老师的指导下，我们陆续完成了北京中医药大学科研课题和国家自然科学基金项目，发现体质类型对 LHON 的发病有影响，阴虚质和气郁质与 LHON 的发病有密切关系。这与我们临床观察到的 LHON 患者辨证分型以肝郁气滞证和肝肾阴虚证为主是相符合的，这也为 LHON 的中医治疗提供了理论依据。

近年来，我国神经眼科的发展有了长足的进步，在魏世辉教授的带领下，由解放军总医院和北京大学公共卫生学院牵头，开展国家科技支撑计划项目——《视神经炎流行病学研究》，组织全国各地 30 余家医院的眼科共同参与，我们作为唯一一家中医系统医院参与其中。本项目通过调查国内视神经炎的患病率与危险因素，病因分布，临床特征，自然病程与转归，建立流行病学数据及分布特点，建立国内视神经炎的诊断分型标准以及规范治疗过程，为防治视神经炎提供依据，同时开展动物模型研究与易感基因检测。在完成本项目的同时，老师指导研究生进行了视神经炎中医症候分布研究以及视神经炎激素治疗后症候演变规律的研究，发现男患者以肝肾阴虚证、肝郁气滞证最为多见，女患者以肝肾阴虚证、肝郁气滞证和气血两虚证最为多见；相较于女性患者中肝肾阴虚证、肝郁气滞证和气血两虚证的构成比较为集中，男性患者的五种证型的构成比较为分散；不同年龄段的 ON 患者的证型分布未见明显差异。视神经炎患者激素治疗后证型经过聚类分析后主要有三类，阴虚火旺、气血两虚兼有阴虚、肝郁气滞+肾精亏虚；其中阴虚火旺的患者占到了近三分之二。

激素治疗前的各证型患者均有一定比例的向阴虚火旺证转化。

老师在诊疗工作中，西为中用的例子不胜枚举。他在临证中强调以病理生理为基础的西医辨病审因和以病因病机为核心的中医辨证相结合的诊疗模式，并通过综合分析定位于某脏某腑。这种辨证方法切病实际，重点突出。具体施治中又强调不执着于一家之言，博采众家之长，中西医并进。我想这也是老师在专业上取得成功的重要原因。

孙艳红简介：主任医师，医学博士，师承于韦氏眼科第四代传人韦企平教授。

拜师有感

陈艳

我来自长春中医药大学附属医院眼科，拜韦企平老师学习韦氏中医眼科只有短短的 1 年，但这 1 年却是我思考和收获最多的 1 年。

我拜师的初衷，非为名利仕途，一方面本着医院鼓励高级职称医生全国寻名医、拜名家的宗旨，另一方面，我个人在 20 年的眼科学习工作中遇到了一些学术上、思想上的困惑，急需得到名师的指点。而韦企平老师的家世、学识、谦虚谨慎的品德均是我学习的楷模。出于以上的考虑，我怀着忐忑的心情打通韦老师的电话说明拜师的原因，没想到韦老师二话不说，欣然应允。

拜师之初，老师就详尽地向我讲述了韦氏眼科的起源、发展，历代传承人的学术贡献及所长。对我可谓"有问必答"，有时一个问题，老师觉得解答的不够清晰详尽，第二天还会查找相关的文章、论著来补充。遇到有价值的病例，老师都会拍照、存档、追踪；遇到好的文章、书籍，老师也一定复印保存，分享给每一个学生。老师在治学上的严谨、认真、学无止境，使我发自内心的钦佩！这也是我们每个传承人最应该从老师身上学习的东西。

如果让每一位熟悉韦老师的人选择几个字来描述他，那么我想，"谦虚无私、平易近人"，将是所有人的共同选择。闲暇时间老师经常给我们讲述祖辈、母辈的行医之路，对自己的经历从无任何隐瞒，老师常说自己当过农民和民工，做过赤脚医生和乡村教师，下过工厂，人生的经历非常丰富，身上却没有世俗、世故。常有病人或学生问老师："韦大夫，您家祖传的眼针有什么穴位？治疗视神经萎缩有什么祖传秘方？"老师总是坦言相告："所谓祖传秘方只是在当时的社会背景、气候环境及生活条件下，临证反复实践治疗某些眼病有效的良方。这些方剂早在 1954 年我的外祖父韦文贵已在浙江省向中医界公开。随时代变化，流行病学特点和疾病谱也随之变化，后学应该扬长避短并补短，在继承的基础上有所发展，更期待创新"。他常说，一种治疗能让更多的病人受益不是更好吗？我想这种谦虚无私、朴实无华的品质正是历代韦氏眼科传人的做人之本。

当前，医患矛盾较多，使得许多人放弃从医，不少医生也在如何继续自己的行医之路上纠结。老师从医 43 年来，勤奋执着，从无杂念。更重要的是关爱体谅病家，处处为病家着想，深受众多病人信任。老师的患者多为来自全国各地的疑难眼病患者，或由同道介绍来诊，大多抱着最后一线希望而来。老师总是以患者能够接受的方式坦言相告，讲清治疗的意义、几率。夸大其词、拍着胸脯保证治疗有效的情景从没有在老师这里出现，一服药花费数百上千元这种社会上已经视为常态的情况也从来不可能在老师的诊室里发生。常常有患者感叹"韦大夫，我在某医院抓一个月的药钱，在您这儿够抓一年的药啦！"老师常说，信者为医。医者对患者如亲人的真心才能换来患者的信任。老师的患者有许多数十年、十几年的老患者，我想他们几十年追随老师的原因在于对老师学识上的认可，更多的是对老师人格上的信任。正如孙思邈在《大医精诚》中所述："凡大医治病，必当安神定志，无欲无求，先发大慈恻隐之心，誓愿普救含灵之苦。若有疾厄来求救者，不得问其贵贱贫富，长幼妍蚩，普同一等，皆如至亲之想。见彼苦恼，若己有之，如此可做苍生大医。"韦氏眼科能够历代相传、源远流长，也正是秉承这样的古训行医做人。

现代眼科诊疗及手术的快速发展，给每一位中医眼科医生带来困扰和疑问，到底是紧紧跟随西医的脚步苦练手术技巧，还是沉下心来，读经典，学名家，做真中医传人？在跟随老师出诊时，每天都会接触到大量的遗传性、外伤性、肿瘤术后、炎症等原因而致的视神经萎缩患者，许多人视力仅存光感，甚至无光感，对于这样的患者到底要不要继续治疗？一直以来我都比较纠结。没想到老师的两位患者给了我问题的答案。一名为艾某，来自吉林农村，在驾驶农用车耕种时发生事故，20 天后苏醒时发现双眼视神经萎缩无光感，全国各地就诊最后转到韦老师这里，治疗一段时间后老师建议他就近到长春复查。患者来就诊时，我婉转地劝他放弃治疗。但这位憨厚的农民这样说："在农村，我是家里的顶梁柱，受伤失明后我接受不了，到处看病花光了家里的所有积蓄，经其他专家介绍，我抱着最后的希望找到韦大夫，老大夫认真检查，耐心解释了病情和预后。一边开导我，一边表示会尽力再治疗，当时就给了我活下去的勇气。现在我已经慢慢接受了失明的事实，但我还是不愿放弃哪怕一丝一毫的希望。你们医生不知道，有时候你们简单的一句话就是患者的救命稻草、活的希望"。这位农民质朴的一段话让我对自己的工作有了新的感悟和理解。另一位男性青年白某，因乙胺丁醇药物中毒后双眼失明无光感 1.5 个月，患者双亲带着失明的孩子辗转多家医院都表示无复明希望，最后经患友介绍到东方医院眼科，韦老师从病史、病程及各项客观检查中感到还有救治的希望，看到孩子父母焦虑的眼神和孩子痛苦无助的表情，就利用早晨 8 点上班前亲自为他扎体针和头针，并强化中药治疗及配合必要的西药，经坚持治疗近两个月，患者双眼已从失明恢复到 0.06，已无需父母陪同而自行复诊。

在之后的一次和老师的交流中，老师提到了美国医生特鲁多的名言："有时，去治愈；常常，去帮助；总是，去安慰"。这段名言越过时空，久久地流传在人间，至今仍熠熠闪光。对于这句名言，有人说它总括了医学之功，说明了医学做过什么，能做什么和该做什么；也有人说，它告诉人们，医生的职责不仅仅是治疗、治愈，更多的是帮助、安慰；还有人说，它向医生昭示了未来医学的社会作用。这句名言就是对医学所起作用的真实写照，从另外一个角度诠释了医学，揭示了医学的真谛。时至今日，很多医务人员仍在践行着这句名言，表达着医学对生命的挂牵。治愈、帮助、安慰，对于医学和医生来说，是沉甸甸的 6 个字！"去治愈"需要丰富的科学知识和实践积累。"治愈"是"有时"的，不是无限的，这里的分寸把握很精细。医学不能治愈一切疾病，不能治愈每一个病人。而患者也不要盲目相信医学的"本事"，对医学产生不切实际的幻想。事实上，绝大多数医生都追求精湛的技术水平，试图做一个真正能"治愈"的人。给病人以援助，是医学的常态行为，也是医学的繁重任务，其社会意义大大超过了"治愈"。技术之外，医生常常要用温情去帮助病人。从古至今，一切医学技术都是对身处困境的人的帮助。医学的作用只是帮助而已，不必渲染夸大其"神奇"。通过医学的帮助，人们才能够找回健康、保持健康、传承健康。安慰，是一种人性的传递，是在平等基础上的情感表达。安慰也是医学的一种责任，它饱含着深深的情感，决不能敷衍了事。如何学会安慰病人，坚持经常安慰病人，是一个见功力的大课题，医生有时能做到的仅仅剩下安慰而已，如果连安慰都做不到，那将是生命的悲哀。

从我的拜师学习中，老师的言传身教，不仅使我收获了知识，更多的是从老师身上学会了如何做一名苍生大医。

以上是我的拜师心得，希望与各位共享共勉。祝愿韦氏眼科代代传承、发扬光大、源远流长。

陈艳简介：眼科主任医师，2014 年拜韦企平教授为师。

32 枳